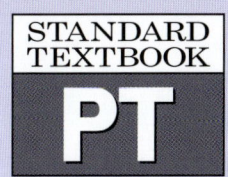

標準理学療法学
専門分野

■シリーズ監修
奈良 勲 広島大学・名誉教授

理学療法学概説

■編集
内山 靖 名古屋大学大学院医学系研究科総合保健学専攻・教授

医学書院

標準理学療法学　専門分野
理学療法学概説

発　　　行	2014年12月15日　第1版第1刷Ⓒ
	2022年12月15日　第1版第6刷
シリーズ監修	奈良　勲
編　　　者	内山　靖
発　行　者	株式会社　医学書院
	代表取締役　金原　俊
	〒113-8719　東京都文京区本郷 1-28-23
	電話　03-3817-5600(社内案内)
組　　　版	ウルス
印刷・製本	大日本法令印刷

本書の複製権・翻訳権・上映権・譲渡権・貸与権・公衆送信権(送信可能化権を含む)は株式会社医学書院が保有します．

ISBN978-4-260-01336-9

本書を無断で複製する行為(複写，スキャン，デジタルデータ化など)は，「私的使用のための複製」など著作権法上の限られた例外を除き禁じられています．大学，病院，診療所，企業などにおいて，業務上使用する目的(診療，研究活動を含む)で上記の行為を行うことは，その使用範囲が内部的であっても，私的使用には該当せず，違法です．また私的使用に該当する場合であっても，代行業者等の第三者に依頼して上記の行為を行うことは違法となります．

JCOPY　〈出版者著作権管理機構　委託出版物〉
本書の無断複製は著作権法上での例外を除き禁じられています．複製される場合は，そのつど事前に，出版者著作権管理機構(電話 03-5244-5088, FAX 03-5244-5089, info@jcopy.or.jp)の許諾を得てください．

＊「標準理学療法学」は株式会社医学書院の登録商標です．

執筆者一覧 〈執筆順〉

内山　靖	名古屋大学大学院医学系研究科総合保健学専攻・教授
福田　修	北海道千歳リハビリテーション学院・名誉学院長
浅香　満	高崎健康福祉大学保健医療学部理学療法学科・教授
乾　公美	前 日本医療大学保健医療学部リハビリテーション学科・教授
永瀬外希子	山形県立保健医療大学保健医療学部理学療法学科・助教
牧迫飛雄馬	鹿児島大学医学部理学療法学専攻・教授
岩井信彦	神戸学院大学総合リハビリテーション学部理学療法学科・学科長/教授
清宮清美	埼玉県総合リハビリテーションセンター支援部自立訓練担当・技師長
植松光俊	星城大学・名誉教授/株式会社ミューオフィス・代表取締役
斉藤秀之	公益社団法人日本理学療法士協会・会長/筑波大学グローバル教育院・教授
船所佐和子	フリーランス理学療法士
清水和彦	前 豊橋創造大学保健医療学部理学療法学科・教授
谷口千明	放射線第一病院リハビリテーション部・部長
島田裕之	国立長寿医療研究センター老年学・社会科学研究センター予防老年学研究部・部長
小山　樹	株式会社ジェネラス・代表取締役
小野田英也	一般社団法人日本理学療法学会連合事務局・理学療法士
高橋哲也	順天堂大学保健医療学部理学療法学科・教授
井上倫恵	名古屋大学大学院医学研究科総合保健学専攻・助教
吉尾雅春	千里リハビリテーション病院・副院長
網本　和	東京都立大学大学院人間健康科学研究科理学療法科学域・教授
小嶋　功	神戸学院大学総合リハビリテーション学部理学療法学科・准教授
鶴見隆正	湘南医療大学保健医療学部リハビリテーション学科・教授
牧田光代	日本保健医療大学保健医療学部理学療法学科・特任教授
渡辺典子	国立がん研究センター中央病院骨軟部腫瘍・リハビリテーション科
山﨑裕司	高知リハビリテーション専門職大学理学療法学専攻・教授
佐藤秀紀	日本医療大学保健医療学部リハビリテーション学科・教授
半田一登	日本理学療法士連盟・会長
丸山仁司	福岡国際医療福祉大学・副学長/教授
谷　浩明	国際医療福祉大学保健医療学部理学療法学科・教授
金谷さとみ	城西国際大学福祉総合学部・教授
佐藤みゆき	老年病研究所附属病院リハビリテーション部・理学療法士
小林寛和	日本福祉大学健康科学部リハビリテーション学科理学療法学専攻・教授
仙波浩幸	神奈川県立保健福祉大学保健福祉学部理学療法学専攻・教授
峰　悠子	厚生労働省社会・援護局障害保健福祉部企画課自立支援振興室・福祉工学専門官
臼田　滋	群馬大学大学院保健学研究科保健学専攻リハビリテーション領域・教授
井上　悟	大阪保健医療大学保健医療学部リハビリテーション学科・教授
永冨史子	川崎医科大学総合医療センターリハビリテーションセンター・理学療法士
松永篤彦	北里大学医療衛生学部リハビリテーション学科理学療法学専攻・教授
大城昌平	聖隷クリストファー大学・学長/リハビリテーション学部理学療法学科・教授

刊行のことば

　わが国において正規の理学療法教育が始まってから40年近くになる．当初は，欧米の教員により，欧米の文献，著書などが教材として利用されていた．その後，欧米の著書が翻訳されたり，主にリハビリテーション医学を専門とするわが国の医師によって執筆された書籍などが教科書，参考書として使われる時期が続いた．

　十数年前より，わが国の理学療法士によって執筆された書籍が刊行されるようになり，現在ではその数も増え，かつ理学療法士の教育にも利用されている．これは，理学療法の専門領域の確立という視点から考えてもたいへん喜ばしい傾向であり，わが国の理学療法士の教育・研究・臨床という3つの軸がバランスよく噛み合い，"科学としての理学療法学"への道程を歩み始めたことの証ではないかと考える．

　当然のことながら，学問にかかわる情報交換も世界規模で行われる必要があり，また学際領域での交流も重要であることはいうまでもない．さらに，情報を受けるだけではなく，自ら発信する立場にもなることが，真に成熟した専門家の条件ではないかと思われる．

　1999年5月に横浜で開催された第13回世界理学療法連盟学会では，わが国の数多くの理学療法士によって演題が報告され，上記の事項が再確認されると同時に，わが国の理学療法学が新たな出発点に立ったことを示す機会ともなった．

　一方で，医療・保健・福祉のあり方が大きな転換点にさしかかっている現在，理学療法士には高い専門性が求められ，その領域も拡大している．これらの点から，教育・研究・臨床の専門性を構築していくためには，理学療法学の各領域における現段階でのスタンダードを提示し，卒前教育の水準を確保することが急務である．

　このような時期に，「標準理学療法学・作業療法学 専門基礎分野」シリーズ全12巻と並行して，「標準理学療法学 専門分野」シリーズ全8巻が刊行の運びとなった．

　20世紀を締めくくり，21世紀の幕開けを記念すべく，現在，全国の教育・研究・臨床の分野で活躍されている理学療法士の方々に執筆をお願いして，卒前教育における必修項目を網羅することに加え，最新の情報も盛り込んでいただいた．

　本シリーズが理学療法教育はもとより，研究・臨床においても活用されることを祈念してやまない．

　2000年12月

シリーズ監修者

昭和40年（1965年）に「理学療法士及び作業療法士法」が制定され，わが国に理学療法士が誕生した．しかし，それ以前から理学療法従事者によって理学療法が行われていた経緯がある．その過程で，いつしか"訓練"という言葉が，"理学療法"，"運動療法"，"ADL"などに代わる用語として頻繁に用いられるようになってきた．その契機の1つは，かつて肢体不自由児（者）に対して"克服訓練"が提唱された名残であるともいわれている．しかし，"訓練"という概念は，上位の者や指揮官が特定の行為・行動などを訓示しながら習得させるという意味合いが強い．軍事訓練，消火訓練などはその例である．また，動物に対して，ある芸や行為，行動などを習得させるときにも用いられる．

　理学療法士は対象者と同等の目線で対応することや，インフォームドコンセント（informed consent）が重要視されている時代であることからも，「標準理学療法学 専門分野」シリーズでは，行政用語としての"機能訓練事業"および引用文献中のものを除き，"訓練"という用語を用いていないことをお断りしておきたい．

シリーズ監修者

序

　世界理学療法連盟（WCPT）学会が1999年にわが国で開催されたことも1つの契機となり，「標準理学療法学　専門分野」シリーズが発案された．当初の企画編集会議で種々の議論を経て，理学療法概論に類する内容は取り扱わないことが決定された．2001年には，理学療法研究法を皮切りとして8冊が刊行され，その後，基礎，地域理学療法学が加わり，2014年には骨関節，内部障害，神経理学療法学，病態運動学を加えた14冊で構成されている．

　この間のわが国の理学療法を取り巻く環境の変化は著しく，理学療法士養成課程の学校施設数は2倍以上，総定員数は3倍以上に拡大している．このようななかで，理学療法学のもっとも基本となる概論に類する内容が本シリーズに収載されていない現状を改めて協議し，監修者の決断によって『理学療法学概論』として新たに企画編集されることとなった．

　概論・概説は，ともに全体のあらましを説明することを意味するが，原論としての理学療法学の本質を含む構成とすることが編集者の思いであった．理学療法学概論・概説・原論は，基本的には1年生で始めに学ぶ講義である．その際に，理学療法の対象や範囲について概観することは大切であるが，同時に，理学療法学とは何か，理学療法の目指すものや本質を理解することが，その後の教科目の学習や主体的な学びに大きな影響を与えることは明らかである．13,000人を超える学生が，それぞれのキャリアパスを明確にし，自己実現を果たす職業観の成熟や，自己に合致した職域を選択できるような枠組みを提供することは高等教育の大きな使命でもある．

　そこで，第1章を理学療法学序説として，理学療法の概念とともに，専門職としての倫理や学問的な基盤を示し，リハビリテーションとの関係や違いにも言及した．第2章以降は，歴史，法規，保険制度，管理・チーム医療，教育内容，研究，職能学術団体の国内組織，世界の理学療法について示し，第10章以降は理学療法の領域と広がりについて学問的ならびに臨床実践的な視点から詳細に示した．また，随所にさまざまな領域で活躍している理学療法学を学んだ先達の思いを掲載した．

　理学療法学を学ぶ環境は，学校の形態や修学期間を含めてさまざまである．自然科学に基づくエビデンスを探究する姿勢ととともに，公衆衛生や人文科学を含めた理学療法のサイエンス（Science）とアート（Art）を総体として理解することが求められる．初学者は，しばしば専門的な技術に目を奪われやすいが，卒業後には教養教育と共通基礎科目が重要であったと実感される先達は多い．本書の一部に高度な内容が含まれている点は，社会からみた理学療法への期待は大きく，ここに書かれた内容と水準を目指して理学療法学を修得してほしいという，先輩理学療法士からのメッセージとして受け取っていただければ幸いである．

2014年10月

内山　靖

目次

第 1 章　理学療法学序説
内山 靖

- A あなたは，なぜ理学療法学を学ぶのか … 2
  - 1 理学療法の学び …………………… 2
  - 2 理学療法を学ぶ目的 ……………… 2
  - 3 理学療法学の学び方 ……………… 3
  - 4 理学療法学を知るために ………… 3
- B 理学療法とは ………………………… 3
  - 1 語源 ………………………………… 3
  - 2 世界の概念 ………………………… 4
  - 3 わが国の定義 ……………………… 4
  - 4 リハビリテーションとの関係 …… 4
- C 理学療法士に求められる能力 ……… 6
  - 1 専門職としての役割 ……………… 6
  - 2 医療専門職としての役割 ………… 7
  - 3 理学療法士としてのコンピテンス … 7
- D 倫理 …………………………………… 9
  - 1 概要 ………………………………… 9
  - 2 医療と倫理 ………………………… 9
  - 3 生命倫理 …………………………… 10
  - 4 サイエンスとアート ……………… 11
  - 5 理学療法・リハビリテーションの特質 … 12
  - 6 研究倫理 …………………………… 13
- E 社会からみた理学療法の役割 ……… 14
  - 1 社会が求める医療への期待 ……… 14
  - 2 高齢社会の成熟に向けて ………… 15
  - 3 理学療法の果たすべき役割 ……… 15
- F 理学療法の基本モデル ……………… 17
  - 1 国際分類 …………………………… 17
  - 2 ICF の概要 ………………………… 18
  - 3 理学療法実践の基本モデル ……… 20
  - 4 理学療法における思考過程の具体的モデル … 21
- G クリニカルリーズニング …………… 23
  - 1 概念 ………………………………… 23
  - 2 CR の優位性 ……………………… 23
  - 3 基本要素 …………………………… 24
  - 4 対象者の個別性 …………………… 25
  - 5 根拠に基づく理学療法 …………… 26
  - 6 診療ガイドライン ………………… 27
- H 理学療法の対象と範囲 ……………… 28
  - 1 対象 ………………………………… 28
  - 2 診療科との関係 …………………… 28
  - 3 理学療法の専門分化 ……………… 28
  - 4 理学療法の学際性 ………………… 29
  - 5 理学療法士としての業務 ………… 29

第 2 章　理学療法の歴史
乾 公美

- A 医学史の概要 ………………………… 34
  - 1 医学史概観 ………………………… 34
  - 2 わが国の医学史 …………………… 34
- B 理学療法の歴史・変遷 ……………… 38
  - 1 運動療法の歴史・変遷 …………… 38
  - 2 物理療法の歴史・変遷 …………… 39
- C 世界の理学療法(士)の歴史 ………… 42
  - 1 英国における理学療法(士)の歴史 … 42
  - 2 米国における理学療法(士)の歴史 … 43
  - 3 わが国における理学療法(士)の歴史 … 43

第3章　理学療法に関連する法規

岩井信彦

- A 理学療法士及び作業療法士法 …………… 48
  - 1 制定の経過 ………………………………… 48
  - 2 目的 ………………………………………… 48
  - 3 総則 ………………………………………… 49
  - 4 免許 ………………………………………… 49
  - 5 試験 ………………………………………… 50
  - 6 業務 ………………………………………… 50
  - 7 守秘義務 …………………………………… 51
  - 8 名称独占と業務独占 ……………………… 51
  - 9 罰則 ………………………………………… 51
  - 10 「理学療法士及び作業療法士法」に関連する政省令 ……………………… 52
- B 医療関連法規 ……………………………… 52
  - 1 医療法(昭和23年法律第205号) …… 52
  - 2 医師法(昭和23年法律第201号) …… 53
  - 3 保健師助産師看護師法(昭和23年法律第203号) ………………………… 54
  - 4 医療技術者の資格法 ……………………… 54
- C 保健関連法規 ……………………………… 54
  - 1 地域保健法(旧称：保健所法)(昭和22年法律第101号) ……………………… 54
  - 2 高齢者の医療の確保に関する法律(旧称：老人保健法)(昭和57年法律第80号) ……………………………………… 55
  - 3 健康増進法(平成14年法律第103号) ‥ 56
- D 福祉関連法規 ……………………………… 56
  - 1 障害者総合支援法（旧称：障害者自立支援法）(平成25年法律第51号) …… 57
  - 2 老人福祉法(昭和38年法律第133号) … 57
  - 3 介護保険法(平成9年法律第123号) … 59
- E 医療事故，医療過誤訴訟 ………………… 60
  - 1 医行為の法的位置づけ …………………… 60
  - 2 診療に関する法的義務 …………………… 60
  - 3 医療過誤 …………………………………… 60
  - 4 医療過誤訴訟 ……………………………… 61
  - 5 民法責任 …………………………………… 61
  - 6 刑事責任 …………………………………… 61
  - 7 行政責任 …………………………………… 61
  - 8 リスクマネジメント ……………………… 61
- F 理学療法診療記録 ………………………… 61
  - 1 理学療法診療記録の法的根拠 …………… 62
  - 2 診療報酬請求に関する記録 ……………… 62
  - 3 理学療法診療記録の内容 ………………… 63

第4章　理学療法と保険制度

植松光俊

- A わが国の社会保険制度の概要 …………… 66
  - 1 わが国の社会保険の歴史 ………………… 66
  - 2 介護保険の創設 …………………………… 67
  - 3 社会保険の種類 …………………………… 67
  - 4 世界からみたわが国の社会保険制度の特徴 …………………………………… 68
  - 5 わが国の社会保障の行方 ………………… 68
- B 医療保険制度 ……………………………… 69
  - 1 医療保険制度の基本的な仕組み ………… 69
  - 2 診療報酬の変遷と問題点 ………………… 70
  - 3 リハビリテーション関連の施設基準と診療報酬(2014年度) …………………… 73
- C 介護保険制度 ……………………………… 74
  - 1 介護保険制度創設の背景 ………………… 74
  - 2 介護保険制度の概要 ……………………… 74
  - 3 介護保険サービスの利用方法および報酬請求手続き …………………………… 76
  - 4 保険給付の種類 …………………………… 77
  - 5 介護報酬改定の変遷 ……………………… 78
- D 保険制度からみた理学療法(保険制度と理学療法の関係) ……………………………… 79
  - 1 病期で分類することで生じる問題 ……… 79
  - 2 保険制度の現状と課題 …………………… 79

第5章　管理運営とチーム医療──関連職種

斉藤秀之

- A 組織とは …………………………………… 82

1 官僚制体系 ……………………… 82
　　2 経営・管理の必要性 …………… 83
B 病院組織の概要 …………………… 83
　　1 ヒューマンサービス組織 ……… 83
C 理学療法部門の管理・運営 ……… 85
　　1 管理 ……………………………… 85
　　2 管理機能 ………………………… 85
　　3 管理の階層 ……………………… 85
　　4 組織の管理・運営 ……………… 87
　　5 マーケティング ………………… 87
　　6 組織の構築・人材の活用 ……… 88
　　7 組織形態 ………………………… 88
　　8 組織と個人の欲求 ……………… 90
　　9 リーダーシップ ………………… 91
D チーム医療の実践について学ぶ … 91
　　1 チーム ………………………… 91
　　2 チーム医療 …………………… 92
E 関係職種 …………………………… 95
F 医療安全 …………………………… 95

第6章　理学療法士養成課程で学ぶこと
清水和彦

A 理学療法の教育の変遷 …………… 100
　　1 第1期：清瀬リハ学院から金沢大学短期大学部設立まで ……………… 100
　　2 第2期：金沢大学短期大学部から広島大学医学部保健学科設立まで ……… 102
　　3 第3期：広島大学医学部保健学科設立から現在まで ……………………… 103
B 指定規則と教育内容の変遷 ……… 103
　　1 指定規則の変遷 ……………… 104
　　2 教育内容の変遷 ……………… 104
C 臨床実習教育の目的と心構え …… 107
　　1 臨床実習教育の意義と位置づけ … 107
　　2 教育目標とは何か …………… 107
　　3 臨床実習教育の教育目標 …… 108
　　4 実習中の学生の心構え ……… 108
D 理学療法に必要な知・情・意 …… 111

E 基本的臨床技能（コミュニケーションを含む） ……………………………… 112
　　1 社会人に求められる社会人基礎力 … 112
　　2 理学療法士に求められる基礎的技能 … 114

第7章　理学療法学研究
島田裕之

A 理学療法研究の必要性 …………… 118
B 理学療法研究の種類 ……………… 118
C 理学療法研究の実施手順 ………… 119
　　1 ステップ1：課題の設定 …… 119
　　2 ステップ2：レビュー ……… 119
　　3 ステップ3：研究計画書の作成 … 121
　　4 ステップ4：研究資源の確保 … 121
　　5 ステップ5：倫理的問題の審査 … 121
　　6 ステップ6：対象者の決定 … 121
　　7 ステップ7：調査・介入の実施 … 123
　　8 ステップ8：統計解析 ……… 124
　　9 ステップ9：報告書，論文作成 … 124
D 研究計画立案において留意する点 … 125
　　1 目的の明確化 ………………… 125
　　2 対象の選択 …………………… 125
　　3 割り付け方法 ………………… 125
　　4 遮蔽化 ………………………… 125
　　5 症例数 ………………………… 126
　　6 解析 …………………………… 126
E よくデザインされた研究の具体例 … 126
F まとめ ……………………………… 128

第8章　組織としての日本理学療法士協会
　　　　　――理学療法の課題と展望
小野田英也

A 日本理学療法士協会の役割 ……… 132
B 協会の創立と変遷 ………………… 132
　　1 協会の創立 …………………… 132
　　2 社団法人の認可，公益社団法人の認定 … 132
　　3 世界理学療法連盟への加盟 … 133

4 大学教育化 …………………………… 133
　　5 国際学会の開催 ……………………… 133
　　6 学術研究団体としての認定 ………… 133
　　7 生涯学習システムの開始 …………… 133
　　8 会員数の推移と今後の課題 ………… 134
　C 日本理学療法士協会の学術・教育活動 … 134
　　1 日本理学療法学術大会，全国学術研修
　　　大会，ブロック学会の開催 ………… 134
　　2 『理学療法学』，『JJPTA』の発行 …… 138
　　3 理学療法士講習会の開催 …………… 139
　　4 生涯学習システム，専門理学療法士制
　　　度の運営 ……………………………… 139
　　5 研究助成制度 ………………………… 140
　　6 その他の研修会・講習会の開催 …… 140
　D 生涯学習制度 …………………………… 140
　　1 国家資格としての理学療法士 ……… 140
　　2 生涯学習の必要性 …………………… 140
　　3 協会の生涯学習システム …………… 140
　E 専門・認定理学療法士制度 …………… 142
　F 職能・社会活動 ………………………… 142
　　1 診療報酬，介護報酬などへの働きかけ 143
　　2 協会の法人としての位置づけ ……… 144
　G 課題と展望 ……………………………… 144

第9章　世界の理学療法
　　　　　　　　　　　　　　　　　　高橋哲也

　A 世界の保健制度（医療・保健・福祉の保険
　　制度）と理学療法のかかわり ………… 146
　　1 わが国の理学療法と世界の理学療法
　　　との違い ……………………………… 146
　　2 米国の医療保険制度と理学療法 …… 146
　　3 カナダの医療保険制度と理学療法 … 148
　　4 オーストラリアの医療保険制度と理学
　　　療法 …………………………………… 149
　B 世界の理学療法の現状と課題 ………… 150
　　1 世界の理学療法士の関心事 ………… 150
　　2 Policy statement（方針綱領）より … 150
　C 世界の理学療法養成の教育課程（内容）… 150

　　1 教育課程は国によってさまざま …… 150
　　2 米国は専門職大学院による教育 …… 150
　　3 理学療法士養成教育のガイドライン … 154
　D 世界理学療法連盟の歴史・意義・活動 … 154
　　1 世界理学療法連盟（WCPT）とは …… 154
　　2 WCPTの歴史 ………………………… 154
　　3 WCPTの会員数 ……………………… 155
　E アジア地域の理学療法 ………………… 155
　　1 アジア理学療法連盟（ACPT）……… 156
　　2 ACPT加盟国の理学療法 …………… 157

第10章　理学療法学の主な領域

I. 運動療法学
　　　　　　　　　　　　　　　　　吉尾雅春　162
　A 運動療法の概要 ………………………… 162
　　1 運動療法の定義 ……………………… 162
　　2 運動療法の目的 ……………………… 162
　B 運動療法の基礎と基本的運動療法 …… 162
　　1 運動の種類 …………………………… 162
　　2 基本的な運動療法 …………………… 162
　C 主な疾患の運動療法 …………………… 165
　　1 骨折の運動療法 ……………………… 165
　　2 脳血管障害の運動療法 ……………… 165
　　3 脳性麻痺の運動療法 ………………… 166
　　4 脊髄損傷の運動療法 ………………… 166
　D リスク管理と運動療法の課題 ………… 167

II. 物理療法学
　　　　　　　　　　　　　　　　　網本　和　168
　A 物理療法の概要 ………………………… 168
　B 物理療法の種類と適用 ………………… 168
　　1 温熱療法（thermal agents）………… 168
　　2 寒冷療法（cryotherapy）…………… 169
　　3 水治療法（hydrotherapy）………… 169
　　4 電気刺激療法（electrical stimulation）… 170
　　5 光線療法（phototherapy）………… 171
　　6 マッサージ療法（massage）………… 172
　　7 牽引療法（traction therapy）……… 173
　C 物理療法と運動療法 …………………… 173
　　1 対象疾患 ……………………………… 173

2 疼痛緩和と運動療法 ………………… 173
　3 筋緊張のコントロールと運動療法 …… 174
D リスク管理と物理療法の課題 ………… 174
　1 リスク管理 …………………………… 174
　2 物理療法の課題 ……………………… 175

III. 義肢・装具学　　　小嶋 功　176
A 福祉用具，福祉関連機器の概要 ……… 176
　1 福祉用具 ……………………………… 176
　2 福祉関連機器 ………………………… 178
B 義肢学の概要 …………………………… 179
　1 義肢の構成要素 ……………………… 179
　2 義足歩行の理解（義足でなぜ歩行できるのか） …………………………… 179
　3 下肢切断者のリハビリテーションの目的 ……………………………………… 180
　4 専門的チームアプローチに求められる知識と実践 …………………………… 180
C 装具学の概要 …………………………… 183
　1 装具の分類と目的 …………………… 183
　2 装具療法の適応判断 ………………… 183
　3 拘縮に対する装具療法 ……………… 183
D 補装具と運動療法の融合 ……………… 183
　1 補装具の特徴と仕様を知る ………… 183
　2 補装具と運動療法による動作能力の改善 ……………………………………… 183
　3 補装具使用者に対する評価と使用練習プログラム …………………………… 184

IV. 日常生活活動学　　　鶴見隆正　185
A ADLの概念 …………………………… 185
B ADLの範囲 …………………………… 185
　1 基本的ADL（BADL） ……………… 186
　2 手段的ADL（IADL）と拡大ADL（EADL） …………………………… 186
　3 動作と活動について ………………… 187
C ADLと理学療法 ……………………… 187
D ADL評価の目的 ……………………… 187
　1 ADL評価の適用 …………………… 188

E 代表的なADL評価法 ………………… 188
　1 Barthel Index（BI） ………………… 188
　2 機能的自立度評価法（FIM） ……… 189
　3 その他のADL評価表 ……………… 190
F ADL評価の留意点 …………………… 191
G ADL指導のあり方 …………………… 192
　1 "できるADL"と"しているADL"の拡充 ……………………………………… 192
　2 "するADL"の実現 ………………… 192

V. 地域理学療法学　　　牧田光代　193
A 地域理学療法の発展してきた背景 …… 193
　1 わが国の社会保障制度の変遷 ……… 193
　2 ノーマライゼーションの普及，障害者の権利 ……………………………………… 194
B 生活者としての対象者——地域/医療施設間の理学療法の違い …………………… 194
　1 患者から生活者へ …………………… 194
　2 障害のとらえかた——国際障害分類から国際生活機能分類へ ………………… 194
　3 地域における連携——関連諸機関との連携 ……………………………………… 195
C 介護保険制度 …………………………… 195
　1 要介護認定とケアマネジメント …… 196
　2 ケアマネジャーの役割 ……………… 196
　3 介護保険サービス …………………… 196
D 介護保険法改正と介護予防 …………… 196
E 医療施設以外の職場 …………………… 197
　1 介護保険関連施設および事業所 …… 197
　2 身体障害児・者福祉施設 …………… 197
　3 行政における理学療法士の役割 …… 197
F 生活環境の整備 ………………………… 198
G 地域理学療法におけるリスク管理 …… 198

第11章　理学療法学に関連した応用科学

I. 行動科学　　　山﨑裕司　202
A 行動科学とは …………………………… 202
B 応用行動分析学 ………………………… 202

1 応用行動分析学とは 202
2 行動の法則 203
C 応用行動分析学の理学療法への適応 205
1 運動療法場面 205
2 行動の学習 207

II. 社会学・社会福祉学　　佐藤秀紀　209
A 社会学とは 209
1 社会学の概念 209
2 社会学の対象 209
3 高齢化と社会 209
4 介護と社会 211
B 社会福祉学とは 213
1 社会福祉の概念 213
2 わが国における戦後社会福祉の歴史的
展開 213

III. 死生観・学　　半田一登　217
A 文化 218
1 文化の型 218
2 生に関する日本文化の型 218
3 死に関する日本文化の型 219
B 宗教 220
1 仏教 220
2 儒教 220
3 キリスト教 221
C 死生観に関する文化的現象 221
1 遺骨について 221
2 がんの告知について 222
3 臓器移植について 222
D これからの課題 223

IV. 運動学　　丸山仁司　225
A 関節運動学 225
1 運動器の構造と機能 225
2 各関節の構造と運動 226
B 姿勢と歩行 228
1 姿勢 228
2 歩行――基本的な歩行の用語 228

C 運動生理学 229
1 呼吸 229
2 循環 229
3 代謝 229

V. 運動学習理論　　谷 浩明　231
A 運動学習理論が生まれるまで 231
1 行動主義とその限界 231
2 情報科学と認知心理学 232
3 運動学習理論の誕生 232
B 運動学習理論の理学療法への応用 234
1 教示とモデル提示 235
2 練習の組み方 235
3 外在フィードバックの与え方 235

第 12 章　理学療法の対象・領域の拡大

I. 保健・福祉　　金谷さとみ　238
A 特定健康診査・特定保健指導 238
1 特定健康診査・特定保健指導導入の
経緯 238
2 特定健康診査について 239
3 特定保健指導について 240
4 理学療法士に期待される役割と必要な
能力 241
B 通所・訪問 241
1 通所による理学療法 242
2 訪問による理学療法 243
3 理学療法士に期待される役割と必要な
能力 244
C 起業 244
1 理学療法士の起業 244
2 理学療法士の起業の実際 245
3 理学療法士に期待される役割と必要な
能力 245

II. スポーツ理学療法　　小林寛和　247
A スポーツ医療と理学療法士のかかわり ... 247
1 医療機関で活動する理学療法士 247

2 競技スポーツチーム，競技大会で活動
　　する理学療法士 …………………… 248
B スポーツ医療における理学療法士の役割と
　業務 ………………………………… 248
C スポーツ理学療法で必要な事項 ……… 249
　1 スポーツ理学療法における機能評価 … 249
　2 スポーツ理学療法で用いる手法 …… 249
D スポーツ理学療法の課題と展望 ……… 251

III. 精神科領域　　　　仙波浩幸　253
A 精神科領域における理学療法の役割 … 253
　1 精神障害者の現状 ………………… 253
　2 精神疾患と理学療法のかかわり …… 253
　3 医療専門職としての理学療法士の責務 254
B 精神科領域における理学療法の実際 … 256
　1 学習上の留意事項 ………………… 256
　2 精神疾患・障害に対する理学療法概説 257
　3 理学療法評価 ……………………… 257
　4 理学療法の実施 …………………… 257

第13章　理学療法の臨床

I. 理学療法の臨床(1)
　　── 対象となる主な病態　臼田　滋　262
A 関節可動域制限 ……………………… 262
　1 関節可動域制限とは ……………… 262
　2 関節可動域制限の原因と問題に
　　なりやすい主な疾患 ……………… 262
　3 関節可動域制限に対する評価 …… 263
　4 関節可動域制限に対する主な介入内容 … 264
B 筋力低下(中枢麻痺を含む) ………… 264
　1 筋力低下とは ……………………… 264
　2 筋力低下の原因と問題になりやすい
　　主な疾患 …………………………… 265
　3 筋力低下に対する評価 …………… 266
　4 筋力低下に対する主な介入内容 …… 266
C 疼痛 …………………………………… 267
　1 疼痛とは …………………………… 267
　2 疼痛の分類と問題になりやすい疾患 … 267

　3 疼痛に対する評価と主な介入内容 …… 267
D 持久性低下 …………………………… 268
　1 持久性低下とは …………………… 268
　2 持久性低下の原因と問題になりやすい
　　主な疾患 …………………………… 268
　3 持久性低下に対する評価と主な介入
　　内容 ………………………………… 269
E その他の機能障害 …………………… 270

II. 理学療法の臨床(2)── 疾患別
　　　　　　　　　　　　永冨史子　272
A 疾患別理学療法とは ………………… 272
B 運動器疾患の理学療法 ……………… 273
　1 運動器疾患で損なわれる身体機能 … 273
　2 代表的な運動器疾患 ……………… 273
　3 運動器疾患の理学療法の基本 …… 274
C 神経疾患の理学療法 ………………… 274
　1 神経疾患で損なわれる身体機能 … 274
　2 代表的な神経疾患 ………………… 275
　3 神経疾患の理学療法の基本 ……… 276
D 呼吸・循環・代謝疾患の理学療法 …… 278
　1 呼吸・循環・代謝疾患で損なわれる
　　身体機能 …………………………… 278
　2 代表的な呼吸・循環・代謝疾患 …… 278
　3 呼吸・循環・代謝疾患の理学療法の
　　基本 ………………………………… 279
E 複数の疾患をもつ場合のとらえ方 …… 279
F 人間の行動にはいくつの臓器が
　関与するか …………………………… 280
G あらゆる疾患で留意すべきこと …… 280

III. 理学療法の臨床(3)── 病期別
　　　　　　　　　　　　松永篤彦　282
A 病期の区分方法とその意義 ………… 282
　1 病期の定義 ………………………… 282
　2 病期の区分のしかた ……………… 282
B 病期に基づいた理学療法の展開 …… 285
　1 リスクの層別化とモニタリングの
　　重要性 ……………………………… 285

2 急性期の理学療法 …………………… 286
　　3 回復期の理学療法 …………………… 288
　　4 維持期の理学療法 …………………… 289
　　5 慢性期の理学療法 …………………… 289
　C 予防 ………………………………………… 290

IV. 理学療法の臨床(4)
——ライフステージ別　　大城昌平　291
　A ライフステージと理学療法 …………… 291
　　1 発達段階(ライフステージ)の分類 …… 291
　B 各ライフステージにおける理学療法 … 291
　　1 新生児期 ………………………………… 292
　　2 乳児期 …………………………………… 294
　　3 幼児期 …………………………………… 294
　　4 学童期 …………………………………… 296
　　5 青年期 …………………………………… 296
　　6 成人期 …………………………………… 297
　　7 高齢期 …………………………………… 298

第14章　実践演習

I. 実践演習課題——小児に関するもの
　　　　　　　　　　　　　　鶴見隆正　302
　A 就学相談を受けた事例 ………………… 302
　　1 事例検討のねらい …………………… 302
　　2 事例の概要 …………………………… 302
　　3 実践演習の課題 ……………………… 303
　B 就学にかかわる訴訟事例から学ぶ …… 307

II. コミュニケーションに関するもの
　　　　　　　　　　　　　　内山　靖　309
　A 課題と学習の進め方 …………………… 309
　　1 課題 …………………………………… 309
　　2 学習の進め方 ………………………… 309
　B 具体的な質問 …………………………… 310
　C 追加の情報 ……………………………… 311
　D 学習の視点 ……………………………… 312
　　1 医療におけるコミュニケーションの
　　　基本姿勢 ……………………………… 312
　　2 対象者の心理的背景を知る ………… 313
　　3 「歩ける」という意味の理解 ………… 313
　　4 歩くために必要な機能 ……………… 314
　　5 変化に関連する因子 ………………… 314
　　6 "あなた"の立場 ……………………… 315
　　7 コミュニケーションの進め方 ……… 316
　E 学習の進め方の比較 …………………… 317
　F コミュニケーションとは——対象者への
　　共感と支援 ……………………………… 318

付録1　診療・介護報酬関係資料——最近の
　　　　保険点数の抜粋含む　植松光俊　319

付録2　関連法規　　　　　　岩井信彦　333

索引　　　　　　　　　　　　　　　　343

■コラム■

わが理学療法士人生に悔いなし	福田 修	31
患者さんからの手紙	浅香 満	32
忘れてはならない失敗	永瀬外希子	45
研究を生業とする	牧迫飛雄馬	46
誰のために何をする？	清宮清美	64
NEVER GIVE UP——リハビリテーション僻地をなくすために	船所佐和子	98
「諦めない！」ことを教えてくれた患者さんとそのご家族	谷口千明	116
起業により夢を実現——地域リハビリテーションに挑む	小山 樹	130
新しい分野への挑戦——尿失禁に対する理学療法	井上倫恵	160
臨床で大切なこと	渡辺典子	200
理学療法を通して学んできたこと	佐藤みゆき	246
理学療法士の自分を想像してみよう	峰 悠子	260
病院機能の役割分担と理学療法（士）	井上 悟	271

第1章
理学療法学序説

> ■学習目標
> ●「理学療法学」を学ぶ意味を学ぶ．
> ●理学療法の概念と，リハビリテーションとの関係と違いを学ぶ．
> ●理学療法士に必要な能力（コンピテンス）を学ぶ．
> ●専門職としての倫理と役割を学ぶ．
> ●クリニカルリーズニング（臨床推論）の流れと科学的基盤を学ぶ．
> ●理学療法の対象と範囲を学ぶ．

A あなたは，なぜ理学療法学を学ぶのか

1 理学療法の学び

あなたは，理学療法になんらかの関心をもち，その可能性に期待をいだきながらこの書籍を読み始めていることと思う．

理学療法に限らず，高校卒業後にそれぞれが関心をもった専門的な領域や学問を体系的に学ぼうとする際には，これまでのようにテキストに記載された知識を確実に記憶し，一定の法則に沿って正解を導くことを繰り返すような学習方法のみでは不十分である．自らの目的に応じて，その関心と経験に基づいた主体的な学びを継続し，創造的にあなた自身が希望する自己実現に結びついた実効性のある理学療法学を修得する必要がある．

2 理学療法を学ぶ目的

理学療法を学ぶ目的は，**表1**のような3つに大別することができる．

a. 理学療法士として臨床に従事する

国家資格である理学療法士の免許を得て，理学療法士としてわが国の保険制度のもとで病院や施設などで働くことを目指し，そのために必要な基本的知識と技能を修得する．

理学療法士の国家試験受験資格を得るためには，理学療法士養成施設において，3年以上理学療法

表1 理学療法を学ぶ目的

- 理学療法士として臨床に従事する
  わが国の理学療法士免許を取得して，主として保険制度の枠組みで理学療法業務に携わる
- 理学療法士としての資格や能力を応用する
  個別の業務そのものに理学療法士免許は必ずしも必要ないが，全般において理学療法士としての資質や能力が必要な職務に携わる
- 理学療法学を社会へ適用する
  さまざまな問題解決における知識や体験として理学療法学を相対的に位置づけるもので，多くの職業や社会生活を送るための礎となる

士として必要な知識および技能を修得する必要がある．そのため，3年制または4年制の専門学校，3年制の短期大学，4年制大学のいずれかで学習を進めることになる．

b. 理学療法士としての資格や能力を応用する

個々の業務について，理学療法士免許そのものが必須ではないが，関連する法令ならびに業務遂行の全般において理学療法士としての資質や能力が求められる．

具体例として，理学療法士養成校の教員，特別支援学校での自立活動にかかわる専門家，障害のない者への健康増進・予防，保健福祉などにかかわる行政職員，海外での理学療法やリハビリテーションに関連する仕事などがあげられる．なお，これらの場合には，4年制大学を卒業した学位（学士）や，その他の資格や能力が必要条件に加わることがある．

c. 理学療法学を社会へ適用する

　問題解決における1つの知識や体験として理学療法を位置づけるもので，免許制度とは一義的な関係のない多くの職業や，よき市民として社会生活を営むうえで共通する概念である．

　具体例として，一般企業での企画・製品開発・販売，銀行などの公共機関，大学教員，研究職，行政職，国際機関の職員，立法府の構成員（議員），起業など枚挙に暇がない．なお，bと同様に，学士ならびに特定の資格や能力が求められることもある．

　このことは，法学部や経済学部を卒業した学生が法学や経済学を専門としない職業につく場合が多いことを考えれば，容易に想像できるであろう．

3　理学療法学の学び方

　あなたは，理学療法士養成課程に入学した時点で生涯の職業と進路を決定したと思っているかもしれないが，上述したように多様なキャリアパスの可能性を有している．理学療法という学問を学ぶ意味からは，現時点では理学療法士の免許を取得するための有利性を得ているために，教育課程における教科目の自由選択に幾分の制約があると考えればよい．

　特に，大学で学ぶ学生にとっては，自己実現を満たすキャリアパスを自由に描いて成長させ，2のb, cで示した可能性をふまえて，自らが主体的に独創的な学習目標と実行計画を立てていくことが大切である．このことは，2のaを選択した者であっても，自身の興味や関心が高い領域に必要な能力を幅広く想像し，他学生とは異なる能力や職業人としての個性を得ることが求められる．

　また，専門学校などで学ぶ学生であっても，すでに大学や社会を経験した者ではあらかじめ個別の目標が明確であろうし，近年では，専門学校等の卒業生が卒業後に一定の条件（詳細は大学によって異なるが，多くの場合は1年以上の実務経験や大学での卒業研究と同等以上の研究経験）を満たせば，大学院への出願資格が得られる．

4　理学療法学を知るために

　理学療法学の概説や概論を知ろうとする際には，哲学と方法論の2つが重要な要素となる．方法論は，正確で客観的に再現可能な内容であることが求められ，専門領域ごとのオムニバス方式から概要を理解することに一定の合理性がある．他方，その哲学として，理学療法のありようを本質的・系統的に理解する必要があり，「理学療法とは何か」について，諸学から物事の根本を問い原理を追求することが不可欠である．このことは，主体的な学びの礎ともなる．

B 理学療法とは

1　語源

　理学療法は，主として米国系ではphysical therapy，英・豪国系ではphysiotherapyと表記される．physicalは，physicの形容詞で，ラテン語のphysicalisを語源とする"医術・医療，薬（の調合）"とともに，"自然科学，身体"などの意味が含まれる．physicianは医師または内科医を指し，physicsは物理学を意味する．physioは，ギリシャ語のphusisを語源として，"天然，自然，人間のなかに備わる自然の力としての体力"などの意味がある．

　therapyは，ギリシャ語で癒しを意味するtherapeiaを語源とし，"さまざまな手法で疾病を治療し，薬物や観血的な方法を用いない治療法全体"を指す場合もある．また，exerciseは，ラテン語のexercereの過去分詞から発生したexercitiumを語源とする．古来は，家畜を囲いの外に出すことを指し，"努力，稽古，習慣，勤行"などの意味をもつ．

　したがって，「理学療法とは，自然界のエネル

表2 世界理学療法連盟（WCPT）による理学療法の概念

Physical therapy provides services to individuals and populations to develop, maintain and restore maximum movement and functional ability throughout the lifespan. This includes providing services in circumstances where movement and function are threatened by ageing, injury, pain, diseases, disorders, conditions or environmental factors. Functional movement is central to what it means to be healthy.

Physical therapy is concerned with identifying and maximising quality of life and movement potential within the spheres of promotion, prevention, treatment/intervention, habilitation and rehabilitation. This encompasses physical, psychological, emotional, and social wellbeing.Physical therapy involves the interaction between the physical therapist, patients/clients, other health professionals, families, care givers and communities in a process where movement potential is assessed and goals are agreed upon, using knowledge and skills unique to physical therapists.

〔World Confederation for Physical Therapy: Policy statement: Description of physical therapy. http://www.wcpt.org/policy/ps-descriptionPT より〕

ギーを活用した働きかけとして，物理的な刺激や一定の方法に基づいた運動によって，癒しを促進する治療・介入方法」ととらえることができる．

2 世界の概念

世界理学療法連盟（World Confederation for Physical Therapy; WCPT）の要綱（Policy statement）にある理学療法の定義を**表2**に示す[1]．ここでは，理学療法は，movement（動作）とfunction（機能）に着目し，加齢変化，外傷，疾病，環境要因を含んだ対象に働きかけるものであることが示されている．また，その範囲は，①健康増進，②障害の予防，③治療・介入，④リハビリテーション，⑤ハビリテーションの5つに大別されている．

3 わが国の定義

「理学療法士及び作業療法士法」が1965（昭和40）年6月29日に法律第137号として公布され，今日に至っている〔第3章A（☞ 48～52ページ）も参照〕．

その第二条で，「この法律で『理学療法』とは，身体に障害のある者に対し，主としてその基本的動作能力の回復を図るため，治療体操その他の運動を行なわせ，及び電気刺激，マッサージ，温熱その他の物理的手段を加えることをいう」と定義されている．この法律から，①対象は身体に障害のある者，②目的は基本的動作能力の回復を図ること，③方法は治療体操および物理療法であることが理解できる．

なお，厚生省（当時）医務局医事課から発行された『理学療法士及び作業療法士法の解説』によれば，身体に障害のある者には，運動器や神経疾患に加えて，呼吸，循環器系の疾患もその対象であることが，1965年の段階で明記されている[2]．

また，第二条3で「この法律で『理学療法士』とは，厚生労働大臣の免許を受けて，理学療法士の名称を用いて，医師の指示の下に，理学療法を行なうことを業とする者をいう」と定義されている．ここでは，①免許を受けていること，②名称を用いること，③医師の指示を受けること，④業とすること，の要素が示されている．②については，第十七条で，理学療法士でない者が，機能療法士など紛らわしい名称を使用してはならないことが明記された名称独占となっている．

4 リハビリテーションとの関係

a. リハビリテーションとは

砂原[3]は，リハビリテーションの哲学と実践について本質的な整理をしている．

リハビリテーション（rehabilitation）とは，ラテン語であるhabilitare（適する）にre（再び）の

接頭辞が付いた言葉から成り立っている．日本語として，更生，再建，復権などの用語があてられることもあるが，一般にはリハビリテーションとして社会に浸透している．

概念としては，これまでに得られた能力とともに，社会の中での権利や機会を含めた全人的な存在にかかわる尊厳や名誉の回復，ならびに社会参加を意味する．生物学的な機能や能力の回復にとどまらず，社会的な参加や復権が重要な視点である．広義のリハビリテーションには，罪を犯した人が服役後に社会復帰を遂げるための支援の過程が含まれる．このことからも，リハビリテーションは，少なくとも，医学的，社会的，教育的，職業的な要素を包括することが理解できる．

医学的リハビリテーションの1つの要素として，リハビリテーション医学 (physical medicine and rehabilitation; PM & R) が位置づけられる．PM & R（わが国では単に rehabilitation medicine と表記されることが多い）は，文字どおり，放射線を除く物理的な治療手段である物理医学と，社会復帰・参加としてのリハビリテーションの理念を融合した領域である．

このように，リハビリテーションは，①哲学，②目標，③技術からなる体系としてとらえることができる．人間のありようや社会における共生の哲学であり，疾病や障害を有する者の社会参加に向けた自己実現の目標であり，それらを支える専門的な技術である．これらを実際の対象者や社会へ適用していく実践過程であり，学問であるともいえる．

b. リハビリテーションのニーズ

リハビリテーションのニーズは，対象を個人としてとらえる場合から社会的効用に至るまで，さまざまな立場や考えがある．

わが国では，歴史的には障害児の療育や福祉施策として，その理念や活動の萌芽をとらえることができる．個を主体と考えれば，唯一無二の個人としての存在と尊厳，自己実現，生活の質の改善をはかることになる．他方，社会を主体と考えれば，人間社会のありようについて共生や相互扶助に重きをおく福祉や医療の哲学としての理念と活動がある．1941年に米国の全国リハビリテーション評議会は「リハビリテーションとは，障害者が身体的・心理的・社会的・職業的・経済的有用性を最大限に回復すること」と定義している．ここでは，社会的自立が目標であることが明記されている．ただし，この背景には，依存的な生活から救い出すことで，納税者 (tax payer) になることが社会貢献につながるという解釈もある．ここには，社会保障における費用対効果を考慮した政策としての意図があり，障害者のパラダイスを目指す理念だけでは語れない点があることも歴史的な事実である[3]．

また，リハビリテーションの歴史は戦争の歴史と表されることもある．現代社会では，災害からの復興，街づくり，高齢化などの今日の社会的な課題に対して，リハビリテーションの理念と目標と技術をいかに適用するかが新たな関心となっている．

c. 理学療法からみたリハビリテーション

歴史的には，理学療法 → 物理医学 → リハビリテーション医学という発展の過程をたどった[3]．理学療法の歴史はきわめて古く，物理的手段を用いた治療体操，水治療法，マッサージ，電気療法などが治療手段として用いられていたことは，多くの記録からも明らかである〔第2章B (☞ 38ページ) も参照〕．それらの治療技術がリハビリテーションという思想と結びついて，今日の哲学・目標・技術としての体系が形成されている．

理学療法は，身体に障害のある者の基本的動作能力の回復をはかることで，**日常生活活動** (activities of daily living; ADL) の自立を促し，**健康観** (health related quality of life; HRQOL) の改善をはかる枠組みのなかでは，医学的リハビリテーションの一部といえる．他方，理学療法の範囲からみれば，リハビリテーション医学は1つの

構成要素である．理学療法そのものは，健常人の健康増進，スポーツにおける競技能力の向上や障害予防，地域での集団に対する教育的アプローチ，高齢者の社会貢献（productibity）への支援，児童生徒の適切な運動習慣・方法の獲得，未熟児から発達過程の適応支援など，広い範囲を包含している．

なお，近年の行政用語として，理学療法士，作業療法士（occupational therapist; OT），言語聴覚士（speech-language-hearing therapist; ST）の3職種をリハビリテーション専門（関連）職種として，一括して表記されていることが，理学療法を狭い範囲や要素にとらえられる誤解の一因となっている．

C 理学療法士に求められる能力

1 専門職としての役割

一般に，高度な専門性を有して社会に貢献する職業人は**専門職**と呼ばれる．現在では，理学療法士も専門職の1つとして位置づけられ，専門職として求められる能力を充足している必要がある．

a. 専門職とは

専門職（profession）とは，ラテン語のprofessusから派生した言葉で，"誓いを立てる，宣言（profess）した人"を意味する．

中世ヨーロッパでは，大学は許された者のみが学ぶことができる場であった．公益性の高い神学部，法学部，医学部から成り立ち，聖職者，法律家，医師が，専門職業人と位置づけられた．共通した要素として，①公益に資する利他的な態度と高い倫理観を有する，②卓越した専門的な知識と技術を有する，③生涯にわたり学び続ける意欲を有する，④自律した判断に基づく問題解決能力を有する，⑤社会からの認知を受けている，などの条件をあげることができる．

⑤は免許（資格）を有することで，一般の人にはできない行為を社会が許容し，④の自律的な活動を保証していると考えることができる．また，⑤には一定の報酬を保証することで①②③を責務として負託しているものと理解することもある．

専門職の概念も時代とともに変遷し，現在では，⑤については免許の有無に限定せず，金融アナリストやIT（industrial technology）にかかわる高度な技術と判断を要求される職業を含む広い概念でとらえられる傾向にある．いずれにしても，専門職ではことに①の倫理が本質的な要素であり，医学教育においてもその重要性がいっそう認識されている．この点をふまえて，倫理についてはD項（☞9ページ）で詳述する．

b. 社会との契約

専門職は，社会と3重の契約をしているとされる[4]．

1つ目には，一個人として社会に存在し，良心と法律に基づき行動する善良な市民であることが求められる．

2つ目には，一専門職として一対象者との契約関係を指す．対象者にとっては，理学療法士であるからこそ，身体的な接触を許容し，個人的な苦悩や秘密を打ち明ける．したがって，理学療法士は，理学療法に必要不可欠な情報収集と最小限の身体的接触が求められ，守秘義務はきわめて重要な骨格となる．ここでは，専門職である人間としての個人的な信頼関係に立脚していることが基本となる．

3つ目には，専門職集団として社会全体との契約がある．これは，理学療法としての標準的な効果を期待し，特定の専門性を有している者の認証など，集団として社会に対する品質保証を明確にする責務があるとする契約概念である．この点からは，専門職の集団組織の存在が不可欠となる．各専門職からなる集団組織は，自職種の業務範囲や権益の拡大に奔走することなく，専門職に対する社会への情報発信と相互規制・自浄作用をはかることを優先することが求められる．わが国で最も

自律性の高い集団とされる弁護士は，弁護士会に所属しなければ弁護士活動をすることができない．万一，弁護士会から除名されれば弁護士としての活動はできなくなる．他方，医師，看護師，理学療法士などの医療職は，関係組織への加盟はすべて任意である．

2　医療専門職としての役割

　医療専門職としての役割は，臨床に加えて，教育，研究を加えた3つの柱が基本であるといわれてきた．患者に対する実践活動を意味する臨床に加えて，学生を含む後輩や他職種の教育，よりよい医療を実践するための研究をバランスよく実行することで，質の高い診療が発展・継承できると考えられている．また，よき臨床医を目指すなら，大学院や留学などの一時期において基礎研究に携わることが望ましいともいわれた．このこと自体は，幅広い視点を身につけた臨床家を育成するための知恵でもあるといえる．社会・経済情勢，患者ニーズの多様化や保険制度に伴う医療経営の改革，臨床研究の手続きの複雑化など，医療をとりまく環境は大きく変化した．そのため，勤務医が理想と考える臨床・研究・教育の比率と現実は相当に異なっていることは否定できず，医療者の疲弊・閉塞感や倫理観の低下と無関係ではないとの指摘もある．

　また，近年の保健専門職（allied health profession）には，保健医療福祉システム全体の枠組みをとらえることが期待され，①臨床，②教育，③研究に加えて，④管理・政策，⑤社会貢献の5つに寄与することが期待されている．ここでいう管理・政策は，職場の労務管理にとどまらず，世界またはわが国といった規模の課題を予測的・俯瞰的にとらえ，それを解決するための政策の理解や提言を含めた戦略的な管理・改革を指し，新たな領域や時代への適用をはかっていくための能力の開発や態度が期待されている．社会貢献は，診療・介護報酬に基づく臨床業務以外での専門性を生かした活動を指し，地域での予防・啓発活動，街づくり，国際協力，行政への協力，災害医療への関与などがあげられる．

3　理学療法士としてのコンピテンス

a．コンピテンスとは

　特定の領域や職業にとって必要な能力をコンピテンス（competence）という．なかでも他と比べて重要で共通した能力は，コア・コンピテンシーと呼ばれる．

　近年の医学教育では，具体的な能力としてのコンピテンスを獲得することを学習目標としたアウトカム基盤型教育（outcome-based education）が推奨されている．世界医学教育連盟（World Federation for Medical Education; WFME）では，卒前・卒後・生涯学習（continuing professional development; CPD）におけるグローバルスタンダード[5]を示し，わが国の機関認証も世界標準に基づいて実施される．

b．理学療法士に求められるコンピテンス

　WCPTでは，理学療法士養成課程での教育ガイドラインである「WCPT guideline for physical therapist professional entry level education」[6]をとりまとめ，①臨床実践能力（physical therapist practice），②多様な場での実行（practice settings），③専門職としての規範行動（professional behaviours）の3点から，個別に詳細な内容を提案している．

　公益社団法人日本理学療法士協会（JPTA）では，「理学療法教育ガイドライン第1版」を2012（平成24）年に発表し，理学療法士養成課程卒業時の到達目標を，「理学療法の基本的な知識及び技能を修得するとともに自ら学ぶ力を育てる」としている．基礎・基本の確実な理解に加えて，卒業後の継続的な能動的学習態度と問題解決能力の涵養が明示されている．この目標に呼応して，臨床実

習の到達目標は「ある程度の助言・指導のもとに，基本的理学療法を遂行できる」としている．ここでは，学生自らが，何がわかり何がわからないかを明らかにすることが求められている．そのうえで，自己学習と実践をふまえて，必要な助言・指導を自らが主体的に受ける能力を修得することが強調されている．

なお，理学療法士養成課程が各種学校から開始された当時は，自立した能力が求められたことと比較して，現在の到達目標が補助的な水準にとどまり，理学療法の質の低下につながっているとの指摘を受けることがある．この50年に理学療法学の裾野と科学的水準は著しく発展し，わずか3年間の学内教育ですべてを修得できるほど理学療法の内容は限定的ではない．あわせて，社会の状況からも短絡的な自立が適切な目標ではないことは明らかであろう．むしろ，卒後研修による生涯学習の継続とその基盤体制の構築が求められている．

理学療法士としてのコンピテンスには，理学療法にかかわる知識と技能，プロフェッショナリズム，コミュニケーション能力（信頼関係の構築・説明責任・多職種との連携），理学療法の集団的・個別的な幅広い適用（保健・予防・地域），症例検討・臨床推論能力，情報科学ならびに人文科学との融合を含む科学的リテラシーと研究への志向，国際的視野に立った課題志向能力，主体的に学ぶ姿勢と問題解決能力，などがあげられる．

これらの多くは教育課程の教科目として個別に学ぶものではなく，教科目間での学習の統合，学生同士の触れ合い，教員・事務職員ならびに臨床実習指導者などとの関係から，潜在的・顕在的に学ぶ要素が大きい．このことからも，主体的な学びが何よりも重要になる．

c. 適性

適性とは，ある一定の目標とする領域に進むために必要とされる特性を有する程度を示すものととらえられる．人格的，身体的要因，能力に大別できるとする考えがある．人格には，欲求・性格・価値観・興味などが含まれ，能力は適応能力（aptitude）と技量（proficiency）に細分化される．

奈良[7]は，理学療法士のaptitudeとして，人間に対する関心，問題解決能力としての創造性，共感（empathy）などが重要であるとしている．なお，まれに自身の身長や筋力といった身体的要因から，理学療法士としての適性が低いのではないかという不安をいだく学生がいるが，多くの変化しうる要素で補うことが可能であろう．

d. スキル

スキル（skill）は，目的を達成するためにさまざまな戦略を活用する能力である．スキルには，運動の巧緻性や敏捷性などの**運動スキル**（motor skill）と，ペース配分や同じ失敗を繰り返さない**過程スキル**（process skill）に細分化される．

また，理学療法士に必要なスキルとして，**接触性スキル**（hands on skill）と**非接触性スキル**（hands off skill）があげられる．

接触性スキルは，患者と身体的に接触している徒手的な刺激や誘導の巧みさを示す．治療における操作技術として"ハンドリング"と称されることもある．患者と理学療法士との接触は，物理的な接面となるばかりでなく，適切な支持や抵抗をタイミングよく与えることで，運動の抑制と促通，意識化，選択と強化につながり，反射的ならびに随意的な協調性の獲得や運動学習を進める際の重要な技術となる．

非接触性スキルには，対象者の訴えと症状をどのように結びつけて解決していくのかのクリニカルリーズニング〔G項（☞23ページ）で改めて詳述〕や，対象者との信頼関係の構築や行動変容を促すためのコミュニケーションが含まれる．近年では，非接触性スキルの重要性が強調され，教育課程の行動目標にも明示されている．

問題解決の過程においては，接触性と非接触性のスキルをいかに統合するかがコンピテンスの1つであるといえる．

D 倫理

1 概要

a. 倫理とは

倫理学（ethics）とは，ギリシャ語の習俗や性格を意味するēthosを語源とし，社会的動物としての人間のありようを生起する規範を探求する．慣習を刷り込んで形成された市民の人格や品性はエートスと表現され，個人的にはよきエートスの実現，社会的には共同体としての人間関係を律する規範・原理の確立を目的とする学問である．日本語では，"倫"は"仲間"を意味し，"理"は"人として踏み行うべき正しい道筋"を意味する．なお，日本語では，倫理と倫理学は同じではないが，英語ではethicsが1つの単語で双方を意味する[8]．

倫理と道徳（moral）は，ほぼ同義に扱われる場合と，主たる対象が個であるか社会にあてられているかとする立場がある．倫理感覚は，道徳規範としての普遍的な正義の倫理と比較して，個別性・状況依存性を含んだ"ケアの倫理"として敢然性をもつとする見方もある[9]．

倫理と法（law）は次の点で異なる．倫理は，①必ずしも明文化されていない，②国家等による強制力は働かない，③外的行為の規制のみならず内面のありようを問題とする，④実現可能な範囲にとどまらないものを含む，などがあげられる．それゆえ，専門職集団は医療者の倫理的な行動指針を表明することが社会から期待され，各種の倫理指針・綱領などを公開して，社会との契約を明らかにしている．

b. 主な倫理的宣言・規範

医療では，紀元前5世紀に生まれたヒポクラテス（Hippocrates）が医師の職業倫理ついて記した宣誓文が「ヒポクラテスの誓い」としてよく知られている．1948年に世界医師会で採択された「ジュネーブ宣言」は，ヒポクラテスの誓いをもとに現代の文化的背景を考慮したものである．また，1988年には欧州連合（EU）から「生命倫理と生命法における基礎的倫理的原理」（バルセロナ宣言），2005年にはユネスコから「生命倫理と人権に関する宣言」が出されている．わが国では，『養生訓』の貝原益軒医心，緒方洪庵による『扶氏医戒之略』などが知られている．

患者の立場や権利から医療の倫理に言及したものとして，1981年の「リスボン宣言」があげられ，この影響で診療情報の開示が進んできた．また，精神医療における倫理指針として1996年の「マドリード宣言」，ヘルスプロモーションに言及した1986年の「オタワ憲章」などがある．

2 医療と倫理

a. 実験医学序説

医学・医療と倫理について語られる際には，ベルナール（Bernard）が1865年に発表した『実験医学序説』があげられる．これは，実験的な方法に哲学的な根拠を与えたものといわれ，生体の研究に生態を用いたり動物実験を行ったりすることの合理性・正当性が示されている．

b. 生物心理社会モデル

従来の生物医学モデル（biomedical model）に対して，エンゲル（Engel）[10]は「生物心理社会モデル」（biopsychosocial model）を1977年に世界的な科学論文誌である『サイエンス』に発表した．これまでの生物医学モデルは，分子生物学を中心として，疾患は測定可能な生物学的な数値の平均値からの逸脱によって説明するという立場をとっていた．生物医学モデルは，複雑な現象は最終的に単一の基本的な原理に由来するという"還元主義（reductionism）"と，心と体は分離しているという"心身二元論（mind-body dualism）"に立脚しており，医療の本来の使命である全人的な医療を推進するうえでは不十分であるとするものであっ

た．生物心理社会モデルは，従来の生物医学偏重からの脱却とともに，医学において新たな人間観を導入したモデルとして高く評価されている．なお，中川[11]は，客観化の可能な延長の世界のみに目を向け，自覚的な主観や精神の世界を無視するというデカルト的合理主義やデカルト的二元論は，デカルト自身の真意ではなかったのかもしれないと述べている．また，精神科医のガミー（Ghaemi）は，加算的折衷主義と教条主義の点から生物心理社会モデルの不十分さを指摘している[12]．

いずれにしても，生物心理社会モデルは，臨床領域における治療者と患者の人格的かかわりの重要性を説き，現代医療の倫理の根幹をなす枠組みの1つといってよいであろう．

3 生命倫理

a. 医療倫理と生命倫理

医療にかかわる倫理については，古くから**医療倫理**（medical ethics），**医の倫理**として，さまざまな提言や考証が行われてきた．その中心は，医療者の倫理・道徳観や行動規範に関する専門家自身を対象とするものであった．徐々に，研究，保健，ケアなどの実践的倫理，対象者の権利や社会規範を含めた枠組みを含む**生命倫理**（bio-ethics）として発展してきた．

生命倫理は，患者の権利を中心として1970年代に提唱されたもので，患者-医療者という2者の関係を，法学や哲学を含めて社会全体としての態様を考える学際的学問ととらえられる．医療者が医療現場で下す個々の具体的判断については，**臨床倫理**（clinical ethics）として整理されることもある．これは，医学的適応，対象者の価値観・ニーズ，背景因子を系統的に分析し，社会的効用を含めた相互主観性に基づいた関係性による応答の倫理と理解できる．

今日の生命倫理で広く取り上げられる課題には，不妊治療や出生前診断を含む生殖医療，脳死を含む臓器移植医療，尊厳死や緩和ケアのありようを含めた終末期医療，遺伝子診断・治療や再生医療をはじめとする先端医療などがあげられる．生命倫理を，これまで述べてきたような生活の質を含めてとらえるならば，自己決定や社会参加に関する倫理を理学療法士が検証し，体系化していくことが期待される．

b. 倫理的ジレンマ

倫理的ジレンマとは，ある判断を下そうとする際に，倫理的な妥当性や根拠が拠り所とする倫理原則によって異なる結論が導かれることを指す．

これは，医療現場における医療者の葛藤として取り上げられる．救急医療での対応，終末期医療や告知のあり方，対象者個人への対応と社会的効用の相反，職員としての業務遂行と専門職としての意思決定，効果と効率，現在の成果と未来への貢献など，枚挙に暇がない．また，目前の対象者の臨床実践と，同一疾患・障害の改善に役立つ臨床研究への努力配分，学生や後進の教育的指導と日々の臨床実践の遂行など，臨床と研究・教育のそれぞれの立場においてジレンマが生じ，これらは医療者のストレスや燃え尽き症候群（burnout syndrome）の一因となる場合がある．

c. 説明と同意

医療においては多義性と不確実性が存在し，ジレンマも生じやすいことから，患者と医療者の信頼関係がことのほか重要であり，言語化・視覚化する過程が求められる．その際，医療者の一方的な説明では意味がなく，対象者が主体的に取り組めるような意思決定を支援する立場を鮮明にする必要がある．

説明と同意（informed consent；インフォームドコンセント）は，心や精神に形をつくる（inform），承諾する（consent）の語からも明らかなように，対象者の意思決定の過程を指す．なお，医療者からみれば説明をして同意を得ることになるが，患者からみれば説明を理解して自らが選択した内容を納

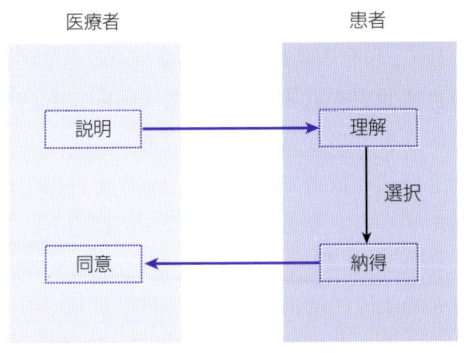

図1 説明と同意（informed consent）の構造と流れ
〔内山 靖：よりよい臨床実習を進めるために．石川 朗ほか（編）：臨床実習フィールドガイド改訂 第2版，p.10，南江堂，2014より〕

得することになる．この流れを**図1**に示した[13]．医療者は，患者が理解して選択し納得したうえで同意が得られるように説明することが重要である．そのために，年齢・性別・教育歴・性格などの対象者固有の個人因子や，パターナリズムの背景にも配慮した適切な方法の選択が求められる．あわせて，他の専門職に意見を求めるセカンド・オピニオンの活用が，患者にストレスのない状態で実行できる態度が大切となる．

d. 個人情報の保護

わが国では，2003（平成15）年に「個人情報の保護に関する法律」が成立し，社会生活において広く情報管理が厳格化されている．2004（平成16）年には厚生労働省から「医療・介護関係事業者における個人情報の適切な取扱いのためのガイドライン」[14]が示されている．

法律が指す個人情報とは，「生存する個人に関する情報であって，当該情報に含まれる氏名，生年月日そのほかの記述等により特定の個人を識別できるもの（他の情報と容易に照合することができ，それにより特定の個人を識別することができることとなるものを含む）をいう」（個人情報保護法第二条）と定められている．なお，ガイドラインでは，患者や利用者が死亡したのちにおいても同等の安全管理措置をはかる必要性が明示されている．

4 サイエンスとアート

医療は，サイエンスとアートの両面を含んでいるとされる．この概念は，医療の標準化を進めることによって個別性が浮き彫りになる，相互発展的な関係ととらえることもできる．

a. 臨床の知

中村[15]は，人間存在の多面的な現実に即した臨床の知の概念を提唱した．臨床医学の特徴を整理したものではないが，人間を対象とする医療者に有益な示唆を与えている．近代の知といえる科学の知は，普遍主義，論理主義，客観主義に基づき，仮説と演繹的推理による反復する実験から成り立っているのに対し，臨床の知は，コスモロジー，シンボリズム，パフォーマンスで構成されているとするもので，ロゴスとパトスの知にも言及している．

b. 医療の不確実性

オスラー（Osler）は，医学の不確実性を指摘し，「臨床医学は不確実なサイエンスであり，確率のアートである」[16]と表している．

中川[17]は，医療の不確実性を，相対的，絶対的，人為的な側面から整理している．臨床疫学を中心とした治療効果は，大数を通した確率論であり，すべての患者に共通した確実な根拠にはならない．個人の状態は，時間や環境によって常に変化し，また，やり直しはきかない．医療が人を介して行われる以上は，技術や不注意などによる不確実性が生じる．医療においては，不確実性を最小限にとどめる取り組みが重要であり，また，不確実性を認識した謙虚で臨機応変な対応が求められる．

c. 信頼と安心

社会学者の山岸[18]は，信頼の構造を明らかにし，安心社会から信頼社会への構築を提唱している．信頼とは，能力と意図に対する期待に分けることができることを示している．野村[4]は，両者の概念を医療者の倫理（プロフェッショナリズム）

能力に対する期待は，医療者であればその役割を十分に実行する能力をもっているかという点である．意図に対する期待は，医療者が自身の利益よりも対象者の利益を優先しているかという点である．

他方，安心とは自己の存在を否定されたり，帰属集団から疎外されるようなリスクを冒してまで不誠実な行為は行わないであろうという期待にとどまる．

d. 2.5人称の視点

柳田[19]は，2.5人称の視点による医療を提唱している．言語学で人称表現はダイクシス（deixis）と呼ばれ，話し手を中心とした概念である．3人称とは話し手や相手を含まない一般的な対象を指し，ここでは医療者が患者を他人として接することを意味し，関係としての距離が遠すぎて十分な信頼関係が築きにくい面があることを示している．他方，2人称とは，家族のような関係を意味し，こうなると関係が近づきすぎて冷静な判断がしにくくなる危険が生じるとしている．したがって，2.5人称の視点とは，その中間で両者の要素を包含し，個別性をふまえた客観的な医療を，対象者に寄り添って温かく実践することを提言したものである．

5 理学療法・リハビリテーションの特質

a. 存在

砂原[3]は，リハビリテーションを対象者が生きがいを得るためのプロセスの1つと位置づけるならば，存在することに意味をもつことが重要であると指摘している．社会復帰と納税者を増やすことを目的とした施策にとどまれば，障害者の人権や差別の克服を目指した取り組みは，逆に自立できない一部の障害者の人権を否定し，新しい差別を生み出す危険をはらんでいるとしている．この記述は，重度心身障害児・者を念頭においているが，時を経て，現在の高齢者に対するリハビリテーションの目標設定や意味について考える際にもいっそうの輝きを放つ本質的な視点である．

理学療法は技術であり，だからこそ目標や哲学を満たすものでなくてはならない．技術を研き適応と効果を広げることを怠ってはならないが，それをどのように活用し，目標と哲学としての上位理念を達成するのかを意識することが大切となる．

b. 適応

キュブラー・ロス（Kübler-Ross）[20]は，死を受容していく心理過程として，死の受容5段階モデルを提唱した．その過程は，否認と孤立，怒り，取り引き，抑うつ，受容の段階に整理された．リハビリテーションにおいても，かつては障害の受容という言葉がしばしば用いられた．ハーマン（Herman）は，障害をもつ対象者の心理的過程を，ショック → 否認 → 認識の混乱 → 解決への努力 → 隔離への不安 → 適応としている[21]．若者が外傷によって完全脊髄損傷を患った際には，損傷された部位以下の運動・感覚は完全に障害され，それ自体の機能回復は望めない．一方で，残された部分は健常で大きな代償能力をもち，工学支援を含む環境設定によって日常生活の自立を支援し，学業や職業への復帰や創造的な社会参加のモデルとなっている．これらの過程では，人間としての尊厳と自己決定を支援するために理学療法固有の技術を思慮深く適用する必要がある．

柳田[22]は，わが国の患者が闘病記を書くことについて，自身の苦悩の癒し，家族や友人へのメッセージ，適応と受容の道程を含む自分史を振りかえり生きたことへの証，同病者への助言や医療への期待，の意味が含まれるとしている．

また，疾病や不慮の事故のみならず，犯罪行為に巻き込まれてのちの長い歳月を経た語りには，人の圧倒的な存在と適応を感じさせる．

c. 障害と障害者

　障害者に該当する英語表記は，"person with disabilities（PWDs）"で，なんらかの能力に低下のある"人"を意味している．わが国では，障害者福祉，障害者自立支援などの行政用語を含め，障害者という表現がしばしば用いられる．これ自体は，機能や能力に障害を有する者を短縮した表記と理解されている．他方，1人の人間＝障害者という，身体や精神の機能に低下がない人とはまったく別の人間であるとの認識を与えると懸念する指摘がある．また，障害という表記自体にも議論があり，障がい，障がい者など"害"の漢字を避ける傾向もある．

　理学療法・リハビリテーションにおいては，機能障害の回復を促進すると同時に，人としての存在や尊厳を重視する．障害の構造やとらえかたについてはF項で詳述するが，なんらかの機能や能力に低下や制限があることを障害といい，障害がある人を画一的に障害者と表現することには慎重でなければならない．

　かつて，痴呆と表記された病態は認知症へ変更され，訓練は運動や練習など適切な語句に置き換えられつつあるなど，専門職の言葉には厳密性が求められる[23]．

d. 歩くこと

　理学療法は，人の特徴である"歩く"という基本的動作能力の回復に責任をもつ専門職である．歩くことは，移動手段の1つであるが，人間としての尊厳や希望が凝縮されているものでもある．進化の過程で，精緻に高度化された自動的な制御の要素を含む一方で，認知機能を含んだ予測的・戦略的な要素を含む随意運動であり，歩きながら考えるという意思による社会行動でもある[24]．また，物理的に不安定な状態を作り出すことで重力を利用した効率的な移動手段であるがゆえに，転倒という現象にも結びつきやすい．人の姿勢調節とその障害には，大数から得られた確率論では推しはかれない個別性と状況依存性が存在する[25]．

　歩くことは，時に自己に無関心な状態や受動的な患者であっても，練習の意欲や反応を引き出しやすい対象である．どのような形であれ，一歩足を踏み出せることで，自身を一歩踏み出して考えることや希望の契機となりうる．一方で，半田[26]は，「杖をついて歩く練習をしてみましょう」といった言葉がけは，理学療法士にとっては日常的な練習の一過程であるかもしれないが，患者は「杖がなければ歩くことはできない」と宣告を受けているのと同じ場合があると指摘している．また，日常の理学療法において，「私は歩けるようになりますか」と患者から尋ねられることはしばしばである．この言葉に込められた患者の思いを受け止め，理学療法士として適切な対応をするためには，実に多くの要素を考慮する必要がある．第14章「実践演習」II（☞309ページ）では10ページの分量で解説しているが，それでも基本的な枠組みを提示したにすぎない．

　移動手段としての歩行，安全性と可能性を広くとらえた歩くことの意味は，理学療法のサイエンスとアートであり，倫理でもある．

6　研究倫理

a. ヘルシンキ宣言

　第2次世界大戦の医学実験に対する反人道的な理由と基準を明示した判決文に，医学実験の遵守事項が書き込まれたものが「ニュルンベルグ要項」である．1964年に世界医師連盟（World Medical Association; WMA）が人体実験に関する倫理指針を定めた「ヘルシンキ宣言」は，今日の医学研究倫理の基本的な考えになっている．

　ヘルシンキ宣言は2013年までに9回の改訂が行われ，インフォームドコンセントの強化，細胞・ゲノムを含む対象範囲の拡大，臨床試験のデータベースへの登録，発表倫理の強化などが追加されている．

また,「CIOMS（国際医科学機構評議会）倫理指針」,「ベルモント・レポート」などが知られている．

b. 研究者と研究の倫理

研究倫理は，研究者の倫理として研究の信頼性を確保する側面と，研究の倫理として対象者の保護の側面に大別することができる．

研究の信頼性には，適切な研究方法を実行して公開する過程が含まれる．研究の信頼を損なう不正行為は厳に慎まなければならない．重大な不正行為には，捏造（fabrication），改竄（falsification），盗用（plagiarism）がある．また，重複発表（二重投稿），研究への寄与が低い共著者を並べるオーサーシップも不適切な対応である．文部科学省では,「研究活動における不正行為への対応等に関するガイドライン」を策定し，新たなガイドラインを2015（平成27）年4月から運用する．研究の不正は，不正行為にかかわった研究者個人はもちろんのこと，研究者集団と社会との間の信頼関係が大きく損なわれる事態となり，大学などの研究機関が研究倫理教育を実施し，必要な体制を整備することが求められている．

また，わが国では，厚生労働省が2003年に定めた「臨床研究に関する倫理指針」[27]がある．研究者は，機関が行う生命倫理審査委員会への申請と承認が責務となっているが，本質的には対象者への文書による説明と同意が重要となる．あわせて，利益相反（conflict of interest; COI），包括同意についての配慮も必要である．

c. 倫理教育

研究倫理に関する規範意識の徹底は，学生の段階から継続的に教授される必要がある．そのため，卒業研究では研究デザインや統計手法を含む研究方法論に加えて，研究者と研究の倫理を学習する機会が不可欠である．

近年では，CITI（Collaborative Institutional Training Initiative）など，e-learningによる系統

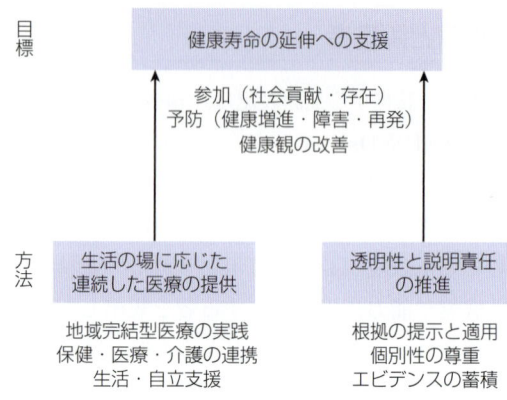

図2　現代社会が医療に求める期待

的な倫理学習の教材も開発されている．これらの倫理は，個人情報の取り扱い，治療・介入における試行的な取り組み，対象者や家族への説明と同意など，臨床実践へも応用できる基本的な態度を養うことにつながる．

E 社会からみた理学療法の役割

1 社会が求める医療への期待

a. 基本的な枠組み

現代社会が医療に求める潮流では，図2に示すように，健康寿命の延伸を目標として，生活を支える連続した医療の提供をわかりやすい方法で実行されることが期待されている．

また，個としては，多様なニーズに基づいた効果的な個別性に基づく医療（tailor made based medicine）を温かく適用される過程が望まれ，集団としてみれば，効率的で安全な医療が地域や状況に依存せず安定して供給されることが求められている．

b. 医療の質

ドナベディアン（Donabedian）[28]は，医療の質の定義と評価方法を体系化し，①構造（structure），

②過程（process），③帰結（outcome）の3つの視点から整理している．それぞれの臨床指標（clinical indicator）が病院や施設ごとに公開されている．理学療法の品質保証の観点から，③に重きをおいた標準的な指標の開発と公開が求められる．

2 高齢社会の成熟に向けて

a. 2025年問題

いわゆる団塊世代が75歳以上を迎える2025（平成37）年には，後期高齢者が増加し，社会保障制度にかかわる経済的・人的資源がこれまでの延長線上の方策では破綻をきたす危惧がある．団塊とは，第2次世界大戦直後の1945〜49（昭和20〜24）年に生まれた人たちで，わが国の発展の原動力となり社会への発信・影響力が大きいといわれている．

今後，認知症高齢者の増加，人口の地域差による"高齢化と地域差"を骨格とする諸課題が生じるものと予測される．また，2050年にはわが国の総人口は3,000万人ほど減少するものと予測され，都市部への集中とともに地域の一部が消失する危惧が2050年問題として指摘されている．

b. 地域包括ケアシステム

上述した社会的に大きな課題を解決するためには，住まい・医療・福祉・予防・生活支援を一体としてとらえる必要性が強調されている．この概念を1-aで示した期待に当てはめて考えれば，住み慣れた地域において，住民相互の主体的な働きかけによって，健康寿命の延伸をはかるために疾病・障害ならびに再発の予防と保健・医療・福祉の連携をより実質化することが求められる．厚生労働省では，**表3**に示すような，①医療・介護連携，②認知症施策，③地域ケア会議，④生活支援，⑤介護予防を具体的な課題として整理している．

なお，これらの取り組みでは，高齢化に伴う医療必要度・介護依存度の増加に加えて，生産人口・労働生産性が低下するという社会保障財源の収支

表3 地域包括ケアシステムにおける充実・強化の諸点

① 医療・介護連携
　関係者に対する研修等を通じて，医療と介護の濃密なネットワークが構築され，効率的，効果的できめ細かなサービスの提供が実現
② 認知症施策
　初期集中支援チームの関与による認知症の早期診断，早期対応や地域推進委員による相談対応等により認知症でも生活できる地域を実現
③ 地域ケア会議
　多職種連携，地域のニーズや社会資源を的確に把握可能になり，地域課題への取組が推進され，高齢者が地域で生活しやすい環境を実現
④ 生活支援
　コーディネータの配置等を通じて地域で高齢者のニーズとボランティア等のマッチングを行うことにより，生活支援の充実を実現
⑤ 介護予防
　多様な参加の場づくりとリハビリ専門職等を生かすことにより，高齢者が生きがい・役割をもって生活できるような地域を実現

〔平成25年10月30日厚生労働省介護保険部会資料よりレイアウトを一部改変〕

バランスの不均衡化，という課題を解決する方策が求められている．そのなかで，これまでの**共助**（社会保険制度）と**公助**（税による高齢者福祉や生活保護）を中心とした対応から，国民1人ひとりがより主体的にかかわる**自助**ならびに**互助**の推進・成熟が期待されている．

3 理学療法の果たすべき役割

a. 予防

理学療法の範疇から予防をとらえると，①健康増進，②疾病予防，③傷害・障害予防，④再発予防があげられる．これらは，相互に密接な関係がある．

1）健康増進

適切な運動は，行動体力の維持・向上に加えて，免疫機能，自律神経活動，血管内皮機能の改善など，②や③にも寄与する．また，メンタルヘルスに対する陽性的な効果も知られている．

なお，近年では中高強度の身体活動の推奨とともに，成人における1日の50%以上を占める座位行動を減少する取り組みとして，座りすぎ（too much sitting）への対策が重要であると指摘されている．座位行動とは，座位および臥位におけるエネルギー消費が1.5メッツ以下のすべての覚醒行動と定義され，高齢者では座位時間と総死亡ならびにメタボリックシンドロームなどとの間には明確な関連があると報告されている[29]．

2） 疾病予防

高血圧，動脈硬化，糖尿病，脂質異常症など，生活習慣病の危険因子の改善が期待される．また，①との関連から，疾病発症の要因に対する抵抗性を高める効果が期待される．なお，近年の先端医療においては，遺伝子診断に基づく個別の疾病発症のリスクと回避方法の検証と実践が進められている．

3） 傷害・障害予防

ライフステージごとにその中心的な課題は異なる．

児童生徒では，過度な運動やスポーツはさまざまな傷害・障害につながる．①との兼ね合いも含め，学校保健での個別的・集団的な取り組みに加えて，体育教師やスポーツ指導者への適切な運動・動作方法の指導を通した間接的な介入アプローチがなされる．また，早期発見のためのスクリーニング検査の普及・実施といったシステムとしての取り組みなど，多岐にわたる．

勤労者では，労働環境が傷害・障害を誘発することがあり，労働安全衛生にかかわる理学療法の視点から，姿勢や労作の分析・評価，適切な照度・椅子・机の設定や作業工程への助言，慢性痛への集学・学際的アプローチの実施などがあげられる．ここでは，運動を発症要因と治療方法ととらえる運動病理学モデルが適用できる〔F.4.c.1項（☞22ページ）で詳述〕．

高齢者では，転倒予防や日常生活に介護が必要となる虚弱性や認知症の進行の予防などへの取り組みがあげられる．近年の研究では，**軽度認知障害**（mild cognitive impairment; MCI）に対する運動の認知症予防への効果が科学的に検証され始め，薬物治療と比較してその費用対効果が良好である可能性を含めて，運動が予防・治療手段として世界的に注目されている[30]．また，近年では，転倒，筋力低下をはじめとする虚弱性，認知機能を総合的に勘案した運動教室の普及が市町村単位で実行され，理学療法士の参画がなされつつある．

4） 再発予防

スポーツ障害，脳卒中，転倒，腰痛症などは，ことに再発のリスクが高いといわれている．これらには，機能や動作の回復や適切な代償動作の獲得に加えて，自己効力感の改善を含めた行動変容とその維持を目標とした介入が不可欠となる．

b. 参加

社会での存在ならびに役割を果たすという点から，自宅での家事または固有の役割，復職・復学，技術移転に資する役割分担に加えて，家庭や社会で生活する存在自体が参加といえる．理学療法士には，目標設定における可能性と適性の評価，目標に応じた能力の改善，さまざまなスキルの獲得と向上，家族や関係者との調整などの役割が期待される．

なお，社会貢献は，存在自体を含めた共生の理念，自己実現としての生活の質，労働生産に伴う経済的自立や納税者としての貢献など，幅広い視点がある．

c. 機能回復・能力改善

理学療法がもつ固有の技術からは，最大限の運動機能回復ならびに基本的動作能力の改善をはかることが一義的な役割である．基本的動作能力の回復に資する動きのとらえ方，動作と機能との因果関係などは，理学療法学の中核的な要素であり，本章でもF，G，H項で改めてふれ，本書全体としても第7章および第10～14章で具体的に述べている．

d. 根拠の明示

対象者（個人ならびに社会）にわかりやすい説明責任と透明性の推進は医療において重要な点で，根拠に基づく理学療法についてはG.5項（☞26ページ）で詳述する．

e. 連携

社会が求める医療への期待は，前述したとおり，街づくりを含めた取り組みにある．また，医療現場では多くの専門職や認定資格が存在し，全体として深化と分化が進んでいる．したがって，効果的な理学療法を実施するためには，同一職種内における連携，病院や在宅医療などでの横断的な多職種連携，医療と福祉をつなぐ病期による縦断的連携，医療職と教育・行政・地域でのさまざまな専門家や有識者との連携など，その対象は多岐にわたる．

これらの連携を進めるためには，①自身の専門性の明確化，②目標の共有，③専門性を他の専門性と融合した場合の相乗効果（synergy effect），④専門性を適切に重ね合わせた総体（transdisciplinary model）的な取り組み，⑤チームによる業務遂行のためのスキルなどが求められる．⑤では，チームビルディング，アサイメント，利益相反などへの対応が含まれる．

f. ポピュレーションアプローチを含む理学療法学の構築

これまでの理学療法は，従来の臓器別医療，機能に焦点化された治療，パターナリズムに基づく医療を補完する使命から，個別性と対象者のニーズを尊重した臨床実践が求められてきた．

その結果，理学療法は短期間のうちに著しい拡大と発展を遂げた一方で，科学的な根拠の脆弱性と標準化への課題が残されている．その拠り所として，生物学・生命科学を中心とする自然科学に偏重することには根本的な矛盾が生じる．この点は，理学療法学の教育課程が，国立大学（法人）では医学部の枠組みでの保健学として誕生・発展してきた点とも無関係ではないであろう．

今日の社会のニーズである予防，参加，地域包括ケアシステムの確立などを解決するためには，社会・人文科学的な要素を包含したポピュレーションアプローチを含む理学療法学の構築が求められる．近年では，さまざまな学問領域との融合を視野に入れた大学院教育が充実し，医歯薬，医工連携，福祉・栄養・スポーツ科学に加えて，教育学，医療経済学，法学をはじめとする社会科学との連携も模索されている．

F 理学療法の基本モデル

1 国際分類

a. 国際疾病分類

歴史的にみた医療の使命は，感染症対策をはじめとする生命の維持・延長にあった．そのためには，世界規模での標準的な死亡統計を整備し，死亡原因を究明し適切な対策を講じることが求められる．1893年にベルティヨン（Bertillon）はシカゴ会議で死因分類の作成を試みた報告書を提出し，これが現在の**国際疾病分類**（International Classification of Diseases; ICD）の原型となっている．

わが国では，1990年の修正会議で採択されたICD-10が使用されている．これは，アラビア（算用）数字とアルファベットの組み合わせで表現されるコードで，21章12,159の4桁項目数で構成されている[31]．

b. 国際障害分類

1975年に開かれたICDの第9回修正会議において，ICDに不可欠ではない分類として，機能障害と社会的不利についての分類が承認された．これが，1980年から施行された**機能障害，能力低下および社会的不利の国際分類**（International Classification of Impairments, Disabilities and

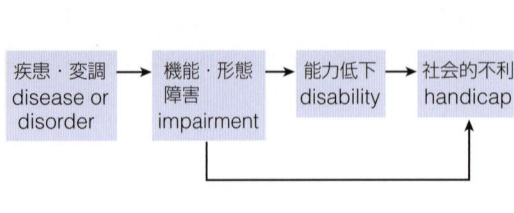

図3　国際障害分類（ICIDH）の構造

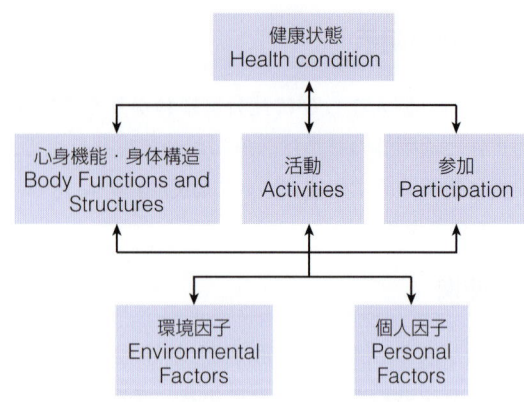

図4　国際生活機能分類の構成要素間の相互作用
〔世界保健機関（WHO）：国際生活機能分類. 2002より〕

Handicaps; ICIDH）で，いわゆる**国際障害分類**と呼ばれるものである．時代背景として，先進諸国では第2次世界大戦からの復興を経て，高度な経済成長を遂げるなかで，障害者への福祉の充実や自立を支援する機運が高まってきた．わが国においても，1970年代には，呼吸器疾患などの公害対策，交通外傷に伴う救急医療の整備，難病対策など，経済成長に伴う医療・福祉施策が次々と展開されてきた．ICIDHは，**図3**に示すように，障害を構造化し因果関係を示したもので，現代のリハビリテーション医学を支える基本モデルとなった．

c. 国際生活機能分類

1992年からICIDHの改訂会議が開かれ，アルファー版からベータ2版を経て，2001年5月に世界保健機関（World Health Organization; WHO）の第54回総会（WHA54.21）で，**国際生活機能分類**（International Classification of Functioning, Disability and Health; ICF）が採択された[32]．構成要素間の相互作用を**図4**に示した[33]．

ICFは，**図5**に示すようにWHO国際分類ファミリーの中心分類に属し，健康に関する幅広い情報をコード化するための枠組みを提供し，健康と保健に関する専門分野および科学分野にまたがる国際的な情報交換を可能とする標準的な共通言語を提供するものである．医療の臨床，教育，研究，統計的なツールとして利用されるのみならず，社会保障，労働，教育，経済，社会政策，立法，環境整備を含めた幅広い範囲で適用されうるものである．

2　ICFの概要

a. 特徴

ICFの特徴として，①当事者と多専門職との共通言語，②中立的な表記とともに，肯定的側面や促進因子などのプラスの点をとらえる，③背景因子として環境因子と個人因子を明確に位置づける，④各要素の相互依存性と相対的独立性，⑤社会貢献型モデルに立脚した枠組み，などがあげられる．

ICFはICIDHの改訂版にとどまらず，新たな理念を示したものとして，精神障害領域や特別支援教育をはじめとする多くの領域で利用が進んでいるのに対して，急性期を中心とした医療関係者からは実質化にはいくつかの課題があることが指摘されている．

b. コード

さまざまな健康状況と健康関連状況を，アルファベットと数字を合わせたコードで表記する．利用できるコード数は，第1（章）レベル34，第2レ

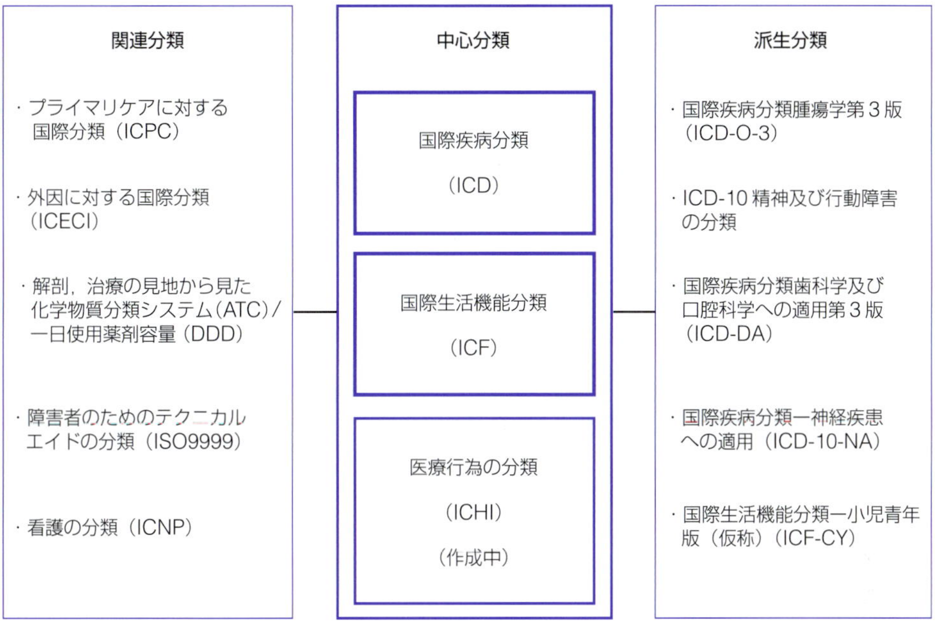

図5 世界保健機関国際分類ファミリー（WHO-Family of International Classification）

関連分類
- プライマリケアに対する国際分類（ICPC）
- 外因に対する国際分類（ICECI）
- 解剖，治療の見地から見た化学物質分類システム（ATC）／一日使用薬剤容量（DDD）
- 障害者のためのテクニカルエイドの分類（ISO9999）
- 看護の分類（ICNP）

中心分類
- 国際疾病分類（ICD）
- 国際生活機能分類（ICF）
- 医療行為の分類（ICHI）（作成中）

派生分類
- 国際疾病分類腫瘍学第3版（ICD-O-3）
- ICD-10 精神及び行動障害の分類
- 国際疾病分類歯科学及び口腔科学への適用第3版（ICD-DA）
- 国際疾病分類―神経疾患への適用（ICD-10-NA）
- 国際生活機能分類―小児青年版（仮称）（ICF-CY）

表4 ICFの評価点

身体構造

	第1評価点：障害の程度	第2評価点：障害の性質	第3評価点：障害の部位
0	障害なし	構造に変化なし	2部位以上
1	軽度の障害	全欠損	右
2	中等度の障害	部分的欠損	左
3	重度の障害	付加的な部分	両側
4	完全な障害	異常な大きさ	前面
5		不連続	後面
6		位置の変異	近位
7		構造上の質的変化	遠位
8	詳細不明	詳細不明	詳細不明
9	非該当	非該当	非該当

活動・参加

	第1評価点：実行状況	第2評価点：支援なしの能力
0	困難なし	困難なし
1	軽度の困難	軽度の困難
2	中等度の困難	中等度の困難
3	重度の困難	重度の困難
4	完全な困難	完全な困難
8	詳細不明	詳細不明
9	非該当	非該当

障害・困難の程度は，0（0～4％），1（5～24％），2（25～49％），3（50～95％），4（96～100％）が該当する．

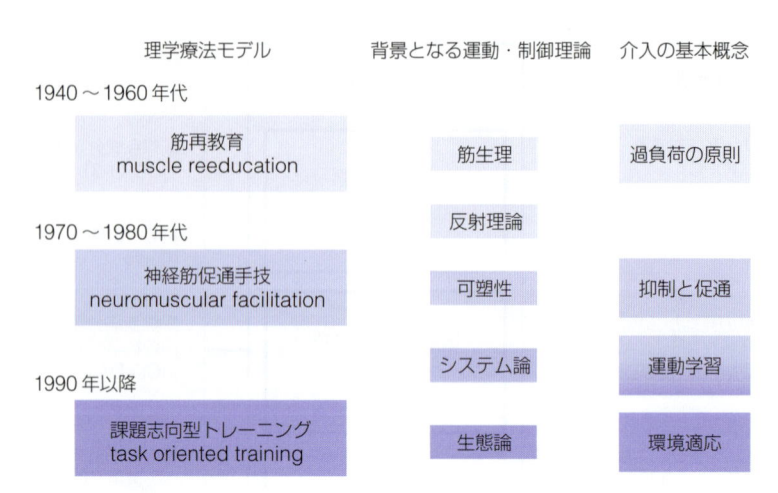

図6 理学療法の基本モデル
〔内山 靖：理学療法における"環境". 内山 靖（編著）：環境と理学療法, p.7, 医歯薬出版, 2004 より〕

ベル 362，第 3 と第 4 レベル 1,424 となる．

c. 評価点

評価点（qualifier）がなければコード自体には固有の意味がないといわれるほど，評価点のもつ意味は大きい．**表 4** に「身体構造」，「活動と参加」の評価点を示した．「活動と参加」では，実行状況と能力の乖離の解釈から，適応を高めるためのさまざまな治療・介入方法を検討できる点できわめて有用である．ただし，評価者間・対象者間における評価点の再現性は十分でなく，個人間の比較については課題が大きい．

d. コアセット

前述した 1,500 弱のコードを日常臨床で網羅的に使用することは現実的ではないため，病態と病期の 2 軸から最大公約数として使用が推奨されるコアセットが提案されている．2012 年には 31 のコアセットがまとめられている[34]．

その目的から，①generic set, ②brief ICF core set, ③enlarged brief version, ④comprehensive ICF core set の 4 つが開発されている．①は大数の統計学的な利用に適し，②は単一職種が個別の対象者の経過を概観する場合などに有用で，③は対象者の特異的な課題を抽出する際に有用であり，④は対象者の特異的な課題を多職種で連携する際に有用であるとされている．

3 理学療法実践の基本モデル

理学療法実践の基本モデルとしては，**図 6** に示すように，①筋再教育，②神経筋促通手技，③課題志向型トレーニングが発展・統合されてきた[35]．

a. 筋再教育

骨折，末梢神経障害（外傷, poliomyelitis），脊髄損傷を主たる対象とした治療モデルで，運動機能障害がある部位と健常な部分とが比較的明確に区分できる病態に適用される．主に，骨・関節―筋の効果器の障害を回復するために，過負荷の原則を基本原理とする．

b. 神経筋促通手技

中枢神経障害（主として脳卒中，外傷性脳外傷）を主たる対象とした治療モデルで，麻痺に対する促通と抑制を基本原理とする．末梢神経障害に伴う筋力の量的な低下に対して，運動の質的な障害を重視した．当初は，左右対称性，運動の分離，協

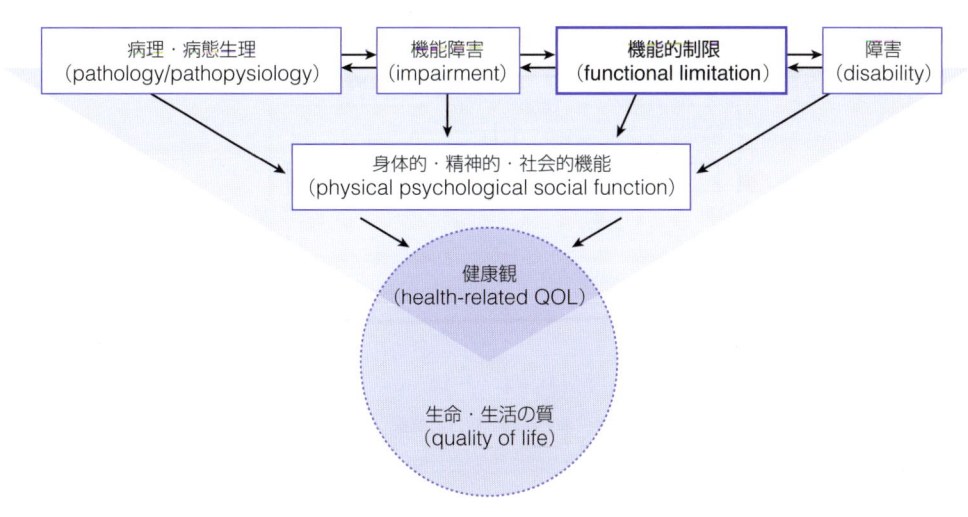

図7 Nagi のモデル
〔Nagi S.Z.: Some conceptual issues in disability and rehabilitation. In: Sussman M. (ed): Sociology and Rehabilitation. *Am Soc Ass*, Washington DC, 1965 より〕

調性など，異常を正常に近づける，とする意識が強い面があったが，脳の可塑性や運動学習理論の台頭でその概念は徐々に変化・相対化している．

c. 課題志向型トレーニング

高次脳機能障害を伴う脳卒中，高齢者，進行性疾患なども対象とした適応モデルで，中核的な課題を焦点化し，運動学習理論による回復と代償を組み合わせた再組織化を進めることで環境へ適応させることが基本的な原理となっている．

これまでの個体の機能障害の回復を重視した治療的な側面に加えて，日常生活で必要なスキルを考慮した適切な課題を選択して，治療と実践的練習を行う過程を重視する．ここには，課題特異性を考慮した直接限定型の学習の考慮も含まれる．この過程を通じて，認知，過程スキル（process skill），自己効力感の改善などを含んだ活動と参加の実行状況を保証しようとするものである．

4 理学療法における思考過程の具体的モデル

個別の患者に理学療法を行う際には，基本的動作能力を適切にとらえ，機能障害との因果関係を究明して病態に応じた治療を進める必要がある．そのため，多職種に共通する枠組みをふまえた思考過程に基づく，具体的モデルが不可欠となる．

a. Nagi モデル

ナギ（Nagi）[36]は1965年に図7に示すモデルを提唱した．これは，個人のパフォーマンスの低下を示す機能的制限（functional limitation）を独立した要素とし，機能障害（impairment）と障害（disability）の因果関係を結びつけた点で特筆される．このモデルは，理学療法における治療的側面を保証する概念としても優れている．また，1992年には，NCMRR（National Center for Medical Rehabilitation Research）から，障害を能力低下（disability）と社会的制約（societal limitation）とに区分したモデルが提案されている．開発された順序から，ICF は NCMRR モデルを多職種と当事者が広い範囲で活用できるようにしたものととらえられる．

b. 症候障害学

理学療法では，基本的動作にかかわる姿勢や動

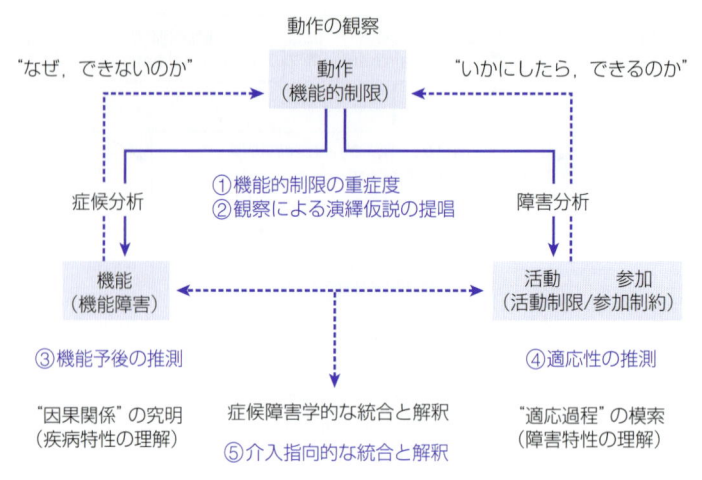

```
                           動作の観察
    "なぜ、できないのか"         ↓         "いかにしたら、できるのか"
                            動作
                         (機能的制限)

              症候分析   ①機能的制限の重症度   障害分析
                      ②観察による演繹仮説の提唱

           機能                              活動     参加
        (機能障害)  ←------------------→  (活動制限/参加制約)

           ③機能予後の推測              ④適応性の推測

        "因果関係"の究明   症候障害学的な統合と解釈   "適応過程"の模索
        (疾病特性の理解)                        (障害特性の理解)
                      ⑤介入指向的な統合と解釈
```

図8 症候障害学の概念
〔内山 靖：症候障害学序説 理学療法の臨床思考過程モデル. 文光堂, 2006 より〕

作の観察と分析を思考の基軸とした点に大きな特徴がある．その思考過程は，医療面接 → 理学的所見 → 検体・生化学・画像検査 → 診断という医学的な流れとは異なり，姿勢や動作の観察と分析を通じて必要な検査・測定を選択し，機能的制限である動作障害と機能障害との因果関係を究明し，あわせて，動作障害をいかにして日常生活での活動としての実行状況を高め，参加に結びつけていくのかを統合的に推し進めることが重要となる．

このような思考過程をモデル化したものが，図8に示す症候障害学である[37]．ここでは，姿勢や動作を構成する要素を，運動学的な側面に加えて，認知・情緒，環境との相互作用，習慣・文化，さらには運動学習を含んだ総体としてとらえる．運動を組み合わせても動作にはならないことは，多くの研究者が指摘しているところである[24]．

c. 運動病理学モデル

1) 病理運動学モデル

疾病や外傷によって病理学的な変化が生じ，それによって症状が出現し機能障害が発生する．これを運動障害に当てはめれば，病理的な変化に基づく運動障害の発生という病理運動学的なモデルであるといえ，この関係から原因を除去・軽減するような治療・介入が行われることになる．実際には，一次的な病理学的変化に加えて，炎症反応，浮腫，異化作用を含めた病態生理を理解し，適切な薬物療法や観血的療法が選択される．理学療法においても，急性発症した疾患や外傷の急性期から回復期では，同様の思考過程に沿った障害像を解釈し，適切な強度・頻度・回数の運動・物理療法が選択される．

2) 運動病理学モデル

勤労者の健康障害やスポーツ障害の一部では，元来は疾病や病態は存在していなかったことが多い．全般的な運動量の不足や過剰，局所的な運動による不均衡，長時間にわたる左右非対称な姿勢の保持や変換，特定部位の低強度高頻度の筋収縮など，運動が生体の負荷となって病理学的な変化を惹起するという運動病理学的モデルが適応できる．運動病理学モデルは，もともとはサーマン（Sahrmann）によって運動器疾患の疼痛や運動障害を説明するモデルとして提唱されたが，上述したように，生活習慣病や産業保健領域を含めた広い病態に汎化させたモデルとして再構築することが可能である．

筆者が提唱する概念は，「さまざまな習慣（癖）や運動・労作は，姿勢や筋活動の不均衡ならびに自律神経活動や代謝の変化を生じ，それらの刺激

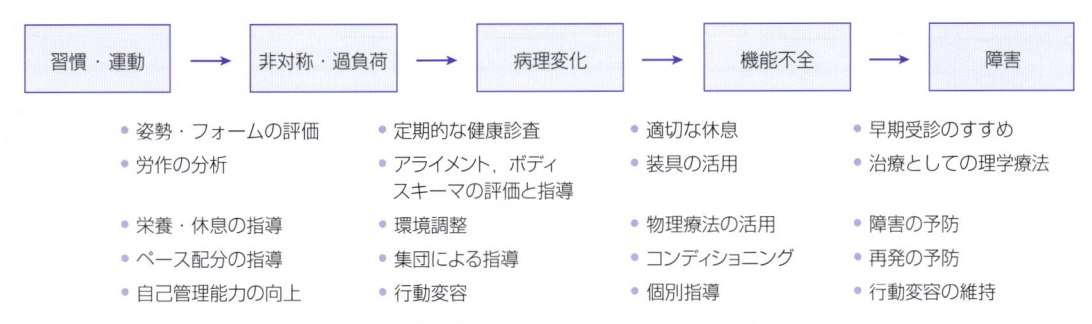

図9　運動病理学モデルに基づく段階的な予防介入

や負荷が誘因となって筋骨格系，神経，血管などに病理学的変化を惹起してさまざまな症状や障害が発生する」というものである．

ここでいう運動は，感染症に例えればウイルスや細菌の原因に相当し，発症要因と位置づけることができる．同時に，運動は有効な予防・治療手段でもある．そのため，予防としてのワクチン投与や発症早期の薬物療法と同様に，その時期に応じた運動の働きかけを，図9に示すように段階的に行うことで，発症を防いだり症状の進行を軽減することが可能となる．

G クリニカルリーズニング

1 概念

クリニカルリーズニング（clinical reasoning；CR）は臨床推論ともいわれる．理学療法推論は「対象者の訴えや症状から病態を推測し，仮説に基づき，適切な検査法を選択して全体像の解釈を進め，正確な評価に基づき，最も適した治療・介入を決定していく一連の心理・認知的な過程」といえる[38]．

CRに必要となる，解剖や生理学的な基礎医学の知識，病態や疾患に適合性の高い評価指標，症状や障害に対する標準的な治療・介入方法は，それぞれ膨大な分量ではあるが論文やテキストとして視覚化されている．他方，CRは専門職が行う心理・認知的な過程であるため，そのものを外部から観察して直接取り出すことは困難である．しかも，臨床実践では，上述した一連の意思決定の過程は，きわめて短時間で実に多くの要素を比較・検証しながら特定の行為に結びつける専門職の巧みさ（artistry）が存在する．これは，CRを行っている本人でさえ，大まかな流れと選択根拠を説明することはできても，一連の思考過程をすべて整然と言語化することは難しいといわれている．また，推論の言葉から想像できるように，多くの自由度が存在する点と点を結びつける際には，仮説が重要であり，その仮説を逆説的に正しいとする証明を行いながら思考を進めていく．

優れたCR能力は，高度な専門職の証でもあり，単に豊富な知識や経験があるのではなく，たとえ限られた知識や経験であってもそれを最大限に効果的に活用するスキルといえよう．これは，エキスパートとしての匙加減や同じ専門領域に共通する"～らしさ"を醸し出す要素でもある．

2 CRの優位性

医学の領域において，特にCR能力が重視されているのは，救急医療と地域医療である．救急医療では，生命にかかわる病態であることから，きわめて短時間で判断を下して治療を実行する必要がある．検査による情報収集は限定的で，観察と経験から総合的な意思決定を行う特徴から，dynamic CR（動的臨床推論）と呼ばれることもある．救急医療では，CRを支援するツールとして，40程度

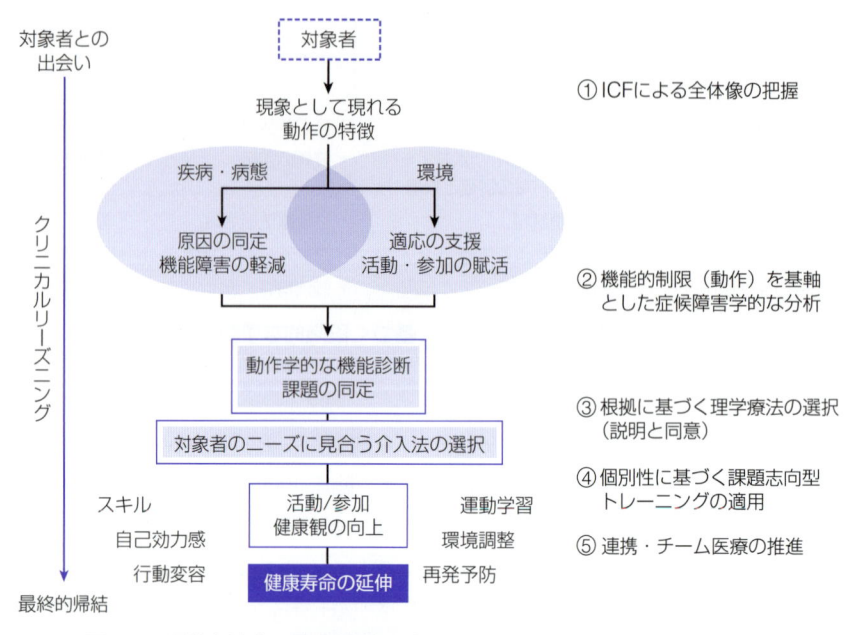

図10　理学療法士の臨床推論の流れ
〔内山 靖：理学療法における ICF の取り組み．PT ジャーナル，43:658, 2009 より〕

の主要症状における臨床疫学に基づいた科学的な判断が整理されている[39]．この症状には，背部痛，腰痛，めまい，四肢疼痛としびれ，関節痛，頸部痛，動悸，呼吸困難，筋力低下などが含まれており，理学療法において症状の原因を究明していく過程においても有用な内容である．

また，地域医療では，医療環境の制約などから詳細な検査データには限りがあるが，対象者のニーズや環境要因は多様であることから，その意思決定には高度な CR 能力が必要であるといわれている．

理学療法における思考過程の中核は動作である．動作の特質からその機能要素を取り出すことはできても，構成要素から動作を再現することはできない．したがって，姿勢や動作をありのままにとらえて，現象を解きほぐす過程で分析的な認知過程を進めていく必要性が大きい．同時に，リハビリテーションの理念から，対象者の多様なニーズと背景因子について，最適な適合をはかるための意思決定が求められる．CR 能力はすべての専門職に重要なスキルであるが，理学療法において CR 能力は相対的な優位性があるといえる．

3 基本要素

a. 流れ

理学療法士の CR の流れを**図10**に示した[40]．この過程では，臨床疫学に基づく根拠，対象者の価値・ニーズ，治療者の経験，環境要因を統合した臨床判断による．その過程においては，ICF，症候障害学，標準的な臨床評価指標，診療ガイドラインなどを積極的に活用しながら，説明と同意を繰り返して，対象者の主体性に基づく理学療法を展開していく．

b. 思考の性質

思考の際には，**表5**に示すような直観的思考と分析的思考があり，両者を融合して思考を統合していく．また，思考の展開（development）と転回（revolution）を繰り返して成熟していく．

c. 仮説の生成と棄却

CR では，仮説の生成とその検証が重要な要素

表5 クリニカルリーズニングにおける直観的思考と分析的思考

直観的思考（intuitive process）
- 少ない情報をすばやくまとめ結論を導くパターン認識による
- 熟練者で豊富に用いられる
- 経験が未熟な場合には，バイアスに影響されやすい
- 重要な情報を見過ごすと大きな過ちを生じる

分析的思考（analytical process）
- 網羅的かつ論理的な要素によって分析的に行われる
- 一定の知識を有する中堅者に用いられる
- 豊富な知識が必要となり，時に負担が大きい
- 焦点化までに時間がかかるが大きな過ちは生じにくい

となる．仮説を合理的に検証していくためには，最も可能性の高い有力な候補として第1仮説を立て，第2仮説を対立仮説として両者を比較していく過程が重要である．第2仮説は，類似した要素ではなく，治療方法が異なり，かつ，見逃すことで全体の治療計画に大きな影響を与える要素を選択する．

理学療法実践では，時に第1仮説のみでその検証を進めることがあるが，高齢者の動作障害のように多くの要因が関連している場合には，仮に第1仮説を肯定できても，それが中核的な原因とは同定できない場合が少なくない．第1仮説を肯定し，対立仮説を否定できるような思考過程を形成すると，より精緻な推論が進められる．

4 対象者の個別性

a. 個別性の主な要素

対象者を全人的な立場から適切にとらえて効果的な支援を実現するためには，個別性を明確にする必要がある．主な要素には，①病態，②疾患，③病期，④ライフステージ，⑤個人因子，⑥環境因子があげられる．各要素の特性はさらに細分化でき，明確に記述が可能な数に限定しても実に多くの組み合わせがある．なお，①～④は第13章「理学療法の臨床」（☞262ページ）で詳述されるので，ここでは概要を示すにとどめる．

1） 病態

基本的動作能力が低下する原因として，関節可動域の制限，筋力低下，感覚障害，疼痛，協調運動障害，持久性の低下，運動耐容能の低下などがあげられる．CRでは，動作障害をきたす機能的な原因を同定して適切な治療を選択する必要がある．

2） 疾患

運動器，神経，呼吸・循環・代謝，皮膚，感覚器，精神など多岐にわたる．また，特性の経過からは，回復型，進行型，再燃型に区分できる．疾患特性の理解は，主たる症状や随伴症状とともに経過をふまえたCRを進めるうえで重要である．

3） 病期

病態や疾病の活動・安定状態の視点と対象者の状態からみた区分にはずれが生じることがある．疾患は，急性期，回復期，慢性期，末期に大別され，医療機関の機能分化などの必要に応じてさらに細分化される．また，対象者の視点からは，維持期，生活期，終末期などの名称が用いられることがある．さらに，疾患の経過から，進行・増悪・再燃期，安定・寛解期などの区分がなされる場合もある．同じ疾患であっても病期によって理学療法の目標や優先的な治療プログラムは異なるため，病期の理解はCRにとって重要である．

4） ライフステージ

生涯発達の観点から，身体的，心理的，社会的な発達課題や役割を整理する必要がある．仮に，同一疾患で病態や病期が類似している場合でも，乳幼児期，学童期，青年期，壮年期，高齢期では理学療法の進め方は異なる．高齢者でも，65～74歳の前期高齢者と75歳以上の後期高齢者では，その特性や対応が同じではないことが知られている．

5） 個人因子

ICFにおける背景因子の1つであり，標準的なコード化が困難なほど多くの要素が含まれる．性別，教育歴など区分可能なものから，嗜好性や価値観など変化を伴う側面も含まれる．個人因子を尊重した目標設定や治療プログラムは，対象者と

表6 テーラー（TAILOR）メイドの理学療法

- **T** Task oriented training（課題志向型トレーニング）
  対象者に固有の課題を選択して，構造的・特異的な介入を行う
- **A** Activity limitation/participation restriction への介入
  社会のなかでの生活再建を目標とした介入を行う
- **I** Impairment への介入
  機能障害，機能的制限（functional limitation）への十分な働きかけを行う
- **L** Learning（学習）
  運動学習理論，危険回避（process skills），行動変容，自己管理能力の向上
- **O** Optimum（最適化）
  心身の最適な状態，自己効力，生活での実行，環境への適応，費用対効果
- **R** Record（記録）
  語り，客観的な帰結評価（効果判定），主観的満足感，データベース

の信頼関係の確立にも密接に関係している．

6）環境因子

ICF では，生産品と用具，自然環境と人間がもたらした環境変化，支援と関係，態度，サービス・制度・政策の5つに大別している．自然環境，文化，物質，情報，人間，社会の環境に区分することもできる．

人間が地球上に生活するうえでは，重力をはじめとした自然環境を含めて，さまざまな生活環境への適応が重要となる．CR を進めるうえでは，変化できる環境，活用できる環境を見極め，全体の治療/介入に取り組んでいく視点が大切となる．

b. テーラーメイドの理学療法

医学における個別性の医療は，スニップ（Single Nucleotide Polymorphism; SNP）と呼ばれる一塩基多型による遺伝子の個別性に基づく薬剤を含めた治療方法の選択が進められている．

理学療法では，a で述べた要素を含めた"人"の個別性に焦点を当てた対応が求められる．テーラー（TAILOR）メイドの理学療法では，**表6** に示した観点から個別性を具体化する．対象者に固有の課題（T）を選択し，活動（A）・参加を促進する

ことを目標に，その原因となる機能障害（I）・機能的制限の治療と回復をはかり，運動学習（L）理論に基づき行動変容を促し，最適（O）な組み合わせによる最大限の適応をはかり，主観的・客観的な記録（R）を行う一連の行為となる．

5 根拠に基づく理学療法

a. 概念

根拠に基づく医療（evidence-based medicine; EBM）は，「最善の外的エビデンスを個々の患者に適用すること」である．ここでいうエビデンスの中核は，best research evidence と呼ばれる，洗練された研究デザインによって導かれた科学的な根拠を指している．EBM を進める過程として5つのステップがあり，目前の対象者の特性を十分に理解して，標準的な結果をいかに適用するのかを思考する過程の重要性が示されている．**根拠に基づく理学療法**（evidence-based practice in physical therapy; EBPT）の基本概念は，EBM に包含されるものである．

なお，EBM は社会に受け入れられ急速に浸透した一方で，臨床家の選択の範囲を制約するとの誤解や，業務が煩雑化するとの印象をもたれる場合がある．EBM を提唱したガヤット（Guyatt）自体が，"EBM uses additional strategies" と表現しているように，従来の意思決定に臨床疫学に基づく臨床判断の要素を取り入れることを示したものである．

b. 手順

1）問題の定式化

①対象者（patient），②介入（intervention/exposure），③比較（comparison），④帰結（outcome）について，個別の事例を整理する．これらの頭文字をとって「ピコ（PICO）の作成」と表現される場合もある．

2）情報収集

上記で整理された内容に沿って該当する研究論文を収集する．効率的に情報を収集するためにさまざまなデータベースを活用することができる．

3）批判的吟味

集めた資料が実際の患者の問題解決に直接つながる根拠を示しているものかどうかを吟味する．論文そのものの質的な水準は，掲載誌の評価，CONSORT や PEDro の得点などで知ることができるが，実際の患者に適用できるような研究内容と結果であるかどうかは別問題である．

4）実行

狭義の EBM の手順からは，批判的吟味に耐えた内容から治療方法を選択して適用する過程となるが，臨床家としての意思決定には，対象者の価値・ニーズ，診療ガイドラインの推奨，治療環境，生命倫理などを含む広い根拠を思慮深く検証して，対象者にていねいな説明を行い，同意が得られた内容を実行することになる．

5）評価

適用した経過と結果を振り返る．

6　診療ガイドライン

a．ガイドラインとは

ガイドラインは，「対象者（患者）と医療者（理学療法士）が，特定の状況で適切な判断や選択を下せるように，体系的な方法に則って作成された（勧告）文書」である．

一般的には，その領域を代表する学会などの責任で出版されているものが多く，頻度の高い臨床的な疑問に対する標準的な解答を示す内容となっている．

b．エビデンスレベル

エビデンスレベルとは，研究論文の研究デザインをもとに，科学的な信頼性の水準がどの程度あるかを判定したものである．

表7　エビデンスレベル

Ia	RCT のメタアナリシス
Ib	RCT
IIa	よくデザインされた非 RCT
IIb	よくデザインされた準実験的研究（コホート研究，ケースコントロール研究など）
III	よくデザインされた非実験的記述研究（比較・相関・症例研究）
IV	専門家の意見・経験

RCT：ランダム化比較研究（randomised controlled trial）

表8　推奨グレード

A	行うよう強くすすめられる
B	行うようすすめられる
C1	行うことを考慮してもよいが十分な根拠はない
C2	科学的根拠がないのですすめられない
D	行わないようすすめられる

通常は，表7 に示すようなローマ数字もしくはアラビア数字による段階で表記されることが多い．

c．推奨グレード

推奨グレードとは，エビデンスレベルを基礎として，臨床導入の推奨の程度を段階化したものである．通常は，表8 に示すような英字によって段階化されていることが多い．

ここでは，最終的な段階化を決定するコンセンサス会議が重要となるが，これには当該領域の専門家に加えて，統計学に精通した者，法律や倫理の専門家，医療（理学療法）を受ける立場の代表者などがバランスよく構成されていることが重要となる．また，決定の過程においては，エビデンスレベルが尊重されるが，わが国のヘルスケアシステム，関連学会の推奨グレード，社会環境要因などを勘案した総合的な判断がなされている．

一例をあげれば，西洋人を対象とした研究で良好な帰結が得られたとしても，わが国の保険制度や治療環境から適用が一般的でないと判断されれば推奨されないこともある．このことは，診療ガイドラインが各領域で世界共通のものではなく，各国や地域単位で作成・発行されていることから

も理解できるであろう．

H 理学療法の対象と範囲

1 対象

a．個と集団

　理学療法士は個別の対象者に理学療法を行う．これは個別直接的な介入である．

　他方，複数や集団を対象とした腰痛や人工関節術後の治療体操の指導，転倒予防のバランス練習などを実施することがある．これは集団直接的な介入である．この際，個が大勢という考えでは，仮に，60分で10人の対象者に実施する際には1人あたりは6分となり，あとは自主トレーニングや休憩ということでは，効果は期待しにくい．逆に，病態，重症度，ニーズが異なる個に，画一的な内容を一斉に実施しても効果は得られないであろう．集団での相互の力動関係を考慮して，相乗効果が得られるようなプログラムの実施が重要になる．対象者の内発的な動機づけを高め，主体的な目標設定と行動変容を支援しやすい促通条件として集団を選択する場合がある．

　なお，理学療法の多くは個室ではなく一定の開放的なスペースの中で行われることが多いため，個別の理学療法を行っていても，他の理学療法士と対象者の様子や反応は治療環境設定の一部であるといえる．

b．身体の障害

　全体としては，①運動の発現，制御，維持に関する障害を有する場合，②運動が疾病の安定・改善，維持に有用である場合，③活動の低下や治療による安静などで運動機能が低下した場合に大別できる．

　このうち，運動や動作の発現に関するものには，骨折・脱臼，捻挫，筋損傷，末梢神経損傷などの運動器疾患があげられる．運動や動作の制御に関するものには，脳卒中，脳外傷，パーキンソン（Parkinson）病，多発性硬化症，筋萎縮性側索硬化症などの神経疾患があげられる．運動や動作の維持に関するものには，呼吸・循環器系ならびに代謝に関する病態で，心筋梗塞，心不全，慢性閉塞性肺疾患，糖尿病などがあげられる．

　また，身体に障害のあるおそれのある者として，虚弱高齢者や生活習慣病などの低活動者，スポーツや運動習慣のある高活動者，労働などで同一姿勢や繰り返しの特定な負荷がかかりやすい勤労者があげられる．

2 診療科との関係

　病院での理学療法では，整形外科を中心とした運動器疾患，神経内科・脳神経外科などの神経疾患，循環器（内科・外科），呼吸器（内科・外科），小児科（神経，循環器），リハビリテーション科，老年科などからの処方がある．なお，病院によっては，これらの診療科がリハビリテーション科へ併診依頼を出し，リハビリテーション科から2次的に理学療法の処方がなされる場合もある．

3 理学療法の専門分化

　JPTAでは，2014年現在，7つの専門領域ならびに23の認定領域を設けている．米国理学療法士協会（American Physical Therapy Association；APTA）の専門領域（Special Interest Group；SIG）の構成と共通する領域が多いが，APTAでは「急性期ケア」，「水治療」，「腫瘍」，「健康政策・管理」などがある．

　理学療法は，疾患特異的な治療・介入の要素に加えて，全人的な視点から動作障害をとらえる必要性があることから，総合診療専門医や家庭医に対応するような基本的な症状を多面的な病態と関連づけた評価と治療を行う専門的な能力がきわめて重要となる．ことに予防領域ならびに地域での活動が模索される今日の現状を鑑みれば，単に複数

の専門・認定領域を広く浅く知っているということではない，専門領域としての総合理学療法を位置づける必要がある．これらのコンピテンスを明示することで，教育課程や生涯学習に与え，各自のキャリアデザインを具体化することにもつながる．

4 理学療法の学際性

　理学療法では，リハビリテーションの理念とともに，健康増進，予防，治療，発達支援などの幅広い領域を対象とする．具体的な到達目標には，健康寿命の延伸に資する活動と参加の向上を掲げることから，医学的リハビリテーションを基盤としながらも，職業，心理，教育，社会的リハビリテーションの側面を取り込んだ枠組みを形成する必要がある．そのため，学際的な基盤が不可欠であり，医学，生物学，工学，教育学，認知心理学，経済・経営学，法・哲学などとも密接な関係がある．

　たとえば，感覚障害を扱う際には，感覚受容器の特性と伝導路などの解剖・生理学的な理解，病態の特性に加えて，認知心理学的な視点が必要となる．また，評価や治療の過程においては，機器を用いた刺激や代償あるいは感覚代行の可能性も考慮される．あわせて，知覚の現象をどのようにとらえるかの哲学的な視点も重要である．

5 理学療法士としての業務

a. 業務の範囲

　C.2項に述べた診療，教育，研究，管理・政策，社会貢献については，専門職としての考えや職場の立場によって，配分が変わりうる．

　このなかで管理は，診療，教育，研究のそれぞれのなかで必要な要素となり，理学療法の診療を離れて事務管理職として働くことを意味してはいない．この点では，医師や看護師における職位として，副院長や看護師長として診療担当，教育担当，業務担当などの役割が明確に区分され，それ

が専門職として統合される構造はわかりやすい．

b. 管理

　理学療法士が行う管理には，①診療管理，②広義の労務管理，③政策・施策・創造に関する業務が含まれる．これらには，management と administration の要素がある．

1）診療管理

　臨床における理学療法士の質保証を組織としてはかる方策であり，日常の指導や同職種・多職種カンファレンス，教育（研修）や研究支援による臨床の能力の向上などが含まれる．これは最も基本的な点で，同じ専門職は専門職が育てる責務であり，理学療法士でなければできない固有業務である．

2）広義の労務管理

　主な要素として，①労務管理，②人事管理，③コスト管理，④安全管理，⑤情報管理などがあげられる．なお，分類の仕方はさまざまで，これらの各要素は相互に密接な関連があり，完全に分離できるものではない．

　労務管理では，多くの関連法令の周知と順守が大切な要素となる．人事管理には，職場の役割や部門の力動に合致する採用や配置計画がある．コスト管理には，診療・介護報酬の適切な管理が含まれる．安全管理は，リスクマネージメントを含めた重要な視点で，これには対象者の安全（感染，転倒予防など），インシデント・アクシデントの把握と対応，職員のメンタルヘルスへの対応，医療・理学療法関連機器・機材の保守・点検，設備・環境の管理などが含まれる．情報管理には，守秘義務の徹底，個人情報の漏えい防止などが含まれる．

3）政策・施策・創造に関する業務

　部門の管理を超えて，組織や地域全体の現状と課題を整理し，政策や施策への協力と提言，新たな枠組みを模索する創造的な変革と開発が求められる．ここでは，個別的効用と社会的効用のジレンマやさまざまな利益相反を超えた administrator としての専門職の能力が求められる．

●引用文献

1) World Confederation of Physical Therapy: Policy statement: Description of physical therapy.
http://www.wcpt.org/policy/ps-descriptionPT（2014年9月27日閲覧）
2) 厚生省医務局医事課（編）：理学療法士及び作業療法士法の解説．中央法規出版，1965．
3) 砂原茂一：リハビリテーション．岩波新書，1980．
4) 野村英樹：プロフェッショナリズムの本質：利他主義と社会契約を理解する．日内会誌，100:1110–1120, 2011．
5) World Federation for Medical Education: Continuing Professional Development.
http://www.wfme.org/standards/bme（2014年9月27日閲覧）
6) World Confederation of Physical Therapy: WCPT guideline for physical therapist professional entry level education.
http://www.wcpt.org/guidelines/entry-level-education（2014年9月27日閲覧）
7) 奈良 勲：理学療法士としての適性．理学療法概論，第6版，pp.229–238, 医歯薬出版, 2013．
8) 服部健司：医療者と倫理．盛永審一郎ほか（編）：医学生のための生命倫理, pp.82–83, 丸善出版, 2012．
9) 田中智史：倫理とは何か―関係性が支える倫理感覚．PTジャーナル, 44:69–74, 2010．
10) Engel GL: The need for a new medical model: A challenge for biomedicine. Science, 196:129–136, 1977.
11) 中川米造：医療の原点．岩波書店, 1996．
12) 杉岡良彦：哲学としての医学概論．春秋社, 2014．
13) 内山 靖：よりよい臨床実習を進めるために．石川 朗ほか（編）：臨床実習フィールドガイド 改訂第2版, p.10, 南江堂, 2014．
14) 厚生労働省：医療・介護関係事業者における個人情報の適切な取扱いのためのガイドライン．
http://www.mhlw.go.jp/topics/bukyoku/seisaku/kojin/dl/170805-11a.pdf（2014年9月27日閲覧）
15) 中村雄二郎：臨床の知とは何か．岩波新書, 1992．
16) Bliss M.: William Osler—A life in medicine. Oxford University Press, 1999.
17) 中川米造：医学の不確実性．日本評論社, 1996．
18) 山岸俊男：安心社会から信頼社会へ．中公新書, 1999．
19) 柳田邦男：医学の急速な発展と対患者関係―「2.5人称の視点」の提言．第40回日本医学教育学会プログラム集, 2010．
20) E. キュブラー・ロス（著）, 鈴木 晶（訳）：死ぬ瞬間―死とその過程について．中央文庫, 2001．
21) Herman, C.D.: Psychiatric rehabilitation of the physically diabled. In Krusen, F.H., Kottke, F.J., Ellwood, P.M. (eds): Handbook of Physical Medicine and Rehabilitation, 2nd ed, pp.762–768, Philadelphia, WB Saunders, 1971.
22) 柳田邦男（編）：病いを超えて―新しい自己（I）．同時代ノンフィクション選集, 第2巻, p.25, 文藝春秋社, 1992．
23) 奈良 勲, 内山 靖：対談 理学療法とことば, logos. 週刊医学会新聞, 第2683号, 2006．
24) 長崎 浩：動作の意味論―歩きながら考える．雲母書房, 2005．
25) 奈良 勲, 内山 靖（編）：姿勢調節障害の理学療法, 第2版, 医歯薬出版, 2012．
26) 半田一登：クライエントの「生きがい・幸せ」をいかに支援するか―理学療法士の社会的責務．PTジャーナル, 38:315–321, 2004．
27) 厚生労働省：臨床研究に関する倫理指針．
http://www.mhlw.go.jp/general/seido/kousei/i-kenkyu/rinsyo/dl/shishin.pdf（2014年9月27日閲覧）
28) Donabedian A.: Explorations in Quality Assessment and Monitoring Vol 1: The Definition of Quality and Approaches to Its Assessment. Health Administration Pr, 1980.
29) Martínez-Gómez, D. et al.: Household physical activity and mortality in olderadults: a national cohort study in Spain. Preventive Medicine, 61:14–19, 2014.
30) 島田裕之ほか：老年症候群と理学療法 2 理学療法で認知機能は改善するか？．PTジャーナル, 48:405–412, 2014．
31) 厚生省大臣官房統計情報部（編）：疾病, 傷害および死因統計分類概要 ICD-10準拠．厚生統計協会, 1995．
32) World Health Organization: International Classification of Functioning, disability and Health. World Health Organization, Geneva, 2001.
33) 障害者福祉研究会（編）：ICF国際生活機能分類―国際障害分類改定版．中央法規出版, 2002．
34) Bickenbach J., et al.: ICF CORE STS: Manual for clinical Practice. ICF Branch, HOGREFE, Germany, 2012.
35) 内山 靖：理学療法における"環境"．内山 靖（編著）：環境と理学療法, p.7, 医歯薬出版, 2004．
36) Nagi S.Z.: Some conceptual issues in disability and rehabilitation. In: Sussman M. (ed): Sociology and Rehabilitation. Am Soc Ass, Washington DC, 1965.
37) 内山 靖：症候障害学序説 理学療法の臨床思考過程モデル．文光堂, 2006．
38) 内山 靖：クリニカルリーズニング―理学療法士に求められる臨床能力．PTジャーナル, 43:93–98, 2009．
39) Mark D., et al.: Signs and symptoms in emergency medicine: literature-based guide to emergency conditions. Mosby, 1999.
40) 内山 靖：理学療法におけるICFの取り組み．PTジャーナル, 43:658, 2009．

わが理学療法士人生に悔いなし

　私の理学療法士人生は，1967（昭和42）年に第2回理学療法士国家試験に合格してから始まった．当時はリハビリテーション・理学療法（士）といっても社会の認知度は低く，黎明期の時代であった．

　若い人たちに伝えたい理学療法士としての初めてのよい経験としては，1972（昭和47）年に札幌オリンピック冬季大会が開催され，北海道理学療法士会も医療班として協力できたことをあげたい．この経験は最高の喜びであり，理学療法士としてオリンピックに参加したのはわが国で初めての出来事であった．70m級ジャンプ競技の表彰式で金・銀・銅の日の丸が3本揚がったときは日本人としての誇りを感じた．

　1990（平成2）年に第25回日本理学療法士学会「四半世紀のあゆみ──新たなる展開」（学会長：福田修）が札幌で開催された．この学会の特色として，アメリカ理学療法士協会のマシューズ会長（当時）を招聘できたことをあげたい．マシューズ会長には米国での理学療法の歴史と今後の課題について講演をしていただき，今後の日本理学療法士協会の進む道標となった．この学会で外国の要人を招聘したことが先がけとなり，以後の学術大会・全国学術研修大会で外国の要人を招聘する機運が高まっていった．

　1999（平成11）年，第13回世界理学療法連盟学会（学会長：奈良勲）が横浜で1週間にわたり開催された．世界各国から多くの理学療法士が参加され，国際色豊かであった．開会式には天皇陛下・皇后陛下のご臨席を賜り，協会員一同感謝した．そして夜の歓迎パーティーにもご臨席いただき，各国の代表とお言葉を交わされておられた．小生も日本の代表の1人として天皇陛下・皇后陛下とお言葉を交わす機会を得たことは一生の想い出となった．

　以上，主な出来事を述べてきたが，私は理学療法士としてよい人生を歩んできたと思っている．若い学生の皆さんも，理学療法士になってよかったと思う人生となることを期待している．

　なお，私は現在，日本理学療法士協会の相談役・名誉会員，ならびに北海道大学退官後は，北海道千歳リハビリテーション学院長を務め，2013（平成25）年4月より名誉学院長となっている．

（北海道千歳リハビリテーション学院・福田 修）

患者さんからの手紙

　私が理学療法士として大学病院で働き始めた年に，担当させていただいた19歳の血友病の患者さんから，6年後にいただいた大学ノート11枚に及ぶ手紙のなかから，患者からみた「よい理学療法士の条件」を紹介したいと思う．
1) 明朗かつ楽観的（希望的）性格の持ち主であること．患者はきわめて敏感な感性をもっており，理学療法士が患者の自発性を信じているかわかってしまう．その時その時の患者の気持ちを推しはかり，少しの変化にも自然にわがことのように喜んでくれる．それは，①その人間性において，患者を励まし自発性を目覚めさせるものを有していること，②治療がうまく進まないときでも，決して患者を見放さず適切なアドバイスができること，③その人といるだけで明るい気分にさせてしまうような明朗な性格であること，につながる．
2) 技術的進歩に対しきわめて積極的であること（進取の気風）．①医療の進歩に追いつき，生き生きと仕事に励み，チームとして刺激し合っている姿が患者からも見えること，②最先端の治療を提供しようと努力していること．
3) 基本的にスポーツマン（ウーマン）であること．患者側にしてみると，自分のハンディだけでも気が滅入りそうで微妙な心理機構が働いており，そんな時に，立派な体格，スポーツマンらしい態度，明るい眼差しに接すると，自分もスポーツマンの仲間に入れてもらったような気分になり，患者の意欲をかきたてる．
4) こうしたスタッフがそろい，意欲的に楽しそうに仕事に取り組んでいる組織であること．

　以上を患者側からみた理想の理学療法士，リハビリ組織としてあげている．この手紙から，理学療法士は技術的にも精神的にも患者に与える影響は大きく，それを十分認識したうえで，医療従事者と患者との関係を構築することが大切であることがわかる．また理学療法士としてのあるべき姿，チームとしての組織づくりにも示唆を与えている．30年以上経過した今でも，私は時々この手紙を読み返し，理学療法士としての道標にしている．

（高崎健康福祉大学・浅香　満）

第2章
理学療法の歴史

> ■学習目標
> ●（世界的視点を含めた）医学史の概要について学ぶ．
> ●（世界的視点を含めた）理学療法の変遷（理学療法の範疇や位置づけ）について学ぶ．
> ●物理療法の歴史（変遷）について学ぶ．
> ●運動療法の歴史（変遷）について学ぶ．
> ●わが国の理学療法の歴史について学ぶ．

A 医学史の概要

1 医学史概観

人類は，有史以前から薬草を採取し，入浴（温泉）によって病気を回復させる術を用いていたと思われるが，記録がなく不明である．四大文明の発祥の地であるメソポタミア，エジプト，インダス，黄河地域には，医学についての記録が残されている．

メソポタミア（紀元前5000～500）においては，天文学が発達し，病気は天体の位置に関係しておこると考えていた．治療は，祈祷，刺絡，吸角，整骨などの外科術，胡麻油，牛乳，水などが薬物として用いられた．沐浴，罨法，マッサージが施されていたことがハンムラビ法典に記されている．紀元前3000年ころ，バビロンに医学校があったと伝えられている[1]．

パピルスによると，古代エジプトにおける医学は，ミイラづくりの技術があったにもかかわらず，解剖が宗教上禁止されていたので人体解剖の知識はほとんどなかった．彼らは人体を自然の大地と見立て，血流をナイル川の水，身体組織を大地と考え，病気は氾濫したナイル川の如く血液の巡りの悪さによっておきるとした．治療には，灌水，マッサージ，刺絡，灸，膏薬，止血，整骨などが行われた[1]．

古代ギリシャ時代の医学では，今日，「医学の父」とも「医聖」とも呼ばれているHippocrates（ヒポクラテス）（紀元前460～375）が有名で，彼の残した「ヒポクラテスの誓い」は現在においても有用であるといわれている．また，ギリシャ時代の外科医として有名なのがGalen（ガレン）（129～200）で，彼の著作物は中世ヨーロッパ時代まで権威あるテキストであり続けた．

中国医学は古代から存在していたと考えられるが，書物として残されているのが漢の時代（紀元前206～220）に編纂された『黄帝内経』と『神農本草経』である．同時期に臨床に即した『傷寒雑病論』が医師の張仲景によって編集されている．中国医学の考え方は，すべての物に"気"というものがあり，人体にも"気"が流れており，病気はその"気"の流れが乱れたり阻害された状態にあると定義し，治療は"気"の流れを改善することにあるとされている．中国医学はその後も発展していくが，基本的思想は変わらず，腹診（儒教の普及により衰退）や脈診による診断法が発達し，鍼灸や生薬による治療法も発展した．なお，わが国では中国医学を「漢方」と呼ぶが，「漢方」という呼び方は，江戸時代に入ってからオランダ人が伝えた医学を「蘭方」と呼んだのに対し名づけられた呼称である．

2 わが国の医学史

わが国の医学史（年表）を**表1**に示す．

a. わが国の医学の始まり

わが国の医学史のなかでは，出雲神話の『因幡の白兎』に出てくる大国主命が医療の神として崇められている．大国主命は，皮を剥がれた兎に真水で身体を洗い，蒲の穂の上で寝るようにと教えた．蒲の花粉は蒲黄と呼ばれ，傷に効く薬であ

理学療法の歴史　35

表1　日本医学史年表

西暦	出来事
413年	金武，新羅より来日し，允恭天皇の治療を行う
562年	智聡，中国より来日し，医学を広める
701年	大宝律令施行
723年	悲田院設置
730年	施薬院設置
754年	中国（唐）より僧の鑑真来日
982年	丹波康頼『医心方』をまとめる
1248年	僧の忍性が施療院を設立
1302年	梶原性全『頓医抄』を編纂
1574年	曲直瀬道三『啓迪集』を著作
1654年	向井元升『紅毛流外科秘要』13巻をまとめる
1700年ころ	伊良子道牛（1672～1734），漢方と蘭方の折衷医学を考案
1754年	山脇東洋ら，京都で人体解剖．『蔵志』にまとめる
1771年	杉田玄白・前野良沢・中川淳庵，小塚原で女性の腑分け
1772年	鈴木宗云，本木庄太夫（1628～1697）が翻訳したレムメリンの解剖書を『和蘭全躯内外分合図』にまとめる
1774年	杉田玄白ら，『ターヘル・アナトミア』の翻訳書『解体新書』全5巻を出版
1804年	麻酔薬「通仙散」を考案した華岡青洲が全身麻酔による乳癌の手術に成功
1815年	杉田玄白『蘭学事始』を表す
1823年	オランダ人医師シーボルト来日
1839年	緒方洪庵，大坂に「適塾」を開き，病理学書『病学通論』を表す
1868年	明治政府，ドイツ医学の導入を決定
1870年	人体解剖に関する法律が整備される
1871年	ドイツ軍医，ミュラーとホフマンが来日し，医育制度を整備
1876年	長谷川泰，済生学舎（現 日本医科大学）を設立
1877年	東京医学校が東京大学医学部に改称される
1882年	高木兼寛，東京慈善医院設立
1890年	第1回日本医学会開催
1894年	北里柴三郎，ペスト菌を発見
1897年	京都帝国大学設立．東京大学は東京帝国大学に改称
	志賀潔，赤痢菌を発見
1901年	藤浪鑑「藤浪肉腫」を発見
1906年	田原淳，田原結節を発見
1911年	野口英世，梅毒スピロヘータの純粋培養に成功
	鈴木梅太郎，ビタミンを発見
1932年	佐々木隆興・吉田富三，発癌物質の研究に貢献
1957年	阿久津哲造，埋め込み式人工心臓を開発
1961年	国民皆保険制度が整備される
1983年	老人保健法施行
1985年	利根川進，免疫グロブリンの遺伝子構造を解明した功績によりノーベル生理学賞を受賞
1997年	臓器移植法施行
2000年	介護保険制度の導入

り，たちまち兎の傷が癒えたという話である．

　史実として医療が行われたのは，413年に新羅の医師である金武が第19代天皇の允恭天皇の病を治療した記録が残されている．459年にも高句麗から医師徳来が来日したとの記録が残されており，当時から朝鮮半島との交流が盛んに行われていたことを示している．

　中国からの医学の伝来は，562年に智聡が来日したことが始まりと伝えられている．701年の大宝律令の制定により医療制度も整備され，医疾令が

布かれて医師教育や国家試験制度が始まった．仏教思想のもとに光明皇后による悲田院や施薬院が設置されたのも同時期である．何度も来日に失敗し，失明しながらも754年に訪日に成功した唐の僧・鑑真は，当時の中国医学をわが国に伝えた．

b. 平安，鎌倉，室町時代の医学

平安時代に入り，宮中の医療や調薬を担当する機関の典薬寮が制定された．わが国最初の医学書といわれている『医心方』が丹波康頼(たんばのやすのり)によってまとめられた（982年）．

鎌倉時代は武家文化と仏教文化が栄えた．この時代は僧侶の大陸への往来が頻繁になり，中国医学の導入も盛んに行われた．また，僧侶は慈善事業も仏の教えと考え，北山十八間戸や極楽寺にハンセン病者の収容施設を設置した．

室町時代も引き続き明との交易が盛んな時代であり，明に渡り医学を学んだ者もいた．医学が専門分化したのもこの時代で，金創科（外科），口科（歯科），女科（産婦人科）などがある．日本医学の中興の祖と呼ばれている曲直瀬道三(まなせどうさん)は，明で李朱医学を学んだ田代三喜に師事して『啓迪集(けいてきしゅう)』（1574年）を著し，実証医学の先駆けとなった．

c. 室町時代後期から江戸時代の医学

室町時代後期から安土桃山時代にかけて，ヨーロッパからキリスト教と鉄砲の伝来とともに南蛮（ポルトガル）医学が伝わった．キリシタン大名や時の権力者の庇護を受けながら，宣教師たちは布教の手段の1つとして医術を用い，教会の附置施設に医療施設が設けられた．

その後，豊臣秀吉の弾圧や，江戸時代に入り鎖国政策によって南蛮医学は衰退するが，代わって紅毛（オランダ）医学が流入し，西洋医学が伝えられた．オランダ商館員の診察のため医師を帯同していたが，彼らと親しい関係にあった通詞によって紅毛医学が流布した．俳人の向井去来の父である向井元升は『紅毛流外科秘要』を，西洋医学と東洋医学の融和を試みた伊良子道牛は『和蘭外科正伝』，『和蘭外療集』を残している．本木庄太夫（良意）がレムメリンの解剖書を翻訳し，1772年に鈴木宗云が『和蘭全躯内外分合図』としてまとめた．

わが国で初めての人体解剖は，1754年に京都で山脇東洋らによって行われ，『蔵志』として発表した．1771年には杉田玄白，前野良沢，中川淳庵は，『ターヘル・アナトミア』と照合しながら女性の腑分けを小塚原で行い，『解体新書』（1774年）を著した．杉田玄白はそのときの苦労の様子を『蘭学事始』（1815年）に表した．

江戸時代の庶民の医療は，古医方と呼ばれた中国医学（漢方）医が担っていた．華岡青洲(はなおかせいしゅう)（1760～1835）は漢方医であったが，外科を学び，手術時の痛みを抑制するための麻酔薬の研究を行い『通仙散』を考案し，1804年に世界で初めて全身麻酔による乳癌の手術に成功した．

d. 江戸時代後期から幕末の医学

シーボルト（Siebold）はオランダ商館の医師として1823年に来日し，医学のみならず，多方面で大きな影響をわが国に及ぼした．彼は塾を開き，医学を指導するとともにわが国の文化を母国に持ち帰ろうとした．帰国の際（1828年），船が難破し，シーボルトの荷物の中から禁制の日本地図が見つかり，国外退去となった．その後，1859年に再来日し，塾生の指導にあたったが，攘夷論が広まるなか帰国を余儀なくされた．彼はわが国の文化や自然を西洋に詳細に伝えた人物でもあった．

幕末になると蘭学が盛んになり，多くの塾が開かれた．緒方洪庵(おがたこうあん)（1810～1863）は大阪に適塾を開き，蘭学を指導するとともに種痘の開発に貢献し，わが国初の病理学書である『病学通論』を書いた．また，1858年に大坂でコレラが蔓延したときにその治療法を著した．福沢諭吉や大村益次郎は，緒方洪庵の弟子である．

1858年に伊藤玄朴らによって江戸に種痘所が開設されたが，1861年に幕府直轄の西洋医学所となり，現在の東京大学医学部の前身となった．一方，

オランダ海軍軍医のポンペ（Pompe）は，1857年から長崎において西洋医学を教え，のちに長崎大学医学部となる長崎養生所を開設した．

e. 明治以降の医学

1) 医師養成の変遷

戊辰戦争によって負傷した兵士のために，政府軍は英国公使館のウィリス（Willis）の協力を得て治療を行った．彼は，西洋医学の優秀さを知らしめ，明治政府は国策として西洋医学の導入を1868年に決定した．当初は英国医学が導入されたが，当時，世界の最先端医学を行っていたドイツ医学に切り替えられた．

1868年，江戸幕府の「医学所」を，明治政府は「医学校」と改称した．この医学校は官立の「大病院」と併合され，1869（明治2）年に「医学校兼病院」となった．その後，大学東校となり，1874（明治7）年，現在の東京大学医学部の前身である東京医学校となった．そこでは，佐藤尚中が大学大博士として最高の地位に就いた（このころ湯島聖堂に置かれていた大学は，今日の文部科学省も兼ねていた）．1871（明治4）年にドイツの陸軍軍医ミュラー（Müller）と海軍軍医ホフマン（Hoffmann）が来日した．彼らは医育制度を根本的に改め，ドイツ式大学に整備した．特に予科に重点をおき，それまでの正則生・変則生（速成コース）が本科5年課程，予科2年課程とされた．

このころのもう1つの大きな変化は，人体解剖の自由化である．1869年に初めて篤志解剖が医学校で行われた．政府が厚葬を条件に許可したため，献体は手厚く埋葬され，永代読経料として遺族に大学から金を払うのが常となった．さらに刑死体や引き取り手のない遺体の解剖許可が1870（明治3）年に下され，人体解剖に関する法律が整備された．

1877（明治10）年に東京医学校は東京大学医学部と改称された．池田謙斎のもと，本課ではドイツ人教師がドイツ語で，別課（速成コース）では日本人教師が日本語で教えた．漢方医は排斥されたが，一方で洋方医の不足は深刻であった．別課が設けられたのはそのためである．また，長谷川泰は1876（明治9）年に済生学舎（現 日本医科大学）を設立し，洋方医の速成を目指した．野口英世やのちにわが国の女医育成に貢献する吉岡弥生は本学の出身である．このころ各地に公立・私立の医学校が設立され，1879（明治12）年には公立20校，私立25校の医学校があった．京都で明石博高らが中心となって青蓮院に設立した療病院は，当時唯一の民間主導型病院であり，府の医業総取締の場でもあった．多くの公立医学校は，1887（明治20）年に経費を地方税による支弁ができなくなり廃校となったが，京都の医学校は療病院からの収入が多く，経済上の問題は少なかった．これが現在の京都府立医科大学の前身である．その後，千葉・仙台・岡山・金沢・長崎に国立の高等中学校の医学部が開学した．また，1897（明治30）年に京都帝国大学が設立され，2年後に医科大学（医学部）が併設されたことによって，1897年に東京帝国大学と改称した東京大学は，それまでほぼ独占していた医学教育の権限の多くを失うこととなった．

2) 日本医学の世界的貢献

明治・大正期の日本医学は，病理学において世界的な業績を上げている．東大・ベルリン大学で学び，京大初代病理学講座教授となった藤浪 鑑（あきら）は，1901（明治34）年に移植可能な鶏の肉腫があることを発見し，藤浪肉腫と名づけた．同じ年に米国の病理学者ラウス（Rous）が同様の発見をして，ラウス肉腫と名づけている．しかし，どちらも当時は信じられず，医学会で無視される結果となった．のちのことだが，これはウイルスによって発癌することを示す先駆的な研究であることが明らかとなり，ラウスはノーベル賞を受賞したが，この時，藤浪はすでに死去していた．さらに藤浪は，1904（明治37）年に広島県片山で桂田富士郎とともに日本住血吸虫の生態を研究し，その寄生虫が水中で経皮感染することを発見した．日本住血吸虫病は，発熱・肝腫大・粘血便，慢性期には肝硬変・腹水をおこし死亡することもあり，藤井好直が1847年に『片山記』にその症状を詳しく記載した完治困

難な病気であったが，藤浪の研究成果はこの病気の予防に大いに貢献した．

1932（昭和7）年には，佐々木隆興と吉田富三がオルトアミド・アゾトルオールをネズミに与えることで肝臓癌を発生させ，肺に転移させることに成功した．その後も吉田は，移植しても発癌性を維持し，実験癌として利用できる腹水癌「吉田肉腫」を発見し，石館守三らと癌化学療法薬ナイトロミンを開発している．一方，佐々木隆興も血圧測定の重要性を唱えたり，X線断層装置や冷水摩擦を医療に導入したりするなどの業績を残した．

f. 明治以降の医療制度

1）明治期の医療制度の変遷

明治政府は，一般臨床に関しては医師数の不足，環境整備の困難さから，それまでの開業医形態を継承した．また，診療費に関しては収入源を薬代に吸収して，診療単位で徴収できるようにした．1874（明治7）年の医制では医師の申し立てにより診療費の請求を医務取締・医戸長が行うことが定められ，のちに診察料の定額化が行われた．

やがて医師数が増加すると，開業医の権限や利益を守るために医師の組織化が求められるようになった．1883（明治16）年には開業医組合設置法が発布され，県の認可で組合を組織することが可能となった．開業医は権利擁護のため，内務省は医療統括のため，双方ともに医師法設置の必要性を提唱していた．1898（明治31）年，東京医会は医師会法案を大日本医会〔1893（明治26）年に全国組織として成立〕，さらに帝国議会に提出したが，森鷗外ら大学の医師たちが営業の自由を奪うとして反対し，貴族院で否決された．しかし，1901年に関西で関西連合医会が発足し，その2年後には関西連合医会の発案により全国連合医会が結成され，医師法案が再び提出された．一方，大学の医師も明治医会を設立し，独自に医師法の実現を試みた．全国連合医会は既存開業医の利益を，明治医会は新卒医師の利益を追求して1906（明治39）年に妥協案が成立，議会を通過した．

2）戦後の医療制度の変遷

昭和になり，第2次世界大戦終戦後，GHQの指導により病院の充実がはかられ，地域別に病院設立が計画された．しかし資金不足が生じ，開業医を優遇する制度となり，医師は診療・開業の自由が認められることになった．特に診療に関して大きな裁量権が与えられ，収入面にも中央社会保健医療協議会に定められた点数表による診療報酬出来高払いという保証が与えられた．また，1961（昭和36）年には国民皆保険が実現し，全国民が地域保険である国民健康保険・国民年金，職域保険である健康保険・厚生年金，共済組合，船員保険のいずれかに加入することになった．1973（昭和48）年には老人医療費が無料化され，低所得の高齢者も医療が受けられるようになった．しかし，これは病院のサロン化・はしご受診などの無駄な医療や，医師の儲け主義といった弊害を生み出し，1983（昭和58）年に70歳以上の老人に老人診療報酬を設けた老人保健法に切り替えられた．政府は高騰する医療費を抑制するため，2000（平成12）年から介護保険制度を導入した．

B 理学療法の歴史・変遷

1 運動療法の歴史・変遷

a. 近代以前の歴史・変遷[2]

運動を治療に用いたという最古の記録としては，約5,000年前の古代中国の僧侶であるCong Fouだといわれ，僧侶が疼痛を除くために行ったとされている．

また，紀元前2～3世紀ころよりギリシャの医神Asklepiosが治療的運動療法を心（精神）と身体の治療に用いた．当時の運動は全裸で行われ，gymnastics（体操）のギリシャ語の語源gymnosは裸体という意味であり，exercise（運動）はex-erc（arcere），すなわち拘束からの解放が語源である．ギリシャのHerodicusは紀元前460年ころ，

ボクシング，レスリング，自動運動や他動運動などを運動療法として処方して実践していたと伝えられている．その弟子のHippocratesは，このギリシャ医学を正確な観察を用いて科学的に体系化した．彼は廃用性筋・骨の萎縮をすでに述べ，運動療法の効果は筋力増強，回復促進，精神機能の改善であるとして，廃用性萎縮を予防するために運動療法を用いた．

ローマ時代の紀元131年，Galenは運動処方で運動の強さ，運動時間，運動の頻度を初めて記載し，同じ2世紀にAntyllusは安静の害をすでに述べている．5世紀にはCaelius Aurelianusがアフリカで，麻痺肢に対して他動運動，重錘やプーリーを用いた運動療法，progressive ambulation program，運動浴療法などを行った．これらの治療的運動は中世に入ると衰退したが，約1千年後の15～16世紀になって再び運動が治療法として活用され始め，疾病や症状に適したさまざまな運動療法が開発された．

b. 近代以降の歴史・変遷

ティソ（Tissot）（1747～1805）は，1780年に『治療運動』を出版し，長期臥床による筋力低下や関節拘縮などについて述べ，運動の必要性を説いている．スウェーデンのリング（Ling）（1776～1839）は1813年にストックホルムに体操教育の school を設立し，「スウェーデン体操」を考案した．その後，スウェーデンの医師ツァンダー（Zander）（1835～1920）に受け継がれ，「機械療法」として全ヨーロッパに広がった．1889年にフレンケル（Frenkel）は，脊髄癆による失調症状に対する運動療法として「フレンケル体操」を考案した．1907年にクラップ（Klapp）（1873～1949）は，側弯症の患者に匍匐運動を指導した．1945年にデローム（DeLorme）は，筋力増強に等張性収縮を用いる**漸増抵抗運動**（progressive resistive exercise; **PRE**）を提案した．コドマン（Codman）（1869～1940）は，1930年代になって肩関節障害に対して「**コドマン体操（別名，アイロン体操）**」を開発した．同じころ，整形外科医のウィリアムズ（Williams）は，腰痛症の保存的療法として「**腰痛体操（ウィリアムズ体操）**」を発表した．カバット（Kabat）とノット（Knott）は，1940年後半から1950年にかけて**固有受容性神経筋促通法**（proprioceptive neuromuscular facilitation; **PNF**）を考案した．ヘッティンガー（Hettinger）とミューラー（Müller）は，1953年に最大等尺性収縮を用いた筋力増強法を提唱した．脳性麻痺や脳血管障害による片麻痺の運動療法として，1940年代に発表されたボバース（Bobath）夫妻が開発した「**ボバース法**」，ブルンストローム（Brunnstrom）（1960年代）による「**ブルンストローム法**」，同じころルード（Rood）による「**神経生理学的アプローチ（ルード法）**」，フェイ（Fay）が開発した「**感覚運動アプローチ**」，ボイタ（Vojta）による「**ボイタ法**」などが発表されている．

2　物理療法の歴史・変遷

運動療法とともに理学療法の大きな柱である物理療法は，太陽光線や温泉，海水，水といった自然界に存在する物理的エネルギーを病気の治療に用いたのが始まりであるといわれている．以下にそれぞれの療法について歴史と概略を述べる．

a. 電気療法（electro therapy）

古代ギリシャの哲学者タレース（Thales）は紀元前600年ころ，琥珀を摩擦することによって静電気が生じることを知った．電気治療の一番古い記録は，古代ギリシャの医師エートス（Ethos）がシビレエイを用いて痛風の治療を行ったということが伝えられている．

1600年に，英国皇室の侍医であったギルバート（Gilbert）（1540～1603）は『De Magnette』を著し，そのなかで琥珀のみならず，ガラスや水晶などを擦っても電気が生じることを発見し，琥珀のギリシャ語（electrum）から電気を「electricity」と命名した．

1746年に，オランダの物理学者のマッシェンブ

レーケ（Musschenbroek）(1692～1795) は，ガラス瓶の内外の表面を金属でコーティングしたコンデンサーを発明し，勤務していた大学の名をとってライデン瓶と名づけた．これを用いてフランスの医師らによって初めての電気療法が行われた．

イタリアのボローニャ大学の産科学教授で解剖学者であったガルヴァーニ（Galvani）(1737～1798) は，1780年にカエルの足が金属に触れるごとに収縮することを見て，電気が生体から発生していると考え「動物電気」と名づけた．彼の名はガルヴァノメーター（電流計）として今日に残っている．

同じくイタリア人の物理学者のボルタ（Volta）(1745～1827) は，ガルヴァーニと同時期の人で，ガルヴァーニの研究に疑問をもち，生体に電気が存在するのではなく，金属に生体が触れることにより筋が収縮すると考えた．彼は1799年に電堆（電池の原型）を発明し，電圧の単位であるボルト（volt）に名を残している．ボルタは1800年にそれまでの研究成果を発表し，静電気に対し動電気の概念を著した．

1831年に，英国人の化学・物理学者であるファラデー（Faraday）(1791～1867) は電磁誘導現象を発見し，感応電流を発明した．さらに電磁誘導の法則や有名な電気分解の法則(1833年)を発見する．ファラデーの研究は，電気を病気の治療に応用することを促進した．

神経活動電位を発見したドイツのデュ・ボア＝レイモン（Du Bois-Reymond）(1818～1896) は，誘導コイルを用いて電気生理学の領域を発展させた．

スコットランドの理論物理学者であるマクスウェル（Maxwell）(1831～1879) は，ファラデーによる電磁場理論をもとに，1864年にマクスウェルの方程式を導いて電磁気学を確立した．彼は電磁波の存在を理論的に証明し，その伝播速度が光速度と同じであることや，それが横波であることを唱えた．

ドイツの物理学者のヘルツ（Hertz）(1857～1894) は，1888年に電磁波発生装置を作製し，電磁波の存在を証明した．彼の名は周波数の単位であるヘルツ（Hz）として今日に名を残している．

テスラ（Tesla）(1856～1943) は，1891年に高周波電磁波の発生装置を開発し，ダルソンヴァル（D'Arsonval）(1851～1940) は1892年に周波数10kHzの電磁場を用いて温熱効果をもたらす機器を治療に用いた．**ジアテルミー（diathermy）療法**の始まりである．ジアテルミーはドイツ人のナーゲルシュミット（Nagelschmidt）(1875～1952) によって命名されたが，ギリシャ語で「加熱によって」という説と，ギリシャ語のdia（横切る）とラテン語therm（温める）の組み合わせであるとの説がある．ジアテルミー療法は，ナーゲルシュミットやクラフト（Kraft）らによって普及し，米国人のシュレシェフスキー（Shereshevskii）やウイットニイ（Whitney）による基礎研究でその効果が証明され，20世紀初頭から欧米で温熱療法機器として用いられ今日に至っている．わが国においては，1930年代から真空管式超短波治療器が開発され，医療に用い始められた．

極超短波療法（microwave therapy）は，1925年に米国人のステイボック（Steibock）によりマグネトロン技術を応用した医療器機として考案された．

1917年にフランス人のランジュバン（Langevin）(1872～1946) は，**超音波療法**（ultrasonic therapy）による治療効果を発表して以来，その科学的根拠が研究され，1949年にドイツで世界超音波学会が開催されている．

1965年にメルザック（Melzack）とウォール（Wall）が**ゲートコントロール理論**（gate-control theory；関門説．痛みを伝導する細い神経の興奮は，シナプスで太い神経の興奮により遮断され，痛みの伝導が抑制される）を唱え，その理論に基づいた電気刺激法として**経皮的電気神経刺激法**（trans-cutaneous electrical nerve stimulation; **TENS**）が開発された．

1948年，オーストラリアのネメック（Nemec）は，周波数の異なる2対以上の電極を患部の中心に置いて通電すると，合成された波形の電流が患部に作用し，疼痛の緩和や筋萎縮の予防に効果が

期待できるとして，**干渉波刺激療法**（干渉低周波；interferential current therapy）を考案した．

大阪医科大学教授であった兵藤正義は，つぼを刺激することによって疼痛の緩和をはかる装置として**SSP療法**（silver spike point therapy）を開発した．TENSの一種と紹介されているが，発想は異なる．

b. 光線療法（photo therapy, light therapy）

地球上の生物は太陽光と切っても切れない関係にあり，太陽光がなければ生命の維持は難しい．古代ギリシャ時代から太陽光は痛風やリウマチ，神経痛などの治療に用いられてきた．

光線療法（日光療法，日光浴）はデーベライナー（Döbereiner）らによって研究され，1877年に英国のドーネス（Daunes）とブラント（Blunt）によって実証された．1893年には，デンマーク人のフィンセン（Finsen）（1860〜1904）が太陽光と同じ光を発する人工光線を発明し，結核の治療に用いて成果を上げ，1903年にノーベル医学・生理学賞を受賞した．その後，スイスのベルンハルト（Bernhart）とロリエー（Rollier）は結核に光線療法を試みた．

赤外線は，1800年に英国の天文学者ハーシェル（Herschel）（1738〜1822）により発見された．彼は太陽光をプリズムに透過させ，可視光の赤色光の外に温度計を置いて温度を測り，温度が上昇したことから，赤色光の外にも不可視の光が存在すると唱えた．1894年にケロッグ（Kellog）が，エジソン（Edison）が発明した電灯の温熱作用を全身電光浴装置として医療に応用し，今日の**赤外線療法**（infrared therapy）に至っている．

紫外線は，1801年にドイツのリッター（Ritter）（1776〜1810）により発見された．彼は赤外線の発見に刺激され，紫色光（波長400〜450 nm）よりも波長の短い不可視の光線を発見し，紫外線と命名した．**紫外線療法**（ultraviolet therapy）に用いられている紫外線発生装置は，クロマイヤー（Kromayer）が1906年に製作した水銀蒸気石英燈の改良型が用いられている．

レーザー（light amplification by stimulated emission of radiation; LASER）光線は，1916年にアインシュタイン（Einstein）が発表した光量子仮説のなかで光の誘導放出が示唆されていたが，1960年になってルビー結晶を用いたレーザー発振装置が開発され，1980年ころから医療に応用され，今日の**レーザー療法**（laser therapy）に至っている．

c. 温熱療法

人の体を冷やしたり暖めることで疼痛や腫脹，炎症を緩和する行為は古代から行われていた．古代ギリシャ時代には，動物の膀胱に温水を入れて患部を暖めたという記録がある．現在では，**温罨法**（ホットパック），**冷罨法**（コールドパック）として理学療法分野で頻繁に行われているが，温罨法を最初に療法として行ったのは，チェコのプリースニッツ（Priessnitz）（1799〜1851）といわれている．

石油や木タールからパラフィンを抽出する技術は19世紀中ごろに開発された．チェコのサンフォート（Sandfort）は，20世紀初頭にパラフィンを治療に用いたことを報告した．彼は，関節リウマチ〔*The New York Times*, April 19, 1914〕や熱傷にkeritherapy（パラフィン浴）を用い，その効果を医学雑誌〔The Treatment of Burns by Paraffin. *Br. Med. J.*, Jan. 13, 1917〕に発表している．

1977年に山内らは−18℃の氷嚢でリウマチ患者の膝関節をマッサージすると血行改善効果や鎮痛効果が他の温熱療法より優れていることを報告し，**極低温療法**（ultra cold therapy）が始まった．極低温療法とは，−150℃以下のガス噴射による全身もしくは局所の冷却療法と定義されているが，ドライアイスとエタノールによる−65℃程度の冷却もこの療法に含む場合が多い．現在は液体窒素の気化熱を用いるものと，空気を冷却して用いるものがある．

d. 水治療法（hydro therapy）

フランス人のフレーリー（Frerie）は，1852年

に「水治療法の実施法及び理論」を発表し，水治療法に科学的な根拠を与えた．1898年にフォン・ライデン（von Leyden）とゴールドシャイダー（Goldscheider）は，水の浮力や静水圧，抵抗などの力学的特性を利用した温水中での運動を提案した．1924年には，ロサンゼルスの病院で水中での機能訓練が行われている．

ハバードタンク（Hubbard tank）は，1928年に医師のブロント（Blount）とエンジニアのハバード（Hubbard）によってポリオ患者の全身浴槽として考案された．大きなひょうたん形の浴槽のくびれた場所にセラピストが立ち，上下肢の関節可動域運動や，筋力増強運動を行わせた．1980年代まではリハビリテーションを標榜する病院やセンターには必ず設置されていたが，施設基準から除外され，高い設備費やランニングコスト，手間などにより，近年は使用している施設は少なくなった．

渦流浴（whirl pool bath）は，プレイス（Preiss）が考案した水治療法装置である．浴槽内のエジェクターにより渦流をおこさせて患部に当て，水流の機械的刺激と温熱効果により，瑕傷の洗浄や血行の改善，局所の代謝亢進，疼痛緩和などの目的で用いられる．

e. 牽引療法（traction therapy）

ヒポクラテスが骨折や脱臼の治療に牽引療法を行っていたとの記録が残っている．1895年にセイヤー（Sayre）は脊椎変形の矯正に対し**頸椎牽引**装置を考案した．1949年にシリアックス（Cyriax）は，椎間板障害の患者に牽引台を用いて治療した．1952年にニューワース（Neuwirth）とキャンベル（Campbell）らは，傾斜台を用いた頸椎牽引装置を考案した．同じ年にジュードビッチ（Judovich）は電動式頸椎牽引装置を開発し，治療効果を上げた．

f. 徒手療法（manual therapy）

セラピストの徒手による療法は，古代中国で発祥したあん摩や古代エジプトやギリシャが起源とされるマッサージが現代まで継承され，「鍼・灸・あん摩・マッサージ」として医療や民間療法で行われている．わが国において鍼・灸・あん摩は，視覚障害者に許された職業として行われてきた．現代においても，「あん摩マッサージ指圧師，はり師，きゅう師等に関する法律」が制定されており，国家資格が必要な専門職である．マッサージは明治中期に片山芳林や橋本綱常らによってドイツから導入され，医療に用いられ現在に至っている．

近年の徒手療法の概念は，**関節モビライゼーション**（joint mobilization），**筋膜リリース**（myofascial release），**IDストレッチ**（individual muscle stretching），**関節運動学的アプローチ**（arthrokinematic approach; AKA），**カイロプラクティック**（chiropractic）など，セラピストが徒手によって対象者に外力を作用させ，身体機能を改善させるすべての手技を包含している．

C 世界の理学療法（士）の歴史

1 英国における理学療法（士）の歴史

英国の理学療法の歴史は長く，19世紀後半に始まった．このころの理学療法はマッサージが主で，種々の疾患，たとえばリウマチ，神経痛，関節炎，肥満にまで行われていた．首都ロンドンではマッサージの評判が悪く，とても医療と呼べるものではなかった．1894年，4人の若い看護師がそのような事態に抗議することを決め，業種的な組織「正しく教育を受けたマッサージ師協会（The Society of Trained Masseuses）」を設立した．この協会は，1900年代に入り法律のなかで専門職集団として認められるに至り，1945年には会員15,000名以上にまで発展した．当時の男女構成比は1：14で，圧倒的に女性が多かった．このころ，協会は理学療法の業務内容をもっと的確に表現できる呼称を望んでいた．1944年に現在も英国理学療法士協会が用いている「The Chartered Society of Physiotherapy」，通称CSPという名称が誕生した．

1976年になって協会は，労働組合として給与の交渉や，労働条件の交渉を行うことができることが認められた．1977年に英国の厚生省は，理学療法士に専門職としての開業権を与えた．

今日，協会の会員数は47,000名（2006年）を超えている．会員のなかには臨床で働く理学療法士，管理者，研究者，学生，アシスタントが含まれている．2002年現在，英国ではおよそ1,000名の理学療法士資格を有した教育者と研究者がいる．開業している理学療法士は3,000名以上いるが，ほとんどの理学療法士は病院や保健サービス機関に勤務している．

英国における理学療法士の教育は1890年代に始まった．当時はマッサージと体操運動（gymnastic exercise）が主で，教育期間も2週間から6か月間と短かった．電気療法や水治療法など教授される内容が増えるに従って教育期間が延び，1947年には3年教育となったが，養成は職業訓練校で行われていた．1976年に北アイルランドのウルスター大学で学士課程の教育が始まり，1992年には理学療法士の教育は大学において行われるようになった．理学療法士という職業は現在では一般化され，受験生は20倍を超える難関を突破しなければならない．

2　米国における理学療法（士）の歴史

米国における理学療法は，第1次世界大戦以前には理学療法士の教育は行われていなかった．しかし，それ以前からも運動療法は少しずつ発展しており，1881年に医師のサージェント（Sargent）により体育学校がつくられ，体育学・衛生学部ができ，治療的体操が次第に発展していた．

第1次世界大戦中に2人の医師が，主に戦場で負傷した傷病軍人の治療や介助をする「Reconstruction aids」を教育するプログラムを作成したことから始まる．終戦後，「Reconstruction aids」のなかの何人かがニューヨークで「American Women's Therapeutic Association」を設立した．翌年「American Physiotherapy Association」と名称を変え，その後，現在の「American Physical Therapy Association（米国理学療法協会）」となり今日に至っている．

米国理学療法協会は1928年に理学療法士養成校の最初の基準を発表し，養成校が基準を遵守しているかどうか実地視察が行われている．このころの協会や理学療法士の社会的地位や立場は弱く，開業権は与えられていなかった．1933年には11の認定養成校を発表し，1938年までには14の養成校に151名の学生が学び，9～24か月にわたるカリキュラムが実践された．このころの入学者は，体育学部または看護学校を卒業していることが条件であった．また，養成校では物理学と生物学の講義を各60時間行わなければならなかった．教育は医師が中心で，理学療法士は理学療法技術教育を担当した．第2次世界大戦が始まると理学療法士の不足が指摘され，再び軍医総監督室の指導のもとに新規の養成校が設置され，1948年までに25校が開校し，うち17校で学士号が付与された．1965年に「Medicare」，「Medicaid」という医療保険制度が創設されてからは理学療法士の需要が高まり，2年の教育期間で資格がとれる理学療法助手制度が設けられた．1979年の理事会で，1990年までに理学療法士教育を修士レベルで行うことを決定した．2014年現在，米国理学療法士協会に認定されている理学療法士養成校は204校を数える．

理学療法士による直接診療は，1979年にメリーランド州で立法化され，徐々に他州に広がり，今日全州で認められている．

米国理学療法士協会は現在約88,000人の会員を擁し，2020年には博士課程での教育を目指している．

3　わが国における理学療法（士）の歴史

明治時代までわが国の治療技術は，中国，インドから伝来された東洋医学が中心であり，理学療

法技術としては，温泉療法とあん摩が疾病の治療に使われていた．

わが国への理学療法らしきものの導入は，1887（明治20）年に東京大学（のちに東京帝国大学と改称）において「医療マッサージ」がドイツより導入されたことにより始まる．当初は医師がこれを治療技術として，主に整形外科の後療法や内科物理療法（通称，物理内科）の一部の手段として用いられていた．1912（大正元）年に，のちに整肢療護園の設立に尽力した東京帝国大学の高木憲次は，整形外科術後療法を担当する「術手」と称する職種を採用した．このように，医療補助者として医療マッサージ師や術手が採用されたが，"理療"も"物療"も，その実態はマッサージが主であった．1918（大正7）年に東京帝国大学にX線，ラジウム鉱泉，電気療法などを用いる物理療法研究所が開設され，ドイツで物理療法を学んだ真鍋嘉一郎が主任研究員となった．その後，真鍋は1926（大正15）年に新設された物療内科の教授に就いた．

第2次世界大戦後の1947（昭和22）年に「保健婦助産婦看護婦養成所指定規則」が改正され，看護婦教育に「理学療法」が教科目に加えられて物理療法が教授され，実践された．1950（昭和25）年には欧米医療視察団が先進国のリハビリテーション医療を見聞し，わが国における必要性を報告した．1951（昭和26）年にわが国は世界保健機関（WHO）に加盟し，リハビリテーション医療の推進とリハビリテーション専門職の養成について指導を受けた．

1963（昭和38）年，国立療養所東京病院にリハビリテーション学院が附置され，理学療法士・作業療法士の養成が始まった〔同校は2008（平成20）年3月に閉校となった〕．1965（昭和40）年6月に「**理学療法士及び作業療法士法**」が施行され，身分制度が確立された．翌年の1966（昭和41）年2月に第1回の国家試験が行われ，168名の有資格者が誕生した．同年7月には110名の会員で日本理学療法士協会が設立され，2013年6月現在で85,127名の会員を擁している．

理学療法という呼称は，米国でいう「physical therapy」，英国でいう「physiotherapy」の日本語訳である．physicalは，元来「自然の，天然の」，「身体の，肉体の」，「物理的な，物理学上の」という意味の形容詞であり，physioは同意味の接頭語である．physicalあるいはphysioを用いた言葉にphysical education（体育），physiology（生理学），physics（物理学）などがある．「physical therapy (ist)」や「occupational therapy (ist)」の訳語を検討した砂原茂一を座長とする身分制度調査打合わせ会（1963年）は，「physical therapy (ist)」を「理学療法（士）」，「occupational therapy (ist)」を「作業療法（士）」と呼ぶことに決定し，今日に至っている．当時からリハビリテーション先進国では「physical therapy」のなかで「運動療法」と「物理療法」が行われており，両方の意味を包含する「理学療法」という呼称は的を射ている．

● 引用文献

1) 長尾栄一ほか：医学史．医歯薬出版，1968．
2) 宮野佐年：リハビリテーション医学の進歩と実践―温故知新．リハビリテーション医学，43:579–584，2006．

● 参考文献

1) 小川鼎三：医学の歴史．中公新書，1964．
2) 布施昌一：医師の歴史―その日本的特長．中公新書，1979．
3) 京都大学歴史研究会：「日本近現代医学史」．http://kyoto.cool.ne.jp/rekiken/data/2000/000609.html
4) 田邊達三：医学史から学ぶ国手が祈る医の心．北海道医療新聞社，2005．
5) 茨木保：まんが医学の歴史．医学書院，2008．
6) 細田多穂（監）：理学療法入門テキスト．南江堂，2007．
7) 奈良勲（編著）：理学療法概論．第5版，医歯薬出版，2007．
8) 吉田清和：アメリカのリハビリテーション医学の歴史（2）．臨床リハ，14:550–553，2005．
9) 高橋晄正，森和：物理療法の実際．南山堂，1970．
10) 日本理学療法機器工業会（編）：理学療法機器概論．健友館，1996．
11) 松澤正（監）：物理療法学．金原出版，2008．
12) 奈良勲（監）：標準理学療法学 専門分野 物理療法学．第3版，医学書院，2008．
13) 細田多穂（監），木村貞治，沖田実，Cheng, G.A.（編）：シンプル理学療法学シリーズ 物理療法学テキスト．南江堂，2008．
14) 柳澤健（編）：理学療法学 ゴールド・マスター・テキスト3 物理療法学．メジカルビュー社，2009．
15) Cameron, M.H.（編著），渡部一郎（訳）：EBM物理療法．原著第3版，医歯薬出版，2010．

16) Mullis, R., Takagi, A.: The History of Physiotherapy and PT Education in the United Kingdom. *Niigata Journal of Health and Welfare*, 2:69–74, 2002.
17) 小笠原 正：イギリス・スイスにおける医療・地域・住宅ケアの現状. 高知県理学療法, 5:21–24, 1997.
18) マシュー, J.S.：アメリカの理学療法の現状と将来. 理学療法学, 17:518–523, 1990.
19) Murphy, W.B.: Healing the Generation; A History of Physical Therapy and the American Physical Therapy Association. American Physical Therapy Association, pp.18–19, 1995.
20) 奈良 勲：保健・医療・福祉システムの変遷と21世紀の理学療法の展望. 理学療法, 17:7–10, 2000.
21) 公益社団法人日本理学療法士協会ホームページ. http://www.japanpt.or.jp/

■忘れてはならない失敗■

　私が理学療法士になってからの失敗体験を話そうと思う．それは，卒業後すぐに就職したリハビリテーション病院に勤めていたときの話である．転んで大腿骨を骨折し，手術をされた，軽い認知症を合併する80歳代の女性を担当した．術後の経過は良好で，杖をついて歩けるようになっていた．花壇の花を見ながら見守りで屋外を歩行練習中，その方は草を取ろうとされたらしく，いきなり杖を置き，花壇のほうに両手を伸ばして体を傾けた．その瞬間，足が交差して私の立つ位置と反対方向にバランスを崩された．私は教科書どおりに，転ぶ可能性の高い手術された側に立ち，いざというときのために備えていた．しかし，予測とは反対のほうに倒れられたため，手を伸ばして転倒を阻止しようとしたが間に合わず，患者さんと一緒に転倒してしまったのである．転倒後，私は無傷だったが，患者さんは手術した側とは逆の大腿骨を骨折された．

　そのとき，私は理学療法士たる者，人を転ばせないようにする仕事のはずが，一緒に転び，しかも骨折させてしまったということに大きなショックを受けた．そして，もうこの仕事は続けられないと思い悩んだ．しかし，患者さん本人や家族は事故に対する私の責任を追及することなく，むしろ突然杖を投げ出した本人が悪いととらえてくれ，逆に私を励ましてくれた．また，まわりのスタッフもいろいろな面で私を支えてくれた．こうして周囲の人々のおかげで私はなんとか立ち直り，再び理学療法士を続けることができるようになった．

　転倒する瞬間の光景は今でも映像でよみがえるのだが，そのときの私にとって，患者さんの行動は想定外だった．私は患者さんの行動を予測できなかったのである．それは知識と経験と想像力の不足からくるもので，転びやすい方向や見守りの方法，バランスを崩したときの支え方など，基本的な知識は身につけてはいたが，予想を超える状況に対して対処する余裕を持ち合わせていなかったのである．しかし，今の自分であればそれらの行動を十分に予測でき，不測の事態に対応することもできると考える．

　理学療法士の仕事は転倒・転落などのリスクを伴うことが多い．学生の皆さんはこれから「転倒の要因」や「転倒を防ぐ方法」など，多くのことを勉強する．臨床場面では教科書的な知識は当然必要であるが，それだけに頼るのではなく，知識をもとに患者さん個人やその場の状況に合わせたリスクへの予測が重要であるということを，身をもって体験した1人として強調したい．失敗は誰にでもあるが，恐れずに何にでもチャレンジしながら，応用力を高められるよう，人とのかかわりを大切にして，学習に取り組んでほしいと願う．

（山形県立保健医療大学・永瀬外希子）

研究を生業とする

　私が理学療法士になった1年目は，昼間は病院で勤務し，夜間と休日には大学院に通う生活をしていた．当時，先輩や大学院の指導教員から指導をいただき，学会での研究発表を継続できるようにと思い，日々の臨床と同時に研究活動にも取り組んでいた．その後，訪問リハビリテーション従事，大学院博士課程，大学特任教員を経て，現在は研究を生業としている．今振り返ると，これまでに発表してきた研究の不出来さを恥ずかしく思うことも少なくない．しかし，そう思えることは過去よりも少しは成長した証であろう，と自らに言い聞かせて，少しでも誰かの役に立てるようにめげずに研究活動に取り組んでいる．

　研究者として理学療法以外のさまざまな領域の研究者と仕事をする際，理学療法士としての経験や思考が生かされることは多い．とりわけ，人を対象とした社会科学研究に関しては，先行研究や専門書を眺めていても得られることのできない，人の動作や行動の観察から感じる"生きた疑問"に気がつくことが重要だと考えている．動作や行動特性から多面的に「人をみる」ことに関しては，他領域の研究者よりも理学療法士が長けていると自負しているし，他領域の研究者には得がたい強みであると思う．

　現在の私自身は，地域在住高齢者に対する運動を中心とした介入研究や調査研究を主たる活動としている．わずかではあるかもしれないが，これらの研究によって高齢者がよりよい日常生活が送れるように，研究成果が社会へ還元されることを目標としている．理学療法マインドをもった研究者が，理学療法領域のみならず，多くの領域で活躍できる機会が増え，理学療法全体が活性化されることが期待される．

　一方，臨床においても研究活動は不可欠であり，むしろ，これから理学療法士となり，臨床家として活躍するためには，臨床研究は避けられないのではないだろうか．われわれ理学療法士がやるべきことはまだまだ多く残されているし，これからの時代の新たな道を開拓するためにも，理学療法士が研究してその成果を社会へ還元することは，大切な責務の1つであろう．

〔国立長寿医療研究センター（執筆時）・牧迫飛雄馬〕

第3章 理学療法に関連する法規

■学習目標
- 理学療法士及び作業療法士法について学ぶ．
- 医療六法について学ぶ．
- 福祉六法について学ぶ．
- 医療過誤と医療訴訟について学ぶ．
- 記録（診療記録，インシデントレポート）について学ぶ．

法規とは法律と規則のことであり，国民の権利・義務にかかわるものである．そもそも法とは人が社会で生活をしていくうえで守らなければならない行為の規範である．理学療法に関連する法規には「理学療法士及び作業療法士法」をはじめとして，「医療法」，「医師法」，「地域保健法」，「介護保険法」など数多く存在する．さらに各法規には，運用について規定した政令（施行令），運用上の細部にわたる取り扱いを定めた省令（規則）が定められている．医療や福祉の現場で働く者は，社会人として法についての知識をもつとともに，医療や福祉に関する法規や資格法について正しく理解しておくことが求められる．

法規の種類には以下のものがある．

① 憲法：国の組織や統治の基本原則を定めたもので，他の法律や命令で変更することができない国の最高法規
② 法律：国会の議決によって制定される法規，「医療法」，「理学療法士及び作業療法士法」など
③ 政令：憲法および法律の規定を実施するため内閣が制定する命令，「医療法施行令」，「理学療法士及び作業療法士法施行令」など
④ 省令・府令・規則：法律または政令を実施するため内閣府，各省・庁，国の委員会などが制定する命令，「医師法施行規則」，「理学療法士及び作業療法士法施行規則」など

A 理学療法士及び作業療法士法

1 制定の経過

理学療法士や作業療法士の業務は「理学療法士及び作業療法士法」（以下，本法）にその法的根拠を求めることができる．本法は1965年第48回通常国会に提出され，6月29日に法律第137号として公布され，8月29日に施行された．

当時，先進諸国においては，早くから理学療法士，作業療法士などの医学的リハビリテーション専門技術者の資格制度が設けられ，体系的な養成教育も行われていた．しかし，わが国においては専門技術者の資格制度がなく，医学的リハビリテーションの普及発展を阻害する要因となっていた．

このような状況をふまえ，1963年，医療制度調査会は医学的リハビリテーションの専門技術者の資格制度をすみやかに創設すべきとの答申を政府に提出した．政府はこれを受け，理学療法士および作業療法士の資格制度の創設について有識者の意見を聞くなど調査を開始し，1965年に法案の提出に至った[1]．

2 目的

理学療法士および作業療法士の資格制度を設けることにより，身体または精神に障害のある者に対する医学的リハビリテーションの普及と向上をはかっていくことが，本法制定の目的である（第一条）．

3 総則

「理学療法」（第二条第一項）は以下のように定義されている．
①その対象となる者は，身体に障害のある者
②その主となる目的は，座る，立つ，歩くといった基本的動作能力の回復をはかること
③そのための手段として，治療体操などの運動療法や電気刺激，マッサージ，温熱などの物理療法を行う

また，本法第二条第三項には「理学療法士」が以下のように定義されている．
①厚生労働大臣の免許を受けた者
②理学療法士の名称を使用することができる者
③医師の指示のもとにその業務を行う者

本法が制定された1965年と現在とでは社会情勢も大きく変化し，理学療法士が働く職場も医療分野に限らず，保健，福祉，介護，健康産業分野と多岐にわたっている．「理学療法」の定義に関しても本法と現実との矛盾が指摘されており，日本理学療法士協会は1995年に作成（2012年に一部改正）した「理学療法士業務指針」において理学療法士が対象とするのは「身体に障害のある者，または障害の発生が予測される者」とし，理学療法の対象となる者の範囲について拡大した認識を示している[2]．

4 免許

理学療法士になるためには，理学療法士国家試験に合格し，厚生労働大臣の免許を受けることが必要である（本法第三条）．しかし，国家試験に合格しただけでは理学療法士になれない．国家試験に合格したうえで，本法第四条の**欠格事由**に該当していないことで，本法第五条に規定する理学療法士名簿に登録される．このことにより初めて理学療法士になることができる．なお，法律において欠格とは必要な資格を備えていないことであり，欠格事由とは欠格となる事柄をいう．

免許は理学療法士国家試験に合格した者の申請により，理学療法士名簿に登録することによって行われ，厚生労働大臣は免許を与えたとき，理学療法士免許証を交付する（本法第六条）．よって免許登録された理学療法士をRPT（registered physical therapist）と呼ぶことがある．

欠格事由は以下の4項目である．
①罰金以上の刑に処せられた者
②理学療法士または作業療法士の業務に関し犯罪または不正の行為があった者
③心身の障害により理学療法士または作業療法士の業務を適正に行うことができない者として厚生労働省令で定めるもの
④麻薬，大麻，アヘンの中毒者

なお，③の心身の障害により理学療法士または作業療法士の業務を適正に行うことができない者として厚生労働省令で定めるものとは，「理学療法士及び作業療法士法施行規則」第一条に「精神の機能の障害により理学療法士及び作業療法士の業務を適正に行うに当たって必要な認知，判断及び意思疎通を適切に行うことができない者とする」とされている．

このように医療従事者の免許制度においては，その業務を行うことに適しない者には免許を与えないとする消極的な資格要件（欠格事由）を定めている[3]．したがって，これに該当する者は国家試験合格という積極的な資格要件を満たしていても免許が与えられないことがある．

理学療法士の免許を受けた者が欠格事由のいずれかに該当するとき，厚生労働大臣によってその免許が取り消されたり，期間を定めて理学療法士の名称の使用停止を命ぜられることがある（本法第七条第一項）．都道府県知事は，管内の理学療法士にこれらの処分が行われる必要があると認めた場合，その旨を厚生労働大臣に具申しなければならない（本法第七条第二項）．都道府県知事から具申された意見に基づいて，本法第七条第四項の規定により，医道審議会の意見を聴取したうえで処分が行われる．

免許を取り消された者がその取消しの理由となった事項に該当しなくなったとき，その他その後の事情により再び免許を与えるのが適当であると認められたときは，再び免許を与えることができる（本法第七条第三項）．

5 試験

理学療法士国家試験は理学療法士になろうとする者が，理学療法を行うに際し必要な知識や技能を習得しているかどうかを判断するために行われる（本法第九条）．毎年少なくとも１回，厚生労働大臣が行うこととされている（本法第十条）．「理学療法士及び作業療法士法施行規則」第八条には，理学療法士国家試験の科目として以下の８つがあげられている．
① 解剖学
② 生理学
③ 運動学
④ 病理学概論
⑤ 臨床心理学
⑥ リハビリテーション医学（リハビリテーション概論を含む）
⑦ 臨床医学大要（人間発達学を含む）
⑧ 理学療法

6 業務

a. 医行為と補助行為

本法第十五条から第十七条には理学療法士の業務，守秘義務，名称使用などが記載されている．医師が医療機関などで行う診療は"**医行為**"と呼ばれるもので，医師の医学的判断・技術に基づいて疾病の診断・治療およびその予防のために行うものであって，医師が行わなければ人体に保健衛生上危害を及ぼす，または及ぼすおそれのある行為である．診察や診断，検査，治療などがこの医行為に相当すると思われる．理学療法士が医師の指示を受けて医行為を行う場合は診療の**補助行為**とみなされ，「医師でなければ，医業を行ってはならない」という「医師法」第十七条の規定に違反することはない．ちなみに"**医業**"とは医行為を業として行うことであり，業として行うとは，公衆または特定の多人数に対して，反復継続の意思をもって一定の行為を行うことである．

b. 診療の補助行為に関する解釈

「保健師助産師看護師法」第五条には，「看護師とは，厚生労働大臣の免許を受けて，傷病者若しくはじよく婦に対する療養上の世話又は診療の補助を行うことを業とする者」とある．同第三十一条には，「看護師でない者は，第五条に規定する業をしてはならない．ただし，医師法又は歯科医師法の規定に基づいて行う場合は，この限りでない」と記載されている．また同第三十二条には，「准看護師でない者は，第六条に規定する業をしてはならない．ただし，医師法又は歯科医師法の規定に基づいて行う場合は，この限りでない」と記載されている．すなわち，診療の補助行為を看護師，准看護師，医師および歯科医師以外の者が業とすることを禁止している．

そこで本法第十五条において，「理学療法士又は作業療法士は，保健師助産師看護師法第三十一条第一項及び第三十二条の規定にかかわらず，診療の補助として理学療法又は作業療法を行なうことを業とすることができる」とし，診療の補助行為の一部として理学療法，作業療法を行うことの法的根拠を与えている．

c. マッサージに関する解釈

本法第二条にある理学療法の定義にはマッサージが含まれている．しかし「あん摩マッサージ指圧師，はり師，きゆう師等に関する法律」第一条には，「医師以外の者で，あん摩，マッサージ若しくは指圧，はり又はきゆうを業としようとする者は，それぞれ，あん摩マッサージ指圧師免許，はり師免許又はきゆう師免許を受けなければならな

い」と記載されている．

そこで，本法第十五条第二項において，「理学療法士が，病院若しくは診療所において，又は医師の具体的な指示を受けて，理学療法として行なうマッサージについては，あん摩マッサージ指圧師，はり師，きゆう師等に関する法律第一条の規定は，適用しない」とし，マッサージを業として行うことができる法的根拠を与えている．

7 守秘義務

本法第十六条には，理学療法士は正当な理由がある場合を除き，その業務上知り得た対象者の状態や情報をみだりに漏らしてはならないと守秘義務を謳っている．理学療法士でなくなったのちにおいても同様としている．

8 名称独占と業務独占

本法第十七条には，理学療法士でない者は，理学療法士という名称または機能療法士などまぎらわしい名称を使用してはならないとし，名称使用の制限を規定している．この条項から理学療法士は"**名称独占**"と解釈することができる．名称独占とは，国家資格において，資格を有する者だけにその名称を使用することができるとした法的規制のことである．知識や技能を有しない者が，その名称を用いて保健衛生上害のおそれのある行為を行うことを未然に防止しようとする目的がある[1]．

名称独占と対比して使われる用語に"**業務独占**"がある．これは国家資格を有する者が，その根拠法に規定された業務を独占して行うことをいい，その資格者には同時に業務上一定の義務を課している．したがって，資格のない者がその業務を行うことは法にふれることになる．医師や弁護士は業務独占である．

本法第二条第一項の「理学療法」の定義において，行為の内容は明記されているが，これらを実施する者を「理学療法士」とする記載は確認できない．また，理学療法士の業務には，たとえば急性期や回復期初期の病状が安定していない時期に行われる運動療法，電気刺激や光線を用いる物理療法など，医行為と解釈される治療行為が多く存在する．しかし，理学療法士でない者が行っても，ただちに人体に危害を生じるおそれのない行為も存在する．よって理学療法士の業務全体を業務独占とすることは，事実上無理があると判断されている[4]．実際，現在の診療報酬制度において理学療法士の免許を受けていない者でも，診療点数は低いが，医師の監督下で運動器リハビリテーション（疾患別リハビリテーション）を行うことができる．また，医療類似行為として「訪問リハビリマッサージ」，「リハビリ鍼灸」という表現も見受けられる．このように，他職種がリハビリテーションという名称のもと，診療の補助行為や運動療法のようなことを行っている．このような状況下，理学療法の業務が徐々に侵害されていくおそれがある．理学療法士の地位を確保し，良質な理学療法サービスを担保するためにも"業務独占"の確保が求められる．このことは日本理学療法士協会も長年訴え続けている．

9 罰則

理学療法士が本法第十六条の規定に違反し，正当な理由がないにもかかわらず業務上知り得た個人情報を漏らした場合，50万円以下の罰金に処せられる（本法第二十一条）．理学療法士の名称の使用停止期間中に理学療法士の名称を使用すると30万円以下の罰金に処せられる（本法第二十二条第一項）．また本法第十七条の規定に違反し，名称を使用した者にも30万円以下の罰金に処せられる（本法第二十二条第二項）．

このように，いかなる行為が罰則に値する行為なのかが明確にされているのは，罪刑法定主義という近代刑法上の大原則による．どのような行為が犯罪となるのか，個々の犯罪に対しどのような刑罰が科せられるのか，あらかじめ法律の条項に

規定されていなければ人を処罰することができないという原則である．あらかじめ何が犯罪となるのかを知らせることにより，それ以外の活動が自由であることを保障している．

10 「理学療法士及び作業療法士法」に関連する政省令

a．「理学療法士及び作業療法士法施行令」（昭和40年10月1日政令第327号）

免許の申請，理学療法士名簿，免許証，養成施設，理学療法士作業療法士試験委員に関することが規定されている．

b．「理学療法士及び作業療法士法施行規則」（昭和40年10月20日厚生省令第47号）

免許，理学療法士国家試験に関することが規定されている．

c．「理学療法士作業療法士学校養成施設指定規則」（昭和41年3月30日文部省・厚生省令第3号）

理学療法士養成施設の指定条件や申請に関することが規定されている．理学療法士養成施設で行われる教育内容は基礎分野，専門基礎分野，専門分野の3分野で構成され，93単位以上習得することとしている〔第6章表3（☞105ページ）参照〕．

B 医療関連法規

すべての国民が可能なかぎり最善の医療を受けることができるよう医療提供体制を整備していくことは誰もが望むことである．このことは日本国憲法の「個人の尊重，生命・自由・幸福追求の権利」（第十三条），「健康で文化的な生活を営む権利」（第二十五条）を保障することでもある．医療に関する法律は数多くあるが，ここでは医療を提供するにあたりその基本法である「医療法」や，理学療法士に対し指示や処方を出す医師の業務を規定している「医師法」など，関連職種の資格法を解説する．

1 医療法（昭和23年法律第205号）

a．趣旨と目的

「医療法」は医療施設の整備や医療行政の基本法であり，医療提供の理念や病院，診療所の開設および管理，人員構成など，医療に関する全般について規定している．1948年に制定され，現在まで大きな改正を5回行っている．医療を受ける者が適切な選択を可能とするために必要なこと，医療の安全を確保するために必要なこと，病院，診療所，助産所の開設，管理に関すること，施設の整備や施設相互間の機能分担，業務の連携を推進するために必要なことを定めている[5]．医療を受ける者の利益の保護と良質，適切，効率的な医療提供体制の確保をはかり，国民の健康の保持に寄与することを制定の目的としている（第一条）．

b．概要

この法律では医療提供の理念を以下のように規定している．医療は，生命の尊重と個人の尊厳の保持を旨とし，医療従事者と医療を受ける者との信頼関係に基づき，心身の状況に応じて行われる．同時に治療のみならず，疾病の予防のための措置とリハビリテーションを含む良質，適切なものでなければならない（第一条第二項）．また，医療は，国民自らの健康の保持増進のための努力を基礎として，医療を受ける者の意向を十分に尊重し，病院，診療所などの医療提供施設，医療を受ける者の居宅などにおいて，医療提供施設の機能に応じ効率的に福祉サービスなどとの有機的な連携をはかりつつ提供されなければならない（第一条第二項2）．

c．医療提供施設

第一条第二項2に医療提供施設として列挙され

ているのは病院，診療所，介護老人保健施設，調剤を実施する薬局，その他の医療を提供する施設である．病院でありかつ特定の要件を有すると地域医療支援病院，特定機能病院と称することができる．

1）病院

医師または歯科医師が，公衆・特定多数人のため医業または歯科医業を行う場所であって，20人以上の患者を入院させるための施設を有するものをいう．病院は，傷病者が科学的でかつ適正な診療を受けることができる便宜を与えることを主たる目的として組織され，運営されるものでなければならない（第一条第五項）．

病院であり，かつ地域における医療の確保のために必要な支援に関する特定の要件を満たした場合，**地域医療支援病院**と称することができる（第四条）．また，病院であり，かつ高度な医療を提供する能力や高度な医療技術開発，研修機能を有するなどの要件を満たした場合，**特定機能病院**と称することができる（第四条第二項）．

2）診療所

患者を入院させるための施設を有しないもの，または19人以下の患者を入院させるための施設を有するものをいう（第一条第五項2）．

3）介護老人保健施設

「介護保険法」の規定による介護老人保健施設のことをいう（第一条第六項）．

d. 病床の種別

病床の種別は，**精神病床，感染症病床，結核病床，療養病床，一般病床**の5種としている（第七条）．

e. 医療監視

厚生労働大臣，都道府県知事などは，必要に応じて病院，診療所などの開設者や管理者に必要な報告を命じたり，人員や清潔保持の状況，構造設備や診療録，帳簿書類などを立ち入り検査することができる（第二十五，二十六条）．

f. 医療計画

都道府県は，地域の実情に応じて，医療提供体制の確保をはかるための計画を定める．医療計画においては，医療圏ごとの必要病床数，医療施設の整備目標，救急医療，僻地医療，周産期医療などの確保，医療連携体制，医療従事者の確保について定めることとしている（第三十条第四項）．

2 医師法（昭和23年法律第201号）

a. 医師の任務

「医師法」は医師の資格（身分）とその権利義務に関することを定めている．「医師は，医療及び保健指導を掌ることによって公衆衛生の向上及び増進に寄与し，もって国民の健康な生活を確保する」という任務を第一条で課している．

b. 業務独占，名称独占

第十七，十八条は業務独占，名称独占に関する条項である．医師でなければ医業をなしてはならない．また，医師でなければ，医師またはこれに紛らわしい名称を用いることは禁止されている．

c. 医師の義務

診療に従事する医師は，診察治療を求められた場合には，正当な事由がなければ，これを拒んではならない（第十九条）．また診察を行った医師は診断書などの交付の求めがあった場合，正当の事由がなければ，これを拒んではならない（第十九条第二項）．医師には業務独占，名称独占を認める一方で，このような**応召義務**を課している．また診察をせずに治療を行ったり，診断書，処方せんを交付してはならない（第二十条）．さらに異状死体の届出義務（第二十一条），処方せん交付の義務（第二十二条），保健指導の義務（第二十三条），診療録の記載，保存の義務（第二十四条）が規定されている．

3 保健師助産師看護師法（昭和23年法律第203号）

　理学療法士が働く職場では，さまざまな職種が連携をとりながら業務を行っている．特に保健師や看護師とは関連が深く，協働することが多い．看護師の業務，特に診療の補助に関する規定は正しく理解しておく必要がある．

　この資格法は保健師，助産師，看護師の資質の向上により，医療や公衆衛生の普及向上をはかることを目的に制定された（第一条）．

a. 保健師

　保健師とは，厚生労働大臣の免許を受けて，保健師の名称を用いて，保健指導に従事することを業とする者をいう（第二条）．保健師は，傷病者の療養上の指導を行うにあたって主治の医師または歯科医師があるときは，その指示を受けなければならない（第三十五条）．保健師は，その業務に関して就業地を管轄する保健所長の指示を受けたときは，これに従わなければならない（第三十六条）．

b. 看護師

　看護師とは，厚生労働大臣の免許を受けて，傷病者もしくはじょく婦に対する**療養上の世話**または**診療の補助**を行うことを業とする者をいう（第五条）．療養上の世話とは，療養中の患者またはじょく婦に対してその症状に応じて行う医学的知識を要する世話をいう．医師，歯科医師，保健師，助産師を除き，看護師でない者は，療養上の世話，診療の補助を行ってはならない（第三十一条）とし，業務独占が謳われている．ただし，看護師（保健師，助産師を含む）は診療の補助全般を担うことができるが，その他の医療技術者は診療の補助の一部を担うとされている[6]．

4 医療技術者の資格法

　リハビリテーション医療に関連の深い職種の資格法では「視能訓練士法」（昭和46年法律第64号），「臨床工学技士法」（昭和62年法律第60号），「義肢装具士法」（昭和62年法律第61号），「言語聴覚士法」（平成9年法律第132号）などがあげられる．「義肢装具士法」の第三十九条，「言語聴覚士法」の第四十三条には連携すなわち**チーム医療**に関する記載があり，他の医療従事者と連携をはかり，適切な医療の確保に努めることが謳われている．1985年以降に制定された資格法にはチーム医療に関する条項が盛り込まれていることが多い．「理学療法士及び作業療法士法」にはチーム医療に関する条項はないが，理学療法士にもチーム医療の実践を求められているのは当然と考えなければならない．

C 保健関連法規

　ここでは国民の健康の維持を目的としている地域保健法と健康増進法を取り上げる．理学療法士にとって保健分野や健康産業への職域拡大は望まれるところであり，関連法の概要を把握しておく必要がある．

1 地域保健法（旧称：保健所法）（昭和22年法律第101号）

　この法律の前身は「保健所法」である．終戦後，連合国軍総司令部の公衆衛生行政の改革のもと，1947年にそれまでの「保健所法」が全面的に改正された．その後，衛生状況の改善，医学の進歩，疾病構造の変化などに対応し，地域保健対策を総合的に推進することが求められ，1994年に現在の「地域保健法」になった[7]．

a. 基本理念

　急速な高齢化の進展，保健医療をとりまく環境の変化に呼応し，国や地方公共団体が講ずる施策が，効果的に地域における公衆衛生の向上および増進をはかること，また地域住民の多様化し高度化する保健，衛生，生活環境などに関する需要に

対応ができるように，地域の特性および社会福祉などの関連施策との有機的な連携に配慮しつつ，総合的に推進していくことを基本理念としている（第二条）．

b. 保健所

保健所は，都道府県，指定都市，中核市，政令で定める市，特別区が設置する（第五条）．保健所は，下記の企画，調整，指導および事業を行う（第六条）．

①地域保健に関する思想の普及および向上に関する事項
②人口動態統計その他地域保健にかかわる統計に関する事項
③栄養の改善および食品衛生に関する事項
④住宅，水道，下水道，廃棄物の処理，清掃その他の環境の衛生に関する事項
⑤医事および薬事に関する事項
⑥保健師に関する事項
⑦公共医療事業の向上および増進に関する事項
⑧母性および乳幼児ならびに老人の保健に関する事項
⑨歯科保健に関する事項
⑩精神保健に関する事項
⑪治療方法が確立していない疾病その他の特殊の疾病により長期に療養を必要とする者の保健に関する事項
⑫エイズ，結核，性病，伝染病その他の疾病の予防に関する事項
⑬衛生上の試験および検査に関する事項
⑭その他地域住民の健康の保持および増進に関する事項

c. 市町村保健センター

市町村は，市町村保健センターを設置することができる（第十八条）．市町村保健センターは住民に対し，健康相談，保健指導，健康診査その他の事業を行う施設としている（第十八条第二項）．

2 高齢者の医療の確保に関する法律（旧称：老人保健法）（昭和57年法律第80号）

1982年「老人保健法」は，高齢化社会に対応し，国民の老後の健康と医療の確保をはかるため，疾病の予防，治療，機能訓練などの保健事業を総合的に実施し，国民保健の向上と老人の福祉を増進するために制定された．その後，1997年「介護保険法」の制定とともに施設療養費が介護保険に移され，2002年には老人医療の受給対象者の年齢が70歳以上から75歳以上に引き上げられた．この間，わが国の高齢化はますます進み，高齢者の医療費の増加が財政を圧迫していることから，新たな対策が求められていた．2008年後期高齢者医療制度の発足とともに，「老人保健法」から現在の法律名に変更された．

a. 医療費適正化計画

厚生労働大臣は，国民の高齢期における適切な医療の確保をはかる観点から，**医療費適正化基本方針**を定め，全国医療費適正化計画を5年ごとに定める（第八条）．都道府県は，医療費適正化基本方針に即して，都道府県医療費適正化計画を5年ごとに定めるとしている（第九条）．

b. 特定健康診査等実施計画

厚生労働大臣は，特定健康診査および特定保健指導の適切かつ有効な実施をはかるための**特定健康診査等基本指針**を定めるものとする（第十八条）．保険者は，特定健康診査等基本指針に即して，特定健康診査等実施計画を5年ごとに定めるとしている（第十九条）．

c. 後期高齢者医療

後期高齢者医療は，高齢者の疾病，負傷または死亡に関して必要な給付を行うものとする（第四十七条）．市町村は，後期高齢者医療の事務を処理するため，**後期高齢者医療広域連合**を設ける（第

四十八条).被保険者は75歳以上の者,65歳以上75歳未満の者であって政令で定める障害の認定を受けた者である.

d. 給付の種類

被保険者に対する給付は,療養の給付,入院時食事療養費,入院時生活療養費,保険外併用療養費,療養費,訪問看護療養費,特別療養費および移送費の支給などである(第五十六条).被保険者の疾病または負傷に対する療養の給付は下記のとおりである(第六十四条第一項)
① 診察
② 薬剤または治療材料の支給
③ 処置,手術その他の治療
④ 居宅における療養上の管理およびその療養に伴う世話その他の看護
⑤ 病院または診療所への入院およびその療養に伴う世話その他の看護

3 健康増進法（平成14年法律第103号）

健康の増進をはかり健康寿命を延ばし,健康で活力ある社会を構築するため,2000年に「21世紀における国民健康づくり運動(健康日本21)」が開始された.「健康増進法」は「健康日本21」に法的な根拠を与えるもので,栄養改善も含め生活習慣を改善し,健康の増進を総合的に推進するための基本的方針を定めたものである.

a. 責務

国民,国,地方公共団体,健康増進事業実施者の責務について以下のように定めている.
① 国民は,健康な生活習慣の重要性に対する関心と理解を深め,生涯にわたり自らの健康状態を自覚し,健康の増進に努めなければならない(第二条).
② 国および地方公共団体は,教育活動,広報活動を通じ,健康の増進に関する正しい知識の普及,健康の増進に関する情報の収集,整理,分析,提供,研究の推進,人材の養成と資質の向上をはかるとともに,健康増進事業実施者など関係者に必要な技術的援助を与えることに努めなければならない(第三条).
③ 健康増進事業実施者は,健康教育,健康相談,健康増進事業を積極的に推進するよう努めなければならない(第四条).

b. 基本方針

厚生労働大臣は,国民の健康の増進を総合的に推進するための基本的な方針を以下のように定めている(第七条).
① 国民の健康の増進の推進に関する基本的な方向
② 国民の健康の増進の目標に関する事項
③ 都道府県健康増進計画および市町村健康増進計画の策定に関する基本的な事項
④ 国民健康・栄養調査その他の健康の増進に関する調査および研究に関する基本的な事項
⑤ 健康増進事業実施者間における連携および協力に関する基本的な事項
⑥ 食生活,運動,休養,飲酒,喫煙,歯の健康の保持その他の生活習慣に関する正しい知識の普及に関する事項
⑦ その他国民の健康の増進の推進に関する重要事項
　また,都道府県は「都道府県健康増進計画」を,市町村は「市町村健康増進計画」を定めることとしている(第八条).

D 福祉関連法規

急激な人口の少子化と高齢化,疾病構造の変化,医療の高度化,社会制度の変革は国民の生活や健康に対する関心をいっそう高いものにしている.保健,医療,福祉は総合的に機能して初めて有効な手段となる.保健関連法規,医療関連法規とともに,主な福祉関連法規を理解しておく必要がある.

福祉六法とは福祉分野全般に関連する6つの法律の総称で,「児童福祉法」,「身体障害者福祉法」,

「生活保護法」，「知的障害者福祉法」，「老人福祉法」，「母子および寡婦福祉法」をいう．ここでは「身体障害者福祉法」と「老人福祉法」を取り上げる．また，高齢者の介護サービスや介護支援を保障するための社会保険制度である「介護保険法」を解説する．

1 障害者総合支援法（旧称：障害者自立支援法）（平成25年法律第51号）

2000年に「身体障害者福祉法」，「知的障害者福祉法」，「児童福祉法」の改正が行われ，従来の**措置制度**から，利用者がサービス事業者と契約して自己負担額を支払う**サービスの利用制度**に改められた．これを受け，「障害者自立支援法」が2005年に制定された．障害者の就労と自立の支援，障害の種別にかかわらないサービスの一元化がはかられ，障害者福祉施策のあり方が大きく変化した．さらに，この法律は2013年に「障害者の日常生活及び社会生活を総合的に支援するための法律（障害者総合支援法）」とされ，障害者の範囲に難病などを追加，「障害程度区分」を「障害支援区分」に改称，重度訪問介護の対象拡大などが盛り込まれた．

a. 実施機関と業務

この法律において，市町村は障害者が自立した日常生活または社会生活を営むことができるよう，障害者等の生活の実態を把握したうえで，関係機関との緊密な連携をはかり，必要な自立支援給付および地域生活支援事業を総合的かつ計画的に行うこととされている．

また，都道府県は市町村が行う自立支援給付および地域生活支援事業が適正かつ円滑に行われるよう，市町村に対する必要な助言，情報の提供などの援助を行うこと，市町村と連携をはかり，必要な自立支援医療費の支給および地域生活支援事業を総合的に行うこととされている．

さらに，すべての国民はその障害の有無にかかわらず，障害者等が自立した日常生活または社会生活を営めるような地域社会の実現に協力するよう努めなければならないとし，国民にも責務を課している．

b. 身体障害者

この法律において「障害者」とは，「**身体障害者福祉法**」に規定する身体障害者，「**知的障害者福祉法**」にいう知的障害者のうち18歳以上である者，「**精神保健及び精神障害者福祉に関する法律**」に規定する精神障害者のうち18歳以上である者，治療方法が確立していない疾病その他の特殊な疾病を有し，定められた障害の程度であり18歳以上である者をいう．また「障害児」とは，「**児童福祉法**」に規定する障害児をいう．

一般に障害者等級といわれているものは「**身体障害者障害程度等級表**」（身体障害者福祉法施行規則）による級別のことである．障害種別により，①視覚障害，②聴覚または平衡機能の障害，③音声機能・言語機能または咀嚼機能の障害，④肢体不自由，⑤心臓・腎臓・呼吸器などの機能障害の5つに分けられている．肢体不自由の身体障害者障害程度等級表を**表1**に示した[8]．

2 老人福祉法（昭和38年法律第133号）

a. 目的

老人の福祉に関する原理を明らかにするとともに，老人に対し，その心身の健康の保持および生活の安定のために必要な措置を講じ，老人の福祉をはかることを目的としている（第一条）．

b. 老人の責務と社会への要請

老人は，多年にわたり社会に対し貢献をしてきた者として，豊富な知識と経験を有する者として敬愛され，健全で安らかな生活を保障されるべきである（第二条）．老人自身，加齢による心身の変

表1 身体障害者障害程度等級表（肢体不自由）

級別	上肢	下肢	体幹	乳幼児期以前の非進行性の脳病変による運動機能障害 上肢機能	乳幼児期以前の非進行性の脳病変による運動機能障害 移動機能
1級	1. 両上肢の機能を全廃したもの 2. 両上肢を手関節以上で欠くもの	1. 両下肢の機能を全廃したもの 2. 両下肢を大腿の2分の1以上で欠くもの	体幹の機能障害により坐っていることができないもの	不随意運動・失調等により上肢を使用する日常生活動作がほとんど不可能なもの	不随意運動・失調等により歩行が不可能なもの
2級	1. 両上肢の機能の著しい障害 2. 両上肢のすべての指を欠くもの 3. 一上肢を上腕の2分の1以上で欠くもの 4. 一上肢の機能を全廃したもの	1. 両下肢の機能の著しい障害 2. 両下肢を下腿の2分の1以上で欠くもの	1. 体幹の機能障害により坐位又は起立位を保つことが困難なもの 2. 体幹の機能障害により立ち上ることが困難なもの	不随意運動・失調等により上肢を使用する日常生活動作が極度に制限されるもの	不随意運動・失調等により歩行が極度に制限されるもの
3級	1. 両上肢のおや指及びひとさし指を欠くもの 2. 両上肢のおや指及びひとさし指の機能を全廃したもの 3. 一上肢の機能の著しい障害 4. 一上肢のすべての指を欠くもの 5. 一上肢のすべての指の機能を全廃したもの	1. 両下肢のショパール関節以上で欠くもの 2. 一下肢を大腿の2分の1以上で欠くもの 3. 一下肢の機能を全廃したもの	体幹の機能障害により歩行が困難なもの	不随意運動・失調等により上肢を使用する日常生活動作が著しく制限されるもの	不随意運動・失調等により歩行が家庭内での日常生活活動に制限されるもの
4級	1. 両上肢のおや指を欠くもの 2. 両上肢のおや指の機能を全廃したもの 3. 一上肢の肩関節、肘関節又は手関節のうち、いずれか一関節の機能を全廃したもの 4. 一上肢のおや指及びひとさし指を欠くもの 5. 一上肢のおや指及びひとさし指の機能を全廃したもの 6. おや指又はひとさし指を含めて一上肢の三指を欠くもの 7. おや指又はひとさし指を含めて一上肢の三指の機能を全廃したもの 8. おや指又はひとさし指を含めて一上肢の四指の機能の著しい障害	1. 両下肢のすべての指を欠くもの 2. 両下肢のすべての指の機能を全廃したもの 3. 一下肢を下腿の2分の1以上で欠くもの 4. 一下肢の機能の著しい障害 5. 一下肢の股関節又は膝関節の機能を全廃したもの 6. 一下肢が健側に比して10センチメートル以上又は健側の長さの10分の1以上短いもの		不随意運動・失調等による上肢の機能障害により社会での日常生活活動作が著しく制限されるもの	不随意運動・失調等により社会での日常生活活動が著しく制限されるもの
5級	1. 両上肢のおや指の機能の著しい障害 2. 一上肢の肩関節、肘関節又は手関節のうち、いずれか一関節の機能の著しい障害 3. 一上肢のおや指を欠くもの 4. 一上肢のおや指の機能を全廃したもの 5. 一上肢のおや指及びひとさし指の機能の著しい障害 6. おや指又はひとさし指を含めて一上肢の三指の機能の著しい障害	1. 一下肢の股関節又は膝関節の機能の著しい障害 2. 一下肢の足関節の機能を全廃したもの 3. 一下肢が健側に比して5センチメートル以上又は健側の長さの15分の1以上短いもの	体幹の機能の著しい障害	不随意運動・失調等による上肢の機能障害により社会での日常生活活動に支障のあるもの	不随意運動・失調等により社会での日常生活活動に支障のあるもの
6級	1. 一上肢のおや指の機能の著しい障害 2. ひとさし指を含めて一上肢の二指を欠くもの 3. ひとさし指を含めて一上肢の二指の機能を全廃したもの	1. 一下肢をリスフラン関節以上で欠くもの 2. 一下肢の足関節の機能の著しい障害		不随意運動・失調等により上肢機能の劣るもの	不随意運動・失調等により移動機能の劣るもの
7級	1. 一上肢の機能の軽度の障害 2. 一上肢の肩関節、肘関節又は手関節のうち、いずれか一関節の機能の軽度の障害 3. 一上肢の手指の機能の軽度の障害 4. ひとさし指を含めて一上肢の二指の機能の著しい障害 5. 一上肢のなか指、くすり指及び小指を欠くもの 6. 一上肢のなか指、くすり指及び小指の機能を全廃したもの	1. 両下肢のすべての指の機能の著しい障害 2. 一下肢の機能の軽度の障害 3. 一下肢の股関節、膝関節又は足関節のうち、いずれか一関節の機能の軽度の障害 4. 一下肢のすべての指を欠くもの 5. 一下肢のすべての指の機能を全廃したもの 6. 一下肢が健側に比して3センチメートル以上又は健側の長さの20分の1以上短いもの		上肢に不随意運動・失調等を有するもの	下肢に不随意運動・失調等を有するもの

化を自覚し，心身の健康を保持し，健全な生活を保持していくためにも，社会にとって貴重なその知識と経験を役立てるように努めるべき旨を要請している．また，その希望と能力に応じ，適当な仕事に従事する機会，その他社会的活動に参加する機会を与えられるべきことを社会一般にも要請している．

c. 老人居宅生活支援事業（第五条の二）

老人居宅介護等事業，老人デイサービス事業，老人短期入所事業，小規模多機能型居宅介護事業，認知症対応型老人共同生活援助事業，複合型サービス福祉事業がある．

d. 老人福祉施設（第五条の三）

老人デイサービスセンター，老人短期入所施設，養護老人ホーム，特別養護老人ホーム，軽費老人ホーム，老人福祉センター，老人介護支援センターがある．

e. 介護保険との関係

身体上または精神上の障害があるために日常生活を営むのに支障がある老人の介護などに関する措置については，この法律に定めるもののほか，介護保険法の定めるところによる（第十条）．この法律に基づく福祉の措置の実施にあたっては，前条に規定する介護保険法に基づく措置との連携および調整に努めなければならない（第十条の二）．

f. 対象（第五条の四）

65歳以上で，かつ身体上または精神上の障害があるため日常生活を送ることができない者が，やむをえない理由によって介護保険などで提供されるサービスを受けられない場合，この法律の対象となる．65歳未満の者でも特に必要と認められる場合，措置されることがある．

3 介護保険法
（平成9年法律第123号）

a. 背景

高齢社会の急速な進展に対応するため，1989年国は「高齢者保健福祉推進十か年戦略（ゴールドプラン）」を作成し，高齢者介護の基盤整備を進めた．しかし，老人福祉制度では高齢化進展による財政上の行き詰まり，老人保健制度では社会的入院の増加により，高齢者施策は困難をきわめていた．また，介護サービスが老人福祉と老人保健の両制度に分割されていたことで，総合的にサービスを受けることが難しくなっていた[9]．介護保険法は，このような問題を解決し，高齢社会の最大の不安の1つである介護を社会全体で支えることを目的に1997年に制定され，2000年から施行された．

b. 基本理念

①社会保険制度であるが，費用の半分を租税で負担する．
②負担と給付の関係を明確化し，理解を得られやすい仕組みとする．
③高齢者からも保険料や利用者負担を求め，公平な世代間負担をはかる．
④各分野の介護サービスを1つの制度にまとめ，総合的な利用を可能とする．
⑤利用者はサービスを選択し，契約に基づいてサービスを利用する．これを支援するケアマネジメントを制度化する．

c. 目的

要介護状態となった者が尊厳を保持し，その有する能力に応じ自立した日常生活を営むことができるよう，必要な保健医療サービスや福祉サービスを受けるため，介護保険制度を設け，保険給付などに関して必要な事項を定め，国民の保健，医療の向上および福祉の増進をはかることを目的と

する（第一条）．

d. 給付の対象

介護保険は，被保険者の要介護状態または要支援状態に対し保険給付を行う（第二条）．

e. 要介護状態と要支援状態

1）要介護状態

身体上，精神上の障害があるために，入浴，排泄，食事などの日常生活上の基本動作について介護を要すると見込まれる状態で（第七条），軽度介護レベルの要介護1から重度介護レベルの要介護5まで5段階に区分される．

2）要支援状態

身体上，精神上の障害があるために，入浴，排泄，食事などの日常生活における基本動作について介護を要する状態を軽減あるいは悪化させないための支援を要する状態である（第七条第二項）．要支援1と要支援2に区分される．

f. 保険者と被保険者

保険者は市町村である．65歳以上のすべての者を第1号被保険者，40歳以上65歳未満で医療保険に加入している者を第2号被保険者とする（第九条）．

g. 介護保険サービス

介護保険サービスの一覧については，第4章表1（☞77ページ）を参照されたい．

h. 介護支援専門員（ケアマネジャー）

介護支援専門員とは，要介護者また要支援者からの相談に応じ，要介護者などが心身の状況に応じて適切なサービスを利用できるよう市町村，サービス事業者，介護保険施設などとの連絡調整を行う者である．そして，要介護者などが自立した日常生活を営むのに必要な援助に関する専門的知識と技術を有するものとして，第六十九条の七第一項の介護支援専門員証の交付を受けた者をいう．

E 医療事故，医療過誤訴訟

医療の質向上と安全の確保は医療機関が最優先して取り組むべき課題の1つである．しかし，医療事故はむしろ増加傾向にあり，それに伴い医療過誤訴訟も急増している．医行為が法律上どのように位置づけられているかを理解しておく必要がある．

1 医行為の法的位置づけ

患者から診療の依頼があり，医師がそれを引き受けた場合，法的な契約関係が両者に生じる．この契約は**準委任契約（民法第656条）**とみなされ，委任の規定が準用される．医師側には**善良な管理者の注意をもって診療を行う義務**（民法第644条）と，**診療内容などを説明する義務**（民法第645条）が生じる．患者には**診療報酬支払い義務**（民法第648条第1，2項）が生じる[10]．

2 診療に関する法的義務

診療を行うとき，医師は法的義務として民法上の注意義務を遵守しなければならない．1つは**結果発生の予見義務**である．診療による結果の発生をあらかじめ予見しなければならない．もう1つは**結果発生の回避義務**である．危険な結果の発生を防止するため適切な処置をとらなければならない[10]．

3 医療過誤

医療行為により，患者などの身体・生命が侵害され，死亡・傷害などの結果が生じた場合を一般に"**医療事故**"という．これには医療従事者の過失によるものや，医療行為とは直接関係のないもの，不可抗力で生じたものなどがある．

医療事故のうち，医療従事者の知識不足や技術の未熟さによる不適切な検査や治療に基づく医療

行為が原因で生じた事故がある．たとえば，患者の取り違えや輸血ミスである．このように，医療従事者が当然払うべき注意を怠り，これにより患者などに傷害を及ぼした場合を"**医療過誤**"という．過失とは，業務上必要な注意を怠ったために，予期しない事実が発生した状態をいう[11]．

4　医療過誤訴訟

医師・医療従事者に対し，過失による医療過誤発生の責任を問い，損害賠償を求めるのが医療過誤訴訟である．医療過誤訴訟では，医師の指示により行われる医行為（理学療法）であっても，医療従事者（理学療法士）の個人的責任を問われる事例が増えている．医療従事者が医療過誤をおこした場合，主に民事上，刑事上，行政上の3つの法的な責任を問われる．

5　民法責任

医療過誤は民法上の契約不履行（民法第415条）と不法行為（民法第709条）の対象となる．医行為は一般に医師と患者の間の**診療契約**とみなされ，医療過誤はこの契約不履行違反にあたり賠償責任が生じる．また，故意や過失のある行為によって患者が損害を被った場合，不法行為とみなし賠償責任が生じる．医師・医療従事者を雇用している医療機関についてもその責任賠償を負う（民法第715条）とされている．

6　刑事責任

医療過誤により患者が死傷した場合，**業務上過失致死罪**（刑法第211条）が適応になる．業務上必要な注意を怠り，人を死傷させた場合は5年以下の懲役もしくは禁錮または100万円以下の罰金が科せられる．業務上必要な注意とは，医師・医療従事者が職業人として通常有する医学上の知識および技術による注意能力が基準とされている．

7　行政責任

行政処分として，免許の取り消し，期間を定めて行われる名称使用の停止などがある．

8　リスクマネジメント

医療の質と患者の安全を保証していくことは，患者の身体的保護，医療従事者の法的保護，医療機関の経営的保護につながり，ここにリスクマネジメントの意義を見出すことができる．日本リハビリテーション医学会では，リスクマネジメントの基本的な考え方を以下の8点にまとめている[12]．
①常に危機意識をもち業務にあたること
②患者本位の医療に徹すること
③医療行為を行うときは，徹底したチェック，ダブルチェックをすること
④患者・家族とのコミュニケーションを十分にとること
⑤医療者間のコミュニケーションをはかること
⑥情報は常に共有化すること
⑦医療者自身の健康管理を行うこと
⑧リスクマネジメントのための教育・研修システムを整備すること

F 理学療法診療記録

理学療法士が日常行っている臨床業務の内容を診療記録として記載し，残していくことは欠かせない業務の1つである．**診療記録**とは対象者の診療情報を電子媒体や紙媒体にまとめたもので，診療録，手術記録，検査記録，看護記録など，対象者の身体状況，病態などについて記録されたものである．理学療法診療記録は診療記録に属する．診療録は医師が対象者に対して行った診療の内容・状態・経過を記載した文章を指す法律上の用語で，「医師法」や「医師法施行規則」に記載や保存が義務づけられている（**表2**）．

表2 診療録，記載事項に関する法的記載

医師は，診療をしたときは，遅滞なく診療に関する事項を診療録に記載しなければならない（医師法第二十四条）

前項の診療録にあって，病院又は診療所に勤務する医師のした診療に関するものは，その病院又は診療所の管理者において，その他の診療に関するものは，その医師において，5年間これを保存しなければならない（医師法第二十四条）

診療録の記載事項は，下記のとおりである（医師法施行規則第二十三条）
①診療を受けた者の住所，氏名，性別及び年齢
②病名及び主要症状
③治療方法（処方及び処置）
④診療の年月日

表3 理学療法診療記録の内容

①個人情報
　氏名，年齢，性別，住所など
②業務管理情報
　患者ID，主治医，処方内容，病棟，病室，担当療法士，医療保険の種類など
③医学的情報
　診断名，障害名，合併症，既往歴，現病歴，禁忌事項，注意事項など
④社会的情報
　家族構成，住宅の種類，居住環境，教育歴，職業，社会的地位，家庭内での役割など
⑤検査・測定データ
　徒手筋力検査，関節可動域検査，感覚検査などの結果，測定値の記載
⑥他部門からの情報
　作業療法士，言語聴覚士，看護師などからの情報，カンファレンスの結果
⑦理学療法における評価と障害像
　統合と解釈，問題点，短期目標，長期目標，プログラム
⑧実施経過
　実施内容，目標達成度，進捗状況
⑨各種報告書
　リハビリテーション総合実施計画書など
⑩退院時，終了時の要約
　転院時，退院時経過報告書など

1　理学療法診療記録の法的根拠

　日々の業務として理学療法診療記録を残していく目的は，対象者の状態や経過を客観的に記録することで効果判定や情報交換の資料とすることや，理学療法士自身の思考過程の指標とすることなどがあげられる．特に，診療報酬算定や医療行為の法的な裏づけとして注目しておく必要がある．

　医療技術者の資格法のなかで記載および保持の義務が規定されているものは，「医師法」第二十四条に規定される診療録，および「保健師助産師看護師法」第四十二条に規定される助産録である．「理学療法士及び作業療法士法」には業務として記録を作成し保存することは特に定められていない．診療は医師または歯科医師が行う医業の一部であるが，医療技術者はその資格によって診療の補助を行うことができる．理学療法士においては理学療法が該当し，理学療法は医師の指示のもとに行うことが同法第二条第三項に規定されている．このことから，理学療法を処方した医師が，処方内容を診療録に記載し保存することは法律に定められた義務であると同時に，臨床場面では診療補助行為を行った理学療法士に対しその記録を残すことが求められるのは当然と思われる．また，医療行為は患者との契約ととらえられており，説明責任を果たす意味でも適切な診療記録の作成・保存が求められる．

2　診療報酬請求に関する記録

　医科診療報酬点数表の「リハビリテーション通則」には「各区分におけるリハビリテーションの実施に当たっては，全ての患者の機能訓練の内容の要点及び実施時刻（開始時刻と終了時刻）の記録を診療録等へ記載すること」，また「リハビリテーションの実施に当たっては，医師は定期的な機能検査等をもとに，その効果判定を行い，**リハビリテーション実施計画**を作成する必要がある」，さらに，「リハビリテーションの開始時及びその後3か月に1回以上患者に対して当該リハビリテーショ

ン実施計画の内容を説明し，診療録にその要点を記載すること」と記載されている．実施した理学療法の内容・時間を記録することや，リハビリテーション実施計画の要点を診療録に記載することが，診療報酬請求の根拠になることを示している．

3　理学療法診療記録の内容

　理学療法診療記録の内容は，①個人情報，②業務管理情報，③医学的情報，④社会的情報，⑤検査・測定データ，⑥他部門からの情報，⑦理学療法における評価と障害像，⑧実施経過，⑨各種報告書，⑩退院時，終了時の要約などが含まれる（**表**3）．

●引用文献

1) 紺矢寛朗：理学療法士及び作業療法士法とその解説. 理・作・療法, 14:25-33, 1980.
2) 社団法人日本理学療法士協会：理学療法士業務指針（日本理学療法士協会）.
http://www.japanpt.or.jp/00_jptahp/wp-content/uploads/2013/10/028-0302.pdf
3) 松田 功：医事法規―2 理学療法士及び作業療法士法の逐条解説（1）. 理・作・療法, 19:251-255, 1985.
4) 紺矢寛朗, 饗庭忠男：理学療法士及び作業療法士法に対する疑問と解説. 理・作・療法, 14:34-45, 1980.
5) 本井 治：よくわかる医療・福祉関係法規の手引き. p.21, 共和書院, 2008.
6) 江川 寛：医療科学. 第2版, p.61, 医学書院, 2005.
7) 本井 治：よくわかる医療・福祉関係法規の手引き. p.145, 共和書院, 2008.
8) 障害者福祉研究会：新訂 身体障害者認定基準及び認定要領―解釈と運用. pp.24-31, 中央法規出版, 2003.
9) 基本医療六法編纂委員会：基本医療六法平成22年版. p.1545, 中央法規出版, 2006.
10) 江川 寛：医療科学. 第2版, p.52, 医学書院, 2005.
11) 江川 寛：医療科学. 第2版, p.53, 医学書院, 2005.
12) 日本リハビリテーション医学会診療ガイドライン委員会：リハビリテーション医療における安全管理・推進のためのガイドライン, 医歯薬出版, 2006.

●参考文献

1) 医療秘書教育全国協議会：改訂医療関連法規. 建帛社, 2003.
2) 山崎英樹ほか：医療事故防止のリスク・マネジメント. ぱる出版, 2006.

■ 誰のために何をする？ ■

　国際連合が「完全参加と平等」をテーマに指定した「国際障害者年」（1981年）を境に，全国的にリハビリテーションのための効果的施策の推進が行われ，専門の病院やセンターが設立された．私はこの翌年に理学療法士免許を取得し，診療所・重度身体障害者更生援護施設・更生相談所が併設された，県立リハビリテーションセンターに就職した．

　入職時は，整形外科の手術前後や，脳血管障害など神経内科領域が主な対象で，先輩の指導を受けながら病院の理学療法に携わった．入職2年目ころから，次第に更生施設や相談支援などの福祉領域に関係する業務が加わり，その後の内部異動で，身体障害者療護施設，特別養護老人ホームなどを経験した．今はリハビリテーションセンターに戻り，訪問相談や更生相談などの相談業務を行っている．

　今までの職歴を通してわかったことは，重度障害者がより長く快適な生活を送るためには，車椅子シーティングの知識と，それに基づく実践が必須であるということである．姿勢の変化とADL評価が的確に結びつかなければ，アプローチを誤るばかりか，対象者には不利益となる．理学療法士のかかわりは対象者の人生に大きく影響することを改めて感じている．

　現在，家屋改造などの相談支援，義肢・装具・車椅子の判定などで，初めて会う対象者について理学療法士としての判断を求められることが多い．用具や環境改善に関する指導で一番大切なことは，対象者の身体機能に最適な選択をすることである．理学療法士だからこそ身体機能を的確に評価することができ，ADL評価との関連を十分に把握して最適な用具や環境を選定できると自負している．

　理学療法は「誰のために何をするのか」をもとに，対象者の身体機能を的確に評価し，生活環境を考慮することで，最適な目標設定ができる．理学療法士は，対象者の人生を支える一助となりうることを忘れないでほしい．

（埼玉県総合リハビリテーションセンター・清宮清美）

第4章
理学療法と保険制度

■学習目標
- わが国の社会保険制度の概要について学ぶ．
- 医療保険制度の変遷について学ぶ（保険点数の変遷を含む）．
- 医療保険制度の内容について学ぶ（現在の保険点数の詳細にはふれない）．
- 介護保険制度の内容について学ぶ（変遷を含む）．
- 保険制度と理学療法臨床との関係について学ぶ．

A わが国の社会保険制度の概要[1-4]

わが国の社会保障制度は，主として社会保険，公的扶助（生活保護），社会福祉（老人福祉，障害者福祉，児童福祉，母子福祉），公衆衛生および医療（感染症対策，食品衛生，水道，廃棄物処理），老人保健〔2008（平成20）年4月より後期高齢者（長寿）医療制度に改正〕の5部門に分かれており，広義にはこれらに恩給，戦争犠牲者援護を加えている．この社会保障制度の一分野である社会保険とは，国民が生活するうえでの疾病，高齢化，失業，労働災害，介護などの事故（リスク）に備えて，事前に強制加入の保険に入ることによって，事故（リスク）がおこったときに現金または現物給付により生活を保障する相互扶助の仕組みである．わが国では，医療保険，年金保険，労災保険，雇用保険，介護保険の5種類の社会保険がある．

1 わが国の社会保険の歴史

わが国の社会保険制度は，第1次世界大戦後の1927（昭和2）年に施行された健康保険法をはじめ，労働者（被用者）を対象として発足しているが，これは世界共通の現象でもある．その後，農村に対する救済策として1938（昭和13）年に国民健康保険法が制定された．しかし，第2次世界大戦後は社会保障の充実の要望を背景として，一般地域住民に対する社会保険制度を整備し，全国民の生活を保障することとした．1961（昭和36）年4月に全国の市町村で国民健康保険事業が始められ，制度としても完全普及し，国民皆保険体制が確立した．同時に国民年金制度が発足し，国民皆保険・国民皆年金が確立した．

戦後の高度成長のなか，1973（昭和48）年には，老人医療費無料制度の創設（70歳以上の高齢者の自己負担無料化）をはじめ，医療保険制度では健康保険の被扶養者の給付率の引き上げ，高額療養費制度の導入，年金保険制度では給付水準の大幅引き上げと物価スライド制および賃金スライド制の導入など，大幅な制度拡充が行われ，この年は「福祉元年」と呼ばれた．この老人医療費無料化は過剰診療などを引き起こし，老人医療費の急増，国民健康保険をはじめ，医療保険制度の大きな財政負担となった．

1）老人保健制度の創設

1982（昭和57）年には，壮年期（40歳）からの健康づくりと老人医療費の公平な負担をはかることを目的とした老人保健制度（老人医療費の患者本人一部負担と，同費用の国・地方公共団体と医療保険各制度の保険者が共同拠出する方式の導入）が創設された．

2）医療保険制度の見直し

1984（昭和59）年に，健康保険の被用者保険本人に対する10割給付を見直し，定率1割負担が導入された．

3）患者負担の見直し

1994（平成6）年には入院時食事療養費が導入され，1997（平成9）年には健康保険本人負担が2割に引き上げられた．さらに，2000（平成12）年には老人医療費1割負担が導入され，2003（平成15）年には健康保険本人負担が3割に引き上げられ，総

報酬制の導入などが実施された．

2006（平成18）年には，予防の重視，医療費適正化の総合的推進，新たな高齢者医療制度の創設などを掲げた**医療制度改革**が施行された．

それでも少子高齢化社会へ突き進むわが国は，2025（平成37）年には高齢者人口のピークを迎えるとともに，団塊の世代の後期高齢化により当該年代層人口比率が増大し，医療依存者の増加と要介護者の増加に伴い，その社会保障費で社会保障制度の維持が困難になる懸念がある．その解決のために「社会保障と税の一体改革」としての「地域包括ケアシステム」の構築の一環である，①「治す医療」から「治し・支える医療」への転換，②「病院完結型」から「地域完結型」の医療への転換，③急性期医療への資源の集中投入と早期の家庭復帰・社会復帰，④健康の維持増進，疾病の予防，早期発見の促進などの取り組みが必要と考えられている．そこで2014（平成26）年には「社会保障と税の一体改革案」で示した2025年のイメージを見据えつつ，あるべき医療の実現に向けた第一歩の改定として，国民・患者が望む安心・安全で質の高い医療が受けられる環境を整えていくために必要な分野に重点配分する改定が始まった．

2 介護保険の創設

わが国の高齢化のスピードが速かったことから（高齢化の定義である高齢化率7％からその倍の14％になるまでわずか24年，ちなみにスウェーデンは85年），高齢者の介護問題が老後最大の不安要因として認識されて，2000年に介護保険制度が施行された．介護保険は，老人福祉と老人医療に分かれていた高齢者の介護制度を社会保険の仕組みで再編成したものであり，世界的にもドイツに続く創設であった．

従来の社会福祉の考え方は，行政機関がサービス実施の可否，サービス内容，提供体制などを決定するといった"**措置制度**"と呼ばれるものであった．介護保険制度は，サービス利用者本位の考え方に立ち，利用者がサービス事業者との**契約**によって**サービス提供**を受けるとした**方式**である．

2006年には予防重視型のシステムへ転換する改革がなされた．また，2014年の診療報酬改定において，早期在宅復帰の促進が推進され，今後は，この早期在宅復帰を支援する介護保険サービスの充実が求められている．

3 社会保険の種類

a. 給付による分類

「医療保険」，「介護保険」，労災保険（療養費）は医療サービスや介護サービスという**現物給付**であり，年金保険，雇用保険，労災保険（療養費以外）は**現金給付**である．

b. 対象者による分類

被用者を対象とする社会保険と自営業者などを対象とする社会保険に大別されるが，医療事務では，一般住民が加入する"**国保（国民健康保険）**"に対し，被用者保険を"**社保（社会保険）**"と呼ぶことがある．また企業では，健康保険と厚生年金保険の2つを合わせて"**社会保険**"，雇用保険と労災保険の2つを合わせて"**労働保険**"と呼ぶことがある．

●被用者
- 会社員：健康保険，厚生年金保険，雇用保険，労働者災害補償保険（労災保険）
- 公務員：共済組合（短期給付），共済組合（長期給付），退職手当，公務員災害補償
- 船員：船員保険，厚生年金保険

●自営業者など
国民健康保険，国民年金

4 世界からみたわが国の社会保険制度の特徴

a. 国民皆保険，国民皆年金体制

わが国は，すべての国民の医療，介護，年金をカバーした**国民皆保険，国民皆年金体制**である．

- 年金制度は，高齢期の生活の基本部分を支える年金を保障する仕組みである．
- 医療保険制度は，「誰でも，いつでも，どこでも」保険証1枚で医療を受けることが保障されたものである．
- 介護保険制度は，加齢に伴う要介護状態になっても，自立した生活を営むのに必要な介護を保障する仕組みとなっている．

b. 社会保険方式による運営

欧州は公的扶助（税金）方式，米国は民間保険方式中心の運営であるのに比べ，わが国では，医療，介護，年金の社会保障がすべて社会保険方式（疾病，介護，高齢化などに備えた強制加入保険に入り，当該状況時に受ける給付により生活を保障する相互扶助の仕組み）によって運営されている．

c. 保険料と税の組み合わせによる財政運営

社会保険方式に公費も投入し，「保険料」と「税」の組み合わせによる財政運営を行っている（わが国の介護保険制度がこれに当たる）．

1）社会保険の財源

約60％が保険料，約30％が公費（税），約10％が資産収入などで，保険料中心の構成となっている．公費負担によって保険料負担を軽減することにより，低所得者も含め，保険集団としてのまとまり（相互扶助・社会連帯）をつくる側面がある．欧州ではおおむね公費負担の大きい公的扶助中心の構成である．米国の医療保険では，民間の保険会社が提供する保険と公的保険（65歳以上の高齢者を対象にするメディケアと生活困窮者の公的援助をしているメディケイドの2種類）の混合であり，

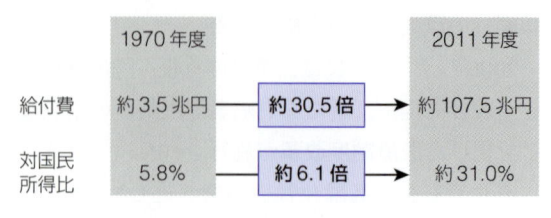

図1 社会保障給付費の拡大

	1970年度		2011年度
給付費	約3.5兆円	約30.5倍	約107.5兆円
対国民所得比	5.8％	約6.1倍	約31.0％

国民のほとんどが企業が従業員の福利厚生の一環として導入している民間保険を利用している．

2）社会保障給付費の規模

制度の充実と世界で類をみない超高齢化の進展に相まって，給付費の規模は大きく拡大している（図1）．

諸外国の**国民負担率**[*1]についてみると，2010年度実績で，英国47.3％，ドイツ50.5％，フランス60.0％，スウェーデン58.9％，米国30.9％である．それに対して，わが国の国民負担率は，1980年度30.5％，2000年度37.3％，2010年度38.5％と欧州諸国と比較して低く，米国よりやや高い．

このデータが示すように，北欧諸国は「高福祉・高負担」，米国は「低福祉・低負担」といわれ，わが国は「中福祉・中負担」を目指しているといわれている．

3）欧州諸国との比較

高齢者関係給付の比重（約7割）が高く，児童・家庭関係の給付の比重は低い．

5 わが国の社会保障の行方

2008年11月の社会保障国民会議において，2025年までの医療，介護サービスの改革シナリオとして，①医療の機能分化を進める，②急性期医療を中心に人的・物的資源を集中投入する，③入院期間を減らして早期の家庭復帰・社会復帰を実現する，④同時に在宅医療・在宅介護を大幅に充実する，⑤地域での包括的なケアシステムを構築する，

---

*1：国民負担率＝（租税負担額＋社会保障負担額）÷国民所得×100

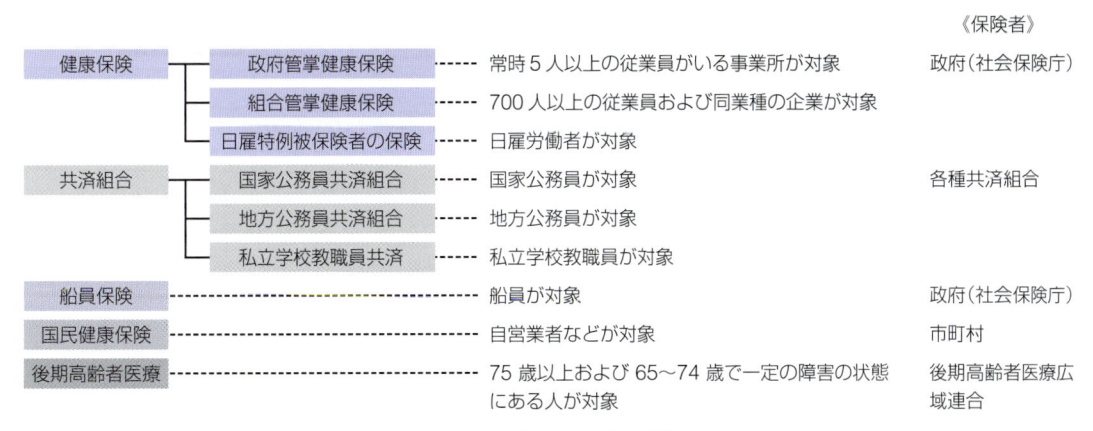

図2 公的医療保険の種類

保険種類	細目	対象	《保険者》
健康保険	政府管掌健康保険	常時5人以上の従業員がいる事業所が対象	政府(社会保険庁)
	組合管掌健康保険	700人以上の従業員および同業種の企業が対象	
	日雇特例被保険者の保険	日雇労働者が対象	
共済組合	国家公務員共済組合	国家公務員が対象	各種共済組合
	地方公務員共済組合	地方公務員が対象	
	私立学校教職員共済	私立学校教職員が対象	
船員保険		船員が対象	政府(社会保険庁)
国民健康保険		自営業者などが対象	市町村
後期高齢者医療		75歳以上および65~74歳で一定の障害の状態にある人が対象	後期高齢者医療広域連合

⑥利用者・患者のQOL（生活の質）の向上を目指す，以上が示された．同時に「安心と希望の介護ビジョン」として，①高齢者自らが安心と希望の地域づくりに貢献できる環境づくり，②高齢者が住み慣れた自宅や地域で住み続けるための介護の質の向上，③介護従事者にとっての安心と希望の実現，が示された．

B 医療保険制度

1 医療保険制度の基本的な仕組み[5]

a. 医療保険制度とは

　医療保険は年齢や職業などによっていくつかの種類がある．主体（保険者）も国や市町村，民間団体などさまざまである（図2）．そこに国民が加入し，被保険者となる．

b. 医療保険制度の特徴

1) 保険への強制加入

　わが国に住む者は全員なんらかの公的医療保険に加入することが強制されている．これを公的医療保険への"強制加入"といい，加入する医療保険は自由に選択することができるわけではなく，職場や居住地域ごとに法律で定められている．

2) フリーアクセス「誰でも，いつでも，どこでも」

　保険加入者（被保険者）が医療を必要とする場合は，保険医療機関であれば全国のどの医療機関においても保険診療を受けることができる．

3) 現物給付方式

　医療機関受診後は，患者は医療費の一部を支払うだけで医療サービスを受けることができる．これを"現物給付"という．医療機関の受診の際に保険証を提示し，かかった費用（医療費）の原則3割を医療機関の窓口で患者本人が支払い（患者一部負担），残りの7割相当分が保険財政から支払われる仕組みとなっている．

4) 高額療養費制度

　高額療養費の払い戻し制度とは，社会保険でも国民健康保険でも，加入者であれば同じ病院や診療所で支払った同一月（1日~末日）の医療費が一定額を超えた場合は，本人の申請により高額療養費が支給され，自己負担が軽減される制度である．

c. 包括払い制度について

　出来高払い制度では，診療行為を行えば行うほど医療費が大きくなる．検査や投薬を必要以上に行う，いわゆる過剰診療の問題が発生する原因ともされる．よって，医療費の抑制や病院ごとに異なる医療や経営の比較・改善などを目的に，医療行為を問わず一定の報酬を支払う包括払い制度（定

額制）が導入されている．

急性期病院では，2003年4月より82の病院で**診断群分類**（diagnosis procedure combination; **DPC**）による点数表が導入された．DPC点数表は患者1人ごとに1日あたりの定額点数が定められ，包括評価を行う．手術や麻酔など包括の範囲外の出来高点数を加算して請求する構成となっている．

この包括払い制度は，現在多くの病院で取り入れられている．厚生労働省は今後，このDPCを1日あたりから1入院あたりの**定額払い方式**（diagnosis related group; **DRG**）への移行を検討している．

d. 診療報酬とは

診療報酬とは医療保険から医療サービスに支払われる治療費のことで，患者が公的医療保険を利用して医療機関に受診する際にかかる医療費である．

診療報酬は保険から給付されるが，患者が医療機関窓口で支払う一部負担金を除いて，医療機関が保険者に請求して受け取る方式をとっている．

手術や検査などは，内容ごとに医療費計算の基礎となる点数（1点＝10円）が定められている．点数は厚生労働省が定めた診療報酬表に記載されている．

e. 診療報酬請求根拠・手続き[6]

1) 診療報酬請求書（レセプト）

診療報酬請求書（レセプト）とは，「医家診療の手引き」の点数に従って，診療内容や検査，処置，手術，投薬といった項目ごとに分けて診療報酬を請求する請求書のことである．

2) 支払いの流れ

保険医療の機構と診療報酬請求の相関図を**図3**〔大阪府ホームページより〕に示す．

2　診療報酬の変遷と問題点[7]

a. 理学療法料の変遷

理学療法料は付録1–資料1（☞319～323ページ）にあるように，おおむね2年ごとの変遷をしてきた．そのような変遷のなかで，理学療法料の最高点数は複雑・簡単分類になり，1日の限度人数も複雑15人から複雑12人に変わった際も高くなり，かつ20分単価に換算した場合でも高くなっていった．しかし，2002（平成14）年の個別・集団の20分1単位による1日算定単位制限制への改定により，初めて理学療法の点数が引き下げられた．2006年には集団という分類はなくなり，疾患別リハビリテーション（以下，リハ）料という新たな報酬体系に再編され，報酬単価もわずかながら下がってしまった．一方で，患者1人が受けることができる上限単位数は増えることとなった．

この理学療法料の上昇時期に合わせ，**総合リハ施設基準**が設けられた．さらに，病棟での実際の場での生活機能向上アプローチの重要性を目指した**回復期リハ病棟**の新設がなされた．この結果，より高い理学療法・リハ効果を目指した365日リハと遅出早出リハが導入されるようになった．2012（平成24）年には，重度患者に対する高い改善機能と在宅復帰率を有する回復期リハ病棟および早期リハのさらなる充実がはかられたが，標準算定日数を超えた要介護被保険者の維持期のリハ料については大きく逓減した．さらに，2014年には当該の維持期のリハ料は大きく引き下げられたが，早期在宅復帰促進のための評価として，初めて急性期病棟におけるリハ専門職配置に対する加算がなされるとともに，外来への円滑な移行推進のリハや，回復期病棟における退院促進の機能や専門職に対する評価がなされた．

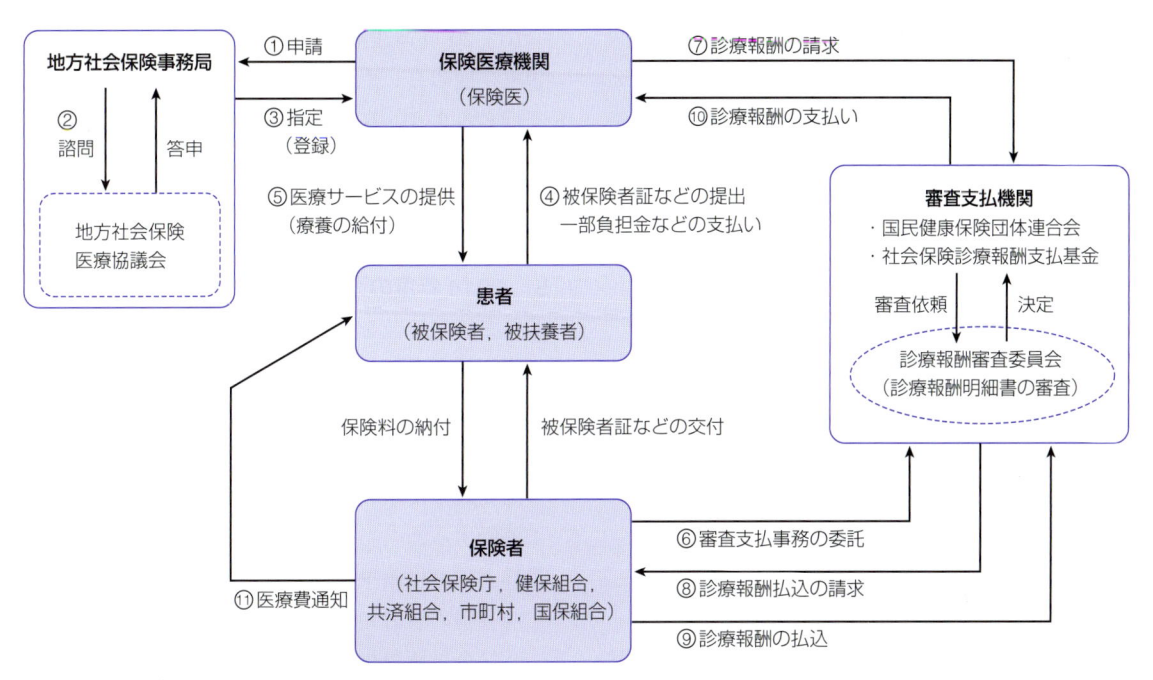

図3 保険医療の機構と診療報酬請求の相関図

《医療機関と地方社会保険事務局との関係》
①医療機関は，保健所で開設の届出を行ったのちに，地方社会保険事務局へ保険医療機関の指定の申請を行う．
②①により申請を受けた地方社会保険事務局は，地方社会保険医療協議会に諮問する．
③その答申を受けて，保険医療機関の指定を行う．

《医療機関と患者の関係》
④患者（被保険者・被扶養者）は，医療機関で⑤の医療サービスの提供を受ける際，被保険者証を提出し，一部負担金を支払わなければならない．
⑤医療サービス（療養の給付）とは，疾病，負傷の治癒を目的とした診察処置，投薬，手術入院（食事医療費は除く）などをいう．

《医療機関と審査支払機関，保険者との関係》
⑥保険者は，患者に提供した医療サービスに要する費用（診療報酬）の請求が医療機関からあった場合は，請求内容を審査のうえ支払うこととされている．しかし，医療機関から各月分について提出される診療報酬請求書および診療報酬明細（以下「診療報酬請求書等」という）についての審査・支払い事務を審査支払機関に委託している．
⑦医療機関は，患者に提供した医療サービスに要する費用（診療報酬）を診療月の翌月10日までに，診療報酬請求書等により審査支払機関に請求する．審査支払機関に設置されている「診療報酬審査委員会」は，診療報酬請求書等の提出を受けた月の末日までにその審査を終了する．
⑧審査支払機関は，診療報酬審査委員会の審査を経た診療報酬請求書等にかかわる診療報酬金額を当該審査終了月の翌月20日までに保険者に請求する．
⑨保険者は，⑧により請求を受けた診療報酬金額について，過去の請求状況などをもとに審査を行ったうえ，適正なものは審査支払機関の請求月（診療月の翌々月）の25日までに審査支払機関に支払い，不適正なものについては審査支払機関に再審査および過誤処理を依頼する．
⑩審査支払機関は，⑨により支払いを受けた診療報酬金額を医療機関に支払う．医療機関は，診療月の翌々月の末日に審査支払機関から支払いを受ける．

《患者と保険者との関係》
⑪保険者は，審査支払機関から医療機関に支払いが完了した診療報酬にかかる医療費について，患者宛てに通知を行う．
〔大阪府ホームページより〕

b. 最近（2006〜2014年）の診療報酬改定ポイント[8]

1) 2006年度医療・介護保険同時改定の内容

2006年の主なリハ関係の改定項目は以下のとおりであった．

①医療保険
- 疾患別リハ施設基準に再編
- 疾患別リハの算定日数制限・除外規定の新設
- 施設基準の面積規定の緩和
- 4→6単位/日，6→9単位/日へのサービス提供量の増加

②介護保険
- 短期集中リハ加算の新設
- 通所リハは軽度を引き下げ，重度を評価
- 訪問看護7（訪問看護ステーションからの訪問リハ）の制限とともに，訪問リハは病院・診療所・老健施設からの訪問リハに移行する方向へと設定された．

急性期リハ・回復期リハは医療保険で，維持期リハは介護保険でみていく方向性が示された．

2) 2007年度の改定内容

①心疾患（心筋梗塞，狭心症），慢性閉塞性肺疾患（COPD）などは算定日数上限から除外
②障害（児）者リハ料，先天性または進行性の神経・筋疾患は医学的判断にて除外
③すべての疾患別リハ料に逓減制の導入
④リハ医学管理科を新設（算定日数を超えると算定点数が1回あたりから1か月あたりにまとめられ，加えて算定点数が低くなる）

3) 2008年度の改定内容

①疾患別リハ料の逓減制の廃止が決定
②ADL加算の廃止
③「リハ早期実施加算」を設けて評価した．
④リハ総合計画評価料は，毎月1回算定可能とした．
⑤疾患の障害度の分類が適正でないとし，評価の適正化をはかった．

4) 2012年度の改定内容

①標準算定日数を超えた患者の維持期のリハ料が10〜20点強逓減
②重症度の高い患者に対するより充実したリハが行えるよう，高いリハ機能を有する回復期リハ病棟入院料Iを新設
③早期リハ評価体系を見直し，14日以内の初期加算（リハ科医師の勤務機関）をより高く評価した．

5) 2014年度の改定内容

①標準算定日数を超えた要介護被保険者（前項の①の該当者）の維持期のリハ料がさらに10〜20点強逓減
②急性期病棟におけるリハ専門職配置における退院促進のための「ADL維持向上等体制加算」を評価する．
③外来における早期リハ（脳卒中および大腿骨頸部骨折の患者の「リハ初期・早期加算」や「リハ総合計画提供料」）を算定可能とする．
④外来患者についても「運動器リハ料I」を算定可能とする．
⑤廃用症候群に対するリハ適応の適正化をはかる．
⑥疾患別リハ料の充実のため，それぞれ5点引き上げる．
⑦「回復期リハ病棟入院料1」の退院促進のために，以下のように見直す．
- 「体制強化加算」200点（専従医師および専従社会福祉士の配置）を評価する．
- 休日リハ提供体制加算を算定要件として包括評価する．
- 患者の自宅を訪問し，退院後の住環境などを評価したうえで，リハ総合実施計画を作成した場合の評価として，「入院時訪問指導加算」を新設

⑧認知症対策の推進として，以下のように見直す．
- 重度認知症加算について算定期間を2か月短縮し，200点に引き上げる．
- 重度認知症患者に対する短期集中リハとして「認知症患者リハ料」240点を新設

3 リハビリテーション関連の施設基準と診療報酬（2014年度）

a. 保険施設の分類

病期によって適応される保険施設は図4や付録1-資料3（☞ 324ページ）のようになる．

1) 医療保険施設基準

医療保険が適応となる施設は，大きく一般病床と療養病床に分けられる．

2) リハビリテーション関連施設基準

①回復期リハビリテーション病棟

回復期リハ病棟は，いわゆる急性期を脱し在宅復帰を目指す病棟のことであり，その機能を果たすための施設要件やリハ専門職の人員配置要件が基準化されている．全国回復期リハビリテーション病棟協会によれば，2013年9月現在，届出病床数（累計）66,569床，1,505病棟となっている．最近の回復期リハ病院では，土日祝日休みなしのリハを行い，早期社会復帰を目指している．施設基準および人員基準は付録1-資料4（☞ 325ページ）に記載する．

②疾患別リハ料算定施設（付録1-資料5, ☞ 326ページ）

b. リハビリテーション関連診療報酬

1) 回復期リハビリテーション病棟入院料

入院料と算定要件は付録1-資料4（☞ 325ページ）に示す．2010年度の改定から，365日体制での集中的なリハ提供を評価する「休日リハビリテーション提供体制加算」（週7日間リハを提供できる体制：60点/日）と「リハビリテーション充実加算」（1日6単位以上のリハを算定：40点/日）が設けられた．

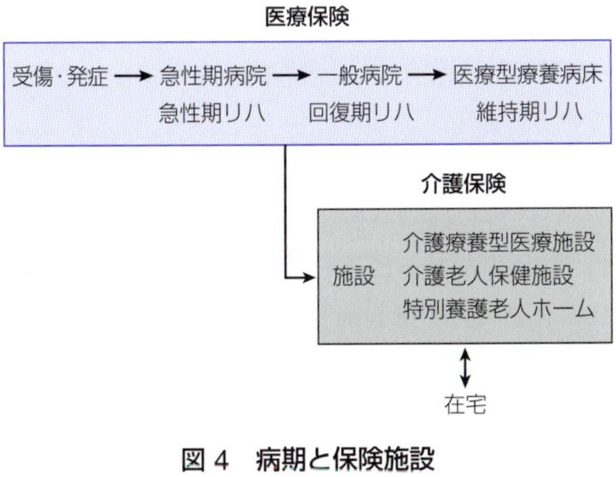

2) 疾患別リハビリテーション料

①算定標準日数と診療点数：疾患別リハ料の診療報酬と算定標準日数については付録1-資料2（☞ 324ページ）に記載する．

②標準日数以後のリハ：疾患別リハを実施している患者で，急性期または回復期におけるリハ料を算定する日数として，疾患別リハ料の標準的算定日数を超えて継続して疾患別リハを行う患者のうち，治療を継続することにより状態の改善が期待できると医学的に判断される場合は，標準日数を超えて所定点数を算定することができることとなった．

3) リハビリテーション総合計画評価料

（付録1-資料2, ☞ 324ページ）

医師，看護師，理学療法士，作業療法士，言語聴覚士などの多職種が共同してリハ総合実施計画を作成し，これに基づいて行ったリハの効果，実施方法などについて共同して評価を行った場合に，1か月に1回を限度として300点を算定できる．

4) 早期リハビリテーション加算

（付録1-資料2, ☞ 324ページ）

①脳血管疾患などのリハ料・運動器リハ料の場合：入院中の者に対してリハを行った場合は，発症，手術または急性増悪から30日に限り，早期リハ加算として，1単位につき45点を所定点数に加算する．

②心大血管疾患リハ料・呼吸器リハ料の場合：入院中の者に対してリハを行った場合は，治療開始日から30日に限り，早期リハ加算として，1単位につき45点を所定点数に加算する．

5) その他のリハビリテーション料

その他のリハ料としては，難病患者リハ料，障害(児)者リハ料，がん患者リハ料がある．また，退院後の円滑な生活適応のための社会・家族・家屋

医療保険

受傷・発症 → 急性期病院 → 一般病院 → 医療型療養病床
　　　　　　急性期リハ　　回復期リハ　　維持期リハ

介護保険

施設　介護療養型医療施設
　　　介護老人保健施設
　　　特別養護老人ホーム
　　　　↕
　　　在宅

図4　病期と保険施設

環境の情報把握と適応調整の診療点数として，退院前訪問指導料410点，退院時リハ指導料300点が設けられている．

C 介護保険制度

1　介護保険制度創設の背景

　現在わが国は，急速な高齢化が進行している．このようななか，高齢者介護が老後の最大の不安要因として，寝たきりや認知症高齢者の急増，家族の介護機能の変化などがある．介護保険制度創設までの高齢者介護サービスは，老人福祉と老人医療の2つの異なる制度のもとで提供されており，利用手続きや利用者負担の面で不均衡があり，総合的・効率的なサービス利用ができなかった．

　老人福祉制度の問題点としては，以下が考えられていた．
①市町村がサービスの種類，提供機関を決めるため，利用者がサービスを選択できない．
②所得調査が必要なため，利用にあたって心理的抵抗感が伴う．
③市町村が直接あるいは委託により提供するサービスが基本であるため，競争原理が働かず，サービス内容が画一的となりがちである．
④本人と扶養義務者の収入に応じた利用者負担（応能負担）となるため，中高所得層にとって重い負担となる．

　また老人医療制度の問題点としては，以下が考えられていた．
①福祉サービスの基盤整備が不十分である一方，利用者負担が中高所得層にとって入院のほうが低いことなどから，介護を理由とする一般病院への長期入院の問題が発生する（特別養護老人ホームや老人保健施設に比べてコストが高く，医療費の無駄をまねく）．
②治療を目的とする病院では，スタッフや生活環境の面で，介護を要する者が長期に療養する場としての体制が不十分である（居室面積が狭い，食堂や風呂がない，など）．

　介護保険制度は，老人福祉と老人医療に分かれていた高齢者の介護に関する制度を再編成し，利用しやすく，公平で効率的な社会的支援システムを構築するものであった．

2　介護保険制度の概要

　介護保険制度は，40歳以上のすべての人を被保険者として，皆が納める保険料と税金（公的資金＝公費）とで市町村（特別区を含む）が運営する，強制加入の公的社会保険制度のことである．被保険者になると保険料を納め，介護が必要と認定されたときに費用の一部である1割（原則）を支払って，介護サービスを利用することができる．

a．介護報酬とは

　介護報酬とは，事業者が利用者（要介護または要支援者）に介護サービスを提供した場合に，その対価として介護給付費単位数表に基づき事業者に対して支払われる報酬のことである．

b．利用者負担

　事業者が保険給付の対象となる各種介護サービスを要介護者などに提供した場合，原則としてその費用の9割は介護保険から支払われ（具体的には事業者が国民健康保険団体連合会に請求する），残りの1割は利用者の自己負担となる．

c．介護報酬の期間

　3年ごとに保険料と介護報酬を見直すこととなっている．

d．特徴

1）利用者がサービスを選択できる

　これまでの"措置制度"と違い，利用者に合った多様な医療サービス・福祉サービスを自由に選択でき，かつ総合的に受けられる仕組みである．

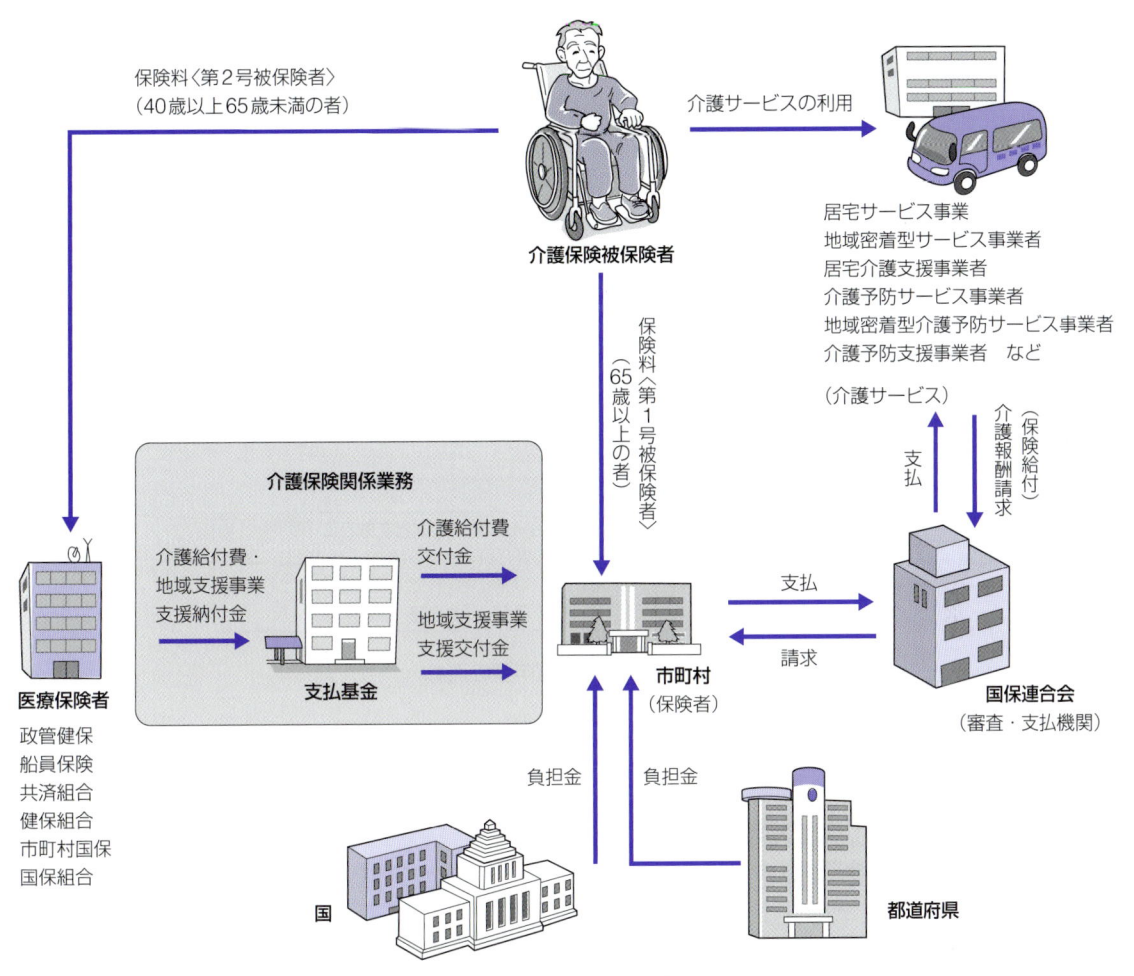

図5 介護保険の財源と請求の流れ

2) 費用の統一化

以前の福祉サービスは利用者の所得に応じた費用負担であったのに対し，介護保険制度では受けたサービスの量に応じた定率（1割）になる．

3) 介護サービスの充実化

保険料の徴収により安定した財源の確保が可能となり，これにより介護サービスの整備を量的にも質的にも充実させていくことができる．

4) 介護サービスの統一化

要介護認定が設けられることにより全国の基準が統一され，一部の地域でしか行われてこなかったサービスが全国に普及する．

5) 介護サービスの多様化

民間企業の本格的な参入により，介護サービスが多様化，活性化する．

なお，介護保険と医療保険の併用に関しては，介護保険における訪問リハ，介護予防訪問リハ，通所リハ，介護予防通所リハに移行した日以降は，医療保険における疾患別リハ料は算定できないことになっている（リハ料における医療保険と介護保険の併用の原則禁止）．リハを受ける際に，介護保険をもっている者ならば医療保険よりも介護保険が優先される．

図6 要介護認定申請の流れ

3 介護保険サービスの利用方法および報酬請求手続き

a. 介護サービス利用と報酬請求・支払いの流れ

介護保険の財源と請求の流れを**図5**に示す.

1) 被保険者と保険料（付録1-資料7, ☞ 328ページ）

被保険者は, ①65歳以上の者（第1号被保険者）と, ②40歳以上65歳未満のうち医療保険に加入している者（第2号被保険者）があり, それぞれの保険料は異なる.

2) サービスの利用方法

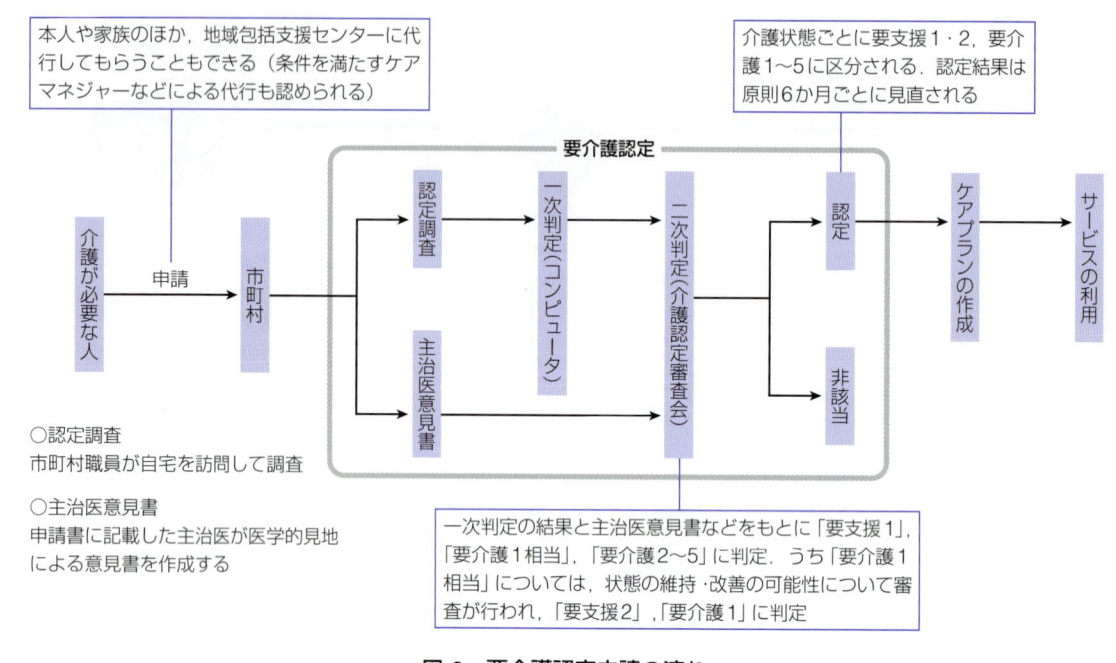

①要介護認定申請

要介護認定申請の流れを**図6**に示す.

②要介護度分類と利用できるサービス・月利用限度額（付録1-資料8, ☞ 328ページ）

要介護度により給付介護サービスに対する月利用限度額が設定されており, 利用できるサービスも異なる. また, 居宅サービスと施設サービスによってもその利用限度額は異なる.

b. 介護報酬請求手続き・支払い

介護報酬の請求に対する審査および支払いに関する事務を各都道府県の国民健康保険団体連合会に委託しており, 連合会が代行して審査のうえ, 介護報酬の支払いを行っている. 介護報酬の請求（保険者に対する9割の請求）は, 1か月ごとに行われる.

サービス事業者は, 1人の利用者に対して1か月間に提供したサービス内容のすべてを介護報酬明細に入力・記入し, 翌月10日までに国民健康保険団体連合会に提出する. 連合会ではこれを審査して, 記載ミスなどがなければ保険者である市町村に送付し, 市町村の払込みを受けて翌々月末に事業者に報酬を支払う.

1) 保険者財源

保険者（市町村）財源の内訳を**図7**に示す.

表1 保険給付サービス──予防給付と介護給付によるサービスの分類

予防給付におけるサービス	介護給付におけるサービス
◎介護予防サービス 【訪問サービス】 • 介護予防訪問介護 • 介護予防訪問入浴介護 • 介護予防訪問看護 • 介護予防訪問リハビリテーション • 介護予防居宅療養管理指導 【通所サービス】 • 介護予防通所介護 • 介護予防通所リハビリテーション 【短期入所サービス】 • 介護予防短期入所生活介護 • 介護予防短期入所療養介護 • 介護予防特定施設入居者生活介護 • 介護予防福祉用具貸与 • 特定介護予防福祉用具販売	◎居宅サービス 【訪問サービス】 • 訪問介護 • 訪問入浴介護 • 訪問看護 • 訪問リハビリテーション • 居宅療養管理指導 【通所サービス】 • 通所介護 • 通所リハビリテーション 【短期入所サービス】 • 短期入所生活介護 • 短期入所療養介護 • 特定施設入居者生活介護 • 福祉用具貸与 • 特定福祉用具販売 • 住宅改修 ◎居宅介護支援 ◎施設サービス • 介護老人福祉施設 • 介護老人保健施設 • 介護療養型医療施設
◎介護予防支援 ◎地域密着型介護予防サービス • 介護予防小規模多機能型居宅介護 • 介護予防認知症対応型通所介護 • 介護予防認知症対応型共同生活介護（グループホーム）	◎地域密着型サービス • 小規模多機能型居宅介護 • 夜間対応型訪問介護 • 認知症対応型通所介護 • 認知症対応型共同生活介護（グループホーム） • 地域密着型特定施設入居者生活介護 • 地域密着型介護老人福祉施設入所者生活介護

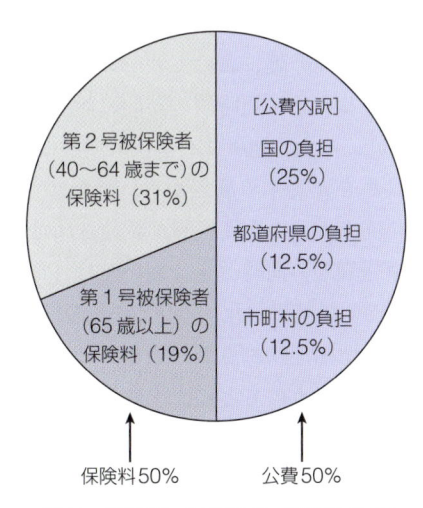

（左側：都道府県が指定・監督を行うサービス／市町村が指定・監督を行うサービス）

図7 保険者（市町村）財源の内訳

[公費内訳]
- 国の負担（25%）
- 都道府県の負担（12.5%）
- 市町村の負担（12.5%）

- 第2号被保険者（40〜64歳まで）の保険料（31%）
- 第1号被保険者（65歳以上）の保険料（19%）

保険料50%　公費50%

4 保険給付の種類

　介護保険制度における保険給付（表1，付録1–資料9〜15，☞329〜332ページ）は，予防給付，介護給付，市町村特別給付の3種類がある．

a. 予防給付

　要支援者に対して行う法定の保険給付である．

b. 介護給付

　要介護者に対して行う法定の保険給付である．

c. 市町村特別給付

　要介護者または要支援者に対して介護給付および予防給付以外に，介護保険制度の趣旨に沿って

表2 介護報酬改定の変遷

改定年度	改定率	改定のポイント	改定の基本的な考え方
2003	−2.3% 在宅 +0.1% 施設 −4.0%	①自立支援の観点に立った居宅介護支援（ケアマネジメント）の確立 ②自立支援を指向する在宅サービスの評価 ③施設サービスの質の向上と適正化	●賃金・物価の下落傾向などをふまえて，保険料の上昇を抑制 ●限られた介護保険財源を有効活用するため，効率化・適正化を進める ●「在宅」，「自立支援」の観点を重視
2006	−2.4% 在宅 −1.0% 施設 −5.0%	①中重度者への支援強化 ②介護予防，リハビリテーションの推進 ③地域包括ケア，認知症ケアの確立 ④サービスの質の向上 ⑤医療と介護の機能分担・連携の明確化	●限られた介護保険財源を有効活用するため，効率化・適正化を進める ●介護保険法改正（2006年4月施行）に伴う制度的な見直しへの対応 ●診療報酬との同時改定に伴う医療と介護の機能分担・連携の明確化
2009	+3.0% 在宅 +1.7% 施設 +1.3%	①介護従業者の人材確保・処遇改善 ②医療との連携や認知症ケアの充実 ③効率的なサービスの提供や新たなサービスの検証	●介護従業者の離職率が高く，人材確保が困難である状況をふまえる
2012	+1.2% 在宅 +1.0% 施設 +0.7%	①在宅サービスの充実と施設の重点化 ②自立支援型サービスの強化と重点化 ③医療と介護の連携・機能分担 ④介護人材の確保とサービスの質の向上	●地域包括ケアシステムの基盤強化 ●医療と介護の役割分担・連携強化 ●認知症にふさわしいサービスの提供 ●介護人材の確保

〔社会保障審議会介護給付費分科会資料をもとに作成〕

市町村が条例で定めるところにより行う，当該市町村独自の保険給付である．

前記の給付で行うことのできるサービスとして大きく大別すると，**居宅サービスと施設サービス**の2つに分けることができる．さらに居宅サービスは，**短期入所サービス，通所サービス，訪問サービス**の3つに分けることができる．また施設サービスは，**介護老人福祉施設，介護老人保健施設，介護療養型医療施設**に分けられ（付録1–資料3，☞324ページ），このサービスは介護給付サービスに限定される．市町村が指定・監督を行うサービスはほぼ地域密着型サービスに限定される．

5 介護報酬改定の変遷

介護保険が導入されて以来，2003年，2006年，2009年と3年おきに改定されてきた（**表2**）．2009年度の改定では，改定率は+3.0%で在宅サービスが1.7%，施設サービスが1.3%の引き上げとなった．この介護報酬の改定の柱として，①介護従事者の人材確保・処遇改善，②医療との連携や認知症ケアの充実，③効率的なサービスの提供や新たなサービスの検証，の3点があげられた．なかでも効率的なサービスの提供や新たなサービスの検証として，訪問介護においてサービスの効果的な推進をはかるために短時間の訪問に対する報酬を引き上げた．また，通所リハ事業所で特に短時間，個別のリハを充実する観点から，新たに「1時間以上2時間未満」の介護報酬が新設された．2012年の診療報酬との同時改定においては，地域包括ケアシステムの基盤強化，医療と介護の役割分担・連携強化，認知症にふさわしいサービスの提供などの基本的な考えのもとに，①在宅サービスの充実と施設の重点化，②自立支援型サービスの強化と重点化，③医療と介護の連携・機能分担を目指した改定を行った．

A. 医療から介護への問題点（医療から介護への不連続性，連携の不備，遅延）

B. 医療保険と介護保険の提供サービス量における不連続性

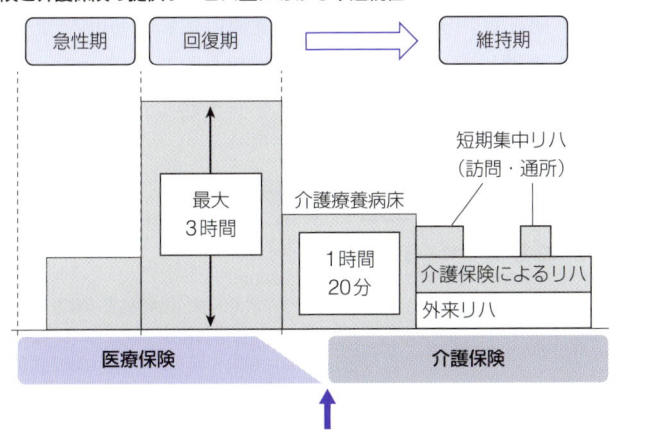

図8　医療保険・介護保険の連続性における問題点
〔日本理学療法士協会資料：厚生労働省医政局医事課勉強会資料 医療保険・介護保険分野での理学療法士の業務実態，2009 より〕

D 保険制度からみた理学療法（保険制度と理学療法の関係）[7]

1 病期で分類することで生じる問題

　厚生労働省は「急性期リハ・回復期リハは医療保険で，生活（維持）期リハは介護保険でみていく」という方針で改革を進めているが，画一的に病期に合わせて医療保険リハ・介護保険リハに分類してしまうと矛盾が生じることのほうが多い．臨床現場で疾患と障害の重複関係が頻繁におこりうる状況を考えると，完全な分別には無理がある．

2 保険制度の現状と課題

a. 医療保険領域における現状と課題

1）疾患別リハビリテーション施設基準とリハビリテーション料の不統一

　医療保険における疾患別の単価設定の問題点と

して，以下のことがあげられる．
① 同一時間の理学療法提供への評価の違い
② 同じ理学療法内容でも施設基準によって評価が異なる．

疾患区分における問題点として，以下のことがあげられる．
① 複数の疾患を合併する患者（特に高齢者）の理学療法において矛盾が生じる．
② 範囲外疾患がある（糖尿病・肥満症など生活習慣病，ヒステリーなど身体障害を表出する精神科疾患）．
③ 「理学療法」，「作業療法」などのリハ技術報酬名称が消失し，専門性低下の評価が下された．

2) 急性期理学療法・リハビリテーションの評価が低い

2008年改定においてリハ早期加算が実施されたが，さらに発症起算日から1週間以内のICU・CCUを含めたベッドサイドリハの評価がなされるべきである．

b. 介護保険領域における現状と課題：生活（維持）期理学療法（リハビリテーション）

1) 訪問リハビリテーションサービスの提供量不足[9]

この課題を解決するため"訪問リハビリステーション"の創設が望まれる．

2) 居住系施設入所者への訪問リハビリテーションサービス提供が不可能

診療報酬として居住系施設への訪問リハサービスはあるが，介護保険関連施設への訪問リハは医療保険との併用制限のため，実施は不可能な状況にある．

c. 回復期から生活（維持）期への移行期における現状と課題

1) 医療保険と介護保険の連続性

退院後に介護保険の要介護認定審査に約1か月を要することと医療保険と介護保険の併用禁止により，リハサービス提供の空白期間がある．また在宅に向けた流れにおいては，図8Aの色の輪に示されるような多様な情報と連携が必要となるにもかかわらず，その情報交換のシステムがまだまだ未整備である．しかも介護保険におけるリハサービス量が極端に少なくなる[10]（図8B）．これらのことから，生活期リハでの機能回復・維持が難しい状況にある．

2) 月利用限度額と介護サービス優先の現状

退院直後の最もリハが必要な時期（回復期から維持期への連携時期）に，医療施設とケアマネジャー間の連携・提供情報量不足により，そのケアプラン（居宅介護支援計画）にリハサービスが組み込まれず，しかも介護サービスが優先され，月利用限度額の関係からリハサービス利用が使えなくなる状況もおこっている．その結果，生活機能の低下を引き起こしてしまっている[11]．

●引用文献
1) 社会保険の常識（社労士講座テキスト）．日本経営教育センター．
2) 加藤智章ほか：社会保障法．第4版，有斐閣アルマ，有斐閣，2009.
3) 広井良典，山崎泰彦（編著）：社会福祉士養成テキストブック9―社会保障論．第3版，ミネルヴァ書房，2001．
4) 椋野美智子，田中耕太郎：はじめての社会保障―福祉を学ぶ人へ．第8版，有斐閣，2011.
5) 石崎達郎：知っておこう！ わが国の医療制度：その1．臨床研修，3, 2006.
6) 島田 久：リハビリの正しい保険請求のポイント 14．月刊/保険診療，2007年11月．
7) 植松光俊：保険制度からみた病期別理学療法の現状と課題．PTジャーナル，44:218-222, 2010.
8) 両角昌実：理学療法診療報酬―10年の変遷と将来展望．PTジャーナル，40:1095-1099, 2006.
9) 日本理学療法士協会資料：「第38回総会並びに代議員会資料」提案議題と見解並びに資料．p.187, 2009.
10) 日本理学療法士協会資料：厚生労働省医政局医事課勉強会資料 医療保険・介護保険分野での理学療法士の業務実態．2009.
11) 田中 滋：訪問・通所サービスの新戦略・INTERVIEW―効率的かつ効果的なケア体制の構築を目指したい．日経ヘルスケア，8:24-25, 2009.

第5章 管理運営とチーム医療 —— 関連職種

■学習目標
- 病院組織の概要について学ぶ．
- 理学療法部門の管理・運営について学ぶ．
- チーム医療の実践について学ぶ．
- 関係職種（医師，看護師，作業療法士，言語聴覚士，義肢装具士，社会福祉士，精神保健福祉士，介護職，ケアマネジャー）について学ぶ．
- 医療安全について学ぶ．

A 組織とは[1]

組織とは，「2人以上の人々の，意識的に調整された諸活動，諸力の体系」である．組織を構成する諸活動・諸力は，体系（system）として互いに相互作用をもち，体系とは「相互作用をもつ要素の集合」である．こうした特性を組織がもつことにより，組織が個人の努力の和以上の成果を達成できるのである．他方，いかに優れた能力をもつ人間がいても，その人の能力を十分に生かした活動を引き出すことができなければ組織は失敗する．

組織を構成する諸活動・諸力は，"意識的に調整"されていることが重要であり，そのためのさまざまな手段として，計画や組織構造，コミュニケーションや権威を通じた影響過程などを組織はもっている．したがって，組織における行動は"意識的に調整された"ものでなければならない．

1 官僚制体系

組織構造の典型的な模型が"官僚制体系"である．組織に正当性を賦与し，合理的に管理運営ができるように仕組まれた体系であり，①規則と手続き，②専門家と分業，③階層構造（ヒエラルキー），④専門的な知識や技術をもった個人，⑤文書による伝達と記録，といった特徴を備えているため，余分な費用を払わずに，できるだけ少ない費用で，できるだけ多くの便益を得るために都合がよい．つまり，合理性の追求のためには最も適切な基本構造とされている[1]（図1）．

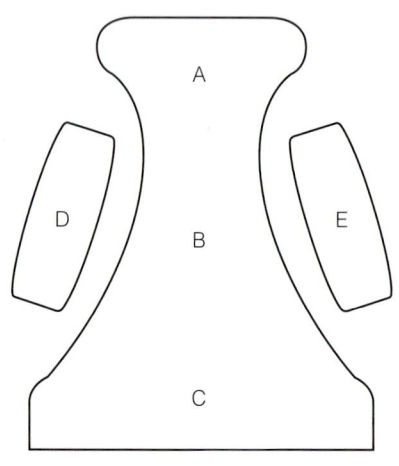

図1 ミンツバーグ（Mintzberg）の構造モデル
A：トップマネジメント，B：ミドルマネジメント，C：現場作業集団，D：技術支援スタッフ，E：管理支援スタッフ
通常，トップマネジメントからミドルマネジメントを経て現場作業集団に至り，また，それを支える技術支援スタッフや管理支援スタッフから構成される．それぞれは異質な構成要素で，互いにその役割を遂行しながら依存し合っている．その相互関係が期待に応えて安定性があることが，合理的な体系の構築における前提条件である．
〔桑田耕太郎，田尾雅夫：組織論．p.146, 有斐閣，1998より〕

この組織体系は，社長から末端の一般社員までの縦の命令系統を"ライン"，直接的に収益に貢献する部門を"ライン部門"，経理部や人事部のように間接的に収益に貢献する部門を"スタッフ部門"とし，ラインとスタッフを上手に組み合わせた組織であり，"ライン・アンド・スタッフ組織"とも呼ばれる．組織の合理的な管理運営を行うためには，一方ではピラミッド型の階層構造を成すが，他方では横から支える支援組織も必要で，縦のラインに対して横のスタッフによる連携機能も重視す

べきである．

2　経営・管理の必要性

　社会における組織は，社会経済環境のなかにあって一定の目的をもち，人事・労務，物品，予算，情報，時間，技術などの諸要素を関連させ，統合して，その目的を達成するための活動を行っている．

　組織には，組織の目的を達成するために最善の方法を選定し，必要な要素を効果的に活用する機能，すなわち"経営・管理"が必要である．一般的に，組織活動の目的・目標を立て，それを実現するための基本方針や基本計画などの諸方策を決定すること，すなわち組織の意思決定にかかわる活動が"経営"，経営の諸方策実現のために実施計画を立て，実施・評価・調整する活動が"管理"である．

B　病院組織の概要

　病院とは病人を診察・治療する施設である．医療法では病院は20人以上の患者を入院させる病床を備える施設であり，20床未満は診療所である．一般的には国公立と私立によって設立され，500床以上を大規模，200～500床までを中規模，20～200床までを小規模と呼ぶ．病床には，一般，療養，精神，結核，感染の5種類がある．一般病床は急性期，療養病床は慢性期と位置づけられ，回復期リハビリテーション病棟は一般，療養のいずれの病床においても開設できる．組織形態はその設立母体や規模により異なるが，一般的な病院ではおおむね理事・管理部門，診療部門，看護部門，事務部門などに大別される．

　病院には医療の場，組織，経営体の3つの側面がある．

①医療の場：病院では全職員が患者のほうに正面の顔を向けている．つまり，施設をあげて患者を迎え入れる態勢がとられている場である．医療者がいても患者が来なければ病院の仕事はない．あくまで医療の主役・原点は患者である．

②組織：病院は理学療法士以外の異なった専門職種の人たちが協力してチーム医療を実践する1つの組織である．通常の上司　部下の指示命令系統（管理的権限）と，医師の指示によって理学療法士やその他の部門が動く診療上の指示系統（専門的権限）の異なる2系統の指示・命令が混在する組織であることが病院組織の特徴である．

③経営体：病院は事業の経営体である．医療の非営利性を盾にとって診療を経営から完全に切り離して考える，経営には「われ関せず」といった理学療法士らの態度もときに見受けられる．経済性を無視して今日の医療が成立しないことはもちろんのこと，経営の安定なくしては良質の医療の提供はありえないことを肝に銘じるべきである．

1　ヒューマンサービス組織[2]

　病院などの医療や保健，福祉などの組織が提供する対人的サービスと，交通や金融などのサービス産業が組織として行うサービスとは明らかに区別されるべきである．それは，ある特定の個人（患者）を対象にしてサービス（理学療法）が提供され，サービスの受け手は不特定多数の集団ではなく，サービスの送り手（理学療法士）は受け手の1人ひとりに関心を集中させなければならない点で区別される．サービスがよくなければ受け手の生存を脅かし，不幸に追いやることもある．だからこそ，その関係は一対一が望ましいとされ，かゆいところに手が届くようなサービスが理想となるが，その達成には多くの費用が負荷される．このようなサービスを提供する病院に代表される組織がヒューマンサービス組織である．

　病院は患者に対して医療サービスを提供する．そして，これらサービスの送り手と受け手の間には均衡が成り立つことが難しく，不等号で結ばれるような関係である．つまり，サービス資源を独占できる送り手（理学療法士など）は強い立場に立

つことができうる．他方，患者など受け手は依存せざるをえない弱い立場におかれやすい．このような，端的にいえば強者と弱者の関係にサービスのための場所を提供しているのがヒューマンサービス組織である．

ヒューマンサービス組織においても，可能なかぎり費用を少なく，便益を多くするような合理的な形態である官僚制体系を採用するが，次のような点が特徴的である．

a. 利害ブロックの集積

利害を同じくするブロックを集積するような形態となっていることが多い．病院組織は，医師，看護師，理学療法士など異質な職業ブロックの集合体である．異なる資格や教育的背景をもった職種は互いに異なる下位集団を成し，ブロックを形成している．つまり，逆に異質な集団間では絶えず競合関係を内在させており，経営管理においてその調整が不可欠となる．

b. 水平なピラミッド構造

階層組織における階層数が少なく，鋭い縦長というよりも，横に広がる水平な組織である．つまり，権威の上下をつなぐ長い指示系統がない，あるいは縦に比べれば横に大きく広がった組織ということである．たとえば，看護部門であれば看護部長のほかに師長，主任がラインを構成する程度である．理学療法部門であれば，多くの理学療法士とその代表の2層ということが多い．

c. 横のコミュニケーションの発達

業種間の連絡調整のために，縦よりも横のコミュニケーションチャンネルが発達している．階層組織による統制が効果的でなく，対立や競合が発生しやすいため，調整するための機構が組み込まれる．したがって，厳密な階層性や命令の一元化など，いわゆる古典的な官僚制体系が想定するような管理機構は顕著に発達しないことになる．

d. 個人の裁量を大きくする

利用者に対する現場側の判断が優先されることに加え，官僚制体系を稼動させるために階層組織による権威が後退せざるをえないので，個々人の判断や行動における自由の領域が相対的に拡大し，個人や個々の職場集団が独自に裁量できる範囲も広くなる．

e. インフォーマル集団の発達遅滞

ヒューマンサービス組織では大規模になるほど官僚制化が進むが，フォーマル集団に対してインフォーマル集団の発達はそれほど顕著ではない．発達することがあっても情動重視の考えは妥当せず，個々人は仕事中心に結びつき，いわばタスク指向の集団・組織となる．

f. 環境適合的な体系

外からの影響に対して有効に対応できることが組織の存続に不可欠であり，密接な相互依存関係にあるオープンシステムの視点が欠かせない組織である．つまり，環境からさまざまな入力，たとえば「治療してほしい」，「看護してほしい」などという利用者のニーズが大きな入力である．これに効果的に対応する，つまり十分なサービスを提供することで，組織の正当性を得ることになる．このように，環境適合的あるいは状況適合的な体系になることが要請される．

g. ルース・カップリングのモデルの採用

利用者のニーズはあいまいであるため，それに応えるための技術もあいまいなままであり，その影響をどのように適切に処理するかが環境適合組織としての効率を決定する．そのため，個々の単位を，一方では相互依存的，他方では独自性あるいは自律性を維持するという，互いの関係性を限定し合い，かつ影響を強く受けないルース・カップリングのモデルを採用していることが多い．その結果，互いに独立している部分が他の部分に生

じる変動を無視，あるいは避けることもできるため，状況が大きく変わることがあっても，それによる影響を局所にとどめて深刻化させないような仕組みとなる．

このように，病院とは医療を提供する人的サービス業としてのヒューマンサービス組織であり，対象となるのは患者という（差別用語としてではない）弱者であることがほとんどである．また，主として国家資格である多職種からなるプロフェッショナル集団で，しかも女性が多い会社・集合体であるとともに，一般的には医師のリーダーシップによるチームワークが必要とされる．さらに，昨今の消費者主権的な考え方の強い患者・社会におけるいわゆる病院批判に耐えうる体制をもたなければならず，その他のサービス業における組織と比べると特徴的である．

C 理学療法部門の管理・運営

病院においても安全な医療が患者に提供されるために，また，その組織が円滑に機能するために，高いリーダーシップと部門を管理する能力を有する理学療法士が必要とされつつある．現在，一定規模の組織や集団において，管理にあたる理学療法士が直接サービスを提供する理学療法士とは別の階層に組織化されて存在することが見受けられ，その役割も動機づけられて管理の任を担うようになりつつある．どのような集団や組織にあっても，管理者は集団や組織がもつ目標に向かって成果を出すようリーダーシップを発揮しながら組織を管理することが重要である．

1 管理[3]

管理とは，決して統制でも人を通じて仕事を成し遂げるものでもなく，その部門に課せられた使命をベースにして，部門目標を達成するために手の内にある経営資源を最大限使って部門としての成果（目標達成）をあげることであり，組織や職場の目標を達成するためにヒト・モノ・カネ・情報・知識・時間・空間などの経営資源を最も効率的，効果的，経済的に活用することである．つまり，仕事や部下を上手にやりくりして，また職場や組織を効率的に運営して，期待する成果や業績をあげることである．

その対象は，先に述べたようにヒト・モノ・カネを中心に多くあるが，それらを動かすのは当然人間という従業員であるため，管理の対象で最も重要なのは"人"である．部下や従業員の最大活用を通じて部門目標の達成・成果をあげることが管理の定義・本質とすべきであり，決して"管理"すること自体を目的とすべきではない．

2 管理機能

管理機能は8つに分けられる[3]（図2）．これらの機能は周期的なサイクルをなすため"マネジメントサイクル"といい，さらに簡略化したものを"Plan（計画）"，"Do（実施）"，"SeeまたはCheck（統制・検討・評価）"の基本サイクルといい，これに"Action（処置・改善・反映・対策）"を加えたものが"PDCAサイクル"である．そしてこのサイクルを1周期で終わらずに，らせん状に繰り返し実行していくことが，サービスの質の向上を追求する管理の姿勢である．

3 管理の階層

管理の階層は，トップマネジメント，ミドルマネジメント，ロワーマネジメントの大きく3つに分けることが一般的である[3]（図3A）．理学療法部門は病院のなかでは歴史が浅く，構成人数が1人職場から開設されることが多いので，トップマネジメントのみの部門管理が行われ（図3B），職場の構成人数が増え，その信頼が得られるにつれ，ミドルマネジメント，ロワーマネジメントが組み込まれた部門管理へ発展していくことが多い（図3C）．

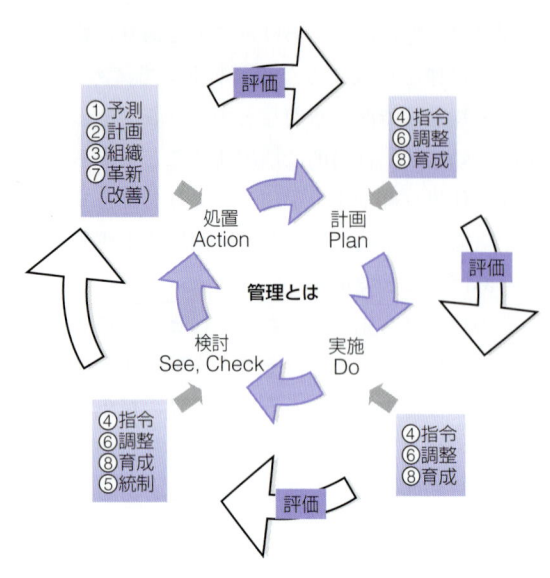

図2 マネジメントサイクル

①予測：的確な情報の収集と処理を行うこと
②計画：予測に基づいて目標を設定し，それを達成するために具体的な計画・制度・行動・基準などを設定すること
③組織：目標達成のために業務の分割と分担を決定し，協力の仕組みづくりを行うこと
④指令：目標や計画に向けての意思や情報の伝達を正しく，指示，命令の形で行うこと．また方向づけや意欲づけを行うことにより行動を促すこと
⑤統制：活動の結果が計画どおりにいっているかどうかを測定し，評価すること
⑥調整：予測から統制までの機能が円滑にいくように，協力の促進をはかること
⑦革新（改善）：目標遂行にあたっての改善・適応・創造・開発に努めること
⑧育成：後継者や代行者の確保のための指導・育成にあたること

〔松田憲二：改訂新版 管理者の基礎テキスト．p.19，日本能率協会マネジメントセンター，2008 より〕

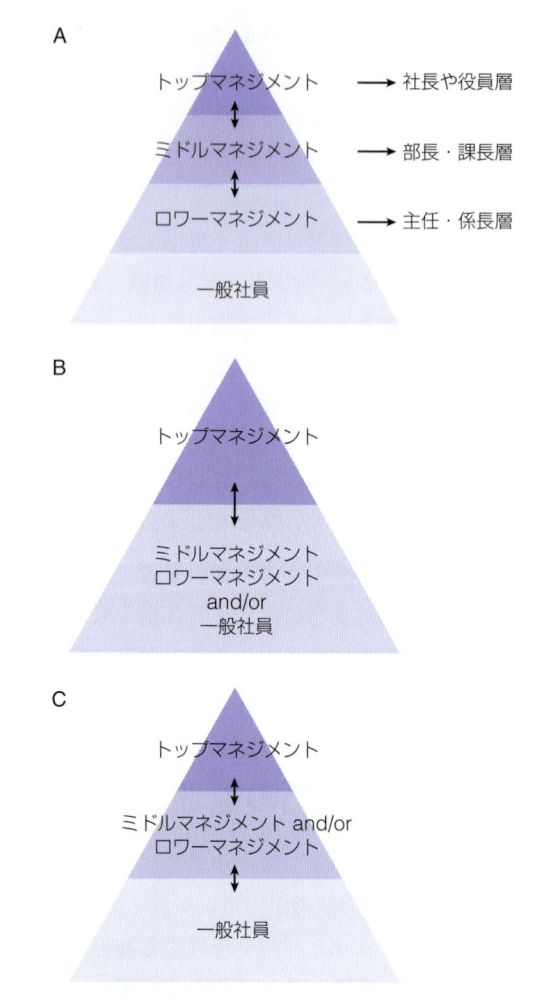

図3 管理階層区分

A：一般的階層区分．病院の理学療法部門に置き換えると，トップマネジメントは理事長・病院長や理事役員層，ミドルマネジメントは技師長あるいは局長・部長・課長層，ロワーマネジメントは主任・係長層，一般社員は役職のない理学療法士である．
B：理学療法部門における従来型あるいは小規模職場での階層区分
C：理学療法部門における中規模あるいは大規模職場での階層区分

〔松田憲二：改訂新版 管理者の基礎テキスト．p.39，日本能率協会マネジメントセンター，2008 より改変〕

　これらの管理（者）に要求される能力（技能）は，営業，人事，経理，開発など，それぞれの業務を遂行するうえで必要な基礎的・実務的技能である"テクニカルスキル"，リーダーシップ，コミュニケーション，モチベーション（意欲づけ，動機づけ）などの技能である"ヒューマンスキル"，複雑な状況や階層のなかから本質を探り，問題を把握し，判断を下して意思決定をしていく能力，つまり総合的判断能力・意思決定能力である"コンセプチュアルスキル"である．どの階層でもヒューマンスキルは同等に求められるが，一般社員やロワーマネジメントではテクニカルスキルが重視され，管理階層が昇進するにつれコンセプチュアルスキルが必要とされる．

　さらに管理（者）に求められる管理能力の細目要件として，リーダーシップ，説得力，柔軟性，感受性で構成される"ヒューマンスキル（対人関係

能力)"，理解力（傾聴能力・要点把握力），口頭表現力/発表力で構成される"コミュニケーションスキル（意思疎通能力）"，計画力・組織統制力，人材の活用（権限の委譲），問題分析力（創造力），判断力，決断力で構成される"マネジメントスキル（業務処理能力）"，対面影響力，バイタリティ（イニシアティブ），リスクテーキング，ストレス耐性で構成される"パーソナリティスキル（個人的能力）"がある．これらの技能項目は理学療法士としてキャリアを開発するうえで目標とすべき項目である．

このような管理要件を前提とし，管理（者）はトップの意思決定を受けて，その目標・方針の実現のために自分の職場で果たさなければならない役割を見出し，それを具体的な作業指示にして部下に伝達し，場合によっては他部門との折衝や会議を通じて実施に移す．そして管理（者）の基本的役割は，①**仕事の管理**（仕事を計画し，組織化し，割り当てし，指令し，統制し，調整すること），②**仕事の改善**（職場でいろいろな問題点を発見し，これを改善し，工夫して成果をあげること），③**職場の人間関係**（動機づけによって部下のやる気をおこさせ，よりよい職場づくりをすること），④**部下の指導・育成**（部下の能力開発による育成と活用をはかること）である．このうち"部下の指導・育成"が最も重要であり，"仕事の管理"，"仕事の改善"，"職場の人間関係"のすべてが"部下の育成・指導"にかかってくることが管理（者）の要諦である．

4 組織の管理・運営

組織・機構などを働かせることが管理・運営であるが，その組織を構築するためには，少なくとも次の3つが必要である．

a. 共通の目標

各人の目指す目標が不統一では組織は成立しない．会社方針に基づくチーム全員の共通目標が必要である．

b. 意思伝達（コミュニケーション）

相互の連絡・調整，意思疎通が円滑であることが必要である．

c. 協働の意欲

各人が仕事に対する意欲をもち，また仕事を協力してやろうという意欲，つまり目標達成に向かおうとするメンバー各自の意欲が大切である．

こうして構築した組織を存続させるためには，**組織の共通目的を達成する能力（有効性）**と**参加者の欲求を満足させる能力（能率）**が大切である．これら2つの条件が，相互に関係しながら，この関係を拡大的に循環させることによって，組織も拡大的に存続する．有効性の実現は主としてマーケティングの展開が，能率の実現は組織の構築・人材の活用がそれぞれ基軸となる．したがって，この視点から，管理とは「組織としての有効性と能率を拡大し，組織目的を現実的に達成していく仕事」と定義できる．

5 マーケティング

マーケティングの展開とは，組織目的に基づく成果を達成するために，自らに適した事業領域を設定し，そのニーズを見極め，組織目的と一体化させることによって価値を創造し，利用者や資源提供者との間に自発的交換，すなわち組織目的に貢献する満足ゆえに喜んで資金や労力などの資源を提供することを実現するための機能である．この目標を達成するためには，"戦略と戦術"という仕組み，知識の集約が重要な管理業務である．

マーケティング戦略とは事業領域戦略と卓越戦略により構成され，事業発展の原則は，自らが標的とする事業領域において抜きん出た存在として卓越性を保つことであり，逆にいえば，卓越性を保つことができる領域に絞って事業を展開するこ

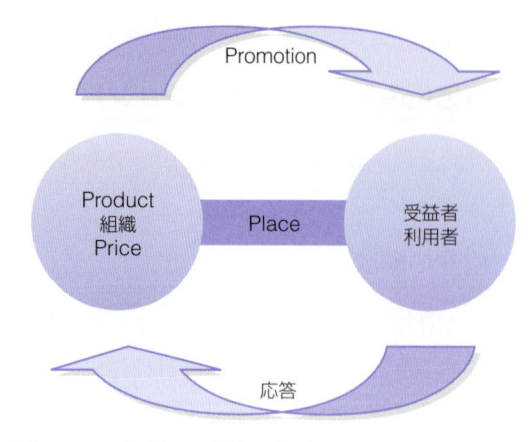

図4 マーケティングミックス
Product（プロダクト）：提供するサービスにかかわる決定
Price（プライス）：提供するサービスの対価としての価格に関する決定
Place（プレイス）：提供するサービスを受益者・利用者に到達させるための立地やチャンネルにかかわる決定
Promotion（プロモーション）：サービス，価格，流通を整えるとともに，標的となる受益者・利用者に情報を伝達し，認知させ，行動に導くことにかかわる決定
上記は4つのPと呼ばれ，基本的には個別のPが優れていることよりも，すべてのPが戦略に基づいて全体的に調和のとれた組み合わせに編成されることが必要である．このマーケティングミックスにより戦略と戦術が一体のものとなってこそ，有効性の実現を達成することができる．
〔島田 恒：非営利組織のマネジメント．新版，p.169，東洋経済新報社，2009 より改変〕

とである．したがって，管理者・リーダーたる者は，うまくいかない理由を環境や資源不足のせいにして策をとることを怠ることなく，当事者意識をしっかりもち，戦略の本質である選択と集中，すなわち限られた資源を集中して抜きん出た存在になりうる事業を展開する責任がある．

他方，戦略を実現するための具体的な手法であるマーケティング戦術には主要な4つの要素を組み合わせ（マーケティングミックス），成果をあげようとすべきである[2]（図4）．

6 組織の構築・人材の活用

組織の構築・人材の活用は，いずれも組織の意思決定・方向づけの5つの直接的要素（戦略，構造，プロセス，報酬，人材）に含まれ，両者は深く関連するものである．組織や企業規模が小さいときは社長1人で何事もできるが，規模が大きくなるに従い，責任や権限を分化させ，多くの人たちで職務を遂行するほうが，徐々に組織が醸成され，それに従い責任や権限を部門や部下に委譲していくようになる．つまり，多くの人や部門に責任や権限を分化・委譲できるように人材育成・活用することと，組織の発達・成長は，表裏一体の関係と考えるべきである．したがって，よりよい成果を得るために，組織構造を積極的・意図的に構築あるいはデザインすることが管理の責務といっても過言ではない．

7 組織形態

最も単純な組織形態は，**職能制組織**あるいは**機能別組織**である．看護部，リハビリテーション部，事務部といった体系で，職能ごとの考え方や決定が優先される．

これに対して，少なくとも短期的には個々の組織が自律的に存続できるように分割するのが**事業部制組織**である．事業部制組織は，もともと大きかった機能別組織を製品・市場別に小さな機能別組織へと分解したものである．小児科，整形外科あるいは回復期リハビリテーション病棟，通所リハビリテーション事業所といった体系で，職能ごとの決定より事業単位としての決定が優先され，各事業所のなかに医師診療，看護，理学療法などの職能が含まれる．

事業部制組織の利点である"製品・市場への対応"と職能制組織の利点である"機能統合によるメリット"はどちらも高度に重要であり，その2つの軸を両方盛り込んだ究極の組織形態が**マトリクス組織**である．最高意思決定者の直下に各事業部長をおくと同時に各機能部門長もおく組織である．スタッフは2軸の管理下，すなわち異なる側面の2人の長に管理されることになる（ツーボスシステム）．

こうして確立された組織を秩序正しく管理・運

表1 技術の複雑さと組織構造の特徴

組織構造の特徴	技術 単品生産	技術 大量生産	技術 連続生産
生産方法	顧客の特定のニーズに応じて，単品であるいは少量で生産する方法	特定のユーザーや消費者のニーズを個別に反映する必要がなく，標準化された材料や部品を用いて標準製品を生産する方法	単品生産技術が人手に依存する度合いの高い生産技術であったのに対して，人手に依存しない生産方法
代表的技術パターン	顧客の仕様による単品生産 試作品の生産 製造用機械の組立	組立用の部品の大量生産 大量組立ライン生産 大量生産	化学製品の連続生産 液体，気体および固体の連続工程生産
階層数	※3	4	6
1人の管理職の部下の人数	※23	48	15
間接労働者に対する直接労働者の割合	※9：1	4：1	1：1
全従業員に対する管理職の割合	低い	中程度	高い
作業者の技術レベル	高い	低い	高い
公式化された手続きの割合	低い	高い	高い
中央集権の程度	低い	高い	低い
口頭によるコミュニケーションの量	多い	少ない	多い
書面によるコミュニケーションの量	少ない	多い	少ない
全体的特徴	有機的	機械的	有機的

技術別の平均値に近い組織ほど高い組織成果を達成していることから，特定の技術には適合した組織構造があり，その適合度が高ければ高いほど高い組織成果を実現できる，つまり競争上優位となる可能性があることが示唆されている．
※は単品生産技術の範疇と考えられる「理学療法」部門の管理に示唆を与えるものである．
〔高木晴夫（監）：ビジネススクールテキスト 組織マネジメント戦略．p.41，有斐閣，2005 より改変〕

営するための5つの原則（組織の5原則）を以下に示す．

a. 指示・命令系統一元化の原則

①命令・報告は決められた1本の命令系統を通じて行われる．
②直接の上役は常に1人である．
③組織のなかにおいては監督・非監督の関係が明確である．

b. 統制範囲の原則

①直接監督する部下は適正な数がある（一般には部下は10人くらいが適当）．
②部下の人数は統制の効果を左右する．
③このためには，仕事の数，仕事の難易度，標準化の程度，働く場所の地理的条件などを考慮する必要がある[4]（表1）．

c. 職務割り当て（分担）の原則

①部下どうし間の職務を不必要に重複させてはならないが，職務によっては1人二役・三役の関係も必要である．
②必要な職務は漏らさず特定個人に割り当てなければならない．
③同一個人の職務割り当ては，具体的で同種類，同目的のものでなくてはならない．

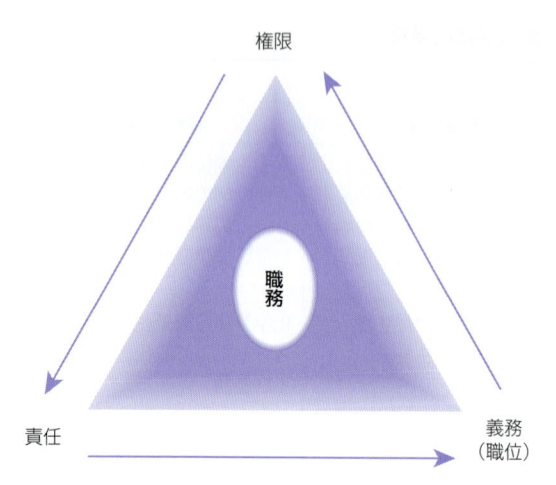

図5　職務三面等価の原則
〔桑田耕太郎, 田尾雅夫：組織論. p.59, 有斐閣, 1998より〕

④同じ職種の仕事はできるだけ1つの組織単位にまとめる.
⑤職務の割り当ては適量でなくてはならない.

d. 権限委譲の原則

①責任ある仕事をさせるには，仕事の大きさによってそれ相当の権限が付与されなければならない.
②権限を与えるということは，ヒト・モノ・カネ・時間・情報などの経営に必要な諸情報を自由に裁量させる幅を大きくすることである.
③部下が積極的に創意を生かせる機会を与えなければならない.
④部下には仕事を遂行するために必要な権限と責任とが決められている.

e. 職務三面等価の原則（図5）[1]

①役割分担された職務は，権限の付与，結果の責任，遂行上の義務によって成り立っている.
②責任の幅は職務と権限によるものである.

　現在のように，複雑で変化の激しい環境変化にさらされている場合，従来型組織の利点である確実な行動と結果より，意思決定のスピードを最も重視し，1つの組織体の脳と手足がつながっている状況にしないと対応できない．したがって従来

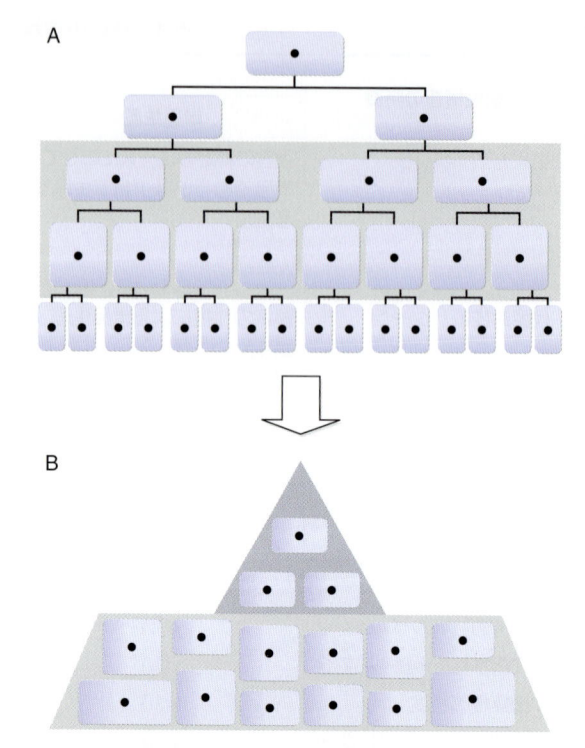

図6　従来型組織とフラット化組織
A：従来型組織，B：フラット化組織
図中の「●」はチームの責任者を表す．個人あるいは下位組織の自律的行動を前提とした場合，Aの□で囲んだ中間階層を省略することが可能となり，組織がより水平化していくことになる．
〔高木晴夫（監）：ビジネススクールテキスト 組織マネジメント戦略. p.56, 有斐閣, 2005より〕

型組織は，情報技術の発展と並行して，個人の自律的行動（自分の仕事の目標を自分自身で決定し，行動し，その結果を自分自身で評価することができる）を前提として多様に水平展開した**フラット化組織**（図6）などの新しい組織に変化する[4].

8　組織と個人の欲求

　このように，今日の病院をとりまく社会環境の変化にすばやく対応し，より生産性の高い組織運営をしていくことが大切である．しかしながら，組織の効率を高めた結果，少数の人々に権力が集中してしまうと，仕事に必要なことはすべて上司が決定することになり，部下は成熟した大人であるにもかかわらず子どもとしての扱いしか受けず，

創意工夫の余地はまったくないことになる．このような状況では，人は組織を去るか，自己防衛機制の働きにまかせて無気力・無関心にならざるをえなくなるため，結果として組織力は低下する．構成員1人ひとりの人間が個人あるいは組織のメンバーとして，一方で組織目標の達成に取り組むとともに，他方では自分の欲求を充足させ，成長と成熟を遂げることのできるような環境を与える管理が必要である．

したがって，部下が仕事に励み，自らを成長させていこうとする過程，勤労意欲の変動など，人間の行動についての行動科学論ならびに人間関係論としての理解が必要である．紙面の都合でふれることはできないが，行動科学論としては**マズロー（Maslow）の人間欲求の5段階説**，**マクレガー（McGregor）のX理論とY理論**，**ハーズバーグ（Herzberg）の動機づけ・衛生理論**があり，人間関係論としては**ホーソン実験**が代表的である．

9 リーダーシップ

リーダーシップと組織の管理には強い関係がある．創業したばかりの個人企業や開設理学療法部門では，創業者や部門長のカリスマ性やトップダウン式リーダーシップが有効に働く例が多い．これは**カリスマ的リーダーシップ理論**である．この理論におけるリーダーは，組織のために自己利益を超越するよう部下を啓発し，部下に根深く絶大な影響を与えうる者ととらえられる．つまり，自らの個人的能力によってタスクの重要性と価値の高さを感じさせ，部下を変容させるのである．

しかし，同じようなリーダーシップを大企業でとると，むしろ"出る杭"になってしまうこともある．高度に組織立った大企業では，合理的で官僚的な管理を重視するリーダーシップのほうが有効に機能することもある．つまり，業務遂行のためのリーダーシップである"マネジャーシップ"と環境変化に対応するための"リーダーシップ"は異なり，それぞれのリーダーシップ機能を効率的に管理・運営することが重要である[4,5]（表2）．

D チーム医療の実践について学ぶ

1 チーム

チームと組織あるいは集団（グループ）は同義ではなく，チームには組織や集団にはない利点がみられる[4,5]（表3）．チームと組織の共通点は共通目標があることであり，相違点は次の5つである．

①組織は分業の方法をとるが，チームはあえて分業の方法をとらない．

②チームはオープンな情報交換の場であり，メンバーの相互作用が重要な役割を果たし，共同責任の達成は1人ひとりが全面的に責任をもちつつ，またメンバー全員で共同責任を遂行する．

③組織では分業されているその分担の仕事ができればよいが，チームの場合は1人ひとりが原則的に異分野で，それぞれが代替不可能なほどの専門性をもつ．

④チームの場合，1人が他人をカバーすることを原則とするため，メンバーが応分の貢献をしないと進まない．

⑤組織の場合はメンバーが固定化される傾向にあるが，チームの場合はメンバー変更が比較的頻繁におこる．

集団は，メンバーが各自の責任分野内で業務を遂行するのを互いに助け合う目的で，主として情報を共有し，意思決定を下すために互いに交流するものであり，能力と努力の重ね合わせを必要とするような集団作業の必要も機会もない．したがって，その業績は個々のメンバーの貢献の総和にすぎず，全体的な業績水準を投入量の総和よりも高くするようなプラスの相乗効果はない．一方，チームは，協調を通じてプラスの相乗効果を生み，個々人の努力は個々の投入量の総和よりも高い業績水準をもたらす．したがって，組織の業績を向上させる際には，それぞれの組織においてチームの活用などを独自に工夫すべきである．

表2 マネジャーシップとリーダーシップの相違

	マネジャーシップ	リーダーシップ
対象	仕事（の複雑・煩雑さ）	人（の心）
階層	ミドルリーダーシップ	トップリーダーシップ
機能	複雑さの解消 　ムリ・ムダ・ムラを排除し，効率を高め，スッキリさせる	意欲の喚起 　主体的な行動を引き起こし，ワクワクさせる
実務手順	①具体的な課題と実行計画の策定 ②組織の構造化とリソースの配分 ③計画と実務の差を修正しコントロール	①ビジョンの設定 ②ビジョンの浸透（人心の統合） ③意欲・能力に応じて権限委譲し，モチベーションアップ
パーソナリティ	現在を志向する（来た道を舗装する） 効率を志向する 現状を維持する リスクを回避する クールさや客観視を重視する 安定性や秩序をもたらす ポジションパワーの行使	未来を志向する（道を切り拓く） 効果を志向する 変革をおこす リスクをとる 熱さや思いを重視する 新たな価値・文化を根づかせる ヒューマンパワーの行使
行動・役割	日常的な作業に勤しむ 資源を維持し，配分する	システム変更のための長期目標を構築し，戦略と戦術を策定する
	監督的行動をとる 他人が標準的な職務行動を維持するよう活動する	リードする行動を示す 長期目標に従って他人に変化をおこすよう行動する
	組織内サブシステムを管理する	組織全体に変革をもたらす
	標準的作業を，いかに，および，いつ行うのかを尋ねる	標準的作業を，いかに，なぜ変更するのかを尋ねる
	既存の組織文化の範囲で行動する	組織のビジョンと意味を想像し，文化を変革すべく努力する
	取引的（トランザクショナル）な影響を行使する．報酬，懲罰，公的権威を使って服従させる	変革的（トランスフォーメーショナル）な影響を行使する．個人的事例や専門性を活用しながら，価値観，態度，行動に変化をもたらす
	部下に仕事をさせるよう支配することに頼る	フォロワーに価値観を内面化させるようエンパワメント戦略をとる
	現状を支持し，組織を安定化させる	現状にチャレンジし，変革をおこす

マネジャーシップとリーダーシップは明らかに異なる．前者の特徴は，非個人的目標，人々のアイデアを組み合わせて戦略や意思決定を具現化する，集団での仕事を好む，意思決定体系のなかで人々を位置づける，秩序重視などである．一方，後者の特徴は，個人的目標，機会と報酬がある限りリスクを求める，直感的で共感できるアイデアを重視する，感情重視，帰属先や社会的役割で自分のアイデンティティを規定しないなどである．
〔高木晴夫（監）：ビジネススクールテキスト 組織マネジメント戦略．p.174，有斐閣，2005／吉村啓邦：チームの生成と開発．p.95，北辰堂出版，2009 より改変〕

2 チーム医療

社団法人日本理学療法士協会も含んだ12の医療関係職能団体と患者会，報道関係者で構成される**チーム医療推進協議会**は，チーム医療を**多職種連携**と同義とし，1人ひとりの患者に対してメディカルスタッフがそれぞれの職種を尊重し，さらに専門性を高めて，それを発揮しながら患者が満足できる最良の医療を提供できる体制と定義している．

理学療法士が実践するチーム医療はリハビリテー

表3 組織, チーム, 集団, 個人の特徴

	組織	チーム	集団（グループ）	個人
広辞苑	社会を構成する各要素が結合して有機的な働きをする統一体	共同で仕事をする一団の人，2組以上に分かれて行う競技のそれぞれの組	群・集団．共通点をもつ人や物の集まり	集団に対して，それを構成する個々別々の人
定義	2人以上の人々の，意識的に調整された諸活動，諸力の体系	共通の目的，達成すべき目標，そのためのアプローチを共有し連帯責任を果たせる，補完的なスキルを備えた少人数の集合体	特定の目的を達成するために集まった，互いに影響を与え合い依存し合う複数の人々	
業務の範囲	◎	○		△
継続性	◎	○		△
変化	△	○		◎
作業の連携		密である	少ない	
1人ひとりの作業		異質	類似	
業績		それぞれの相乗効果	1人ひとりの総和	
活動例	労働集約産業	新規事業創造活動やベンチャー企業		

組織は，業務範囲は圧倒的に広くカバーでき，継続性においても圧倒的に優位であるが，変化については個人が最も優位性が高い．
◎：圧倒的優位，○：優位，△：劣る
〔高木晴夫（監）：ビジネススクールテキスト 組織マネジメント戦略. p.68, 71, 有斐閣, 2005／吉村啓邦：チームの生成と開発. p.39, 北辰堂出版, 2009 より改変〕

ション医療に包合されることが多い．リハビリテーション医療におけるチーム医療は，時期により対象，構成，機能，対応が異なり，対象によりチーム医療の権限，要素，モデルなども異なることから，リハビリテーション医療におけるチーム医療は多様性が求められる．一方，チーム医療で変わらないもの，すなわち目的は患者本位であることである．

a. 包括的リハビリテーション

チームメンバーをそろえたライフステージ，治療期，障害内容に応じたプログラムにより充実した内容のリハビリテーション，すなわち包括的リハビリテーションを行えることから，チームアプローチをきちんと行うこと，つまりチーム医療を"包括的リハビリテーション"という場合がある．これを行うためには，患者を中心においてチームメンバーが対等の立場で同心円状に広がる形の関係をとり，メンバー全員が共同責任としてケアにあたるのが理想的である．そのコーディネーターは，職種を超えた理解を示し，調整能力に長けたスタッフが最適任である．

b. チーム医療の形態

一般的なチーム医療の形態には multidisciplinary（学際的），interdisciplinary（分野横断的），transdisciplinary（学融合的）のチームがあり，異なる職種の人々が共有した概念を有しつつ，共通のプロジェクトに対して仕事や技術を共有しながら取り組む transdisciplinary のチーム形態が一番効果的である．また，multidisciplinary, interdisciplinary, transdisciplinary と進むにつれ成熟したチームとなる[6]（図7A，B，C）．

一方，理学療法の対象により他の専門職とのチー

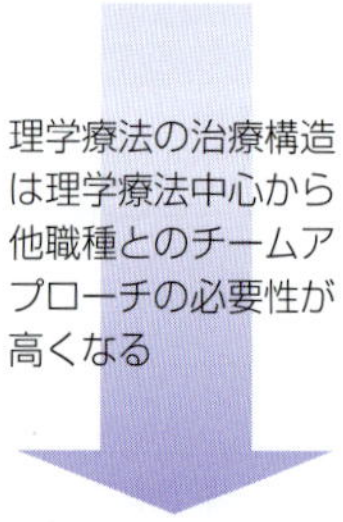

図7 チーム医療の形態

A：multidisciplinary team．急性期型チームであり，それぞれの職種が専門的視点に立ってプログラムを設定するが，包括的なプランにするための協業は行わない．個別にかかわるため，それぞれのかかわりには責任をもつが，チームとしてかかわった結果についての責任はもたない．
B：interdisciplinary team．回復期型チームであり，それぞれの職種は互いに意思の疎通をはかり，多職種の専門性や能力を理解し，同じ目標に向かって協業する．各専門職はチームとしてかかわった結果に責任をもつ．
C：transdisciplinary team．回復期成熟型・維持期チームであり，それぞれの職種は互いに意思の疎通をはかり，自己の専門領域を超え，重なり合いながら，できることは積極的にカバーし合いながら協業する．
D：パートリッジ（Partridge）の分類．理学療法の対象の分類とチームアプローチでは，障害の範疇，病理過程，治療目的，帰結の中心をどこにおくか，他の専門職とのチームアプローチ方法というパラダイムにより，理学療法の効果は4群に分類される．1群から2，3，4群と疾病，障害の範囲が重度化するにつれ，その治療目的は機能改善から生活そして社会適応へと移動する．すなわち，理学療法の治療構造は理学療法中心から他職種とのチームアプローチの必要性が高くなる．
〔A，B，C：栗原正紀：チーム医療のあり方．厚生労働省第2回チーム医療推進方策検討ワーキンググループ資料，厚生労働省，2010より改変〕

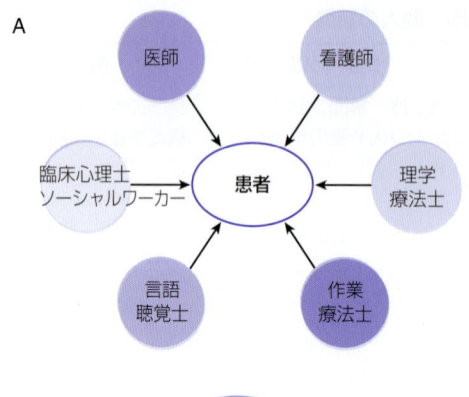

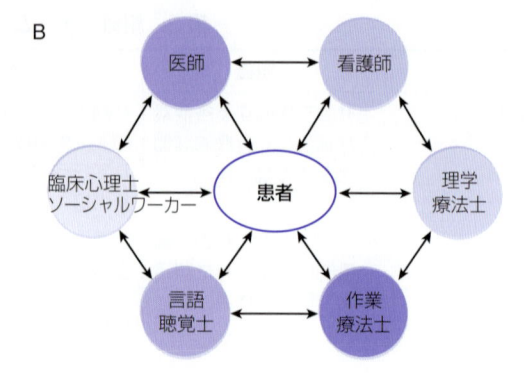

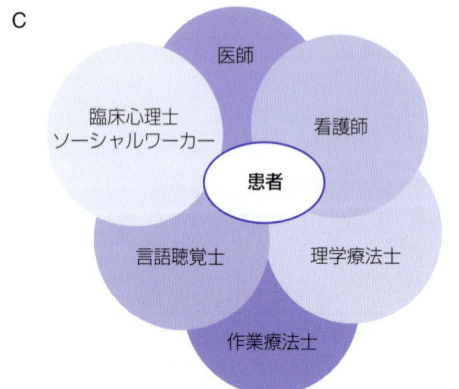

ムアプローチは4群に分類され，理学療法の治療構造は理学療法中心から他職種とのチームアプローチの必要性が高くなるという指摘もある（パートリッジの分類）[7]（図7D）．

c．多職種協働

今日，多職種協働（スキルミクス；skill mix）という概念が注目されている．日本語では「職種混合」，「多能性」と訳され，もともと看護職を看護師，准看護師，看護助手というように，資格，能力，経験，年齢などが異なるスタッフを混合配置することを指していた．しかし最近では，その概念が拡張されて，医療チームのなかでそれぞれの職種の役割の補完・代替関係を意味したり，広くは多職種のチーム内部における職種混合のあり方や職種間の権限委譲・代替，新たな職能の新設などを

指し示す概念となっている．従来型の役割分担とは異なり，重なり合うところを相互に補完し，強化するようなチーム医療のことである．このような傾向は，医療経済的に考えても必要である．つまり，人材不足とその裏返しである多職種の雇用に関する人件費高騰のために，少ないスタッフで包括的リハビリテーションを行う必要があるからである．

しかし，国家資格を有する専門職の集合組織である病院では，とかく**派閥主義**（sectionalism）あるいは**セクト主義**，すなわち自派の主張を固執して，他を省みない態度・傾向に陥りやすい．リハビリテーション医療に限らずいかなる場合においても，チーム内の職種間の連携・信頼不足があれば，優秀な多職種からなるスタッフをそろえても十分なチーム医療，多職種協働を供給することは困難であることが少なくない．そこで医療者間の成熟した連携が重要になるのである．

本来リハビリテーション医療は，**機能回復，代償的，予防的，機能維持**の4つに対応したアプローチを多職種協働で総合的・包括的に行うものであり，"チームアプローチ"，"予防的アプローチ"，"機能回復，代償的，機能維持の各種アプローチ"の3つのステップがある．その最初のステップである"チームアプローチ"はリハビリテーション医療の原則であり，多職種のチームで取り組む意識が肝心であり，はじめから最後のステップである"機能回復，代償的，機能維持の各種アプローチ"にいってしまうチームは未成熟といわざるをえない．

「脳卒中治療ガイドライン2009」では，組織化された場でのリハビリテーションチームによる集中的な急性期リハビリテーションをグレードA，回復期リハビリテーション，すなわち集中的な多職種によるリハビリテーションをグレードBとして推奨している[8]．このように，回復期リハビリテーション病棟の発展により"病棟チーム体制"によるチーム医療が定着しつつある．回復期リハビリテーション病棟のチーム医療に代表されるように，各職種が個々の専門性を高めることと，自己および他職種の役割を認識し，互いに補完（協働）することの両方を深めつつ，"チーム力"と"組織力"をどのように高めるかは永遠のテーマであり，回復期リハビリテーションに限らず，いかなる治療期（病期）ならびすべての疾患・障害に対して欠かせないものである．

E 関係職種

関連職種（医師，看護師，作業療法士，言語聴覚士，義肢装具士，社会福祉士，精神保健福祉士，介護福祉士，ケアマネジャーなど）については**表4**にまとめている．

F 医療安全

医療従事者が医療の安全確保に日々努力を重ねているにもかかわらず，医療過程で生じる有害事象には本来回避可能なものと不可避のものがあるため，多くの医療事故を含む有害事象の存在は医療の信頼を著しく損なう要因である．この多発する有害事象を可能なかぎり低減させ，かつ有害事象から患者の生命を守るために全力を尽くすことは医療にかかわるすべての者の責務である．進歩する医学の多様性・複雑性のなかで安全な医療を提供するためにも，不測の危険性を惹起する機械的要因や人的要因に対する緻密かつ多重の事故防止機構を構築することが必要である．

医療事故防止には，**リスクマネジメント**（risk management；医療事故を防止するための病院業務管理上の活動）と**クオリティアシュアランス**（quality assurance；日進月歩進歩する医療水準に適した医療を提供し，医療事故を防止する活動）とが一体として講じられるべきである．その原点は，悪い習慣を捨て，過去のミスに謙虚に学び，個人の追及ではなく，組織としてそれを防止する策を積極的に取り入れること，すなわち"リスク管理"から"**安全管理**"の手法に意識改革すべきである．こう

表4　関係職種一覧

職種名称	職制（概略）
医師	所定の資格を得て，病気の診察・治療を業とする者であり，医学に基づき傷病の予防，診療および公衆衛生の普及が責務である
看護師	厚生労働大臣の免許を受けて，傷病者などの療養上の世話または診療の補助をすることを業とする者である
保健師	看護師国家試験に合格しているうえで，厚生労働大臣の免許を受けて，保健師の名称を用いて保健指導に従事することを業とする者と定めており，大学や保健師養成校にて所定の教育を受けたのち，保健師国家試験に合格して得られる国家資格（免許）である
薬剤師	厚生労働大臣の免許を受けて，主として医薬品の鑑定・保存・調剤・交付に関する実務を行う者である
作業療法士	厚生労働大臣の免許を受けて，医師の指示のもとに作業療法を行うことを業とする者であり，身体障害，精神障害，発達障害，老年期障害などのさまざまな領域や障害に対して，予防期・急性期・回復期・維持期・終末期のそれぞれの病時期に応じて，対象者の生活自立支援と主体的な作業活動（日常生活活動，仕事，遊びと余暇活動など）の獲得，家族へのかかわりを含めた治療・指導・援助を行う
言語聴覚士	厚生労働大臣の免許を受けて，医師の指示のもとに言語療法を行うことを業とする者であり，音声機能，言語機能，摂食・嚥下機能または聴覚に障害のある者に対し，その機能の維持向上をはかることと，言語練習その他の練習，これに必要な検査および助言，指導その他の援助を行う
診療放射線技師	厚生労働大臣の免許を受けて，医師の指示のもとにX線撮影と放射線治療の補助を行うことを業とする者である
臨床検査技師	厚生労働大臣の免許を受けて，医師の指導・監督のもとに微生物学的・血清学的・血液学的・病理学的・寄生虫学的・生化学的検査および政令で定められた生理学的検査を行うことを業とする者である
臨床工学技士	医師の指示のもとに，生命維持管理装置の操作および保守点検を行うことを業とする国家資格をもった医療機器の専門医療職種である
管理栄養士	栄養摂取の指導に従事する有資格者である栄養士の国家資格を取得してから現場の経験を積んだのち，試験に合格した者である
義肢装具士	医師により処方された義肢装具の採型・採寸ならびに適合・調整を行う国家資格をもった医療専門職である
社会福祉士	日常生活を営むのに支障がある者の福祉に関する相談・援助を行う国家資格をもった社会福祉専門職である
精神保健福祉士	精神障害者の保健および福祉に関する専門的知識および技術をもって，精神科病院その他の医療施設において精神障害の医療を受け，または精神障害者の社会復帰の促進をはかることを目的とする施設を利用している者の社会復帰に関する相談に応じ，助言，指導，日常生活への適応のために必要な練習その他の援助を行うことを業とする国家資格者である
介護福祉士	日常生活を営むのに支障がある者に，入浴・排泄・食事その他の介護を行う国家資格をもった社会福祉専門職である
ケアマネジャー	介護支援専門員（公的資格）を指し，介護保険制度下で要介護者などのために介護計画を作成する専門職である．居宅介護支援事業所・介護予防支援事業所・各種施設（介護老人福祉施設など）に所属し，介護保険において要支援・要介護と認定された人に対してアセスメントに基づいたケアプランを作成し，ケアマネジメントを行い，介護全般に関する相談援助・関係機関との連絡調整・介護保険の給付管理などを行う職業である
臨床心理士	患者のさまざまな心理的問題を検査・診断して，臨床心理学に基づいた知識と技術で援助する心理専門職（民間資格）である
診療情報管理士	ライブラリとしての診療録を高い精度で機能させ，そこに含まれるデータや情報を加工，分析，編集し活用することにより，医療の安全管理，質の向上および病院の経営管理に寄与する専門職業（民間資格）である

した不断の取り組みにより，医療安全・安全管理を組織文化として根づかせることが重要である．

理学療法においても，人口の高齢化，医療技術の急速な進歩に伴い，急性期状態の不安定例，呼吸・循環器疾患併存例，易感染例などのハイリスク例が増加し，有害事象発生のリスクが高まっている．また，"廃用"という患者にとって不利益となるリスクと常に向かい合っている．日本リハビリテーション医学会[9]は「リハビリテーション医療における安全管理・推進のためのガイドライン」を2006年に発表している．そのなかでは，転倒・転落，医療行為に起因する外傷・熱傷など，誤嚥，誤飲・窒息，悪心・嘔吐，離院，患者取り違え，接遇についてリスクとして取り上げられており，推奨する対策（安全管理）も明記されているので，参考とすべきである．

●引用文献
1) 桑田耕太郎，田尾雅夫：組織論. pp.19–24, 143–161, 349–359, 有斐閣, 1998.
2) 島田 恒：非営利組織のマネジメント. 新版, pp.62–174, 東洋経済新報社, 2009.
3) 松田憲二：改訂新版 管理者の基礎テキスト. pp.16–81, 146–172, 日本能率協会マネジメントセンター, 2008.
4) 高木晴夫（監）：ビジネススクールテキスト 組織マネジメント戦略. pp.27–99, 171–188, 有斐閣, 2005.
5) 吉村啓邦：チームの生成と開発. pp.34–110, 北辰堂出版, 2009.
6) 栗原正紀：チーム医療のあり方. 厚生労働省第2回チーム医療推進方策検討ワーキンググループ資料, 厚生労働省, 2010. http://www.mhlw.go.jp/stf/shingi/2r9852000000wyk3-att/2r9852000000wymt.pdf
7) 岡西哲夫，金田嘉清：理学療法の対象とチームワーク―パートリッジの分類. 細田多穂ほか（監）：理学療法士プロフェッショナル・ガイド―臨床の現場で役立つマネジメントのすべて, pp.443–448, 文光堂, 2003.
8) 篠原幸人（編）：脳卒中治療ガイドライン 2009. pp.271–340, 協和企画, 2009.
9) 日本リハビリテーション医学会診療ガイドライン委員会（編）：リハビリテーション医療における安全管理・推進のためのガイドライン. pp.2–17, 医歯薬出版, 2006.

NEVER GIVE UP——リハビリテーション僻地をなくすために

　私は，地域リハビリテーションの領域で仕事をしている．病院や介護施設で理学療法士が働く姿は想像しやすいと思うが，県をまたいで仕事をする理学療法士というと，皆さんはどんな姿を想像するだろうか．

　私は，学生のころから小児の理学療法士になることが夢だった．病院での経験を経て，念願だった小児の施設に勤めることができたのだが，そこでリハビリテーションを受けたくても受けられない方々がいることに気づき，新たな道を模索するようになった．都市部と地方，住む場所が違うだけで医療格差があること，まだリハビリテーションが必要であっても，年齢や障害の程度によっては打ち切りになる状況をなんとかしたいと，すでに大学の先輩が実践していたノウハウを学び，この道に飛び込んだ．

　地域リハビリテーションの仕事は，リハビリテーションを通して地域づくりに参加することでもあり，社会的意義も大きく，大変にやりがいを感じている．その一方で，その場を任される理学療法士として求められる責務を十分に果たすことに非常に苦労している，というのが偽らざる心境でもある．

　実際の現場で私に求められているのは，専門家としての知識・技術のみならず，組織や地域の特性も含めたさまざまな問題を解決するためのコンサルティング能力である．当然，利用者や現場スタッフと理解し合うには，高度なコミュニケーション能力も欠かせない．理想的な環境が得られないなかでお互いに納得できる道を探すには，「なんとかするんだ」という不退転の情熱も必要となる．頼りになるのは自分しかいないのである．

　本書には，私が今，現場で直面し，解決するのに苦労している問題を解く糸口が網羅されている．"能力のある理学療法士"を目指すのであれば，ただ知識を得るために読み進めるのではなく，その知識がどのような形で現場に生かされるのかを想像しながら勉強してほしい．自分の頭で考えた経験は，必ずや皆さんの大きな財産となるだろう．

　　　　　　　　（フリーランス理学療法士・船所佐和子）

第6章 理学療法士養成課程で学ぶこと

> ■学習目標
> ●理学療法の教育形態の変遷について学ぶ.
> ●指定規則と教育内容の変遷について学ぶ.
> ●臨床実習教育の目的と心構えについて学ぶ.
> ●理学療法に必要な知・情・意について学ぶ.
> ●基本的臨床技能（コミュニケーションを含む）について学ぶ.

　理学療法の学習を開始する者には，理学療法士養成過程で学習する内容（知識・情意・技術）を単に知るだけでなく，卒業までの間に身につけて習慣化できる態度の習得をはかり，より質の高い理学療法士を目指すことが望まれる.

A 理学療法の教育の変遷

　理学療法士の養成のための教育から，教育と研究を推進する大学院教育が可能となった今日までの変遷を**表1**に示す[1,2].

　1963年に国立療養所東京病院附属リハビリテーション学院（以下，清瀬リハ学院）が各種学校として設立され，WHOから派遣された外国人講師の英語による授業が開始された．リハビリテーションや理学療法に関する教科書や関係図書も少ないなかで，講師の配布資料，学生の講義ノートが知識のすべてであった．清瀬リハ学院の卒業生が出るのを待つように，1965年に「**理学療法士及び作業療法士法**」が制定され，法的に身分が確立し**名称独占**した．1966年にすでに医療従事している者で所定の講習を済ませた特例措置対象者とともに11名の卒業生が国家試験を受け，待望の理学療法士183名が誕生した（第14回国家試験まで特例措置は継続する）．

　理学療法の教育は**表1**を見るとおり，"専門学校から高等教育へ"をキーワードとすると，第1期（清瀬リハ学院から金沢大学短期大学部理学療法学科設立まで），第2期（金沢大学短期大学部設立から広島大学医学部保健学科設立まで），第3期（広島大学医学部保健学科設立から現在まで）の3期に大別でき，この期間の養成校設立状況[3-5]を**図1**に示す.

1　第1期：清瀬リハ学院から金沢大学短期大学部設立まで

　1963年に清瀬リハ学院が各種学校として設立され，1975年には専修学校制度で専門学校として再スタートし，1979年に金沢大学に短期大学部理学療法学科が開設されるまでの16年間を第1期とする．この間に養成校は国立5校（厚生省系3校，労働省系1校，文部省系1校），公立3校〔東京都・大阪府立盲学校（視覚支援学校），徳山県立盲学校〕，私立では1968年に設立された高知リハビリテーション学院など6校で，全養成校数はわずかに14校であった．私立の4年制専門学校である高知リハビリテーション学院を除くと3年間の養成課程で，卒後即戦力の志向が強い専門職養成のための課程であった.

　多くの卒業生は1人職場か少人数職場で，卒後早期に指導的立場に配置されている．一方で卒業後の向学心は強く，養成校時代の単位は認められないにもかかわらず，夜間や通信で学位を取得した者もかなりの数になる．臨床実習指導も卒後早期から行っており，養成校で行われている最新の教育内容を，臨床実習指導者は実習生から得ていた時期でもある.

　創成期に開設された多くの養成校は，外国人教員を雇用したり，臨床実習施設を確保したりするのに困難を極めた．このため，国公立校では教員に対する海外留学制度をもち，在学中成績良好者

表1 理学療法教育関連年表

	西暦	元号	年	関連法規／内容／国の方針／理学療法士協会の動き／イベント
第1期	1947	昭和	22	大学基準協会設立
	1963		38	国立療養所東京病院附属リハビリテーション学院が3年制各種学校として，わが国初の養成校として開設
	1965		40	「理学療法士及び作業療法士法」制定
	1966		41	第1回国家試験施行，183名の理学療法士誕生（うち11名が養成校出身） 第14回国家試験まで特例措置受験は継続，その後廃止 理学療法士作業療法士学校養成施設指定規則制定
	1971		46	国立療養所東京病院附属リハビリテーション学院で4年制大学化運動，全国的な署名運動と厚生省へ陳情デモ
	1972		47	理学療法士作業療法士学校養成施設指定規則改正（カリキュラム改正）
	1975		50	学校教育法改正に伴う専修学校（専門学校）制度スタート
第2期	1979		54	金沢大学医療技術短期大学部理学療法学科開設：3年制短期大学教育スタート
	1989	平成	元	養成施設指定規則改訂（カリキュラム改正） 1学級定員40名・夜間部課程増設校増加 高齢者保健福祉10カ年戦略（ゴールデンプラン）策定 需給計画により理学療法士の需要高まる 理学療法士協会の平成元年・2年度マスタープラン 4年制大学実現に向けての推進活動開始
	1990		2	第二次医療法の改正 理学療法士の社会的認知度高まる
	1991		3	平成11年時の需要数を理学療法士23,800人を目標に試算推計される 学位授与機構設置 理学療法士協会の平成3年・4年度マスタープラン 中期目標として大学院における理学療法教育実現
第3期	1992		4	広島大学医学部保健学科開設：初の4年制大学教育スタート
	1993		5	札幌医科大学保健医療学部開設：公立大のスタート
	1994		6	北里大学医療衛生学部開設：私立大のスタート ゴールドプランが見直され，目標値の引き上げ 生涯学習システムの導入
	1995		7	専門学校の「専門士」制度創設 学位授与機構の利用により単位認定，4年制大学編入など，高等教育への壁を低くして結果として移行を促進
	1996		8	広島大学大学院博士課程前期（修士） 大学院教育スタート
	1997		9	新人教育プログラムの本格的運営
	1998		10	大学審議会答申「21世紀の大学像と今後の改革方策について」 評価機関の設置の必要性提言
	1999		11	養成施設指定規則改訂（カリキュラム大綱化・単位制・単位互換） 規制緩和政策によって養成施設新設ラッシュ 厚生省より各養成施設に学生入学定員厳守の通達 学位授与機構に大学評価機関（仮称）設置準備室
	2000		12	ゴールドプラン21策定・介護保険制度スタート 厚生省に需給に関する意見書提出 平成16年時の需要数を理学療法士46,000人を目標に試算推計
	2004		16	大学基準協会設立：大学の認定評価機関 日本高等教育評価機構が私立大学などに対する第三者評価機関として発足
	2005		17	中教審より「我が国の高等教育の将来像」 将来の施策に至る方向性が示された
	2006		18	医療制度改革案で理学療法士の需要試算
	2007		19	教育改革元年・学校教育法改正の方向へ 理学療法士養成制度改革の時期到来？ 新人教育プログラム3月末時点で14,287人終了，終了まで平均4.7年

〔保村讓一：理学療法士教育・養成制度のあり方．日本理学療法士協会白書委員会（編）：理学療法白書2007, pp.83–90, 日本理学療法士協会, 2008 および黒川幸雄：大学と大学院の役割．日本理学療法士協会白書委員会（編）：理学療法白書2007, pp.91–95, 日本理学療法士協会, 2008 より改変〕

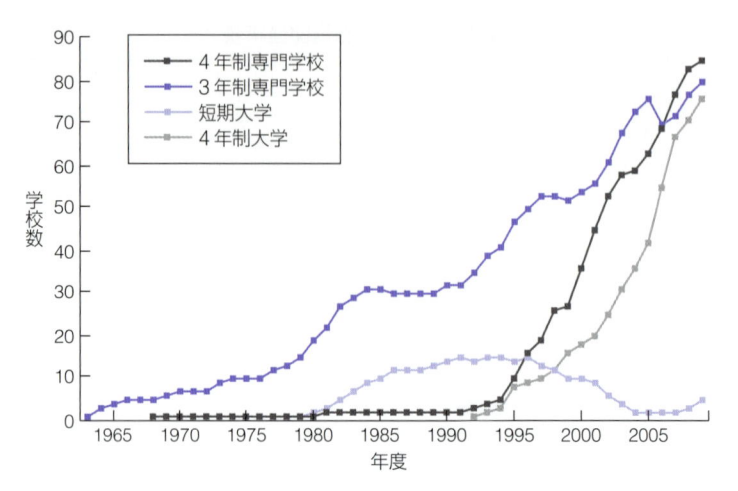

図1 理学療法士養成施設の年次推移

は臨床の経験を数年で済ませて学校に戻らせ，教員の補助をさせながら留学準備をさせ，積極的に米国で修士課程をとらせていくことも行われていた．第2期の短期大学設立時の教員候補を養成していたともいえる．

2010年4月の時点で私立の6校は現在も老舗として存続しているものの，国公立の8校のうち筑波大学附属視覚特別支援学校と大阪府立視覚支援学校は存続しているが，多くはその使命を終えて廃校となっている．

2 第2期：金沢大学短期大学部から広島大学医学部保健学科設立まで

1979年に金沢大学短期大学部理学療法学科が設立されてから1992年の広島大学医学部保健学科設立までの13年間で，この期の特徴は専門学校から高等教育の入り口への移行と高等教育の扉を開く準備期間といえる．この間に国立大学の短期大学部12校，公立の短期大学2校，私立短期大学部1校が開設されている．のちの第3期では国立大学の短期大学部12校はすべて短期大学部から4年制学部へと移行しており，結果としてこの時期は大学教育移行のための準備期間と考えられる．

この時期の初期（1979～1982年）には厚生省立の養成校が6校設立されたが，これ以降の新設はみられていない．日本理学療法士協会は第1期に比べて急増する養成施設に危機感をもち，短期大学以外の新設専門学校を抑制する方針をもって対処したためか，1985～1989年の5年間で専門学校の新設はみられない．しかし全期間を通してみると，専門学校は公立1校，私立15校が設立されている．

当時，卒業後の理学療法士は即戦力視された時代であったが，一方で「卒業3年を経過すると専門学校卒より短大卒のほうが卒後の伸び率は高い」といわれた時代でもあった．また，専門学校卒では単位認定はなされず，4年制大学への道はまだ厳しい状況であったが，短大卒では単位の認定を受けるなど，大学への編入が比較的容易となった．

第1期の教員経験者や海外留学経験者が短期大学部の教官として異動し，専門学校の教育の質の低下が指摘された時期でもあった．短期大学へ異動した教員の多くは，異動先の大学・大学院の研究員あるいは基礎系教室に所属して学位を取得し，他大学院で学位取得の準備を始める者もかなりの数になった．理学療法で学位取得のための研究を進めることがまだ難しく，多くの場合医学や工学など関連領域（他流試合）で博士を取得することが多かった．また，この時期の後半では生涯教育

制度の関心が高くなっており，筑波大学大学院に社会人の就学を容易とする夜間の修士課程ができるなど，この時代の特徴は修士号取得者の増加であり，次の第3期，大学設立時の教員資格の準備を結果として行っていたことになる．この時期では博士号をもつ理学療法士は稀であり，経験年数と修士号の合わせ技により，第3期で教授，助教授職に着任した者も多い．

3 第3期：広島大学医学部保健学科設立から現在まで

1992年に広島大学の医学部に4年制の学科ができ，大学理学療法が高等教育（大学・大学院＝教育・研究）の対象となった．その後，公立校として1993年に札幌医科大学，1994年には私立の北里大学で大学教育課程が設置されてから大学の新設が続く．1997年までに10校，2001年までに20校，2005年までには42校，2009年では76校と，4年おきにほぼ倍増してきたこととなる．この間に国立13校，公立2校の短期大学部は4年制の学部へ転換し，公立大学の8校が新設された．私立では10校が専門学校から大学に発展的に移管したが，多くの大学が医療系養成の経験をもたない新設の学部として開設されている．

大学の定員をみると，国立では10人の筑波技術大学を別格として18～30名（中央値20名），公立では20～40名（中央値20名）であるのに対して，私立では最小値の30名から最大値80名となっており，国公立の倍以上の定員をかかえている．旧厚生省・旧労働省系の専門学校は施設の老朽化もあって役目を終え，現在では独立行政法人国立病院機構東名古屋病院附属リハビリテーション学院1校を除き廃止された．

規制緩和による教育の自由競争の原理によって，大学の養成規模の巨大化の傾向と同様に，国立系施設の廃止が私立の専門学校設立の理由づけとして使われた経緯も少なからずある．専門学校の新設においても追い風となって，結果として1992年には38校だった専門学校は2013年には150校となり，112校増加している．

第3期に設立された専門学校150校の内訳は，3年制79校，4年制71校であり，4年制の新設が目立つ．指定規則で単位制となったことや高度専門士，文部科学省の専門学校と大学の差異の解消の取り組みで，専門学校卒業生の大学や大学院への進学は以前に比べて敷居が低くなっている．しかし一方で，近年募集を停止する専門学校が3年制を中心にみられている．

2013年8月12日付の日本理学療法士協会ホームページの養成校（全249校）数の形態別割合をみると，国公立大学23校（9.2％），私立大学70校（28.1％），私立の短期大学6校（2.0％），4年制専門学校71校（28.5％），3年制専門学校79校（31.7％）となっており，ほぼ6割が4年制の教育課程に移行している（表2）．また定員でみると，大学4,627人（34.3％），短期大学410人（3.0％），4年制専門学校4,008人（29.7％），3年制専門学校4,455人（33.0％）となっており，過去の数値と比較すると，専門学校の新設校では4年制専門学校が，大学では専門学校から大学教育課程への転換，新設が圧倒的に増加していることを示している[5]．

一方，1996年に広島大学大学院博士課程前期（修士），2年後には博士課程後期（博士）も設置されて，いよいよ高等教育の扉は開かれた．2013年8月の時点で，修士課程のみをもつ18の大学院と博士課程までをもつ32の大学院が設置されており（表2），他流試合をせずに理学療法関連研究テーマで博士号まで取得できるようになっている．

B 指定規則と教育内容の変遷

学習に先立って指定規則とは何か，カリキュラムとは何か，時間数と単位数の相違は何かを理解しておくことが大切となる．

①指定規則：理学療法士・作業療法士等専門職種の国家試験受験資格を付与するために，一定の水準を備えた学校および養成所を指定する基準

表2 理学療法士教育の全体像

養成区分		学校数	総定員数
大学	国立	13	
	公立	10	
	私立	70	
	計	93	4,627
短期大学	私立	6	410
専門学校	4年制	71	4,008
	3年制	79	4,455
総学校数		249	13,500
大学院			
修士課程のみ	国立	1	
	公立	4	
	私立	13	
	計	18	
博士課程	国立	12	
	公立	5	
	私立	15	
	計	32	

2013年度現在

と手続きを定めたものであり，教育内容および施設・設備，教員などの教育条件の水準を確保する機能を果している．

② カリキュラム（curriculum）：一定の教育の目的に合わせて考え出された教育内容と，その決まった修業年限の間での教育と学習を総合的に計画したものをいう．専門職能団体の日本理学療法士協会では教育ガイドラインを示し，そのなかでコア・カリキュラムを提示して，各養成校で行われる教育水準を担保しようとしている．

③ 単位制：授業科目を単位と呼ばれる学習時間数に区分して修得していく方式をいう．なお学年制とは，各学年での教育課程の修了を繰り返すことによって学習していく方式のことである．

ただ，単位数に関して次のことを知っておくのは重要である．規定では，1単位あたり45時間の学習が基準となる．日本理学療法士協会の教育ガイドライン[5]では，講義を「15時間」で1単位とし，残り30時間は学生が行う予習・復習とその周辺領域の学習にあてる時間としている．実験・実習および実技については，学内の実習設備を用いない自主学習は困難であるため，「45時間」を1単位と規定している．このように，講義の単位取得のために30時間にも及ぶ予習・復習・課題などの自主学習が求められていることを自覚し，自己学習を進めていくことが必要である．

1 指定規則の変遷

指定規則の改定は，厚生労働省の医療関係者審議会などで，その時期ごとに変化する社会的ニーズなどを勘案して審議されることから，ある意味で時代の雰囲気を残したものとなる．

1963年の清瀬リハ学院の教育では，WHO顧問のConine女史らが中心となりカリキュラムが整えられて講義が行われ，1966年に厚生省が**理学療法士作業療法士学校養成施設指定規則**（以下，指定規則）を提示するまでは，各養成校独自のカリキュラムで講義が行われている．その後1972年，1989年，1999年と3回改正された．これまでの指定規則の変遷を乾[3]がまとめているので**表3**に示す．

1963年の清瀬リハ学院の実施例をみると，教養科目，基礎医学，理学療法，臨床実習の4領域で構成されている．その後の改定で理学療法と臨床実習が専門科目に統合されるが，大筋では教養部分と専門分野，専門分野の基礎部分の3部構成と考えてよく，大きな変更はない．また，1999年以降は専門学校と高等教育の単位互換を目指して単位数明記となっているが，それ以前では時間数表記となっている．

2 教育内容の変遷

内容をみると，1963年と1966年では臨床実習部分の時間数が全時間数の半数近くを占めていることから，即戦力になる技術者養成が目指されていたことを物語るものと考えられる．また，清瀬リハ学院の教養の3/5を語学（英語）が占めてい

表3 理学療法カリキュラムの変遷

1963年清瀬リハ学院の実施例

区分	科目	時間数
教養科目	医事法規	20以上
	社会学	30以上
	社会福祉学	30以上
	物理学	50以上
	語学（英語）	300以上
	語学（独語）	30以上
	体育	50以上
	小計	510以上
基礎医学	解剖学	250以上
	生理学	150以上
	運動学	70以上
	病理学	50以上
	公衆衛生	30以上
	細菌学	30以上
	臨床医学	200以上
	薬理学	30以上
	生化学	50以上
	心理学	70以上
	看護学	20以上
	小計	950以上
理学療法	管理職業倫理	20以上
	治療訓練	250以上
	電気その他の治療	150以上
	マッサージ	30以上
	小計	450以上
臨床実習	臨床実習・病院実習	1,800以上
	小計	1,800以上
	合計	3,710以上

1966年指定規則

区分	科目	時間数
基礎科目	物理学	45
	化学	45
	医学用語	30
	小計	120
基礎医学	解剖学	
	生理学	
	運動学	
	病理学	
	公衆衛生学	
	小計	540
臨床医学	一般臨床医学	75
	整形外科学	75
	臨床神経学	150
	精神医学	30
	医学的心理学	45
	救急法・消毒法	45
	小計	420
理学療法	理学療法	540
	小計	540
臨床実習	臨床実習	1,680
	小計	1,680
	合計	3,300

1972年指定規則

区分	科目	時間数	備考
基礎科目	人文科学	90	心理学45時間を含む
	社会科学	90	人間発達45時間を含む
	自然科学	90	物理学45時間を含む
	保健体育	75	うち45時間以上を実技に当てること
	小計	345	
専門科目	解剖学	195	うち60時間以上を実習に当てること
	生理学	120	うち30時間以上を実習に当てること
	運動学	90	うち45時間以上を実習に当てること
	病理学概論	45	
	臨床心理学	45	
	一般臨床医学	90	リハビリテーション概論を含む
	整形外科学	90	
	臨床神経学	90	
	精神医学	30	
	理学療法	(480)	うち適当な時間数を実習にあてること
	検査測定	60	
	運動療法	150	
	物理療法	105	
	日常生活動作	60	
	義肢装具	105	
	臨床実習	1,080	
	小計	2,355	
	合計	2,700	

（つづく）

表3 理学療法カリキュラムの変遷（つづき）

1989年指定規則

区分	科目		時間数	備考
基礎科目	人文科学	講義	90	2科目以上とすること
	社会科学	講義	90	2科目以上とすること
	自然科学	講義	90	2科目以上とすること
	保健体育	講義	15	
		実技	45	
	外国語		60	
	小計		360	
専門基礎科目	解剖学	講義	75	
		実習	90	
	生理学	講義	75	
		実習	45	
	運動学	講義	45	
		実習	45	
	病理学概論	講義	30	
	臨床心理学	講義	30	
	リハビリテーション概論	講義	30	地域保健学・地域福祉学を含むこと
	リハビリテーション医学	講義	30	精神科リハを含むこと
	一般臨床医学	講義	30	
	内科学	講義	60	老年医学を含むこと
	整形外科学	講義	60	
	神経内科学	講義	60	
	精神医学	講義	45	
	小児科学	講義	30	
	人間発達学	講義	30	
	小計		810	
専門科目	理学療法概論	講義	90	
	臨床運動学	講義	30	
	理学療法評価学	講義	45	
		実習	45	
	運動療法	講義	90	
		実習	90	
	物理療法	講義	45	
		実習	45	
	日常生活活動	講義	30	
		実習	45	
	生活環境論	講義	30	リハ関連機器を含むこと
	義肢装具学	講義	30	
		実習	45	
	理学療法技術論	講義	60	
		実習	90	
	臨床実習	実習	810	
	小計		1,620	
	合計		2,790	

1999年指定規則

区分	教育内容	単位
基礎分野	科学的思考の基盤 人間と生活	14
	小計	14
専門基礎分野	人体の構造と機能および心身の発達	12
	疾病と障害の成り立ちおよび回復過程の促進	12
	保健・医療・福祉とリハビリテーションの理念	2
	小計	26
専門分野	基礎理学療法学	6
	理学療法評価学	5
	理学療法治療学	20
	地域理学療法学	4
	臨床実習	18
	（選択必修）	0
	小計	53
	合計	93

〔乾 公美：理学療法士教育の変遷を中心に. 奈良 勲（編）：理学療法学教育論, pp.1–7, 医歯薬出版, 2004 より改変〕

るように，外国人教員による講義に備えた色合いの強いものといえる．この2つの時期の解剖学と生理学の時間数をみると，かなりの時間数を費やしている．

また，専門科目の理学療法の総時間数をみると1963年で450時間，1966年で540時間，1972年でも480時間であり，科目も1963年で管理職業倫理，治療訓練，電気その他治療，マッサージの4領域，1966年では分化せずに540時間と大きな変化はみられない．1972年では検査測定，運動療法，物理療法，日常生活動作，義肢装具の5科目が独立してきており，1989年では地域理学療法の科目はみられないものの現行の科目でほぼ構成されているなど，教育内容は時代のニーズによって変化し，学問としての成熟に応じて科目が独立することも理解しておきたい．

清瀬リハ学院開設当時と比べると，臨床実習の時間数割合は明らかに低くなっている．初期の養成では，技術伝達を目的として臨床という場に依存した状況下で教育が進んでいたと考えることができる．

C 臨床実習教育の目的と心構え

1 臨床実習教育の意義と位置づけ

1978年に福屋[6]は，米国理学療法協会（American Physical Therapy Association; APTA）では臨床教育を「学生であることから臨床家になるための道を提供するもの」と定義されていること，臨床実習は「学生が知識を統合し，完成することを学習するように設定された臨床の場であり，理学療法の中で最も重要な課程である」と位置づけられていることを報告している．

「完成することを学習する」から，理学療法全体を，あるいは理学療法士として卒業時点で完成していることを求められているかのように受け止めるのは早計である．卒業時点に学習態度や対人行動などが習慣づけられているかが問われており，そのためには学内での学習態度や習慣を変更する必要がある．

学内の学習では自分のために学習し，自分を中心として知識を詰め込むことや技術を習得してきた．しかし臨床の場では，障害をもつ対象者の状態が今どうであるか把握して，これからどのような理学療法をしなければならないか，対象者の状態をよい方向へ導くことを学習の中心としなければならない．すなわち，自己のための学習から対象者中心の学習へと，理学療法を実施する立場で知識と技術を統合していくこと，またそのための自身の行動に変容が求められる．

2 教育目標とは何か

教育は初期の評価で明らかとなった目標に従って計画され，形成的評価を受けながら実施され，教育機関の最終には最終評価を受ける．教育目標はブルーム（Bloom）[7]によって3つの領域で構成されており，認知領域・情意領域・精神運動領域に分割される．

a．認知領域

認知領域（cognitive domain）は"知識→理解→応用→分析→統合→評価"という形で高次化する知的操作の複雑化の過程と，それに対する評価の領域である．知識をどのように高め，操作していくかの過程といえる．"知識"あるいは"知"の領域としておく．

b．情意領域

情意領域（affective domain）は"受容あるいは注意→反応→価値づけ→価値の組織化→価値または価値複合体の個性化"といった，価値や態度の内化によって高次化する領域である．態度を適切化して，"専門家として振舞うこと"と考えておいてもよい．"情と意"あるいは"情意"の領域としておく．

c. 精神運動領域

精神運動領域（psychomotor domain）とは、"模倣→巧妙化→精密化→分節化→自然化"といった、神経系と筋肉系の供応によって高次化するskillの領域を示している．"技術・技能"の領域と考えられる．

3 臨床実習教育の教育目標

理学療法の臨床実習の目的は、理学療法士としての基本的技能を全般的に養うため、①臨床の場で患者・利用者といった具体的な対象と対面して評価・治療の過程を実施すること、②その過程のなかで知識・技術を深め統合していくこと、また、③臨床実習指導者の示す理学療法士の役割をもとにして、医療専門職として行動・態度の規範を学び取ることにある．

具体的目標は、日本理学療法士協会発行の『臨床実習教育の手引き』[8]では理学療法教育の到達目標を「基本的理学療法をある程度の助言・指導のもと行える」レベルとしている．そのため、基本的理学療法を経験させるなかで、以下の3つを臨床実習教育の教育目標としている．

- 教育目標1：理学療法の対象者に対して、基本的理学療法を体験し実践できる．
- 教育目標2：保健・医療・福祉の各分野の職場における理学療法士の役割と責任について理解し、その一員として自覚をもった行動がとれる．
- 教育目標3：臨床実習を通して、自己の理学療法士としての自覚を高めることができる．

この3つの教育目標に対して、**一般目標**（GIO）とさらに具体的に**行動目標**（SBO）が認知領域、情意領域、精神運動領域別に明確に分類、設定されている[8]（表4）．

教育目標1「理学療法の対象者に対して、基本的理学療法を体験し実践できる」では、①理学療法の遂行課程に従って初期評価を行うことができ、問題点を示すことができること、②患者の状態に応じた科学的根拠に基づく目標設定ができること、③理学療法の選択と指導計画を立案できること、④そして実際に実施できること、⑤そのうえで実際に行った理学療法の再評価・最終評価を行うこと、の5つの一般目標が示されている．

前記の5つの一般目標の下には、初期評価を行い問題点を示すことができるため、①情報収集ができること、②理学療法評価ができること、③結果の分析・統合と解釈ができること、④問題点の抽出ができること、の4つの中項目が示され、さらに23の下位項目が示されている．

学生が作業を順序立てて実施できることを目標としているため、示された行動目標に従って作業を進めていけばよいので、理学療法過程のどこを行っているのか、作業で飛ばした項目を確認し、次の作業手順の確認にも使えるので重要である．

4 実習中の学生の心構え

学校内の同年代の集団のなかで認められる容姿（服装、アクセサリー）や振る舞いは、実習病院・施設のなかでは認められない．学生はその施設のなかで実習をする以上、実習生、社会人、医療人としてそれぞれの立場で制約を受けることを認識することが大切となる．

各学校では一般的心構えなど、諸注意として実習の手引きなどにまとめられ、実習に出る前にはオリエンテーションが行われる．どの手引書をみても「規則・時間の厳守」、「清潔感ある整容」、「あいさつを含めた基本的態度」、「環境整備」、「守秘義務」、「危険の回避」で構成され、基本的な生活習慣と基礎的マナーを有して身のまわりのことを自分で制御でき、人間性に富み、思いやりや公共心をもって、倫理観も併せ持つよう指導を受ける．

きわめて常識的で「そのときに普通にしていたらよいのでしょ」と、実習中にできればよいものと考えがちであるが、立ち居振る舞いは付け焼刃では身につかない．臨床実習でつまずく学生のなかで、心構えに従った実習生としての行動がとれ

表4 臨床実習3つの教育目標と一般目標

	GIO　SBO

教育目標1 「理学療法の対象者に対して，基本的理学療法を体験し実践できる」
1 理学療法の対象者に対して初期評価を行うことができる
　　1) 情報収集ができる
　　　　C-1 対象者の疾病の症候学が説明できる
　　　　C-2 対象者の一般的な障害について説明できる
　　　　P-1 対象者の一般的情報を事前に入手し，整理された状態で系統立てて問診できる
　　　　P-2 対象者のニーズや主訴を理解し，主要な問題点を聞きもらさず問診できる
　　　　P-3 対象者に関する他職種からの情報を入手し，整理できる
　　2) 理学療法評価ができる
　　　　C-1 対象者の評価に必要な検査・測定項目を列挙できる
　　　　C-2 必要な検査・測定項目に必要とされる正しい技法を説明できる
　　　　C-3 検査を実施するにあたってリスクとその管理方法を説明できる
　　　　C-4 選択した検査・測定項目に優先順位をつけることができる
　　　　C-5 検査を進めるなかで事前に把握されない所見について気づき，適切な検査・測定項目を選択できる
　　　　P-1 検査の実施場所を適切に判断し，対象者の着衣その他に配慮できる
　　　　P-2 選択した検査・測定項目を安全に実施することができる
　　　　P-3 対象者を疲労させることなく手際よく行うことができる
　　　　P-4 学んだ検査技法がケースに適応できないとき，工夫し応用することができる
　　3) 検査結果をもとに分析・統合・解釈ができる
　　　　C-1 検査・測定の結果について正常，異常の判断ができる
　　　　C-2 検査・測定の結果を項目ごとに分析し，簡潔に記載することができる
　　　　C-3 検査・測定の結果を統合的に解釈することができる
　　　　C-4 対象者の全体像を把握することができる
　　4) 問題点の抽出ができる
　　　　C-1 対象者の生活機能をICFの観点で整理し，ケースを全体的・構造的に把握することができる
　　　　C-2 問題点を抽出することができる
　　　　C-3 各検査データ相互に影響を及ぼす因子を見つけ出しケースの障害像を把握することができる
　　　　C-4 理学療法のみでは解決できない問題点があることに気づくことができる
　　　　C-5 チーム医療の必要性に気づくことができる
2 対象者の身体状況に応じて，科学的根拠に基づく目標設定ができる
　　　　C-1 対象者の問題点を教科書・文献と比較し，障害像の特殊性・個別性を把握することができる
　　　　C-2 各問題点の相互関係を考慮し，問題解決の優先順位を設定することができる
　　　　C-3 理学療法の短期ゴールを，対象者の個別性に配慮して設定することができる
　　　　C-4 理学療法の短期ゴール達成のために，具体的短期ゴールを段階的に設定することができる
　　　　C-5 理学療法の長期ゴール，およびリハビリテーションの長期ゴールを提案することができる
3 問題点抽出および目標設定から理学療法治療・指導計画の立案ができる
　　　　C-1 対象者の現状に即した基本的な理学療法治療・指導計画を提案することができる
　　　　C-2 教科書・文献を参考に具体的に基本的な理学療法治療・指導計画を立案することができる
　　　　C-3 治療指導計画を対象者と家族のニーズに即したものとして提示することができる
　　　　P-1 インフォームドコンセントが実施できる
4 理学療法治療・指導対応を行うことができる
　　　　C-1 基本的な理学療法治療・指導計画に先立ち教科書・文献で介助法や治療内容を確認することができる
　　　　P-1 基本的な理学療法治療・指導計画にあたって事前に必要な機器，物品，場面を準備することができる
　　　　P-2 関連部門・対象者と治療時間について事前に調整をはかることができる
　　　　P-3 治療内容の時間配分とその実施時期を調整し実施することができる
　　　　P-4 指導者の監督のもとに，基本的な理学療法治療・指導を実施することができる
　　　　P-5 対象者のリスクを提案し，指導者の助言を仰ぎながら，リスク管理を行うことができる
　　　　P-6 守秘義務を果たし，プライバシーへの配慮ができる

(つづく)

表4 臨床実習3つの教育目標と一般目標 (つづき)

GIO　SBO

　　5 再評価・最終評価を行うことができる
　　　　P-1 症例記録（カルテに準じる記録）に必要事項を記載することができる
　　　　C-1 対象者の理学療法の経過について，指導者に報告することができる
　　　　C-2 再評価を行う時期を決定することができる
　　　　P-2 再評価を行い，問題点，ゴール，プログラムの変更を行うことができる
　　　　P-3 最終評価を行い，担当患者の引き継ぎを行うことができる
　　　　C-2 症例報告書を作成することができる
　　　　C-3 問題志向的に評価・治療は進められ，妥当なものとして実施されたか，検討することができる

教育目標2　「保健・医療・福祉の各分野の職場における理学療法士の役割と責任について理解し，その一員として自覚をもった行動がとれる」
　　1 対象者を尊重し，共感的態度をもって，よい人間関係を形成できる
　　　　A-1 対象者に対して社会人として相応しいコミュニケーション（適切なあいさつ，言葉づかいなど）がとれる
　　　　A-2 対象者に対して一般人としての手助けができる
　　　　A-3 医療人としての自覚をもち対象者（家族を含む）と良好な関係をつくり，維持することができる
　　　　A-4 心理社会的側面への配慮ができる
　　2 職場における理学療法士の役割と責任について理解し，その一員としての自覚をもった行動がとれる
　　　　A-1 職場のスケジュールに従って行動することができる
　　　　A-2 医療専門職として求められる態度を理解し，責任感をもって行動することができる
　　　　A-3 実習指導者と十分なコミュニケーションを保って良好な関係を維持することができる
　　　　A-4 積極的に理学療法スタッフや関係職種とかかわり，良好な関係を維持することができる
　　　　A-5 提出物は期限を守って提供することができる
　　　　A-6 院内感染対策を理解し，実施できる
　　　　P-1 インシデントレポートの意義を理解し，適切に記載できる

教育目標3　「臨床実習を通して，自己の理学療法士としての自覚を高めることができる」
　　1 基本的理学療法の体験・実践を通して，自己の理学療法観を育成できる
　　　　C-1 病院・施設における理学療法部門の位置づけ（他部門とのかかわり方）を把握できる
　　　　C-2 理学療法士の患者に対する臨床業務（評価・治療）の内容を把握できる
　　　　C-3 各部門の業務と役割分担の概要を説明することができる
　　　　C-4 カンファレンスや勉強会，学会活動などスタッフの行事に積極的に参加し，新たな知見を得ることができる
　　　　A-1 自己管理能力，生涯学習の態度を身につけることができる
　　　　A-2 理学療法士になることへの動機づけを高めることができる
　　　　A-3 十分な意欲をもって実習に参加することができる
　　　　A-4 文献や指導によって知識・技術を増やすことができる
　　　　A-5 実習施設の社会的役割と組織と運営について理解し，概要を説明することができる
　　　　A-6 各職場における理学療法士の役割を理解し，概略を説明することができる
　　　　A-7 医の倫理・生命倫理について説明できる

C：cognitive domain（認知領域），P：psychomotor domain（精神運動領域），A：affective domain（情意領域）
〔堀 秀昭：教育目標と教育評価. 日本理学療法士協会教育部（編）：臨床実習教育の手引き，第5版，pp.17-23, 日本理学療法士協会，2007 より改変〕

ない者の割合は多いので，学内の生活から変えておくことが望ましい．

　そして，なぜこのような注意がなされているかを考えておくことが必要である．臨床実習は，学校が定めた実習施設において，障害を心ならずにもってしまった対象者に接して，学校教育で習得した知識・技術を実際に適応する場であるが，医療従事者としての態度を養うための実地教育の場

表5 臨床能力の要素

知識（認知領域）
- 想起　　記憶している事柄を思い出す能力
- 解釈　　現象に意味や価値をつける能力
- 解決　　問題を解決するための能力

態度（情意領域）
- 臨床実践　対象に真摯に接する姿勢
- 生涯学習　学習を継続する意欲と謙虚な姿勢
- 進歩発展　研究・教育の進歩発展に寄与する姿勢

技能（精神運動領域）
- コミュニケーション　意思を双方向に伝達する能力
- テクニック　検査や治療技術にかかわる能力
- 検索・記録　情報検索，整理，記録，保存の能力

情報収集力
- 医療面接　対象者から必要な情報を収集する能力
- 検査・測定　心身の情報を正確に収集する能力
- 他職種　他職種から情報を広く収集する能力

総合的判断力
- 論理思考　論理的に思考を展開する能力
- 動作分析　動作を総合的にとらえる能力
- 臨床判断　対象者や医療倫理を配慮する能力

〔内山 靖：よりよい臨床実習を進めるために．石川 朗，内山 靖，新田 收（編）：臨床実習フィールドガイド，p.3，南江堂，2004 より改変〕

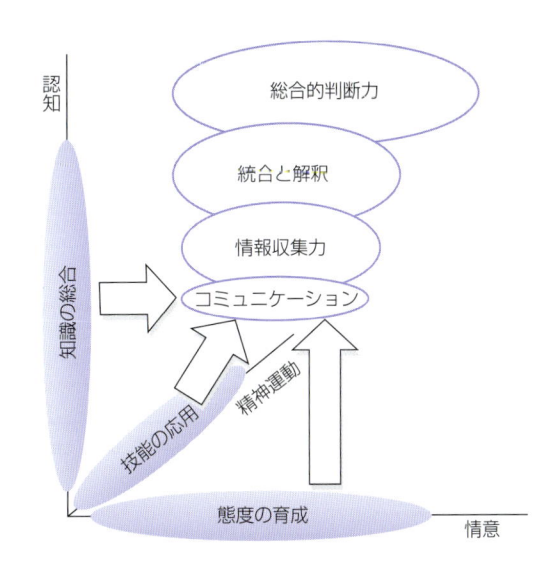

図2　臨床思考の基盤と相互関係

でもある．しかしながら，何より対象者にとっては改善，回復するための場であることを忘れてはならないし，「実習してやっている」のでなく，「実習させていただいている」ことを自覚すれば自ずと行動も変化する．

また近年，"うまく叱られること" ができない学生が多い．また，叱られたあとにうまく処理できない学生も多く，なぜ注意され，叱られるのかを十分考えるために，学生どうしでロールプレイすることで処理方法を身につけることが必要な時代となっている．叱られることを恐れてはならない．叱られた理由を見つけ，1つずつ改善していけばよいのである．

D 理学療法に必要な知・情・意

理学療法の臨床教育場面では，対象者の周辺の情報や障害の程度を測定・評価しながら情報収集を行って，統合と解釈の段階を経て問題点を整理し，理学療法をどのように遂行していくか，その問題解決の筋道を決定していく．内山[9]は，「学習のための乗り物」という軽妙なたとえを使って，臨床能力の構成要素を理学療法に沿って示している（**表5**）．

臨床実習では，理学療法に関連する知識を身につけ（認知領域），学内で修得した技能を対象者に応用して実際的な基本技術を自分の体に合わせて身につけ（精神運動領域），実践場面で自己研鑽・障害学習のための態度と習慣を身につける（情意領域）といった3領域の作業を同時に行っている．

臨床思考を図2に示す．臨床思考過程の多くは知的な演算処理（認知領域）として表に出ない．しかし，その処理過程に入るためには十分な配慮で患者に接し（情意領域），コミュニケーション（精神運動領域）をとり，諸検査手技（精神運動領域）を適応して患者本人の情報を得て，関連他部門の情報も得ていく．一方，臨床思考過程の結果としての理学療法の適応は，あくまでも患者中心のものとして考慮され（情意領域），組み立て直されなければならない．臨床思考過程を構成する要素は，認知（知）・情意（情）・精神運動（技術・技能）の3領域が基盤となる．

表6　教育の目標分類

	認知領域（知識面）		情意領域（習慣・態度）		精神運動領域（技術面）	
第1レベル	想起	個々の知識を記憶して思い出せるレベル	受け入れ	対象者の思いや苦痛を受け入れるレベル	模倣	モデルを見ながら操作するレベル
第2レベル	解釈	ある知識の理由を理解しているレベル	反応	専門家として言葉や態度で示すことができるレベル	コントロール	自身で意識しながら操作するレベル
第3レベル	問題解決	知識を応用して情報を分析し，問題を解決するレベル	内面化	いつも自然に同じ態度で対象者と接することができるレベル（価値づけられている）	自動化	特別に意識しないでも操作できるレベル

〔荻島久裕：理学療法の教育方法論. 半田一登（編）：新人教育プログラム教本, 第9版, pp.163-169, 日本理学療法士協会, 2008より改変〕

　ブルームの『教育評価法ハンドブック』[7]は，ブルームの分類学が作成された当時と今日では，生徒の学習方法や教員の指導方法に関する研究も進んでいることから，ブルームの思考を超えたものとなっていると多くの教育者が考えている．しかしながら，教育で培うべき知・情・意と技能の全体像を俯瞰するうえでも，説明のしやすさのうえでも都合がよい．表6[10]に3領域とそのレベルを示すので，ブルームの分類を概観し，理学療法士として活動するうえで求められる知・情・意（技能に関しては次項にも記述）の内容をどのように学習すればよいのか確認しておきたい．

　臨床実習では，理学療法士としてふさわしい態度と習慣を学習し，準備，導入，展開，まとめの過程を繰り返して，深めていくことが求められる．1つの方法として，準備段階として理想の理学療法士を想定したシナリオをつくって，役割づくりを意識的に行うことが大切である．事前にリハーサルを済ませ，翌日の臨床の場に向かうくらいの心構えがほしい．また，臨床指導者の対応をよく観察して，意識的に真似していくことも大切である．

E 基本的臨床技能（コミュニケーションを含む）

　技能あるいはスキル（skill）とは通常，教養や訓練を通して獲得した能力のことで，生まれもった才能に技術をプラスして磨き上げたものであり，物事を行うための能力のことである．"技術"や技術的な能力を意味する"技能"と"スキル"はほぼ同義であるが，技術が職人的な技芸だけでなく科学技術などの応用手段や知識が含まれていることに対し，技能やスキルでは人間行動に関する能力を指しているなど，使用状況には差があると考えられるが，ここでは区別を特にせずに用いることとする．

1 社会人に求められる社会人基礎力

　1990年代ころから2000年代にかけて，IT化の進展など，産業構造の転換によって，わが国の雇用環境は大きく変化した．それまでOJT（on the job training）など企業内の研修に多くを負っていた人材養成システムを保つことはできず，即戦力を求める傾向が強まっている．一方で，少子化を背景とした高学歴化によって，職業教育を受けようとする学生は年々減少しており，学校教育を通じたキャリア教育は再編を迫られている[11]．

　そこで学校の就職支援室や進路指導室が行っていたような，高卒者や大卒者の就職率を高めるための就職口の紹介にとどまらず，雇用のミスマッチなどを原因にした離職率の上昇を抑えるために，

ある患者が理学療法士に「私もうダメなのではないでしょうか」と言ったとする．この言葉に対して理学療法士はどのように答えればよいか

理学療法士の言葉	効果
逃避型：「そんなこと先生に聞いてください」	患者は理学療法士にたずねているのである．それにはそれだけの理由があるはずである．少なくとも逃げてはいけない
評価型：「そんな弱音を吐いてはダメです．もっと頑張りましょう」	患者の言葉を評価し，判断し，励ます．弱音を吐きたい患者はいけないと言われ困ってしまう
調査型：「なぜ，そんな気持ちになるのでしょうか？」	少なくとも会話は持続する
解釈型：「ここ 2～3 日食欲がないので，そんな気持ちになるのでしょう」	この種の解釈はほとんど間違っている場合が多い
支持型：「長い入院生活だから，そんな気持ちにもなりますよね」	これでやっと心に届く言葉になる．
理解型：「もうダメなのではないか…とそんな気持ちがするのですね」	これでやっと患者の心に入ったことになる

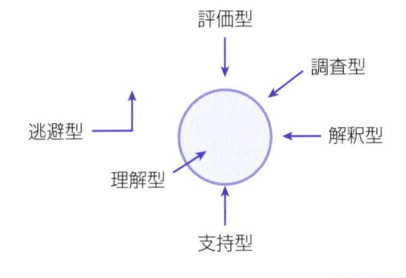

図3　6つの態度による言葉かけとその効果
〔富樫誠二：理学療法と心理的対応．奈良 勲（編著）：理学療法概論，第5版，pp.309–334, 医歯薬出版，2007 より改変〕

単なる職業教育を超えてストレス耐性や環境適応力，創造性の発揮など，職業的能力の高度化を実現することが課題となった．

経済産業省[11]は2006年から，これまでいわれている基礎学力と専門知識以外に，新たに「社会人基礎力」という概念を提唱した．社会人基礎力には「前に踏み出す力」，「考え抜く力」，「チームで働く力」の3つの能力（12の能力要素）から構成され，「職場や地域社会で多様な人々と仕事をしていくために必要な基礎的な力」としており，医療専門職に就こうとする者にも基礎部分として求められる．

a. 前に踏み出す力（アクション）

一歩前に踏み出し，失敗しても粘り強く取り組む力とされる．実社会の仕事において答えは1つに決まっておらず，試行錯誤しながら，失敗を恐れず，自ら一歩前に踏み出す行動が求められる．失敗しても，他者と協力しながら粘り強く取り組むことが求められる．主体性，働きかけ力，実行力の3要素で構成される．

b. 考え抜く力（シンキング）

疑問をもち，考え抜く力とされる．物事を改善していくためには，常に問題意識をもち，課題を発見することが求められる．そのうえで，その課題を解決するための方法やプロセスについて十分に納得いくまで考え抜くことが必要である．課題発見力，計画力，創造力の3要素で構成される．

c. チームで働く力（チームワーク）

多様な人とともに目標に向けて協力する力とされる．職場や地域社会などでは仕事の専門化や細分化が進展しており，個人として，また組織とし

表7 理学療法場面における面接のポイント

1. はじめにあいさつをし，患者の名前の確認と自己紹介をする．このときに初対面のことが多いので，特に印象形成には留意する．笑顔など顔の表情に気を配る．笑顔は最高のコミュニケーションの手段である
2. 傾聴は，患者の話を十分聞いてくれる存在であることを納得させるためにぜひとも習得すべき技術である．はじめは患者の話を遮ることなく話を聞くこと，患者の話にあいづちを打って話を促進すること，会話が切れたときにも間をとって患者が話すべきか迷っている内容についても話し出させる余裕を与えること
3. 共感を示すこと
4. 言葉づかいに留意する．言葉づかいは心づかいである．敬語を上手に使う
5. 非言語的コミュニケーションを大切にする
6. Yes, Noの答えになるような質問（closed question）をするのではなく，答えが自由に発展するような質問（open question）に心がける
7. できるだけ難しい専門用語などを使わない
8. 患者が自らの病態をどう思っているのか（解釈モデル），なぜ病院を受診したのか（受療行動）を知る
9. 最後に話を要約し，相手に言い忘れたことがないか確認する

〔富樫誠二：理学療法と心理的対応．奈良 勲（編著）：理学療法概論，第5版，pp.309–334，医歯薬出版，2007より改変〕

表8 「基本的臨床技能」獲得のためのステップ

行動目標

1. 手技の目的，適応，方法に関して説明できる
   手技ごとの基本的知識を想起する
2. 手順に従った説明ができる
   基本的知識を時系列の手順に変換し整理する
3. 健常者に対して基本的手技を実施できる
   知識（認知）を手技（精神運動）に変換する
4. 応用的な条件で手技の注意点，手順を説明できる
   知識と手技の原理原則と，周辺要素とに区別する
5. 他者の実施した手技の改善点を指摘・実施できる
   自己の手技を外部の視点から意識化・強化する
6. パントマイムによって手技を実施できる
   精神運動の習熟化，自己の動きを無意識化・自動化する
7. 標準模擬対象者に対して手技を実施できる
   習得した手技を対象者中心の技術に変換する
8. 軽度な対象者に説明と基本的手技ができる
   対象者の条件に合わせた手技の習熟化をはかる
   （軽度の対象者では，手技の細部や結果，反応の判定や解釈が難しいことが多い）
9. 典型的（中等度）な対象者に適応できる
   対象者に適応して，手技の実際の目的を達成する
10. 非典型的（重度または軽度）な対象者に応用できる
    難度の高い対象者に適応して，手技の目的を達成する

〔内山 靖：よりよい臨床実習を進めるために．石川 朗，内山 靖，新田 收（編）：臨床実習フィールドガイド，p.10，南江堂，2004より改変〕

ての付加価値をつくり出すためには多様な人との協働が求められる．自分の意見を的確に伝え，意見や立場の異なるメンバーも尊重したうえで，目標に向けともに協力することが必要である．発信力，傾聴力，柔軟性，状況把握力，規律性，ストレスコントロール力の6つの要素で構成される．

2 理学療法士に求められる基礎的技能

臨床という場面では，単に社会人基礎力をもつにとどまっていられない．理学療法士は自らの人間性（情意）と知識と技術を最大限に活用して対象者の状態把握をしたうえで，問題を抽出（**統合と解釈**）し，問題解決の道筋を明らかにして（**臨床思考過程**），最終的に理学療法として対象者に介入していく．介入の成否は適時に見直し（**再評価・最終評価**）で明らかとなり，理学療法士としての実践能力は自らも把握することとなる．

このような理学療法実践過程で求められる基本的臨床技能として，内山[9]は「コミュニケーション」，「テクニック」，「検索・記録」をあげている（**表5**）．

「コミュニケーション」は意思を双方向に伝達する能力で，単に話しをすることではない．対象者および家族とのコミュニケーション能力を含む面接技法や，他の専門職者への情報伝達能力である．患者の言葉に対する返答も十分注意が必要である．6つの態度による言葉かけとその効果を**図3**に示し，理学療法場面における面接のポイントを**表7**に示す[12]．

「テクニック」は，徒手筋力検査や関節可動域測定などの検査・測定，さらに関節可動域，筋力ま

たは協調性などの改善を目的とした運動療法，温熱，寒冷，電気，光線，水治，マッサージなどの物理療法，および日常生活の指導や装具療法による介入など幅広い分野の能力を含む．テクニックの身につけ方を**表8**に示す[9]．

「検索・記録」は，さまざまな情報を検索・整理し，的確でわかりやすく記録する能力，および記録を安全に保存する能力などである．

理学療法教育のなかで，これらの技術を高めることが必要となる．

●引用文献

1) 保村譲一：理学療法士教育・養成制度のあり方．日本理学療法士協会白書委員会（編）：理学療法白書 2007, pp.83–90, 日本理学療法士協会, 2008.
2) 黒川幸雄：大学と大学院の役割．日本理学療法士協会白書委員会（編）：理学療法白書 2007, pp.91–95, 日本理学療法士協会, 2008.
3) 乾 公美：理学療法士教育の変遷を中心に．奈良 勲（編）：理学療法学教育論, pp.1–7, 医歯薬出版, 2004.
4) 全国理学療法士・作業療法士学校連絡協議会：全国理学療法士・作業療法士学校連絡協議会 会則・会員名簿 平成 21 年度版．2009.
5) 日本理学療法士協会ホームページ, 理学療法士養成校一覧．
http://www.japanpt.or.jp/physicaltherapy/become_physicaltherapist/training
6) 福屋靖子：臨床教育のあり方・総論．理・作・療法, 12:17–23, 1978.
7) ブルーム, H.S.（著），梶田叡一ほか（訳）：教育評価法ハンドブック. pp.286–290, 第一法規出版, 1973.
8) 堀 秀昭：教育目標と教育評価．日本理学療法士協会教育部（編）：臨床実習教育の手引き，第 5 版, pp.17–23, 日本理学療法士協会, 2007.
9) 内山 靖：よりよい臨床実習を進めるために．石川 朗，内山 靖，新田 收（編）：臨床実習フィールドガイド, pp.2–10, 南江堂, 2004.
10) 荻島久裕：理学療法の教育方法論．半田一登（編）：新人教育プログラム教本，第 9 版, pp.163–169, 日本理学療法士協会, 2008.
11) 経済産業省ホームページ．
http://www.meti.go.jp/policy/kisoryoku/index.htm
12) 富樫誠二：理学療法と心理的対応．奈良 勲（編著）：理学療法概論, 第 5 版, pp.309–334, 医歯薬出版, 2007.

■「諦めない！」ことを教えてくれた患者さんとそのご家族■

　私の理学療法士経験のなかで，忘れられない患者さんとそのご家族がいる．その方は海外勤務中の事故で頭部外傷を受け，脳の半分以上が挫滅し，脳機能が壊滅的な状態であった．ご家族を除く誰もが回復の可能性はほとんどないと思っていた．

　その方は植物状態のまま帰国し，大学病院で加療を続け，機能回復は少しみられたが，車椅子・経鼻チューブ，発語もままならない状態で，私の勤務する病院へ転院してきた．そんな状態のうえに，主治医からはそれ以上の回復は困難といわれ，臨床経験4年目の私には何をすればよいのかわからなかった．とにかく関節を動かし，話しかけるという刺激をご家族とともに開始した．そのうちに痛そうな表情，痛いという発語，抵抗する動作へと変化がみられるようになった．さらには立位・歩行，たどたどしいが意思疎通可能な発話など，諸機能を次々と獲得していった．そんな様子に，私のなかの半ば諦めにも似た思いはいつの間にか消え去り，可能なかぎりのアプローチを必死に続けるようになった．

　その方は奇跡的な回復を果たし，身のまわりのことはほぼ見守りで可能となり，自宅退院するに至った．とても優しくまわりへの気配りもできる，以前と変わりのない人柄すらも取り戻して…．

　可能性が0％でない限り，諦めないで頑張ることを教えてくれた患者さんとそのご家族とのかかわりは，理学療法士の業務だけでなく，私の人生においてもとても大きな影響を与えてくれた．だからこそ，今の自分がいるのだと思う．

　結婚して郷里に戻った今も，毎年元旦に届くその方とご家族からのお元気そうな便りは，私の変わらぬ励みになっている．

（放射線第一病院・谷口千明）

第7章
理学療法学研究

■学習目標
- 理学療法研究の意義について学ぶ.
- 研究の種類と流れ（研究計画）について学ぶ.
- 疫学研究の概要（必要な統計の理解を含む）について学ぶ.
- 文献検索と批判的吟味について学ぶ.
- 成果の公開（学会発表と論文化）について学ぶ.

A 理学療法研究の必要性

理学療法士は，保健，医療，福祉分野において運動療法や物理療法を患者などに実施する専門職であり，常に最良と考えられるサービスを提供することが求められる．理学療法を含む医療や科学は，日々新たな知見が発見され，現在最良と考えられていることでも数年後に最良であるとは限らない．そのため，理学療法士が専門職であろうとする限り，学習を怠ってはならないといえる．学習の方法は多様であるが，最新の知識を得るには研究論文にあたるのが適当であろう．また，学習する内容としては，理学療法が広範な知識を必要とする学問であることから，理学療法のみの学習にとどまることなく，解剖学，生理学，心理学，統計学など，必要に応じて他の学問領域の知識を習得することも必要となる．

研究は，わからないことを明らかにする過程のすべてを指し，先に述べた論文を読むということも研究活動にあたるが，最も大切なのは研究計画を立案することである．研究計画を立てるためには論理的思考が必要となり，この思考過程は理学療法の治療方針を策定する思考と共通点が多い．研究を行うことは，理学療法を実践するうえで重要な能力を鍛えることにもなる．

わが国のリハビリテーション医学の創生期に多大な貢献をなされた砂原茂一先生は，著書のなかで医療者の責務を以下のように記した．「患者は医療の対象として尊重されるべきであって，それ以外の目的達成（研究）のための便宜的手段として利用されるべきではない」としたうえで，「現代医学は不完全，不確実の段階に留まっており，より確かな事実，洗練された法則，より効率的な技術を求めて研究を推し進めなければならず，そのために医療者は日常診療に精進するとともに研究のための努力を1日も怠るわけにはいかない」[1]としている．1人ひとりの患者や対象者のために，すべての理学療法士が研究活動を通して最良のサービスを提供するための努力を惜しむべきではないと考えられる．では，研究をするには具体的にどうしたらよいのだろうか？

B 理学療法研究の種類

理学療法学分野で実施されている研究は，基礎研究と応用（臨床）研究に大別される．**基礎研究**では，研究課題が問題のメカニズムや原因をつきとめることにあるため，動物を対象として侵襲的な検査を用いて解析されることが多い．これに対して，**臨床研究**ではより実践的な知見を蓄積するための研究が行われる．具体的には，ある問題の危険因子を同定するための**要因分析研究**と，危険因子を排除する治療の効果を検証する**実証研究**が中心となる．基礎研究と臨床研究は対立関係にあるのでなく，相補的関係にあり，基礎研究者がまったく臨床研究のことを学ばなければバランスを欠いた研究に陥るし，その逆もまたしかりである．

臨床研究は**記述的研究**と**分析的研究**に分けられ，分析的研究は**観察的研究**と**実験的研究**に分けられる（**表1**）．記述的研究は特異的な症例を詳細に観察する**症例研究**や，集団を観察する**記述的疫学研究**が含まれる．分析的研究には，もっているデー

表1 臨床研究のデザイン

記述的研究（descriptive study）
・症例研究，症例報告（case study）
・ケースシリーズ研究（case-series study）
・記述的疫学研究（descriptive epidemiological study）

分析的研究（analytical study）
● 観察的研究（observational study）
 ・ケースコントロール研究（後ろ向き）〔case-control study（retrospective）〕
 ・コホート研究（前向き）〔cohort study（prospective）〕
● 実験的研究（experimental study）
 ・ランダム化比較試験（randomized controlled trial; RCT）
 ・クラスターランダム試験（cluster randomized trial）
 ・クロスオーバー試験（crossover trial）

タを後方視的に分析する**ケースコントロール研究**や，前方視的に対象者を観察する**コホート研究**があり，ある事象の発生の危険因子を抽出する場合などはこの研究デザインが選択される．一方，介入効果を検証するためには実験的研究が行われる．これには**ランダム化比較試験**（randomized control trial; **RCT**），**クラスターランダム試験**などが含まれる（**表1**）．

研究の導入段階では，記述的研究やケースコントロール研究で研究課題の特徴を探り，何が重要な要因かを探索する．そこで得られたデータをもとにコホート研究を計画して，先に"あたり"をつけた要因が問題を説明できるか検証する．コホート研究により明らかとなった因子を改善するための介入を計画して，効果的な方法を検証することが実験的研究となる．このように，1つの研究課題を解決するまでには，いくつかの段階を経ながら研究計画を立てる必要がある．

C 理学療法研究の実施手順

理学療法研究の実施には多大な時間，労力，費用が必要であり，対象者に対して負担を強いる場合もある．そのため，臨床研究の実施は十分計画を練ったうえで実施すべきである．

1 ステップ1：課題の設定

研究課題は，理学療法実践のなかから生じる場合もあるし，論文を読むなど机上の学習過程における論理的思考のなかから発生する場合もある．どちらの場合でも，研究の課題設定において重要なのは関心があるかどうかである．自分自身の関心が最優先されるべきであるが，理学療法全体として関心が高い課題かどうかも考慮に入れたほうがよい．これはその研究の理論的価値につながり，理学療法分野の発展に寄与できる可能性が高くなるためである．

また，最初から視野を狭めすぎることは問題だが，研究課題の実行可能性を考慮しないと途中で頓挫してしまうこととなる．自分の能力，環境，時間的制約の限界を考えたうえで，より実践的価値の高い研究を計画することが望ましい．

2 ステップ2：レビュー

研究の実施前に必ず実施しなければならないのは，「今自分が行おうとしている研究は"本当に"明らかとされていないのか」を徹底的にレビューすることである．レビューする対象は学術論文であり，重要な研究はほとんど英語で出版されているため，英語論文を中心に検索する必要がある．論文はインターネット経由で簡単に検索可能であり，無料で利用可能な **PubMed**（http://www.ncbi.nlm.nih.gov/pubmed），**Google Scholar**（http://scholar.google.co.jp）などのサイトを用いればよい．理学療法関連の論文であれば **PEDro**（http://www.pedro.org.au）も有用である．日本語論文に関しては，全文のPDFファイルを取得できる **J-STAGE**（http://www.jstage.jst.go.jp/browse/-char/ja），**CiNii**（http://ci.nii.ac.jp）などのサイトを用いればよいだろう．

これらの検索サイトを利用することで大量の論文にアクセスすることができる．問題となるのは，どこまで調べたらよいかということである．研究

課題によって関連する論文数は異なると考えられるが，論文のタイトルは数千単位，抄録は数百単位，論文全体の通読を100以上はする必要があるだろう．また，まだ出版されていないが，実施登録されている研究を参照することも有益である．たとえばCurrent Controlled Trials (http://www.controlled-trials.com) では，複数の研究登録データベースからメタサーチが可能となっている．

a. PubMed の利用例

PubMedを利用して「理学療法が高齢者の機能保持に有益であるかどうか」の課題に関連した論文を検索した例を示す（アクセス 2014年8月）．まず，検索語入力欄に「Physical Therapy」と入力すると224,052件の論文が該当する．これに加えて「elderly」(76,893件)，「function」を入れると37,407件となる．この結果に制約条件をつけて興味ある論文に絞り込むためには，検索語入力欄の左にある「show additional filters」を利用する．条件として言語を英語と日本語，研究デザインをRandomized Control Trial，人間を対象とした研究に制限すると 8,240件の論文が残る（**図1**）．これらのうち 2,325論文は無料で全文を読むことが可能である．無料の論文のみを残す場合には，「Text availability」の Free full text のチェックボックスに印を付ければよい．

約 5,000件もの論文タイトルを1人で読もうとすると多大な労力を要し，その後の抄録や本文を読み込んでいくことを考えれば，レビューは複数人数で行うのが現実的であろう．共通の興味をもつ仲間を集めてレビューを行えば，比較的短時間でレビューを終了できる．

レビューの段階で多くの疑問は解決でき，新たな疑問が生まれてくる場合が多い．解決できた疑問に対して実験を行う必要はないので，その課題における研究はこの段階で終了となる．新たに疑問が生じた場合には，その疑問に対する研究を考えていくこととなる．これらの作業を繰り返すことで研究目的が洗練されてくる．

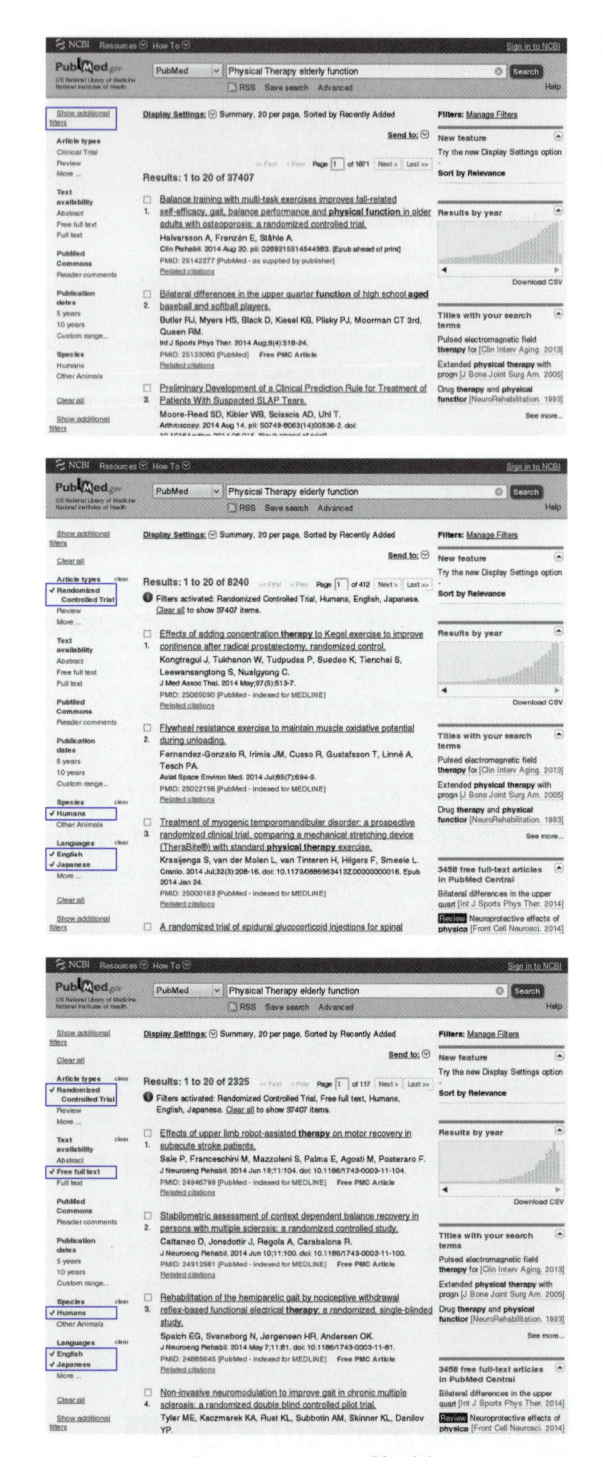

図1 PubMed の利用例

b. 批判的吟味

レビューの過程においては，論文を取捨選択し，

研究課題に寄与する質の高い研究を絞り込んでいく必要がある．この際に必要とされるのが，論文を批判的に吟味する能力である．論文を批判的に吟味するためには，論文に含まれていなければならない事項を理解する必要がある．

たとえば，RCTにおいて含まれるべき事項をまとめたCONSORT（Consolidated Standards of Reporting Trials；臨床試験報告に対する統合基準）声明は有名である[2]（表2）．

3 ステップ3：研究計画書の作成

レビュー作業によって研究目的が明確化したら，研究計画書を作成する必要がある．研究計画書には，研究の背景（重要性）と具体的な方法，タイムスケジュールなどが明記される必要がある．自分1人で行う研究以外では，共同研究者と協議のうえ作成しなければならない．研究計画書には，①研究の目的，②研究方法，③準備状態，④人権保護と法令順守，⑤研究経費などが含まれ，具体的に記述する必要がある．

研究の目的は，その研究の特徴と独創的な点を過去の研究と対比して述べて，研究の意義を明確にする必要がある．**研究方法**では，必要な対象者の人数，検査項目や材料，統計解析方法が具体的に記述されなければならない．また，研究施設・設備・資料・協力体制などの**準備状態**を明確にし，問題があれば対処方法を検討する必要がある．また，人を対象とした研究の実施に際しては**人権保護**と**法令順守**を徹底し，対象者が不利益を被るようなことがあってはならないので，注意深く研究を計画しておく必要がある．さらに，研究を実施するために必要な**経費**を計算しておく．経費の大小によって研究の規模や方法が変わるため，経費の試算は重要である．

4 ステップ4：研究資源の確保

研究資源の確保は，研究の遂行を決定づける重要な要因であるので，周到に準備しなければならない．資源には研究資金や機材，研究協力者，研究場所の提供など多岐にわたる．研究計画を達成できるに足る資源を確保してから研究を開始しないと，研究が頓挫する危険性が高まる．

なかでも臨床研究実施において最も大切なのは，**研究協力者**を得ることであろう．自分の施設内にとどまらず，近隣の施設や学校に出かけていき，研究協力者を探すことが望ましい．また，研究機材の有無によって検査項目が決定されるが，必ずしも高価な機材が充実した施設ばかりではないため，機器がなくても実施できる検査方法を知っておくことが重要である．研究場所の確保には，共同利用している関係者間での調整が必要である．具体的にどのくらいの空間を，何時から何時まで使用したいかを決定してから関係者に了解を得る必要があるため，詳細なタイムスケジュールを検討しておく必要がある．

5 ステップ5：倫理的問題の審査

人を対象とした研究を行う場合には，必ず倫理的問題を検討しなければならない．原則的には倫理・利益相反委員会により審査を受ける必要があるが，活用できない場合には**ヘルシンキ宣言**に基づいた計画となっているかを確認する．

6 ステップ6：対象者の決定

理学療法研究を行うためには，対象者を募集して研究への協力を仰ぐ必要がある．研究課題に合致した対象者を選択するために，募集に際して対象者の組み込み基準と除外基準を明確に定義しておく必要がある．**組み込み基準**には対象者を募集した環境を明記する．たとえば，ある病院で1年間募集を続けた場合には，「A病院に2008年1月から2008年12月までに入院した患者を対象とした」といったように記述する．**除外基準**については，明らかにしたい事柄に影響を及ぼして結果を

表 2 RCT を報告するときに含まれるべき項目のチェックリスト（改訂版 CONSORT 声明）

章・トピック	番号	記述項目
タイトル・抄録	1	●参加者はどのように介入群に配置されたか
はじめに・背景	2	●科学的背景と論拠の説明
方法		
参加者	3	●参加者の適格基準とデータが収集されたセッティングと場所
介入	4	●各群に意図された介入の正確な詳細と実際にいつどのように実施されたか
目的	5	●特定の目的と仮説
アウトカム	6	●明確に定義された 1 次，2 次的アウトカム評価項目 ●測定の質を向上させる方法（例：複数回の観察，評価者のトレーニング）
症例数	7	●目標症例数の決定方法 ●中間解析と中止基準の説明
ランダム化 　順番の作成	8	●割り付けの順番を作成した方法 ●割り付けに制限を加えている場合（例：ブロック化，層別化）はその詳細 ●ランダム割り付けの実施法
割り振りの隠蔽	9	●各群の割り付けが終了するまでその順番が隠蔽されていたかどうかの明記
実施	10	●誰が割り付けの順番を作成したか ●誰が参加者を組み入れたか ●誰が参加者を各群に割り付けたか
遮蔽化	11	●参加者，介入実施者，アウトカムの評価者に対し群の割り付け状況が遮蔽化されていたかどうか ●遮蔽化されていた場合にはその評価をしたか
統計学的手法	12	●1 次アウトカムの群間比較に用いられた統計学的手法 ●サブグループ解析や調整解析のような追加的解析の手法
結果参加者の流れ	13	●各段階を通じた参加者の流れ ●各群のランダム割り付けされた人数，治療を受けた人数，介入を完了した人数，主要なアウトカム評価項目の解析に用いられた人数の記載 ●計画された研究のプロトコールからの逸脱人数とその理由
募集	14	●参加者の募集期間と追跡期間を特定する日付
ベースライン・データ	15	●各群のベースラインにおける人口統計学的，臨床的な特性
解析された人数	16	●各解析における各群の参加者数（分母） ●ITT 解析かどうか ●結果を実数で記述（たとえば，50%ではなく 10/20）
アウトカムと推定	17	●1 次，2 次アウトカムのそれぞれについて，各群の結果の要約 ●介入のエフェクト・サイズの推定とその精度（例：95%信頼区間）
補助的解析	18	●サブグループ解析や調整解析を含め，実施した他の解析の多重性の記述 ●解析は事前に特定化されたものか探索的なものか
有害事象	19	●すべての重要な有害事象ないし副作用
考察解釈	20	●結果の解釈は，研究の仮説，可能性のあるバイアスや精度低下の原因，解析やアウトカムの多重性に関連する危険を考慮して行う
一般化可能性	21	●試験結果の一般化可能性（外的妥当性）
全体としてのエビデンス	22	●現在入手可能なエビデンスに照らした成績の包括的解釈

〔Moher, D., Schulz, K.F., Altman, D.: The CONSORT statement: revised recommendations for improving the quality of reports of parallel-group randomized trials. JAMA, 285:1987-1991, 2001 より一部改変して著者訳〕

混乱させるような問題を事前に排除するために設定する．たとえば，年齢，性別，疾病状況，服薬状況，治療内容，発症からの期間，現在の機能状態，家族構成などが想定される．ただし，あまり厳しく除外基準を設定してしまうと対象の候補者がまったく集まらないということにもなりかねないので，重要な事項のみを基準として採用しなければならない．

このような基準に合致した対象候補者に研究に参加してもらうためには，事前に研究の趣旨を説明し，同意を得なければならない．対象者本人の判断力が十分でない場合には，家族に対しても同様の説明を行って同意を得る必要がある．この説明は，研究目的，方法，想定される利益と不利益，個人情報保護，対象者の権利について書面にて説明し，同意書にサインしてもらうことが望ましい．特に，想定される不利益と対象者の権利については十分な説明を行ったうえで，同意するかどうかを決定してもらわなければならない．

たとえば，対象者を無作為に①通常の理学療法にA治療を加えて行う群と，②通常の理学療法のみ行う群とに分類してA治療の効果を検証する場合を想定すると，まずは，2つの治療方法が無作為に決定され，自分では選択できないことを説明しなければならない．また，A治療の実施に伴う危険性が考えられる場合には，その旨を詳細に説明すべきである．運動療法であれば，運動中の転倒事故，筋肉痛が出る可能性，疲労感を伴うなどがあげられる．さらに，A治療によって必ず効果が得られるとは限らないことも説明しなければならない．また対象者の権利として，研究途中でも参加の取りやめはいつでもできること，棄権した場合でも治療に関してなんら不利益を被らないこと，検査結果をどこまで知ることができるかなどが明確に示されなければならない．

7　ステップ7：調査・介入の実施

対象者の同意が得られたら，調査や介入を実施することになる．調査に際してまず行うのが**調査項目の選択**である．人を対象とした研究では，ある問題に関係する要因は複数存在し，多面的側面から評価して問題を検討しなければならない．具体的には，対象者の日常生活機能に何が関連するかを明らかにしたい場合，年齢や疾病などの基本属性，運動機能，認知機能，心理状態，社会的環境などといった多面的評価が必要となる．

運動機能検査1つをとっても，検査方法は数え切れないほど存在し，どの検査を実施したらよいのか判断に迷う．臨床現場において望まれる評価方法は，特殊な機器を用いることなく，簡便に実施が可能で，特殊な能力がなくとも評価でき，信頼性と妥当性がすでに確認されている指標といえよう．これらを充足する評価指標は多数あるが，それぞれの評価指標は測定の目的が異なり，1つの検査で対象者の有する問題を的確に抽出することは困難である．そのため，測定目的に応じていくつかの検査を組み合わせて評価する必要がある．

ただし，対象者の状態によって実施可能な検査は異なり，適用の妥当性も考慮しなければ測定値を評価することができなくなる．たとえば，歩行不可能な対象者に歩行速度の測定は困難であるし，100点満点中ほとんどの者が0点をとってしまうような検査は，その結果から対象者の状態を妥当に評価することはできない．また，検査値から対象者を評価するためには，検査の基準値が明らかとされている指標を用いたほうがよい．

これらの条件を満たす検査を探すためのよい方法は，行おうとしている研究課題に近い論文をレビューし，先行研究で用いられている頻度の高い検査を適用するのがよい．多くの研究で用いられている検査は，他の検査と比較して多くの利点をもっており，自分が論文を執筆する際にも検査選択の妥当性を主張しやすい．

調査項目を選択したら調査実施の準備を行う．調査を実施するためには調査票を用意し，対象者との時間調整をする．質問紙調査の場合には郵送によって調査を行う場合もある．面接や実測によ

表3　代表的な検定方法の選択

目的	パラメトリック検定	ノンパラメトリック検定（名義尺度）	ノンパラメトリック検定（順序尺度以上）
比率の差	———	χ^2検定 フィッシャーの正確確率検定 マクネマー検定	χ^2検定 フィッシャーの正確確率検定 マクネマー検定
対応のない2標本の代表値の差	t検定	———	マン・ホイットニーのU検定
対応のある2標本の代表値の差	t検定（対応あり）	———	符号付順位和検定
対応のないK標本の代表値の差	一元配置分散分析	———	クラスカル・ウォリス検定
対応のあるK標本の代表値の差	乱塊法	———	フリードマンの検定
相関関係	ピアソンの積率相関係数		スピアマンの順位相関係数

る検査を行う場合には，調査員の準備をしておかなければならない．調査員には事前に検査方法を教示して，十分なトレーニングを経た者のみが調査にあたる．RCTの場合には，調査員は研究対象者の割り付け状態，すなわち対照群か介入群かを知らない状態で行う必要がある．なぜなら調査員が対象者の所属する群を知ってしまうと，意識的あるいは無意識的に介入群に有利な言動をとってしまう危険性が生じるためである．

8　ステップ8：統計解析

調査結果がそろったら，項目間の関連や差が意味ある大きさかどうかを確かめるために統計解析を行う．統計解析は専用のソフトウェアを用いれば簡単に結果を出すことができる．問題なのは，正しい手順と解析方法を選択することである．

まずは測定値の**基本統計量**（平均値，標準偏差，中央値，最小値，最大値など）を算出し，データの入力ミスや極値を確認する．また，解析に使用するデータの列をひとまとめに整理しておくとその後の解析に便利である．

統計手法を選択するためには，データの**尺度**と**分布**を確認する必要がある．尺度には**カテゴリー尺**度（男女など，通常数値では表現しない分類の尺度），順序尺度（身長の高い順など，間隔が一定でない順番の尺度），**間隔・比率尺度**〔距離（m）や時間（秒）など，間隔が一定の尺度〕があり，用いた指標がどの尺度に相当するかを確かめる．間隔・比率尺度については，分布が正規分布しているかどうかを確かめる必要がある．まず**ヒストグラム**を描いて，どのような分布かを見て確かめる．必要に応じて**コルモゴロフ・スミルノフ検定**（Kolmogorov-Smirnov test）や**シャピロ・ウィルク，シャピロ・フランシア検定**（Shapiro-Wilk and Shapiro-Francia tests）などの正規性検定を行う．間隔・比率尺度で正規分布している場合には**パラメトリック検定**を適用し，それ以外は原則的に**ノンパラメトリック検定**を適用する．ただし，変数を2値化したり対数変換するなどしてパラメトリック検定を適用する場合もある．代表的な検定方法をパラメトリックとノンパラメトリック検定別に**表3**に示した．

9　ステップ9：報告書，論文作成

調査，介入が終了したらただちに結果をまとめ，研究仮説に対する結論を導き出さなければならな

い．仮に仮説どおりの結果が得られなくとも公表すべきである．なお，公表は学会発表や報告書にとどまらず，査読制度の確立した雑誌へ投稿し，審査を受けたうえで論文として発表すべきである．ここまでが研究の一連の流れであり，やむなき事情がない限り研究者の都合で研究を中断すべきではない．2013 年に行われた日本理学療法学術大会の研究演題発表数は 1,606 題（応募総数 2,121 題）であったが，これらのうちどれくらいの研究が論文化されたのだろうか．対象者に協力いただいて得た貴重な知見を，より多くの理学療法士あるいは関連職種に伝えるため，論文になるまで粘り強く取り組む覚悟をもちたいものである．

D 研究計画立案において留意する点

研究計画を立案するうえで留意すべき点を確認するのに CONSORT 声明は有用である．先に，レビューの批判的吟味に CONSORT がよい指針になると示したが，本来 CONSORT 声明は RCT の報告の質を改善するために発表されたものである[3,4]．CONSORT 声明は，国際的な臨床試験実施者，統計学者，疫学者，生物医学雑誌編集者の国際的なグループにより作成され，多くの雑誌や編集グループに受け入れられている[5-8]．

以下には RCT を実施するうえで非常に重要であると考えられる注意点を述べる．これらが守られない限り，実施された臨床研究は信頼性と妥当性が疑問視され，論文として採択されない可能性が高くなる．

1 目的の明確化

実験的研究の目的は明確かつ具体的に表現する必要がある．あまりにも多くの目的を 1 つの研究計画に設定すると，推論の多重性などの問題が生じ，個々の目的について情報量が減る場合がある．

2 対象の選択

RCT で得られた結論の適用範囲（一般化可能性）を明らかにするために，対象として選択した基準を明確にする必要がある（**組み込み基準**）．一方，信頼性のあるデータが得られず，偏りをもたらすと考えられる対象者，あるいは安全に介入の実施が困難であると考えられる対象者をあらかじめ除外するための基準も明記する（**除外基準**）．

3 割り付け方法

無作為割り付けの方法としては，**完全無作為化**や重要な背景因子を調整する**層別無作為化**，ブロック無作為化などが用いられる．たとえば，脳血管障害者を対象に運動機能改善を目的とした介入を実施する場合，介入前に両群間で麻痺の程度が異ならないように層別して無作為化を行うなどの方法がとられる．ただし，対象者数が少ない場合には，層別する条件を増やすと恣意的な割り付けとなってしまう．

4 遮蔽化

遮蔽化とは，検者，被検者，データ管理者に対して行われ，それぞれが特定の個人における割り付けが介入群か対照群かわからない状態にして，意識的あるいは無意識的に生じうる人為的操作を防ぐことを目的に実施される．具体的には，対象者が自分は介入群であることを知ると，特別な興味と注意の対象であることを認識することとなる．そのような状況では，受ける介入の性状にかかわらず自分の行動を変化させる傾向にある．検者も同様で，もし検者が，ある対象者のことを介入群であるという認識をもって検査を実施すると，意識的あるいは無意識的によい結果を出そうとしてしまう．これらは介入効果による結果を混乱させるため，排除されなくてはならない．

理学療法などの運動介入において最も難しいの

が，被検者に対する遮蔽である．薬物による介入であれば同じ形と色の偽薬を用いれば簡単に遮蔽化できるが，運動介入の場合は容易ではない．地域在住高齢者に対する運動介入の研究では，プラセボ運動（効果がないと考えられる運動）を用いることもあるが，効果がないとわかっている運動処方をして対象者に負担をかけることは倫理的に問題がないとはいえない．

また，検者やデータ管理者の遮蔽にしても，自分以外の人（他の機関）に頼まなければならず，資金的な問題が生じてくる．研究費が潤沢にある場合には業者などへ委託すれば問題は解決するが，それよりも施設間での共同によって研究を進めたほうが利益は大きいと考えられる．わが国の理学療法分野では施設間の共同研究の数はまだ少ないが，エビデンスを確認するための施設間共同研究が推奨される．

5　症例数

必要症例数は，統計的検出力，推定する有効性の大きさに依存する．類似した研究成果がある場合には有効性の大きさを推定することが可能であるが，引用できる研究がない場合には推定した根拠を明示することが難しくなる．理学療法分野における研究を概観すると，症例数が少ない研究が多い．その場合には有効である介入であっても，統計学的にはその有効性が認められないといった問題が生じる（第2種の過誤）．

6　解析

人を対象とした実験的研究においては，常に完全なデータを得られるわけではない．不完全データの取り扱いにより結果に大きな偏りが生じたり，データの信憑性にまで影響を及ぼしたりする場合がある．したがって，あらかじめこれらの発生を考慮し，解析に際しての取り扱い方針を明確にしておかなければならない．特に主要な帰結に強く

影響を及ぼすと考えられる因子が介入前に群間で差がある場合には，介入の比較可能性を点検する必要が出てくる．

また，脱落者が多く出た場合でも**治療意図に基づく解析**（intention to treat analysis; **ITT解析**）が実施されるべきであり，主要な帰結のみは調査できるような項目を用意しておいたほうがよい．治療意図に基づく解析とは，対象者が実際に割り付けられた治療を完結したかどうかにかかわらず，当初割り付けた群に従って分析する方法であり，介入そのものというよりは負の要因も含めて比較することとなり，実践的な（臨床場面に即した）介入効果を知ることができる．

E　よくデザインされた研究の具体例

ここでは，よくデザインされた1つのRCT研究（PEDro 8/10：転倒予防に関連する臨床研究で最高点を獲得した研究の1つ）を概観し，研究の実施手順，報告とCONSORTとの適合を示しながら紹介する．

例にあげた研究は，重度視覚機能障害を有する75歳以上の高齢者における転倒予防の介入研究である[9]．この研究では運動およびビタミンD摂取（運動介入）と，家屋調整（環境介入）による転倒予防効果を検討している．研究方法を**表4**に示す．

現在までに転倒予防のための効果的な介入方法は多くの研究によって明らかにされ[10,11]，ガイドラインが示されるまでになった[12,13]．ただし，これらの知見は地域在住高齢者全体や入院患者あるいは施設入所者といったように，対象層が明確にされていない．ここで紹介するCampbellらの研究では，重度な視覚障害を有する75歳以上の高齢者に限定した介入研究を実施したため，一般化するのに容易な点が優れているといえる（CONSORT no.2 合理的根拠の説明，CONSORT no.5 特定の目的）．対象者を限定すると対象者の募集が困難となるが，この研究では事前に必要症例数を決め，

表4 RCTによる転倒予防のための介入研究

タイトル	重度視覚機能障害を有する75歳以上の高齢者における転倒の予防のRCT
研究目的	筋力強化とバランストレーニングプログラムおよびビタミンD摂取（運動介入）と，家屋調整プログラム（環境介入）の効果と費用対効果を明らかにすること
デザイン	RCT
対象者	重度視覚機能障害を有する75歳以上の地域在住高齢者391名
介入方法	運動介入はビタミンD摂取とともに1年間実施された．運動内容は理学療法士が家庭訪問を5回行い，個人処方した．主な内容は下肢筋力強化，バランストレーニング，歩行の推奨である．対象者は30分間の運動を週3回，少なくとも週2回の屋外歩行を処方された．なお，モチベーションを保持するために訪問しない月は理学療法士が電話相談を行った．環境介入は作業療法士がWestmead Home Safety Assessment checklistに基づいて，物的環境整備や行動様式について対象者と相談し，推奨内容の手紙を作成した．6か月後に推奨内容の実施状況を調べるために作業療法士が電話調査した．これらの介入に割り付けられなかった者に対して2回の社交上の訪問を行った
帰結	転倒と転倒による傷害と環境介入の費用 転倒調査は月間はがきカレンダーにて実施し，転倒があった場合は遮蔽化された調査員によって傷害の状態が電話調査された
割り付け	● 運動介入と環境介入（n = 98，平均年齢83.8歳，女性63％） ● 環境介入のみ（n = 100，平均年齢83.1歳，女性66％） ● 運動介入のみ（n = 97，平均年齢83.4歳，女性74％） ● 訪問のみ（n = 96，平均年齢84.0歳，女性70％）

そこに至るまで1年以上かけて対象者を募集した（CONSORT no.3 参加者の条件とデータ収集の状況，CONSORT no.7 症例数，CONSORT no.14 募集）．

また，介入や追跡調査の実施率が高いこともこの研究の特徴であり，家屋調整については90％の対象者がなんらかの調整を実施し，運動介入では途中脱落者が13.8％にとどまっていた．主要な帰結である転倒状況の追跡調査は，1年間を通して追跡可能であった対象者が全対象者の92.3％であり，ほとんどの対象者の追跡ができている（CONSORT no.16 解析人数）．このような前提に基づいて導かれた結果は信頼性が高いといえよう（CONSORT no.21 一般化可能性）．

結果をみると，環境介入により，それ以外の介入と比べ41％の転倒発生が減少し，有意な転倒予防効果が認められた．また，環境介入のみと社交訪問とで比較すると，転倒で61％，傷害で44％の減少が有意に認められた（CONSORT no.17 アウトカムと推定）．しかし運動介入においては，それ以外の介入と比較すると有意ではないものの転倒発生が上昇する傾向にあった．運動介入のみと社交訪問との比較においても有意な効果は得られなかった（図2）．この原因として運動実施頻度の低さが影響を及ぼしていると考え，追加分析した結果，週1回未満の運動しか行っていなかった者に対して，週2回以上3回未満実施していた群では63％，週3回実施していた群では77％の転倒の減少が認められたため（図3），運動介入群全体で分析したときに効果が得られなかったのは，実施頻度の低さが影響していたものと考察している（CONSORT no.18 補助的解析）．

理学療法分野においてはさらに臨床研究が推進されるべきで，特にRCT研究が推進されなければならない．なぜなら，根拠が明確にされない医療・保健・福祉サービスは対象者に無用の負担を強い，保険サービスとして認められないようになる可能性をもっているからである．

また，医療・保健・福祉サービスを提供する理学療法士は，専門職者として常に最善を目指さなければならず，そのためには必然的に研究活動を行わなければならない．せっかく行うのであれば，自分の興味ある課題で楽しく行ったほうがよいに決まっている．好きなことだけやっていると，これでよいのだろうかと不安になることもあるかもしれないが，掘り下げれば周辺知識を得るための

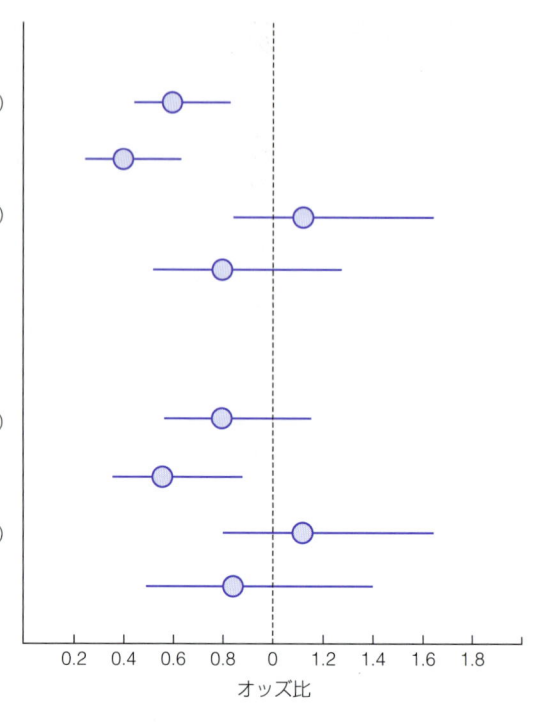

図 2　転倒と転倒による傷害の予防効果
非介入（たとえば，非環境介入の場合には運動介入と社会訪問群の混合）および社会訪問群に対する環境介入と運動介入群における転倒と転倒による傷害のオッズ比を図示した．環境介入のみで有意な転倒予防，転倒による傷害予防効果が認められた．

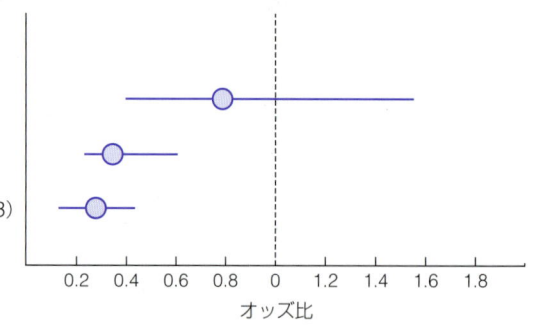

図 3　運動の実施回数と転倒発生との関係
運動群の対象者を実際の運動実施頻度によって分類し，週 1 回以下の運動実施者に対する転倒のオッズ比を図示した．週 2 回以上の運動を実施していた対象者では有意な転倒予防効果が得られた．なお，この結果は年齢，性別，過去の転倒歴，服薬数により調整されている．

努力を必ずするので，その点はあまり考えず，精一杯好きなことを，とことん勉強することをおすすめする．

F　まとめ

理想的な臨床研究の手順や具体例を紹介してきたが，研究を始めるにあたってただちに理想的な研究を行うことは困難であろう．まずは評価指標の信頼性の検討や，小規模の横断研究により要因間の関連を調べるなどの研究から実施するのが通常である．理学療法士にとって重要なのは，質の高い研究を行うということと同様に，科学的な視点をもって論理的思考ができることであろう．こ

の能力が質の高い臨床実践を可能とし，患者や対象者に最良のサービスを提供することにつながるものと考えられる．そのために，どんな形であっても研究を行うことが理学療法士に求められている．

●引用文献
1) 砂原茂一：臨床医学研究序説—方法論と倫理. 医学書院, 1988.
2) 津谷喜一郎, 小島千枝, 中山健夫（訳）：CONSORT 声明—ランダム化並行群間比較試験報告の質向上のための改訂版勧告. JAMA（日本語版）, 118–124, 2002.
3) Moher, D., Schulz, K.F., Altman, D.: The CONSORT statement: revised recommendations for improving the quality of reports of parallel-group randomized trials. JAMA, 285:1987–1991, 2001.
4) Begg, C., Cho, M., Eastwood, S., et al.: Improving the quality of reporting of randomized controlled trials. The CONSORT statement. JAMA, 276:637–639, 1996.
5) Freemantle, N., Mason, J.M., Haines, A., et al.: CONSORT: an important step toward evidence-based health care. Consolidated Standards of Reporting Trials. Ann. Intern. Med., 126:81–83, 1997.
6) Altman, D.G.: Better reporting of randomised controlled trials: the CONSORT statement. BMJ, 313:570–571, 1996.
7) Schulz, K.F.: The quest for unbiased research: randomized clinical trials and the CONSORT reporting guidelines. Ann. Neurol., 41:569–573, 1997.
8) Huston, P., Hoey, J.: CMAJ endorses the CONSORT statement. CONsolidation of Standards for Reporting Trials. CMAJ, 155:1277–1282, 1996.
9) Campbell, A.J., Robertson, M.C., La Grow, S.J., et al.: Randomised controlled trial of prevention of falls in people aged ≧ 75 with severe visual impairment: the VIP trial. BMJ, 331:817, 2005.
10) Gillespie, L.D., Gillespie, W.J., Robertson, M.C., et al.: Interventions for preventing falls in elderly people. Cochrane Database Syst. Rev., CD000340, 2003.
11) Oliver, D., Connelly, J.B., Victor, C.R., et al.: Strategies to prevent falls and fractures in hospitals and care homes and effect of cognitive impairment: systematic review and meta-analyses. BMJ, 334:82, 2007.
12) Moreland, J., Richardson, J., Chan, D.H., et al.: Evidence-based guidelines for the secondary prevention of falls in older adults. Gerontology, 49:93–116, 2003.
13) Guideline for the prevention of falls in older persons. American Geriatrics Society, British Geriatrics Society, and American Academy of Orthopaedic Surgeons Panel on Falls Prevention. J. Am. Geriatr. Soc., 49:664–672, 2001.

■ 起業により夢を実現——地域リハビリテーションに挑む ■

　理学療法士を選んだときも起業したときも，正直ものすごく熱い思いがあったわけではない．私は大学病院で急性期の理学療法にかかわり，大学病院を退職したのち，自宅で生活されている方たちに訪問リハビリテーションを提供し始めた．大学病院ではみることのできなかった退院後の生活に感動したり，自分がやってきた理学療法ってなんだったんだろうと落胆したりの毎日．そのなかで訪問リハビリテーションというサービスが在宅で生活する方のADL，IADL，QOL向上には不可欠であることも確信した．そしてまだまだサービスが充足されていない訪問リハビリテーションを広め，誰でもどこに住んでいても質の高いリハビリテーションを受けられるようにしたいとの思いが強くなり，起業するに至った．自分が思い描く訪問リハビリテーションを提供するための手段が起業だった．

　地域の現場には，疾患や障害だけでなく，さまざまなものと闘っている利用者の方がおみえになり，"人"が丸ごと対象になる．疾患や障害のことだけでなく，幅広い知識が要求され，"人"としての経験が試される．

　今，全国には起業して，地域リハビリテーションのなかでさまざまな事業を展開している理学療法士が少しずつ増えており，理学療法士自身が行いたいリハビリテーションを地域に提供する方法として起業を選択している．その方法は保険事業（訪問看護ステーション，通所介護など）に限らず，高齢者専用賃貸住宅やフィットネス事業など多岐にわたる．起業家どうしが集まれば，地域に良質なリハビリテーションを届けるにはどうすればよいか，国民は何を望んでいるのかなどのテーマを熱く語り合い，理学療法士の熱さと真面目さにふれて本当に理学療法士でよかったと思う．

　地域には理学療法士を必要としている場所は山のようにある．理学療法士には地域を変える力もある．行動を起こした人だけが理学療法の未来を開くことができるに違いない．

（株式会社ジェネラス・小山 樹）

第8章
組織としての日本理学療法士協会
―― 理学療法の課題と展望

■学習目標
- 日本理学療法士協会の創立と変遷について学ぶ．
- 日本理学療法士協会の学術・教育活動（学術大会，全国学術研修大会など）について学ぶ．
- 生涯学習の概要について学ぶ．
- 専門理学療法士制度について学ぶ．
- 日本理学療法士協会の職能・社会活動について学ぶ．

A 日本理学療法士協会の役割

社会の仕組みを理解せず，政策実現を目指して国民1人ひとりが個人として行政機関に働きかけても，その影響力はごくわずかであり，実際に世の中が変わることはありえないだろう．日本理学療法士協会（以下，協会とする）は社会の仕組みを理解し，組織として関係機関に働きかけることにより，患者，高齢者，障害者の福祉の向上に寄与し，理学療法士の社会的地位向上に努めている．

2014（平成26）年3月現在，理学療法士国家試験合格者累計は110,675名となっている．協会員は84,409名，休会者を含めると91,468名である．80％を超える組織率が協会の力であり，民主的手続きを経て決められた組織の意思は，協会員のみならず，理学療法士の総意として社会に訴えることが可能になる．協会は国内で唯一の理学療法士の学術研究団体・職能団体として50年近い歴史を誇っている．

B 協会の創立と変遷

1 協会の創立

協会は1966（昭和41）年7月17日，第1回国家試験に合格した理学療法士110名によって設立された．当時は「リハビリテーション」，「理学療法」という言葉を知る国民は皆無であり，学問としての理学療法は確立しておらず，養成校の教員はすべて外国人で授業は英語，まして理学療法士向けに書かれた日本語の書籍はあるはずもない時代であった．110名の理学療法士が日本型理学療法の創造と社会による認知，学問の確立を目指して協会を設立したことは，ごく自然の流れであったに違いない．何よりも知識，技術に飢えており，自ら考え，つくり出すしかない当時の協会員は，協会を設立した年に第1回の学術大会（学会）と全国学術研修大会（全国研修会）を開催している．

協会は設立当初の目標に，①社団法人化，②大学教育化，③世界理学療法連盟への加盟，④開業権の獲得を掲げた．開業権の獲得を除き，実現できている．

2 社団法人の認可，公益社団法人の認定

1972（昭和47）年1月16日には，協会は厚生省（現 厚生労働省）から社団法人の認可を受けている．社団法人とは民法により規定された法人であり，公益法人の1つである．法人を構成する会員（会員を法的には「社員」と呼ぶ）の利益を追求するのではなく，不特定多数の国民の利益のために活動することを目的に設立された法人である．2008（平成20）年12月に施行された「一般社団法人及び一般財団法人に関する法律」によって根拠法が変わり，旧社団法人に相当するものは**公益社団法人**となった．協会は公益社団法人を目指し，2012年（平成24年）4月1日，内閣総理大臣より，その認定を受けた．公益社団法人の認定を受けることは協会が国から認知され，社会的役割が認められたことになる．20歳になり，成人として社会的責任を負うのと同様に，法人も公益法人の認定を受ける

ことにより，社会に対して責任のある行動が求められる．

3 世界理学療法連盟への加盟

1974（昭和49）年には世界理学療法連盟（World Confederation for Physical Therapy；**WCPT**）への加入が認められた．WCPTは100以上の国・地域の理学療法士協会が加盟し，メンバーの合計は35万人を超えている．本部は英国にあり，4年に1回，世界理学療法学会を開催している．わが国における理学療法の創成期には，理学療法教育分野で諸外国から多大な援助をいただいた．わが国初の理学療法士養成施設である国立療養所東京病院附属リハビリテーション学院（通称，清瀬リハ学院）は開校時，教員はすべて外国人であり，WHOからの派遣であった．WCPTへの加盟は国際化への一歩であり，援助を受けた各国への恩返しであり，成長，発展をアピールする意味があった．WCPTの詳しい説明は第9章（☞ 146ページ）を参照していただきたい．

4 大学教育化

1979（昭和54）年にわが国で初めて金沢大学に理学療法学科をもつ短期大学部が設置された．1992（平成4）年には広島大学に医学部保健学科理学療法学専攻が設置され，大学教育が本格化した．これまでの理学療法教育は3年制，4年制を問わず，専修学校で行われてきた．学校教育法第1条で規定される短期大学（いわゆる1条校）は，将来4年制大学化の道筋をつけるものであり，のちに学部，大学院へと発展していった．多くの短期大学が4年制大学へ移行し，短期大学数は減少したが，1条校での教育は学問としての理学療法学の発展に大きく寄与したことはいうまでもない．

5 国際学会の開催

1988（昭和63）年には**アジア理学療法学会**が東京で開催され，アジア理学療法連盟加盟の国をはじめ多くの外国人理学療法士の参加を得た．1999（平成11）年には横浜において第13回**世界理学療法学会**が開催され，国内外から5,000名以上を集め，盛大に開催された．開会式には天皇皇后両陛下のご臨席を賜った．アジア理学療法学会および世界理学療法学会の開催は理学療法の国際化に大きく寄与し，大学教育化と相まって，海外の大学院へ留学する理学療法士も徐々に増えていった．

6 学術研究団体としての認定

1990（平成2）年，協会が日本学術会議から学術研究団体としての認定を受けた．協会は学術研究団体と職能団体としての2面性を持ち合わせており，車の両輪として活動を続けてきた．その学術業績が認められ，学術研究団体（現 日本学術会議協力学術研究団体）となった．

7 生涯学習システムの開始

1993（平成5）年，協会の生涯学習システムがスタートした．それまでの卒後教育は学会，全国研修会，現職者講習会（現 理学療法士講習会）の開催，学術誌『理学療法学』の発行が主なものであったが，体系化されたプログラムとはいいがたかった．世の中全体に生涯教育という考えが普及し，老若男女を問わず一生涯学び続けることの重要性が叫ばれていた．理学療法士においても，自ら問題点を発見し，解決する能力を身につけ，学習し続ける必要性からシステムの検討に3年間を費やし，2009（平成21）年には専門・認定理学療法士を核とした生涯学習システムに衣替えし，再スタートを切った．

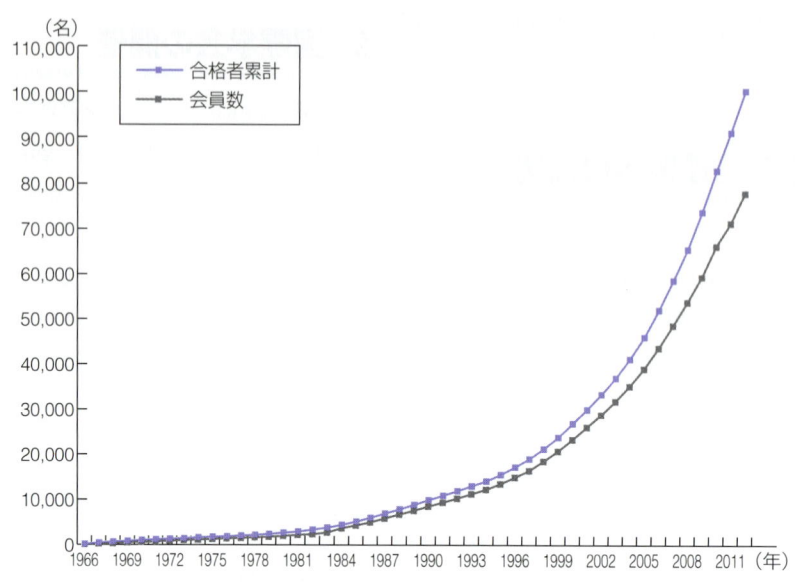

図1　国家試験合格者と会員数の推移

8　会員数の推移と今後の課題

1990年には理学療法士国家試験合格者の累計が1万名を超え，1992年には協会会員が1万名を超えた．110名で設立された協会は会員数1万名になるまでに26年の歳月を要したが，その後21年で会員数約85,000名までに成長した（**図1**）．

また，患者の権利意識の向上から，資格をもたない学生が臨床実習で実際の患者に触れて指導を受けることに制限が加わった．結果として臨床能力がほとんど身につかないまま卒業し，その修得は卒後教育に委ねられた．毎年誕生する1万人近い新人理学療法士，新入会員の基礎教育をどのようにシステム化していくかが，今後の重要な課題である．

日本理学療法士協会の略年表を**表1**に示す[1-3]．

C 日本理学療法士協会の学術・教育活動

会員が最も身近に感じる協会活動は学術・教育活動である．協会の学術・教育活動は以下のとおりであり，これ以外にも都道府県理学療法士会が行う学会，研修会も学術・教育活動の重要な一翼を担っている．

①日本理学療法学術大会，分科学会学術集会，全国学術研修大会，ブロック学会の開催
②日本理学療法士学会の設置および分科学会・部門の運営
③『理学療法学』，『JJPTA』の発行
④理学療法士講習会の開催
⑤生涯学習システム，専門・認定理学療法士制度の運営
⑥ガイドラインの発行
⑦研究助成制度
⑧その他の研修会・講習会の開催

1　日本理学療法学術大会，全国学術研修大会，ブロック学会の開催

a．日本理学療法学術大会

日本理学療法学術大会は毎年5月に開催される国内理学療法最大の学術イベントである．協会が

表1 日本理学療法士協会略年表

年	月	
1963	12	わが国で初めての理学療法士養成施設が東京都清瀬市に開校（国立療養所東京病院附属リハビリテーション学院）※
1965	6	理学療法士及び作業療法士法施行（法律第137号）※
1966	2	第1回理学療法士国家試験実施，183名が合格
	7	日本理学療法士協会が理学療法士110名によって設立
	9	理学療法士協会ニュース創刊
	10	第1回日本理学療法士学会開催
		第1回全国研修会開催
1967	1	雑誌『理学療法と作業療法』創刊（『理学療法ジャーナル』の前身）※
	8	最初の士会，兵庫県士会設立
1972	1	厚生省から社団法人の認可を受ける
	2	理学療法士作業療法士学校養成施設指定規則の一部改正※
	7	第1回現職者講習会実施
1974	5	『臨床理学療法』創刊（『理学療法学』の前身）
1974	6	第7回世界理学療法連盟総会（モントリオール）にて日本理学療法士協会の正式加盟が承認
1975	1	第1回理学療法士・作業療法士養成施設等長期講習会開催※
1979	4	わが国初の短期大学が開校（金沢大学医療技術短期大学部理学療法学科）※
1980	4	アジア理学療法連盟設立（台北），日本も設立と同時に加盟
1984	1	『臨床理学療法』を『理学療法学』へ名称変更
1988	9	第3回アジア理学療法連盟総会・学会東京にて開催
1990	8	日本学術会議から学術研究団体の指定を受ける
1992	4	わが国初の4年制大学が開校（広島大学医学部保健学科理学療法学専攻）※
1993	5	世界理学療法連盟理事会が横浜で開催，1999年の第13回世界理学療法連盟学会の日本開催が決定
1994	4	新人教育プログラム教本発刊，新人教育プログラム開始
1997	5	生涯学習基礎プログラム開始，専門領域研究部7部会が設置，専門理学療法士制度開始
1999	4	新指定規則（カリキュラムの大綱化）施行
	5	第13回世界理学療法連盟学会開催（横浜）
2001	5	日本理学療法士学会を日本理学療法学術大会へ名称変更，学会のオープン化
2009	5	新生涯学習プログラムへ移行
2012	4	公益社団法人へ移行

※ 協会と関連した項目

設立された1966年に第1回が開催され，以後，毎年開催されている．2015年には第50回大会が開催される予定である．はじめは日本理学療法士学会と称し，理学療法士協会会員のみ演題エントリーが可能であった．2001（平成13）年にあらゆる職種に門戸を開き，オープンな学会を目指し，名称を日本理学療法学術大会に変更した．

学会は学術業績の発表の場であり，毎年多くの研究者，大学院生，臨床家によって研究成果が披露され，議論が交わされている．学問は批判を受けて初めて発展するものであり，批判なくして進歩はありえない．理学療法の世界も同様であり，失敗を恐れずチャレンジしてもらいたい．登録演題数は徐々に増え続け，2004（平成16）年の第39回仙台大会で1,000演題を突破した．過去最高の演題数は第43回の福岡大会で1,749演題となっている．以降，会場の制約から1,500演題程度に絞ることになった．演題発表の形式は口述およびポスターの2種類である．方法は時代とともに変化するが，現在は演題登録後，5人の査読者によって審査されている．演題数を1,500題に制限してから採択率が下がり，第49回大会では76％となった．厳密な査読を求める意見と，採択して学会の場で批判を受けるべきという意見がある．

学会の教育的側面も否定できない．学会では演題発表以外に特別講演，シンポジウム，ワークショップなどの特別企画も組み込まれている．最近では8,000名を超える参加者があり，第50回大会を境に分科会学会への移行が予定されているが，第54回までは分科学会が同時期，同地域で開催する連合大会となる．

b. 全国学術研修大会

全国学術研修大会は毎年9月ないし10月に開催される，学術大会に次ぐ学術イベントである．学術大会が学術業績発表の場であるのに対し，全国学術研修大会は新人理学療法士に最新の知識，技術を伝達する場として位置づけられている．演題発表はなく，講師，演者による特別講演，教育講

表2 学術大会(学会)と全国学術研修大会(全国研修会)の変遷

開催年	学術大会(学会)テーマ	参加者数	演題数	全国学術研修大会(全国研修会)テーマ	参加者数
1966	PT 管理と運営	60	0	PT 部門管理運営	30
1967	整形外科のPTを中心として	100	5	ファシリテーション	80
1968	切断	300	26	痛み	150
1969	ジストロフィー	500	35	脳卒中	120
1970	片マヒ	700	49	ファシリテーションテクニック	380
1971	臨床教育	550	35	理学療法におけるリスク管理	140
1972	コミュニケーション	600	48	リウマチ	400
1973	理学療法士の壁	700	52	疼痛の解消	200
1974	リハビリテーション工学	500	60	農村における脳卒中	140
1975	理学療法10年の歩み	750	71	関節症	237
1976	守ろう,福祉医療を,理学療法士で	1,000	101	歩行	333
1977	地域医療と理学療法	526	121	早期リハビリテーションの重要性と諸課題	293
1978	地域における高齢者の理学療法	808	120	評価	719
1979	ゴールセッティングを考える	1,186	76	評価 part II	898
1980	社会のニードと理学療法	1,200	101	フォローアップを考える	399
1981	接点の理学療法	1,300	153	合併症	370
1982	理学療法士の志向性	1,000	146	難病と理学療法	828
1983	理学療法 "学" の確立	1,200	178	評価と記録	599
1984	理学療法 "学" の確立	1,000	162	老化	662
1985	21世紀社会—理学療法士からの提言	1,655	183	理学療法における治療効果	1,271
1986	関節メカニズムと運動療法	1,555	184	PTのため最新医学	902
1987	日本における理学療法の独創性	1,600	216	理学療法の有効性	1,339
1988	医療機関以外での理学療法	1,828	262	痛みに対する理学療法の可能性	1,220
1989	理学療法と社会福祉	1,433	270	理学療法の領域と可能性	1,202
1990	四半世紀の歩み	1,603	405	理学療法の専門性	1,312
1991	科学からのメス	2,234	360	運動療法における装具を考える	1,280
1992	移動と理学療法	1,968	433	呼吸と理学療法	1,168
1993	国際的視野に立った理学療法	2,030	454	理学療法の課題と展望	1,180
1994	障害予防と理学療法	1,680	481	臨床運動学と理学療法	1,306
1995	21世紀への理学療法プランニング	2,031	526	高齢化に対応する理学療法	1,060
1996	理学療法の基礎	2,028	523	理学療法評価の再考	1,255
1997	保健・福祉への理学療法士の展開	2,661	562	理学療法技術	1,374
1998	健康科学における理学療法	2,522	642	運動療法に関する最新の基礎医学	1,253
1999	文化を越えて(第13回 WCPT 学会)	5,735	1,510	文化を越えて(第13回 WCPT と合同)	5,735
2000	理学療法の効果判定	2,570	801	理学療法における最新の評価と治療	1,321
2001	21世紀の理学療法	3,836	850	テクニカルスタンダード	2,000
2002	医療環境の変化と理学療法	3,400	837	隣接学際領域との連携	1,477

(つづく)

表2 学術大会（学会）と全国学術研修大会（全国研修会）の変遷（つづき）

開催年	学術大会（学会）テーマ	参加者数	演題数	全国学術研修大会（全国研修会）テーマ	参加者数
2003	科学的根拠に基づく理学療法	3,400	865	理学療法士の資質	1,400
2004	糖尿病に対する理学療法の近未来に向けたストラテジー	4,640	1,059	生活支援に向けた内部障害系理学療法	2,300
2005	臨床的感性からの創造	8,300	1,242	動作の探求―座る・立つ・歩く	2,360
2006	理学療法の可能性	4,390	1,186	生活技能向上に対する理学療法技術	1,889
2007	飛躍への挑戦―アウトカムの検証	5,001	1,371	先端科学と理学療法の未来	2,000
2008	理学療法のTotal Quality Management―時代が理学療法士に求めるものは何か！	6,205	1,749	評価の再考	2,395
2009	EBPTの構築を目指して	6,607	1,726	理学療法テクニックセオリーの再考	3,269
2010	チャレンジ 健康日本	5,206	1,543	近未来に向けての理学療法―理学療法アプローチの確立	2,072
2011	リハビリテーションの未来図―理学療法は社会にどう貢献すべきか	4,167	1,500	原点回帰―再考・今，理学療法士に何が求められているのか	1,800
2012	プロフェッション！ 新たなるステージへ	8,010	1,509	より認知される理学療法を求めて―評価と治療を究める―	2,327
2013	グローバル・スタンダード	8,089	1,606	理学療法の針路を問う	2,800
2014	あなたの生活を支えます～理学療法士10万人からの提言～	8,605	1,625	理学療法の専門性と可能性―10年後を見据えて―	3,311
2015	理学療法50年のあゆみと展望～新たなる可能性への挑戦～	10,602	1,997	「理学療法士が支える日本」～求められている未来への挑戦～	

〔小野田英也：協会組織と生涯学習システム．半田一登（編）：新人教育プログラム教本，第9版，p.3-16，日本理学療法士協会，2008より改変〕

演，シンポジウム，ワークショップなどさまざまな企画が準備されている．学術大会と同じく，2001年に全国研修会から全国学術研修大会に名称が変更された．

学術大会，全国学術研修大会とも都道府県理学療法士会の持ち回りで開催され，毎回，開催地の特徴が生かされた企画が用意されている．都道府県理学療法士会にとっては組織力を示すとともに会員どうしのネットワークを再構築するきっかけとなっている．最近では学術大会3日間，全国学術研修大会2日間の会期が定着した[4]（表2）．

c．ブロック学会

協会では都道府県理学療法士会を8ブロックに分けている．各ブロックで学会を開催しており，ブロック学会と称している．開催時期はブロックによって異なるが，9～12月に開催されることが多い．九州ブロックはブロックの作業療法士協会との合同学会となっている．

このほかに47都道府県理学療法士会で学会が開催されており，全国，ブロック，都道府県学会と階層構造になっているが，すべての学会が独立しており，自由に直接演題エントリーが可能である．都道府県学会からステップアップすべきという意見と，研究者の意思に委ねるべきという意見に分かれている．

d．分科学会・部門

2013年，協会の組織改正に伴い，機関としての日本理学療法士学会が設置され，その中に12分科

表3　日本理学療法士学会の分科学会部門登録者数

分科学会	登録者数
日本運動器理学療法学会	5,095
日本基礎理学療法学会	3,168
日本呼吸理学療法学会	3,642
日本支援工学理学療法学会	1,725
日本小児理学療法学会	1,619
日本神経理学療法学会	4,397
日本心血管理学療法学会	2,660
日本スポーツ理学療法学会	2,975
日本地域理学療法学会	3,640
日本糖尿病理学療法学会	2,328
日本予防理学療法学会	3,572
日本理学療法教育学会	2,343
部門	登録者数
産業理学療法部門	1,560
精神・心理領域理学療法部門	1,542
徒手理学療法部門	3,080
物理療法部門	1,686
理学療法管理部門	2,034
合計	47,066
登録者実人数	8,138

2014年6月26日現在

学会と5部門が新たに誕生した．2014年から多くの分科学会においてそれぞれの学術集会が開催されることになった．分科学会・部門は新人教育プログラム修了者のみが登録可能であり，学術集会の参加は全会員が可能である．分科学会・部門の種類とその登録者数は表3のとおりである．日本理学療法士学会は動き始めたばかりであり，ニーズに合った制度へと発展・変革していく可能性を秘めている．

2　『理学療法学』，『JJPTA』の発行

協会では学術誌『理学療法学』および英文学術誌『Journal of the Japanese Physical Therapy Association』（以下，JJPTAとする）を発行している．

a．『理学療法学』

『理学療法学』は年6号の学術論文を中心とした号，年2号の学術大会および学術研修大会の講演集（電子化）と特別号として学術大会プログラム集（ダウンロード形式），学術研修大会プログラム集となっている．通常号は一般会員による投稿が可能であり，原著論文，症例報告などが毎号掲載されている．論文数は毎号3～6編であり，年間100編以上の投稿がある．

投稿された論文は投稿者氏名，所属など個人が特定可能な情報が消され，2名の査読者によって査読される．査読者より意見が付された論文は編集室に戻され，編集委員会によって審査される．査読者，編集委員会の査読，審査は精緻なものであり，採択された論文は質の高いものになっている．編集委員会の審査結果は，採用，一部修正，修正，不採用に分類される．一部修正および修正は投稿者に戻され，一部修正は30日以内，修正は90日以内に再提出された場合は再審査に回される．2013年度の論文投稿数は108編，採用率は27％である．

『理学療法学』は学術誌としての評価が高く，学問としての理学療法学の確立に大きく貢献している．論文投稿は問題の所在の明確化，先行研究の検索，研究計画の立案，実験調査，論文執筆，投稿，審査・査読，修正，採択という一連の過程の集大成であり，大学院生でいえば指導教授とは異なる立場の研究者から批判をいただく絶好の機会である．理学療法士への教育的側面も重要な機能である．

『理学療法学』の創刊は1974年であり（図2），10巻まで『臨床理学療法』と称していた．1984（昭和59）年に学問としての理学療法学の確立を目指し，名称を現在の『理学療法学』に変更した．2014年で41巻を数えている．なお，2014年3月から投稿が電子化された．

b．『JJPTA』

英文学術誌『JJPTA』は『理学療法学』と同様に協会が発行する学術誌であるが，特徴はすべて英文で書かれていることである．協会会員のみならず，海外からの投稿も見受けられる．理学療法士

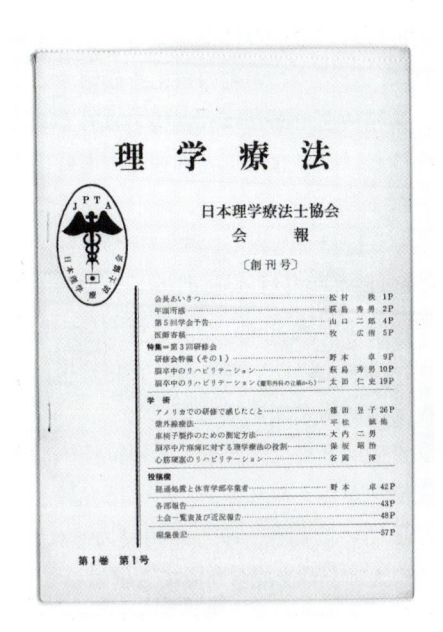

図2 『理学療法学』の1巻1号

の国際化，英語力の向上を目的に1998（平成10）年に発刊された．現在は年1号の発行であり，2013年から電子ジャーナル化された．

3　理学療法士講習会の開催

　理学療法士講習会は2009年から衣替えを行った．2008年までは現職者講習会と称し，臨床にいる理学療法士への技術の伝達を主な目的とした講習会であった．はじめは会員の受講機会保証のため，講習会開催回数の充実を目指した．都道府県理学療法士会や病院，個人など自発的な申し出を基本とし，その後講習会の内容審査に一部踏み込んだが，形式的にならざるをえなかった．このため，開催テーマに関する協会の意思，方向性を示すことが今後の課題である．実技指導を取り入れた講習会が多く，1回の受講人数は50名前後と少なかった．

　近年，臨床実習の形態の変化から卒前教育で患者に触れる機会が激減し，臨床能力が十分とはいえない理学療法士が多数誕生することとなった．臨床能力の低下は国民からの期待を裏切り，理学療法士の社会的地位を貶める結果となるおそれがある．毎年数多く誕生している新人理学療法士への卒後教育は喫緊の課題であり，卒後教育システムの見直しが求められた．その一環として現職者講習会の改革が行われた．

　2009年に現職者講習会は理学療法士講習会と名称を改め，基本編と応用編に分かれた．2010年に基本編は基本編（理論）と基本編（技術）に細分化された．応用編はこれまでの現職者講習会の流れを汲む講習会であり，都道府県理学療法士会の関与を基本としている．卒後5年以上を経過した理学療法士を主なターゲットとし，応用的技術，知識の講習を目的に開催している．一方，基本編は卒後5年未満の理学療法士を主なターゲットにし，理学療法士として最低限身につけなければならない知識，技術の修得を目指している．テーマ，講習内容は協会が主体的に決め，目指すべき方向性を明確に示している．1回の講習会は原則1日の開催で，受講人数は70～200名（理論）となっている．年間12,000名程度の受講定員では不十分で，増員が必要であるが，協会のみでその体制を組むのは難しく，都道府県理学療法士会の協力が不可欠である．

4　生涯学習システム，専門理学療法士制度の運営

　2009年にそれまでの生涯学習システムを一新し，構築されたものが，現在の専門・認定理学療法士を中心とする生涯学習制度である．2008年度までは新人教育プログラム，生涯学習基礎プログラム，専門理学療法士の3層構造をなしていた生涯学習システムであり，新人教育プログラム，生涯学習基礎プログラムは会員の義務として課せられたものである．第3ステージの専門理学療法士は希望者のみが目指すものであった．しかし，2009年から実施された新生涯学習システムは新人教育プログラム修了後，すべての会員がいずれか1つ

以上の専門分野への登録が求められ，認定理学療法士，専門理学療法士を目指すことになる．

1994（平成6）年に始まったこの制度は20年を経過し，時代の要請に合った制度へ変革を遂げることになった．詳しくは後述の本章E項を参照されたい．

5 研究助成制度

協会が行う研究助成制度は年1回募集を行っている．若手研究者を対象とした基礎研究と，すべての会員が対象となる臨床研究に大別されていたが，時代の要請により徐々にその内容が変化した．最近では一般研究と指定研究の2種類である．1次審査は応募者の所属，名前を隠して行われ，助成金額は本人の申請額をもとに研究内容を審査したうえで決定している．

2014年の実績では99件の応募があり，審査の結果，22件の研究に対して8.6万〜100万円の助成が行われた．助成決定者には指定された期日までに報告書の提出が義務づけられる．

6 その他の研修会・講習会の開催

協会では理学療法士講習会，専門領域研究部会が実施する研修会以外に数々の研修会，講習会を行っている．職能的性格が強い研修会，教育的性格が強い研修会，政策的意味合いが強い講習会などがあり，実施するきっかけは時代の要請，診療報酬上の必要性などさまざまである．時代の要請，政策的意味合いの講習会は短期間でその目的を達成し，終了してしまうものもある．

D 生涯学習制度

1 国家資格としての理学療法士

理学療法士はいうまでもなく国家資格である．国家から資格，免許が与えられるということは，特定の国民に対し国が特権を与えることである．換言すれば，資格のない者の自由を制限することである．**業務独占**であれば有資格者以外がその業務を行うことは許されず，**名称独占**であればその資格を名乗ることができない．理学療法士は名称独占であり，資格をもたない者が理学療法業務に携わることは違法ではない．しかし，理学療法士には診療報酬，介護報酬上の優位性が与えられており，理学療法士以外が理学療法業務に携わることに事実上の制限を加えている．

国家資格は業務上，報酬上の優位性に加えて社会的優位性が与えられる．たとえば弁護士，教師であると聞いたとき，多くの国民はそれだけで，その者の人となりを知らなくても信頼してしまう．職業がもつ社会的信頼，ステータスである．社会的信頼が形成されるまでには先人のたゆまぬ努力がある．

2 生涯学習の必要性

一方，専門職には体系化された知識と科学的な裏づけをもつ技術が求められ，生涯にわたる自主的な学習を自らに課さなければならない．理学療法士がプロフェッショナルとして国民から信頼され，期待に応えるためには相当の知識，技術，人格が備わっていなければならない．これらの素養は一朝一夕に身につくものではなく，日々の努力が必要である．教育は体系化された知識，技術の移転を意図的，計画的に行うものであり，行動変容を期待して行われる．自然，偶然に身につく知識，技術とは区別されなければならない．教育カリキュラムは教育者の意図の表れである．

3 協会の生涯学習システム

協会では生涯学習システムを準備し，会員にその履修を求めている．メリットという短期的，直接的見返りを求める類のものではない．理学療法士として働き続ける以上，備えていなければなら

表4 新人教育プログラムテーマ一覧（平成24年度版）

講座名	新テーマ	旧テーマ	必須選択の別 必須	必須選択の別 選択	修了要件（単位数）
必須初期研修	A–1 理学療法と倫理	I–2 職業倫理・管理運営	1		1
必須初期研修	A–2 協会組織と生涯学習システム	I–1 協会組織と生涯学習システム	1		1
必須初期研修	A–3 リスクマネジメント（安全管理と感染予防含む）	II–2 人間関係及び労働衛生	1		1
必須初期研修	A–4 人間関係および接遇（労働衛生含む）	II–2 人間関係及び労働衛生	1		1
必須初期研修	A–5 理学療法における関連法規（労働法含む）	I–4 理学療法士・作業療法士および関係法規	1		1
理学療法の基礎	B–1 一次救命処置と基本処置			1	3
理学療法の基礎	B–2 クリニカルリーズニング	II–1 学問としての理学療法と研究方法論		1	3
理学療法の基礎	B–3 統計方法論※1	II–6 症例検討 II		1	3
理学療法の基礎	B–4 症例報告・発表の仕方※1	I–6 症例検討 I		1	3
理学療法の臨床	C–1 神経系疾患の理学療法	I–5 トピックス I		1	4
理学療法の臨床	C–2 運動器疾患の理学療法	II–5 トピックス II		1	4
理学療法の臨床	C–3 内部障害の理学療法	III–5 トピックス III		1	4
理学療法の臨床	C–4 高齢者の理学療法	II–3 生活環境支援		1	4
理学療法の臨床	C–5 地域リハビリテーション（生活環境支援含む）	I–3 地域におけるリハビリテーション		1	4
理学療法の臨床	C–6 症例発表	III–6 症例検討 III		3	4
理学療法の臨床	C–7 士会活動・社会貢献			1	4
理学療法の専門性	D–1 社会の中の理学療法	II–4 社会の中の理学療法		1	2
理学療法の専門性	D–1 社会の中の理学療法	III–1 理学療法士と保険制度		1	2
理学療法の専門性	D–2 生涯学習と理学療法の専門領域	III–2 生涯学習と理学療法の専門領域		1	2
理学療法の専門性	D–3 理学療法の研究方法論（EBPT含む）	II–1 学問としての理学療法と研究方法論		1	2
理学療法の専門性	D–4 理学療法士のための医療政策論				2
理学療法における人材の育成	E–1 臨床実習指導方法論	III–4 理学療法の教育方法論		1	1
理学療法における人材の育成	E–2 コーチングとティーチング（コミュニケーションスキル含む）			1	1
理学療法における人材の育成	E–3 国際社会と理学療法	III–3 世界の理学療法		1	1
計					15

※1 理学療法養成校において，学士または高度専門士取得者は免除（平成24年度入会者より該当）

〔日本理学療法士協会ホームページ．http://www.japanpt.or.jp/00_jptahp/wp-content/uploads/2013/08/introeduprogram_list_2014.pdf より〕

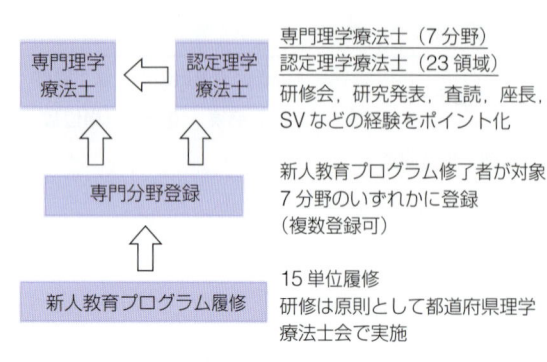

図3 生涯学習システム

ない最低限の知識，技術の修得と，それらを基礎として業務の必要性と学術的興味から専門性を高める方法論の修得を目的としている．

協会の生涯学習システムは入会後標準3年間，最短1年間で履修する**新人教育プログラム**と，修了者が進むプログラムに大別される．新人教育プログラムとその後のプログラムを併せて生涯学習プログラムないし生涯学習システムと呼んでいる．

新人教育プログラムは協会が指定した15単位を履修することで修了する．テーマの内容は**表4**に示すとおりである[4]．研修会の開催と単位認定は都道府県理学療法士会が担当している．一部の単位においてe-ラーニングを導入している．

新人教育プログラム修了者は**専門分野**のいずれか1つ以上に登録しなければならない．登録後は**専門理学療法士**または**認定理学療法士**を目指し，必要単位を履修していく．必要単位は学会参加，研修会受講，研究発表，症例報告，研修会講師，査読，スーパーバイザー（SV），大学院での履修単位の読み替えなどがあり，臨床家が不利にならないよう配慮されている．

それぞれの項目がポイント化され，各専門分野に応じた必須ポイントと選択項目のポイントを組み合わせ，専門理学療法士になるためには5年間で560ポイント以上を修得する必要がある．専門分野には対応する認定領域が用意されている．これらの領域は認定理学療法士と一致しており，認定理学療法士を取得後，専門理学療法士を目指す

ことも可能である．認定理学療法士になるためには180ポイントが必要である．認定理学療法士は規定のポイントを取得後，試験に合格しなければならない（**図3**）．

E 専門・認定理学療法士制度

専門・認定理学療法士制度は生涯学習制度の一部であると同時にその頂点でもある．多くの医学系学会が専門医制度を導入しており，協会も基本的には専門医制度と同じ考えを採用している．自ら学び続け，高い専門性と教養を身につけた証になる．

医療においては広告に対する規制が存在する．基準，根拠がないまま学会や任意団体，企業，個人が好き勝手に資格を認定，発行し，それを信じて患者が医療を受けた場合，不利益を被るのは患者であり，医療の現場が混乱する．一定の基準をクリアした団体に資格を発行できる権利を与え，その団体から付与された資格のみを広告してもよいことになっており，協会の認定理学療法士もこのいわゆる**医療広告ガイドライン**に準拠した資格を目指している．

専門理学療法士は7種類，認定理学療法士は23種類である（**表5**）．専門理学療法士，認定理学療法士および新人教育プログラム修了者が備えるべき資質は**表6**のとおりである．

F 職能・社会活動

協会の活動は学術・教育活動と職能・社会活動に大別される．両活動とも協会や理学療法士にとって必要不可欠なものであり，いわば車の両輪の関係である．広辞林によれば，職能は，①ものの働き，機能，②職務上の能力，③職業によって異なる特有な能力と書かれている．協会が行う職能活動とは，理学療法士という職業がもつ特有の能力を最大限に引き出せる環境を整える活動と説明できる．理学療法士がもつ能力を引き出し，社会に

表5 専門分野と認定領域

専門分野	認定領域
基礎理学療法分野	ヒトを対象とした基礎領域 動物・培養細胞を対象とした基礎領域
神経理学療法分野	脳卒中 神経筋障害 脊髄障害 発達障害
運動器理学療法分野	運動器 切断 スポーツ理学療法 徒手理学療法
内部障害理学療法分野	循環 呼吸 代謝
生活環境支援理学療法分野	地域理学療法 介護予防 健康増進・参加 補装具
物理療法分野	物理療法 褥瘡・創傷ケア 疼痛管理
教育・管理理学療法分野	学校教育 臨床教育 管理・運営

表6 各ステージ修了者が備えるべき資質

新人教育プログラム修了者
「理学療法の実践的な知識と技能を修得するとともに,自らの専門性を高める力を有する」
実践的とは,病態・障害を理解した評価と介入をリスク管理のもとで実行する臨床能力を含む

認定理学療法士
「理学療法の各専門領域に関する知識と技能を修得するとともに,安全で適切な実践能力を有する」
適切な実践能力には,科学的な思考に基づくチーム医療の推進を含む

専門理学療法士
「理学療法の各専門領域に関する高度な知識と技能を修得するとともに,科学的基盤の確立や教育・啓発活動を推進する能力を有する」
教育・啓発活動には,チームの中心的役割としての管理・運営・教育活動を含む

適応させることは,理学療法を必要とする国民の利益に適うことになる.

1 診療報酬,介護報酬などへの働きかけ

協会会員の85％以上が医療保険または介護保険制度のもとで働いている.診療報酬,介護報酬は病院経営や理学療法士の給料,雇用,職域に直接影響を与える.平均年収の額はその職業の社会的地位を決定する要素の1つである.わが国では国民皆保険制度が定着しており,学校の教員を除いて,医療保険,介護保険を利用せず,患者・利用者から直接報酬,料金をいただいている会員はごくわずかである.

診療報酬,介護報酬とも国が定める公定価格であり,自由に診療報酬,介護報酬を決められない.診療報酬,介護報酬の増額には国への働きかけが必要である.診療報酬は原則として2年に1回,介護報酬は3年に1回改定される.協会では関係団体と協調し,改定のタイミングを見計らい,エビデンスに基づいた要望を国に提出している.

要望書提出にあたっては,医療情勢の分析,国が目指している方向性の把握,情報収集,リハビリテーションをとりまく情勢の分析と課題の抽出を行い,具体的な要望案をとりまとめる.利害が一致する関連団体が協調することで大きな力となる.要望は単に報酬単価の引き上げを求めるばかりではなく,制度改正に関する要望も重要である.訪問リハビリステーション設置は制度改正が必要な事項である.

医療保険,介護保険とも財源には限りがあり,あらゆる団体が報酬増額の要望をしても実現しない.要望に団体のエゴイズムではなく,国民視点,利用者視点があれば実現可能性が高まる.もう1つ忘れてはならないことは理学療法の国民からの信頼であり,理学療法士1人ひとりの臨床能力の向上が重要である.

2 協会の法人としての位置づけ

2008年の法改正により，社団法人が特例民法人となった．本会は2012年4月，内部討議やさまざまな手続きを経て，公益社団法人へ移行した．

そもそも**公益法人**とは，営利を追求せず，不特定多数の利益のために活動する法人であり，税法上の優遇措置が認められていた．公益法人の考えを引き継ぐ法人は公益社団法人および公益財団法人である．不特定多数の利益に資する事業，換言すれば公益事業は公益法人の義務である．対象者を限定しない研究助成，学術業績の一般公開，海外留学生支援事業などは**直接公益事業**といわれている．これとは対象的に，研修活動を通して理学療法士の資質を向上させ，不特定多数の利益に資するよう行う事業を**間接公益事業**と呼んでいる．協会では直接公益事業，間接公益事業を織りまぜ，多くの公益事業を行っている．

G 課題と展望

協会は2014年3月現在91,468名（休会者を含む）の会員を有している．新人理学療法士は年間数千名が誕生し，1学年の養成定員は13,000名を超え，学生の裾野が広がっている．臨床実習の質的変化から臨床能力が十分に身につかない状態で国家試験を受け，理学療法士になっており，急増する新人理学療法士への卒後教育の充実は重要な課題である．学校数が充実した現在，量から質への転換が求められており，2012年度からはじまったリハビリテーション教育施設評価，**理学療法教育施設評価**の実施がそのきっかけになることが期待されている．また，理学療法に対する診療報酬は2002（平成14）年の単位制導入直前がピークだったが，理学療法士として一生涯働き続けられる報酬単価の設定も今後の課題である．

理学療法士数の増加は課題ばかりではなく，新たな職域の発見，拡大のきっかけにもなっている．予防分野，産業保健分野，学校保健分野への開拓にとどまらず，スポーツ分野，健康産業，研究職，行政職など，理学療法士の可能性は無限大である．

理学療法士が協会という組織に集い，組織の力をもって課題解決にあたることは，単に数の集合体以上の成果を上げることができる．協会は時代の変化を的確にとらえ，会員の力を最大限発揮しうる組織となるよう常に変化し続けなければならない．

●引用文献

1) 日本理学療法士協会設立20周年記念事業準備委員会，20年史編集委員会（編）：日本理学療法士協会二十年史. pp.101–112, 日本理学療法士協会, 1987.
2) 日本理学療法士協会30年史編集委員会（編）：日本理学療法士協会三十年史. pp.139–153, 日本理学療法士協会, 1996.
3) 日本理学療法士協会40年史編集委員会（編）：日本理学療法士協会四十年史. pp.143–160, 日本理学療法士協会, 2006.
4) 小野田英也：協会組織と生涯学習システム. 半田一登（編）：新人教育プログラム教本，第9版, p.3–16, 日本理学療法士協会, 2008.

謝辞：原稿作成にあたり，ご協力いただいた日本理学療法士協会事務局各位に深謝いたします．

第9章 世界の理学療法

■学習目標
- 世界の保健制度（医療・保健・福祉の保険制度）と理学療法のかかわりについて学ぶ．
- 世界の理学療法の現状と課題について学ぶ．
- 世界の理学療法士養成の教育課程（内容）について学ぶ．
- 世界理学療法士連盟（WCPT）の歴史・意義・活動について学ぶ．
- アジア地域の理学療法（ACPTを含む）について学ぶ．

A 世界の保健制度（医療・保健・福祉の保険制度）と理学療法のかかわり

1 わが国の理学療法と世界の理学療法との違い

わが国の理学療法は，1965年に制定された「理学療法士及び作業療法士法（法律第137号）」に規定されている．同法の第二条3には『この法律で「理学療法士」とは，厚生労働大臣の免許を受けて，理学療法士の名称を用いて，医師の指示の下に，理学療法を行なうことを業とする者をいう』とあり，日本国内で理学療法士として医療・福祉分野で理学療法を行うためには「医師の指示が必要」であることが明記されている．同時に，第二条1に「この法律で理学療法とは，身体に障害のあるものに対して，主としてその基本的動作能力の回復を図るため…」と明記され，わが国での理学療法は「身体に障害のあるものに対して」の行為であると定義されている．

世界理学療法連盟（World Confederation for Physical Therapy；**WCPT**）の理学療法の定義「Description of Physical Therapy—What is physical therapy?」では，「The nature of physical therapy（理学療法の本質・特質）」として，「理学療法とは，生涯を通じて最高の運動能力と機能的能力を発達させ，維持し，取り戻すために個人や集団にサービスを提供することである．（中略）理学療法は健康増進，予防，治療・介入，ハビリテーション・リハビリテーションの分野で，生活の質や動きの可能性を特定し，最高の状態にすることに関与する」とされている．つまり，WCPT加盟国が同意した理学療法の定義には，治療や回復（機能の再獲得）などの医療行為以外にも，健康増進や疾病・障害予防の保健行為も含まれている．すなわち，わが国で認識されている保険診療の範囲内で限定されている理学療法は，本来の理学療法の姿の一部であることがわかる．

現在わが国では，医師の指示なしに理学療法士が診療行為を行うことを禁じている．また，接骨院や鍼灸院のような個人クリニックを開設して治療行為を行うことを禁じているが，世界の国々では個人クリニックの開業に加えて，医師の診察前に評価したり治療する**ダイレクトアクセス**（direct accessまたはself-referralという）が可能な国も多い．WCPT加盟国に対する調査結果によると，調査回答69か国中40か国がダイレクトアクセスが可能とのことであった（図1，2）．

それぞれの国で保険制度が違うため，安易な比較は難しいが，日本国内で理学療法という場合は，保険診療内で，医師の指示のもと，身体に障害のある者に対して行われる行為に限定されているということを念頭に比較するべきである．

2 米国の医療保険制度と理学療法

a. 米国の医療保険制度

米国では，2010年3月30日，オバマ大統領が医療保険制度改革法（通称，オバマケア）の修正案に署名し，国民皆保険制度の導入が本格化してい

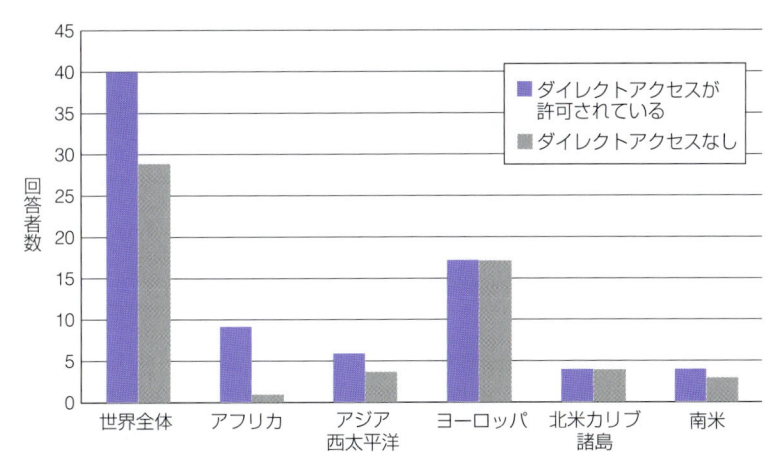

図1 世界理学療法連盟の各地域でのダイレクトアクセスの状況
〔Bury, T.J., Stokes, E.K.: A global view of direct access and patient self-referral to physical therapy: implications for the profession. *Phys. Ther.*, 93:452, 2013 より改変〕

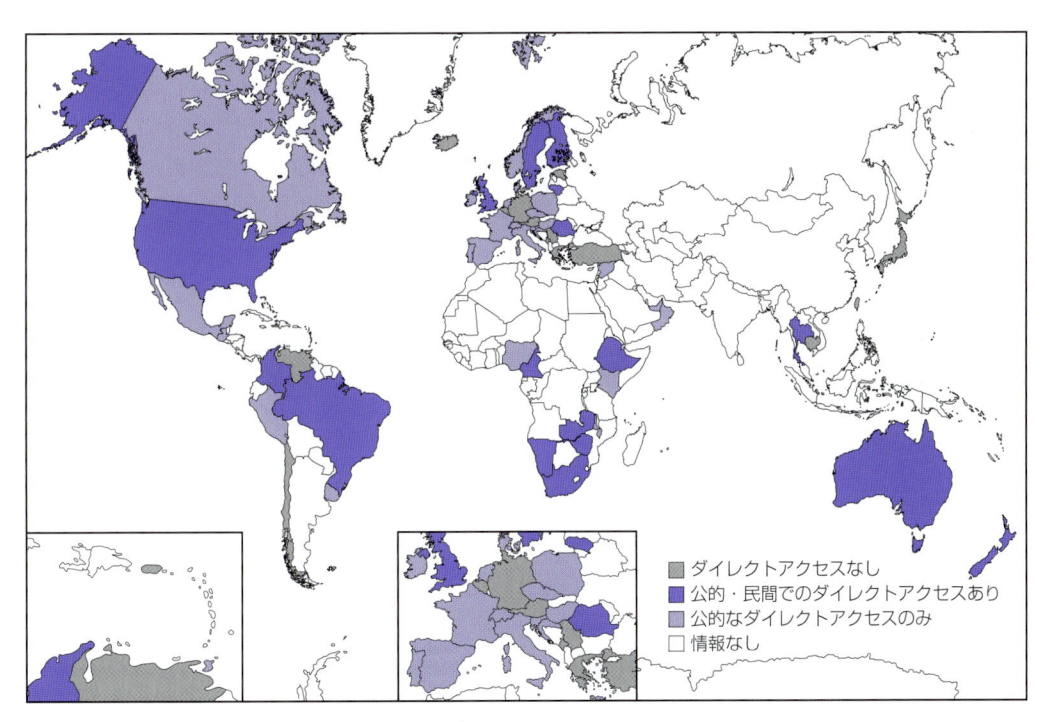

図2 世界のダイレクトアクセスマップ
〔Bury, T.J., Stokes, E.K.: A global view of direct access and patient self-referral to physical therapy: implications for the profession. *Phys. Ther.*, 93:459, 2013 より改変〕

る。このオバマケアでは，すべての米国人に医療保険への加入が義務づけられている．2014年4月1日からオバマケアでの保険適用が始まっている．

これまで米国は国民皆保険制度をとっておらず，公的保険は65歳以上の高齢者および障害者を対象にしたほとんど自己負担のない「メディケア」，

低所得層が対象の「メディケイド」や軍人向けのものなどに限られていた．つまり，一般の米国国民は民間の営利・非営利保険者の医療保障プランに加入して医療を受けている（逆に保険に加入していない国民は医療を受けられないことも多い）．勤務先の会社が雇用者の保険の一部を負担する民間被用者保険や，自営業者や自由業者が個人で加入する民間保険がある．

主な民間医療保障プランは**出来高払型**（fee for service）と管理医療型（マネージドケア）に分けることができる．出来高払型はわが国の公的保険と同様に，かかった医療費のうち一定の自己負担額を支払う形式である．自己負担額には上限が設定されていて，患者が自由に医師や医療機関を選ぶことができたり治療や薬などに制限がないなど，十分な治療を受けることができるが，その分保険料が高い．そのため，現在ではマネージドケアが一般的となっている．

マネージドケアでは，あらかじめ保険加入者と保険者と医師との間で医療や介護サービスの提供とその費用の負担について取り決めておく．プランによって受けられる医療や上限金額が決まっており，主には保険会社と契約（ネットワーク）のある医師によって決められた支払い上限額のなかで被保険者に医療や介護サービスが提供される．マネージドケアにはいくつかのタイプがあるが，最も一般的な **HMO**（Health Maintenance Organization）では，医療費を抑制するために疾患により検査，治療，薬などの医療内容がメニュー化されてコントロールされているために，治療内容の管理が厳しすぎるなどの問題点も少なくない．

b. 米国の理学療法

米国では理学療法士の養成のすべてが大学院で行われており〔本章 C 項（☞ 150 ページ）参照〕，社会的認知度と合わせて社会的地位が向上している．こうした戦略的な理学療法士協会の働きかけにより，2014 年現在，米国ではメディケアや各種民間保険で，医者からの処方がなくても理学療法評価や治療を行えるダイレクトアクセスがほぼすべての州で許可されている（条件つき 31 州，制限なし 19 州，オクラホマ州は評価のみ）．

一方，米国は訴訟社会，契約社会であるため，患者との契約に基づいて理学療法が行われ，その結果が十分に現れない場合や契約どおりの理学療法を行われない場合などには訴訟問題に発展することも少なくない．民間の保険会社との契約のもと診療報酬が支払われるために，保険会社が認めた**科学的根拠に基づく理学療法**（evidence-based physical therapy; **EBPT**）が提供されなければならず，理学療法士の個人の判断よりもガイドラインに沿った治療が優先される場合もある．

米国には physical therapy assistant という資格があり，理学療法士の指示のもと病院や施設で働いているのも特徴である．

全米に 60,000 人以上の会員（OECD データでは 2011 年の全理学療法士数は 185,440 人）がいるといわれているアメリカ理学療法士協会では，専門理学療法士の認定について 1976 年より検討を始め，2012 年までに Cardiovascular & Pulmonary（呼吸・循環）176 人，Clinical Electrophysiology（臨床電気生理）156 人，Geriatrics（高齢者）1,422 人，Neurology（神経系）1,102 人，Orthopaedics（整形外科）7,655 人，Pediatrics（小児）1,178 人，Sports（スポーツ）1,094 人，Women's Health（女性の健康）154 人，合計 12,937 人の専門理学療法士が認定されている．

3 カナダの医療保険制度と理学療法

a. カナダの医療保険制度

カナダは古くから「医療と教育はすべて平等」という基本理念があり，1984 年に制定されたカナダ保険法に基づく税方式の州ごとの国民皆保険制度（メディケア）が運用されている．患者の自己負担はなく，すべてを税財源により公的に負担している．主たる医療以外のいわゆる歯科診療，外来処

方薬，リハビリテーションは全額自己負担である．北米自由貿易協定（NAFTA；ナフタ）に基づく米国の民間保険会社の参入もあり，裕福層は民間保険を買い，歯科診療などの給付対象外の医療やより高度な専門医療を受けている．

国土が広いために地域ごとの医療格差は著しく，オンタリオ州やブリティッシュコロンビア州では医師の数も多い．一般開業医が多く，通常，患者はまず開業医（家庭医）にかかり，専門医を経て病院へ入院する形態となる．

b. カナダの理学療法

カナダでの理学療法士の養成はすべて大学レベルで行われ，2014年現在14校の大学に理学療法士の養成課程があり，すべて修士課程での養成が行われている．2011年現在17,653人の理学療法士が登録されている．女性の理学療法士の割合が多く，約8割は女性の理学療法士といわれている．

理学療法士の3割は病院で勤務しているが，個人のクリニックで働く理学療法士が多い．そのせいもあってか，米国同様，整形分野やスポーツ分野で働く理学療法士が多い．

4 オーストラリアの医療保険制度と理学療法

a. オーストラリアの医療保険制度

オーストラリアは1975年の国民健康保険制度導入後，いくつかの変更を経て，1984年に国民皆保障制度「メディケア」を導入した．メディケアはわが国のような保険料による財源ではなく，給与から一定の割合の税を納入させる税方式を採用している．

オーストラリアは世界でも有数の長寿国であり，高齢化社会による医療費の財政負担が深刻な問題となっている．そのため，医療費自己負担の引き上げや，民間医療保険の加入推進などが進められている．メディケアは国費による医療費の一定割合の支給（メディケア給付）と，公立病院にかかる際に生じる費用の全額公費負担が中心である．

一方，2006年現在，国民の43.5％が民間医療保険に加入しており，医療サービスの追加や私立病院での早期診療・早期手術などが選択できる．このような"混合診療"は，公的医療保険を適用したのちの自己負担部分を民間保険でカバーする補完的な関係であり，英国やドイツ，フランスに比べて，民間保険の加入が高い割合を占めている．

b. オーストラリアの理学療法

オーストラリアは，1976年に世界で初めて「理学療法士は医師によって紹介のあった患者のみを治療できる」という原理原則を撤廃した国である．2012年現在14,566人の理学療法士が登録され，多くが個人クリニックで開業している．2008年の統計によると，年間250万回の理学療法士による初期診療が行われ，そのうち63％は患者自身が理学療法士を自ら選択して（医師やほかの医療職からの指示や助言なしに）来院していた．開業医〔家庭医（general practitioner; GP）〕からの紹介も多く，統計上GPから整形外科医や外科医への紹介よりも理学療法士への紹介が多い．このように，オーストラリアの理学療法は地域に溶け込んでおり，一般の国民からの認知度も高い．

オーストラリアの理学療法士協会の歴史は古く，1906年に設立され，現在では12,000人以上の会員が所属している．わが国では鍼灸師が国家資格化されているために，理学療法士は鍼灸治療はできないが，世界では理学療法士が**鍼灸治療**をする国も多く，オーストラリアはその国の1つである．オーストラリアでも開業権があるために，筋骨格系やスポーツ理学療法は多くの理学療法士がかかわっている．他国にみられない特徴の1つに尿失禁を含む女性の健康があり，特に**尿失禁プログラム**は体系化され，市民権を得ている．

B 世界の理学療法の現状と課題

1 世界の理学療法士の関心事

　世界の理学療法は，その国の医療の歴史，保険制度，政治，経済状況，宗教，伝統医療，自然環境などの各種要素が影響し，すべて同じというわけではない．健康保健分野，医療分野，福祉分野での理学療法士の役割もさまざまであるが，理学療法に医師の指示（処方箋）が必要（自律性がない），類似職種や伝統医療との対立があるなど，共通する課題もある．これを"世界の理学療法"としてまとめることは困難であるが，世界の理学療法の今日的課題については，WCPTの発表しているPolicy statement（方針綱領）の各項目から把握することができる（表1）．このPolicy statementは，2011年6月の第17回世界理学療法連盟総会において，これまでのDeclarations of Principle（行動指針の宣言）とPosition statement（見解声明文）をまとめたもので，「理学療法に影響を及ぼす問題に対して連盟が同意した意見を記録したもの」と定義され，世界の健康を改善し，理学療法のさらなる発展を祈念して，連盟や加盟国によって使用される目的でまとめられているものである．

2 Policy statement（方針綱領）より

　WCPTの発表しているPolicy statement（表1）には，わが国の理学療法士にとっても非常に重要な事項がまとめられている．

　特にAutonomy（自律性）というのは聞き慣れない言葉であるが，「理学療法士が医療や介護分野，健康増進分野，予防分野で，運動の専門家として治療や介入の判断を行うことに対して，雇用主や他の医療職などにコントロールされない自由をもつこと」を意味する．すなわち，理学療法士による評価，判断，治療などが他人に影響されることなく決定できること（たとえば，理学療法実践のために医師の指示や判断がいらないこと）は，まさに理学療法士が自律性のある専門職であることを意味する．この自律性の獲得は結果的に理学療法士の専門性と社会の認知度を高め，開業やダイレクトアクセスの許可となりうるために，きわめて重要である．

　このほか，表1以外にも以下のものがある．
- Ethical responsibilities of physical therapists and WCPT members（倫理的責任）
- Female genital mutilation（女性器の暴力的な切除）

C 世界の理学療法養成の教育課程（内容）

1 教育課程は国によってさまざま

　理学療法士の養成教育では長い間，世界共通の標準的な教育カリキュラムが示されてこなかった．そのため，わが国の現状にもみられるように，3年制専門学校から4年制の大学，修士課程または博士課程など，各国の教育課程には大きなばらつきがある．

2 米国は専門職大学院による教育

　米国では2002年1月以降，CAPTE（Commission on Accreditation in Physical Therapy Education；理学療法教育公認委員会）[*1]は学部レベルでの理学療法教育は認めず，現在はprofessional（entry-level）master program in physical therapy（MPT program）またはprofessional（entry-level）doctor program in physical therapy（DPT program）を卒業することを条件としている．MPT programは2020年までにはすべてDPT programに移行することになっている．

[*1]：開業免許試験を受けるためにはCAPTE公認のプログラムから卒業しなければならない．

表 1　Policy statement（方針綱領）

Autonomy（自律性）
- 理学療法士の知識や能力以内であれば，患者・クライエントの健康増進，予防管理，治療・介入，リハビリテーションにおいて，理学療法士が専門的な判断力を発揮する自由，すなわち専門家としての自律性は最も基本的なものである
- 理学療法士の専門的意思決定は，経営者や他の専門職などによって制御または侵害されない
- 患者・クライエントは，理学療法士のサービスに直接アクセスできるべきである

Community Based Rehabilitation（地域に根ざしたリハビリテーション）
- WCPT は障害をもつ人々に身体的，精神的，社会的能力を最大限にする手段として地域に根ざしたリハビリテーションの発展を支援する
  *WCPT は 2003 年 10 月に『Primary Health Care and Community Based Rehabilitation』を出版している
  〔community based rehabilitation（CBR；地域に根ざしたリハビリテーション）は「子どもから大人まで障害をもつすべての方の社会参加や機会の平等，リハビリテーションを地域発展のなかで実践していく方案」と定義される．世界にはいまだに理学療法サービスを受けられない国々や理学療法教育が受けられない国，理学療法士法がない国などが存在し，必ずしも理学療法について均質でないのが現状である〕

Description of Physical Therapy（理学療法の解説）
- What is Physical Therapy?（理学療法とは何か？）
  ・理学療法の本質・特質上
  ・理学療法手順の本質・特質上
  　検査（評価），判断，診断，予後予測，治療・ケア計画，再検査（評価）について
- Where is Physical Therapy Practised?（理学療法実践はどこで行われているか？）
  ・理学療法サービスの範囲
  　健康増進，予防，治療・介入，修正
  ・理学療法が実践されている場所
  　地域，主要な医療センター，個々の家，教育現場，研究センター，フィットネスクラブ，ヘルスクラブ，体育館，および温泉地域，病院，老人ホーム，保健所，外来クリニック，刑務所，幼稚園および特別な学校，高齢者センターを含む健康プロモーション，社会復帰センターおよび学校，公共の場所（たとえばショッピングモール），スポーツのセンター・クラブ，職場・会社
- What Characterizes Physical Therapy?（理学療法の特徴は何か？）
  ・理学療法の基礎知識や実践に基づく前提
  〔理学療法とははたして何であるのか？　何をもって理学療法というのか，理学療法の本質はその国の理学療法士の活動範囲を決定するものなので，きわめて重要である〕

Direct access—patient/client self-referral（ダイレクトアクセス）（第 17 回総会で追加）

Disaster Management（災害危機管理）
- WCPT は自然，人為的，そして全国（世界）的に広がる災害では，大きくそして長い影響がその国やその国に住む人々にもたらされることを認識している
- 理学療法士は，身体のリハビリテーションの専門家として，防災政策や計画，予防教育に関与すべきである
- 災害の被害者を到達可能な最高水準の健康状態にするために，積極的リハビリテーションを実践する

Education（教育）
- 理学療法教育は理学療法士養成校入学時に始まり，積極的な臨床実践からのリタイア時に終了する生涯にわたる学習である
- WCPT は理学療法教育が実践されているそれぞれの社会的，経済的，政治的な環境の違いによってかなりの多様性があると認識している．WCPT は適切な教育水準の開発や認定プロセスの開発について，加盟国の理学療法士協会を支援する

Evidence Based Practice（根拠に基づく臨床実践）
- 理学療法士は，利用可能な最善の証拠に基づく臨床実践を知らせたり，患者・クライエント，介護者，地域の管理を確実にするために，科学的根拠を使用する義務と責任をもっている
- 科学的根拠は信念や価値観，地域の環境の文化的内容などを考慮した臨床経験と統合されるべきである
- また，理学療法士は，安全性や効果が証明されていない技術やテクニックは使用しない義務と責任がある

（つづく）

表1　Policy statement（方針綱領）（つづき）

Infection prevention and control（感染予防とコントロール）
- 理学療法士は，高リスクの伝染病について，地域や国家の保健機関によって推奨された基準を十分に習熟しておく必要がある

Human Resource Planning（人的資源の計画）
- WCPTは，理学療法士は所属する協会を通して，政府や他の専門機関と仕事をともにし，国家的・人的資源計画に貢献する責務があると考える

Informed Consent（説明と同意）
- WCPTは理学療法士が理学療法を行う前に，適切な同意を得ることを確実に行うことを期待している

Occupational health and safety for physical therapists（理学療法士の職業上の安全と健康）（第17回総会で追加）

Patients'/Clients' Rights in Physical Therapy（理学療法における患者・クライエントの権利）
WCPTは以下のことを推進している
- 患者・クライエントの尊厳や自己決定の尊重
- 保健システム（特に理学療法士）に関連する患者・クライエントの法的地位の保護
- 患者・クライエントと理学療法士の間の信用と信頼の関係

Physical Therapists as Exercise Experts Across the Life Span（理学療法士は生涯にわたる運動の専門家である）
- 理学療法士は運動や動きの専門家として，また病気や運動の全身への影響についての知識をもつので，運動を推進し，指導し，処方し，監視する理想的な専門家である
- 理学療法士による運動介入は，筋力や持久力，柔軟性，バランス，リラクゼーション，病態や障害，および機能制限の改善に強力な介入となる
〔理学療法競合職種との軋轢は世界各国の共通した問題であり，理学療法士の運動療法に関連した地位向上は世界規模の課題である〕

Physical Therapy Services for Older People（高齢者の理学療法サービス）
- WCPTは，加盟各国に対して，高齢者の理学療法サービスを国家の企画やプログラムのなかで具体化するために，立法府や調整団体に対して精力的に働きかけることによって行動をおこすことを推奨する
1. 適切な知識と経験をもとに，国際的，国や地方レベルで，高齢者のためのサービスに関連する計画や政策の開発に積極的に関与すること
2. 自分の機能的能力に影響を及ぼす問題のある高齢者に対して，理学療法士によって提供される迅速かつ組織的なサービスを利用可能でアクセスできるようにしなければならない
3. 自宅や外来クリニック，デイケアセンターやレスパイトケアなど，普段生活している場所で高齢者のために理学療法サービスを提供することは，病院や介護施設などの高コストの代替手段として推進されなければならない
4. 理学療法プログラムはサービスが不十分な農村地域での高齢者に対しても構築されなければならない

Primary Health Care（保健）
- WCPTは，地域の文化，社会的・経済的および政治的状況を考慮し，すべての人が公平なアクセスで効果的なサービスを提供するプライマリヘルスケアの準備を提唱する
- WCPTは柔軟かつ革新的なアプローチで，地域のニーズに対応して発達したケア・サービスを提供するサービス配達モデルをサポートする

Private Practice（個人開業・クリニック）
- 理学療法は，自律性のある独立した専門職業である．したがって，政府の法律，規定および/または規則に基づいて個人開業を行おうとする理学療法士には障害はないはずである
- 理学療法個人開業の理学療法士は，サービスに対する公平な報酬を受け取ることを期待することができる
〔理学療法士は自律性のある独立した専門家であるとの立場から，世界の国々では理学療法のクリニックを個人開業できる国が多い（個人開業できない国のほうが少ない）．しかし，保険診療下での個人開業にはまだ制限があり，クリニックでの理学療法が保険診療下で行えることを課題としている国も多い〕

Protection of Title（名称保護）
- 理学療法の専門家の名前（理学療法士）やそのタイトルと適切な略語（たとえばPTやフィジオ）などは国家資格保持者のみに使用されるものである
〔理学療法士以外が理学療法士を名乗らないことはもちろんのこと，運動専門家や伝統医療者などが理学療法という名称を使用して業務を行うことが問題視されている〕

（つづく）

表1 Policy statement（方針綱領）（つづき）

Quality service（サービスの質）
- 患者・クライアント，政府，第三者保険機関は，理学療法士によって提供されるケア・サービスは国家品質基準に一致すると期待する権利がある
- 質の高いケア・サービスは，バランスのとれた，手ごろな費用で行われる最適なケア・サービスである
- 最適なケア・サービスは，公平，効率，効果，適切性，満足，アクセス，入手しやすさ，安全などの概念を包含する

Records management: record keeping, storage, retrieval and disposal（記録管理・保管・修正・破棄）（第17回総会で追加）

Reciprocity-mutual recognition（国家資格の互換）
- 理学療法は，国や州によって認定登録された資格をもった理学療法士によってのみ実践される，国際的に認識された健康分野の専門職である．資格についての規則は，無能力で無資格な個人から市民を守ることが目的である．そのため，異なる国での理学療法士の国家資格の互換は一定の基準のもとに行われなければならず，移民問題と相まって，統制されたものでなければならない

Regulation of the physical therapy profession（理学療法専門家の規則）（第17回総会で追加）

Relationships with Other Health Professionals（他の医療関連職種との関係）
- 理学療法士は，患者・クライアントの管理・サービスを提供している他の医療関連職種と協働する多職種専門家チームのアクティブメンバーである
- WCPTは理学療法士に，他の専門職の役割と機能の十分な理解と，共通の特徴や決定的な違いの認識をもつことを期待している
〔理学療法は専門職として広く認められているが，ダイレクトアクセス，つまり理学療法を行うにあたって必ずしも医師の診察を受けなくてもよい国の場合，開業医との関係はしばしば問題となる．開業医が患者を取られてしまうという認識に立っている場合は，問題は複雑化する．理学療法の専門性を確保しつつ，自律性のある専門職としての地位獲得の取り組みが各国で行われている〕

Research（調査・研究）
- 理学療法士は理学療法研究の取り組みを推進する責任と，データベース，適切な専門家の定期刊行物，会議のプレゼンテーション，電子メディア，国家の出版物を通して，研究結果を自由に共有する責任がある

Physical Therapist practice specialization（専門化）
- WCPTは専門化した臨床実践を許可する国の政策をつくるために，加盟組織の権利をはっきり主張する

Standards of Physical Therapy Practice（理学療法実践の標準）
- WCPTは，理学療法実践のために合意された基準の開発および文書化の絶対的重要性を認識している
- WCPTは，多様な社会的，政治的，経済的な環境で，世界中の理学療法が行われていることを認識している．したがって，理学療法実践の特定の基準は，それぞれの協会で現行の事情に合わせて開発されなければならないということを認識している
- WCPTは，理学療法教育と理学療法実践を高水準にすることを奨励することによって，世界的な健康の質の改善を目的とする
- 「理学療法実践の標準」は，社会に対して高品質な理学療法サービスを提供するために，理学療法士に期待された能力や条件に関するWCPTのステートメントで，理学療法士や患者・クライアント，国民，経営者，高品質な理学療法サービスの提供に興味のある人によって使用されるツールである

Support Personnel for Physical Therapy Practice〔理学療法実践の支援者（助手など）〕
- 理学療法は国際的に認知された仕事で，その実践は国家や州に認定された，または資格を与えられた者のみが実践できるが，WCPTはエイド，アシスタント，ヘルパーなどと呼ばれる理学療法をサポートする人たちの雇用について，各国の立場には違いがあることを認識し，この多様性については妨害したり，締め出したりすることはしない

The Consequences of Armed Violence, Landmines and other Weapons of War（武器を用いた暴力行為，地雷，ほかの戦争の武器がもたらす影響）（第17回総会で追加）

Torture（拷問，激しい苦痛，苦悩）
- WCPTは，理学療法士はいかなる人をも拷問したり，残虐で非人道的または品位を傷つけることを支持したり，容赦したり，参加すべきではないと信じている
- 理学療法士は，拷問や他の残虐行為，非人道的または品位を傷つけるようなことを促進するための建物，道具，物資，知識を提供すべきではない

〔World Confederation for Physical Therapy, Policy statement.
http://www.wcpt.org/sites/wcpt.org/files/files/WCPT_Policy_statements_2013.pdf より一部抜粋・省略，筆者訳〕

3 理学療法士養成教育のガイドライン

　国によって理学療法士養成の教育課程が異なるため，長い間，教育水準の標準化が重要な課題となっていた．特に，ヨーロッパ諸国は国境が地続きで移動も容易なことから，移民は大きな社会問題となっており，医療関係の国家資格の相互互換性は保健医療の根幹にかかわることなので重要視されていた．そこで，WCPTは理学療法のエントリーレベル（理学療法士養成課程）の教育は，**最低4年間の大学または大学レベルの教育**で，専門職教育にふさわしいと認められた教育機関で行われることを基本とすることを推奨し，2007年6月のWCPT総会でエントリーレベルのカリキュラムのガイドライン（WCPT Guidelines for Physical Therapist Professional Entry-Level Education）が承認された．

　このガイドラインはカリキュラムの計画や開発，標準的な評価，品質保証に使用されることを目的に作成されており，特に理学療法士の養成校がない国に使用してもらう目的でつくられている．

D 世界理学療法連盟の歴史・意義・活動

1 世界理学療法連盟（WCPT）とは

　WCPTは，1951年に設立された国際的非営利組織機構である．2014年現在，106か国の各国理学療法士協会の加盟により構成され，35万人以上の理学療法士を代表している．

　WCPT vision（展望）とmission（使命）を以下のように定めている．

① Vision（展望）
　WCPTのvision（展望）は，理学療法士が健康と福祉の向上における重要な役割をもつと世界的に認識されるように，理学療法を前進させることである．

② Mission（使命）
　理学療法の国際的な声として，WCPTのmission（使命）では，以下のことをする．
- 国際的に専門職を団結させる．
- 理学療法や理学療法士を国際的に説明，表現する．
- 高い水準の理学療法の実践，教育，研究を推進する．
- 会員組織，地域，サブグループとそのメンバー間のコミュニケーションや情報交換を促進する．
- 国内機関や国際機関と連携する．
- グローバルヘルスの向上に寄与する．

2 WCPTの歴史

a. WCPTの設立

　WCPTは，1951年にデンマークのコペンハーゲンにて，米国，英国，オーストラリア，カナダ，スウェーデン，デンマーク，ニュージーランド，ノルウェー，フィンランド，フランス，南アフリカの11か国が創立メンバーとなって設立された．

　その後，初めての国際学会と2回目の総会が1953年にロンドンで開催され，最初の執行委員が選出されている．当初の管理業務は英国理学療法士協会によって行われていたことから，英国がWCPT設立に主導的役割を担っていたことがうかがえる．現在のWCPTの本部も英国のロンドンに設置されている．

　WCPTは設立以来，国連（UN）や世界保健機関（WHO）の諮問機関として公式な関係を有するようになり，国際的な地位を強化してきた．また，リハビリテーションインターナショナル（RI）や世界医師会（WMA），国連児童基金（UNICEF）のような国際ボランティアとも連携を強めている．

b. WCPT学会・総会

　WCPTは約4年に一度の学会と総会を開催し，そのたびに加盟国を順調に増やしてきた．わが国

は1970（昭和45）年のオランダのアムステルダムで行われた第6回総会で正式にWCPTへの加盟が認められている．

その後，1974年にカナダ（モントリオール），1978年にイスラエル（テルアビブ），1982年にスウェーデン（ストックホルム），1988年にオーストラリア（シドニー），1991年に英国（ロンドン），1995年に米国（ワシントンDC）と続き，1999年に横浜で非英語圏としては初めてWCPT学会（第13回）が開催された〔奈良 勲学会長，テーマ「Bridging Cultures（文化を越えて）」〕．第13回WCPT学会の開会式には，天皇皇后両陛下のご臨席を賜り，「理学療法が今後とも急速な医学の進歩の成果を取り入れながら，人々の生活の質を向上させるためにさらに貢献していくよう願っております」との御言葉を天皇陛下から頂戴した．

c. 近年の動向

WCPTは1991年より，近い国どうしがより密接に連携をとれるように，ヨーロッパ地域，アジア西太平洋地区，北米-カリビアン地区，アフリカ地区，南米地区の5つの地区のブロック体制を敷き，その地区ごとに運営委員会を組織している．わが国は23か国から構成されるアジア西太平洋地区（AWP）に所属している．

1995年には，WCPTの方向性や取り組みの優先課題を示したDeclarations of Principle（行動指針の宣言）とPosition statements（見解声明文）が初めて承認された．WCPT総会ではその都度，このDeclarations of PrincipleとPosition statementsの内容の見直しや追加が協議されている．

1990年代になって，理学療法の流れは急速に"科学的根拠（エビデンス）に基づく臨床実践（EBP）"に移っていった．効果的でない治療や安全性の低い技術は使用しないことは理学療法士の責務として重要であり，国民の信念や価値観，地域の文化的要素をエビデンスに融合して理学療法を実践していくことが提唱されてきた．特に，EBPに基づく効果のある理学療法臨床実践が世界規模で行われるためには，地域や国の連携を深め，EBPの情報共有や共同研究などを進めていくことが重要であることから，WCPTは2003年にDeclarations of PrincipleのなかでEvidence Based Practiceの方針を承認し，WCPTが世界中で情報と知識の交換をサポートすることを明確に示している．

また，1996年から始まったWorld Physical Therapy Day（世界理学療法の日）の活動は徐々に広がり，影響力も増している．2007年には第12代会長にモファット氏（ニューヨーク大学教授）が選出された．彼女の専門も影響し，世界理学療法の日には肥満などの生活習慣病に対する理学療法の役割についてのキャンペーンが張られ，世界各国で理学療法のプライマリヘルスケアの役割が強調されている．

3 WCPTの会員数

2014年現在，WCPTは106の加盟国で構成され，約35万人の理学療法士を代表する組織となった．ブロックごとに会員数をみると，ヨーロッパの会員が多く，アジア西太平洋地区の会員の増加率が高いことがうかがえる．図3にWCPT設立11か国と日本，韓国，インド，ドイツを加えたWCPT会員数の変化を示した．WCPT会員はその国を最も代表する理学療法士団体の会員であり，わが国の日本理学療法士協会の会員の伸びがどの国よりも多くなっている（日本理学療法士協会の会員＝わが国におけるWCPTの会員とされる）．2011年に日本理学療法士協会は，WCPT加盟国中最も会員数の多い加盟組織となった．

E アジア地域の理学療法

アジア地域の理学療法は，過去の戦争や植民地統治の歴史が色濃く反映されている．たとえば，カンボジアの理学療法はフランスの影響が強く，フィリピン，日本，韓国の理学療法は米国の影響

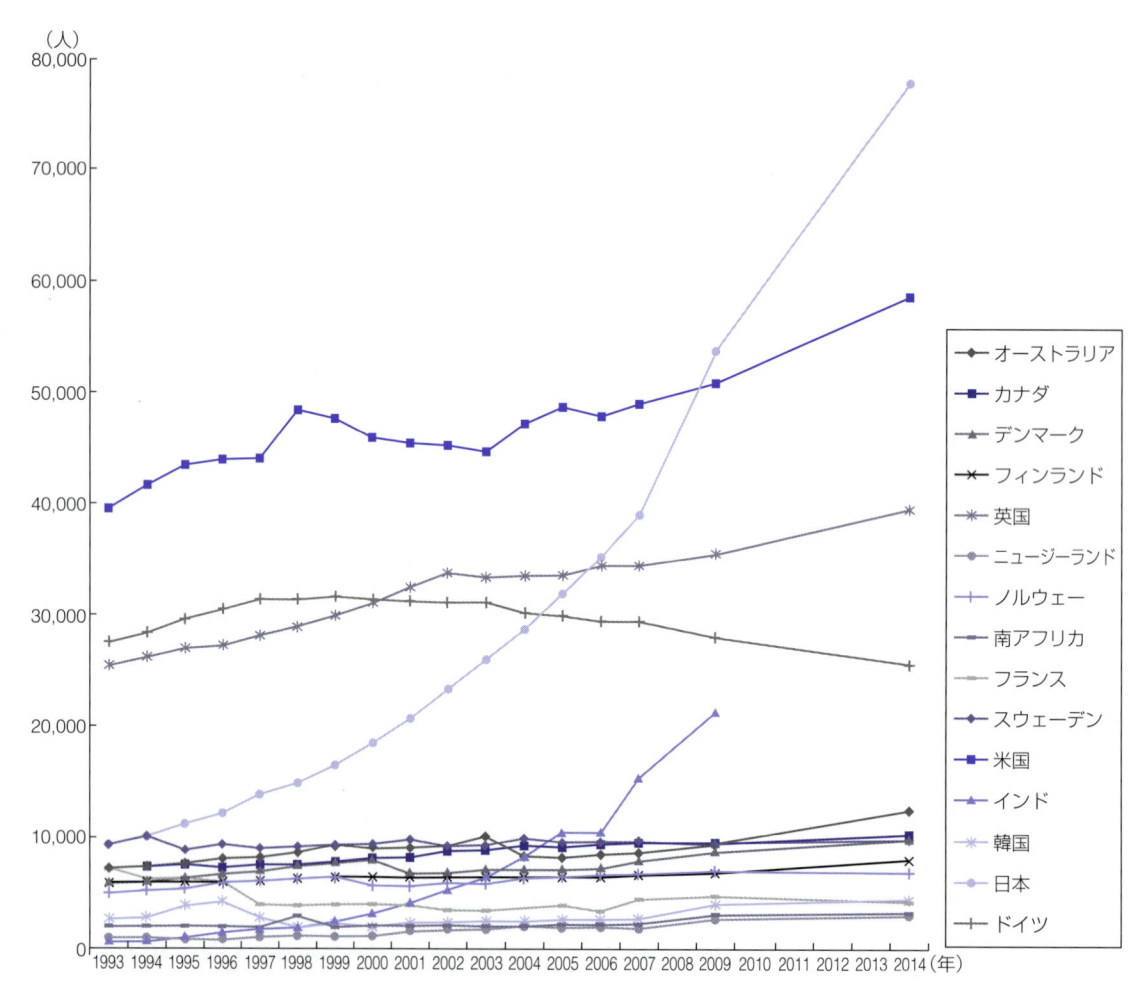

図3 WCPT設立11か国と日本，韓国，インド，ドイツを加えたWCPT会員数の変化

が強い．またわが国と同様，途上国の理学療法の発展や制度確立にはWHOが深くかかわった．さらに，近年は理学療法が発展し，大学院教育，ダイレクトアクセスの獲得など，わが国以上の発展が認められる国もある．

1 アジア理学療法連盟（ACPT）

古くからの歴史や文化を共有し，地域的にも隣接し，つながりの深い非英語圏のアジア諸国で情報交換を推進し，友好関係を深めることを目的としたアジア固有の国際団体，アジア理学療法連盟（Asian Confederation for Physical Therapy; ACPT）が

1981年にタイのバンコクで設立された．加盟国は日本，台湾，韓国，タイ，フィリピン，インドネシア，マレーシアの7か国である．原則3年ごとに総会と学会を持ち回りで開催している（表2）．

WCPTは国際的非営利組織機構であるが，ACPTは友好団体であり，相互理解や情報交換，交流と協力，相談や援助，学会開催などが主目的である．したがって，近隣アジア諸国の歴史や現状を理解することは，国際貢献の第一歩となる．

表2　ACPT総会・学会の開催年度と開催地

開催年度		開催地
1980	設立準備総会	台湾（台北）
1981	第1回	タイ（バンコク）
1984	第2回	韓国（ソウル）
1988	第3回	日本（東京）
1990	第4回	インドネシア（ジャカルタ）
1993	第5回	台湾（台北）
1996	第6回	マレーシア（クアラルンプール）
2000	第7回	フィリピン（マニラ）
2002	第8回	タイ（バンコク）
2005	第9回	韓国（ソウル）
2008	第10回	日本（千葉）
2010	第11回	インドネシア（バリ）
2013	第12回	台湾（台中）
2016（予定）	第13回	マレーシア（クチン）

2　ACPT加盟国の理学療法

a. 韓国の理学療法

1) 歴史

韓国の理学療法は1949年に米国国籍の宣教師によって紹介され，朝鮮戦争中の1951年に釜山の傷痍軍人病院で開始されたのが始まりとされている．

2) 教育

1954年に釜山東莱国立再活院に6か月のリハビリテーション短期養成コースが新設されたのが理学療法士養成教育の始まりである．1963年に「医療補助員法」が公布されたことにより理学療法士の養成が本格化し，2011年までに4年制の学士教育37校（うち大学院があるもの13校以上），3年制のDiplomaコースが38校ある．

3) 臨床

わが国同様，開業は認められていない．国内には約3万人（2011年）の理学療法士がいる．男女比は1:3で女性の理学療法士が多い．韓国はわが国以上に高齢化のスピードが速く，高齢者に対する理学療法が重要な課題である．

4) その他

免許制度や理学療法士法はわが国とよく似ていて，在宅理学療法の充実とヘルスプロモーションへの参加が現在の課題である．

b. 台湾の理学療法

1) 歴史

1950年代にポリオによる後遺症に対する理学療法が発展し，米国からのボランティアが看護師たちに理学療法教育を行っていた．

2) 教育

1967年に国立台湾大学に4年制の理学療法士養成課程が誕生している．現在は14校の養成校があり，4年制大学が9校，短大が2校，中学卒業生を対象とした5年間の技術専門学校が3校で，入学者定員は1,200～1,300人である．博士課程の教育も行われている．2030年までにはすべての教育がDPTプログラムへと移行する予定である．

3) 臨床

病院などの医療現場で働くときには医師からの指示が必要であるが，保険診療内であっても個人のクリニックを開業して理学療法はできる．患者のダイレクトアクセスは認められていない．国家試験合格者は5,000人以上であるが，2008年現在，2,795人（男性1,158人，女性1,637人）の理学療法士がいる．また，1,630人の理学療法助手もいる．

4) その他

台湾では，理学療法士は物理治療師と称する．最近の国家試験合格率は20％前後である．わが国と同様リハビリテーション医が存在し，理学療法士の多くはリハビリテーション医の統括するリハビリテーション部で雇用されている．そのためもあってか，ダイレクトアクセス取得が目下の最大の課題とされている．

c. タイの理学療法

1）歴史
タイの理学療法は1947年のポリオ流行時に始まった．1963年までは医師や看護師が海外に留学してリハビリテーションを習得してきていた．

2）教育
1963年にマヒドン大学で理学療法士の養成教育が開始された．2013年現在，4年制の学士教育が16校あり，博士課程の教育も行われている．

3）臨床
2013年までで5,000人を超える人が理学療法士の免許を所持している．2005年のPhysical Therapy Actによって，理学療法士へのダイレクトアクセスが認められた（保険会社による）．

4）その他
5年ごとに免許の更新制度がある．タイも高齢化が進み，糖尿病や肥満・高血圧などの生活習慣病や，少子化と貧困が深刻な問題となっている．

d. インドネシアの理学療法

1）歴史
1950年のインドネシア共和国の建立のころ，戦争で負傷を負った人たちにリハビリテーションが開始されたとされる．1964年までは高校レベルの理学療法士養成校を出た人によって理学療法サービスがなされていた．

2）教育
1964年に最初の養成校が設立された．2013年現在，理学療法士養成校は41校あり，4年制の学士教育も行われている．

3）臨床
インドネシア国内では7,000人が免許をもち，実際には約5,300人が理学療法士協会に所属している．主に予防や健康増進の分野でダイレクトアクセスが認められている．ただし保険診療は病院内のみで，個人クリニックでは自費診療となっている．

4）その他
理学療法の質保証のために免許登録が課題である．

e. マレーシアの理学療法

1）歴史
1950年，クアラルンプール市総合病院で英国の理学療法士たちによって始められた．

2）教育
1974年にクアラルンプール市総合病院付属専門学校で始まった（1977年の最初の卒業生は11人）．2013年現在，29のDiplomaレベルの養成校と4年制大学が混在している．現在，大学院はない．学科の卒業をもって理学療法士の認定がなされる．

3）臨床
理学療法士は約3,000人．公的保険制度がないために，民間医療機関でも診療費は自費である．病院に所属しながら，就業後や休日に障害者の在宅に訪問して診療したり，自宅をクリニックにして患者を診療している者もいる．

4）その他
隣国同様，非感染性疾患（non-communicable diseases）と対象者の高齢化がマレーシアが直面する主な健康上の問題である．

f. フィリピンの理学療法

1）歴史
1949年にフィリピン総合病院に理学療法科が開設された．

2）教育
2011年現在，Diplomaレベルの養成校が94校ある．5年間の養成課程で，最後の5年目は最低9か月のインターンシップが義務づけられている．卒業して国家試験に合格して理学療法士の称号が与えられる．国家試験の合格率は40％未満である．修士課程は2校ある．

3）臨床
フィリピンには2013年5月末現在，24,999人

の理学療法士が登録されているが，実際に臨床で何人が働いているかというデータはない．国内では就労の機会が少なく，また給与も 10,000 ペソ以下と少なく，開業権もないために，その多くが海外に流出してしまっている．

4) その他

社会保険制度のなかでの理学療法の位置づけは低く，また地方では貧困が進み，理学療法を受ける機会は少ない．

●引用文献

1) Bury, T.J., Stokes, E.K.: A global view of direct access and patient self-referral to physical therapy: implications for the profession. *Phys. Ther.*, 93:449–459, 2013.
2) World Confederation for Physical Therapy, Policy statement.
 http://www.wcpt.org/sites/wcpt.org/files/files/WCPT_Policy_statements_2013.pdf

●参考文献

1) Declarations of principle.
 http://www.wcpt.org/sites/wcpt.org/files/files/WCPT-Declarations_of_Principle.pdf
2) Guidelines for physical therapist professional entry level education.
 http://www.wcpt.org/sites/wcpt.org/files/files/WCPT-PoS-Guidelines_for_Physical_Therapist_Entry-Level_Education.pdf
3) Position statements.
 http://www.wcpt.org/sites/wcpt.org/files/files/WCPT_Position_Statements.pdf
4) Strategic direction and priority issues 2007–2011.
 http://www.wcpt.org/sites/wcpt.org/files/files/WCPT-StrategicDirection%26PriorityIssues2007-2011.pdf
5) 特集「アジアの理学療法」．PT ジャーナル，42:365–405, 2008.
6) Reports from member organisations to the WCPT Asia Western Pacific 15th General meeting. Amsterdam, 17th June 2011.

■新しい分野への挑戦――尿失禁に対する理学療法■

　私は以前，名古屋大学大学院博士課程（後期課程）に在籍し，女性の腹圧性尿失禁に対する理学療法の治療効果に関する研究を行っていた．わが国においては，理学療法士が尿失禁治療？　と不思議に思われるかもしれない．私自身，理学療法士が尿失禁治療に携わることができるということを知らない1人だった．

　私がこの分野を知るきっかけとなったのは，学部学生時代の講義のなかで，偶然，尿失禁に関する論文を抄読したことであった．その論文のなかでは，出産後の多くの女性が尿失禁に悩んでいること，理学療法により症状が改善されることが報告されており，尿失禁治療は理学療法士がかかわることのできる分野であることを初めて知ったのだった．私が所属していた研究室では，数年前より泌尿器科と連携して尿失禁治療に関する研究を行っていたことから，幸運にも，このテーマを研究テーマとして選択することができた．

　世界では尿失禁などの女性特有の健康問題である"women's health"について治療，研究ともに積極的に行われており，2011年にオランダで行われた世界理学療法学会（WCPT）に参加して研究成果を発表した際にも，この分野に対する関心の高さを実感した．その一方で，わが国では診療報酬の問題もあり，治療，研究ともにほとんどなされていないのが現状である．手術をしなくても症状が改善する可能性があるのに，わが国では理学療法がほとんど行われていない現状を知り，尿失禁治療に関するエビデンスを構築することで，わが国における尿失禁治療の発展の一端を担えればと思い，今日に至っている．

　現状では，養成校の講義のなかで尿失禁に対する理学療法についてふれる機会はまだ少ないかもしれないが，今後，理学療法士が取り組んでいくべき分野であることは間違いない．皆さんには，ぜひこの分野に関心をもっていただき，臨床で尿失禁の悩みについてもアドバイスができる理学療法士になってほしいと願っている．

〔亀田メディカルセンター　ウロギネコロジーセンター（執筆時）・井上倫恵〕

第10章
理学療法学の主な領域

I 運動療法学

■学習目標
- 運動療法の概要について学ぶ．
- 運動療法の基礎と基本的運動療法について学ぶ．
- 主な疾患の運動療法の概要について学ぶ．

A 運動療法の概要

1 運動療法の定義

運動療法は解剖学，生理学，運動学，病理学などを基盤として発展した，運動を用いた理学療法の中核的治療法である．運動療法は徒手，機械器具，対象者自身の力などを用いた運動によって，おこりうる身体機能の障害や低下に対して維持，予防，改善をはかろうとするものである．

2 運動療法の目的

運動療法によって関節可動域を広げ，筋力や持久力を高めたり，異常な筋活動を抑制して協調的な神経筋機能をはかり，動作能力を改善する．また，呼吸・循環・代謝機能の改善によって体力の向上をはかる．この目的の達成のためには，対象者自身が積極的に取り組もうとする意思が重要であり，その動機づけをはかる必要がある．

以下に運動療法の基礎，基本的な運動療法，主な疾患の運動療法について概説する．なお，『標準理学療法学 専門分野 運動療法学 総論』および『標準理学療法学 専門分野 運動療法学 各論』の該当頁をそれぞれの項目に示すので，併せて参照されたい．

B 運動療法の基礎と基本的運動療法

1 運動の種類

自動運動とは，対象者自身が自らの随意運動によって関節運動あるいは全身運動を行うものである．一方，**他動運動**は対象者自身の随意性によらず，第三者の力や機械器具の力を借りて関節運動を行うものである．自動運動と他動運動の中間的なもので，対象者が可能な範囲でできるだけ随意的な筋活動を行い，徒手や機械器具を用いた援助によって行う運動を**自動介助運動**という．また，筋力増強を主な目的として，自動運動に対して徒手または機械器具によって抵抗を加えて行うものを**抵抗運動**という．

関節運動を伴わない随意的筋収縮を**等尺性収縮**という．関節運動を伴う筋収縮を**等張性収縮**と呼び，また，筋が縮みながら収縮することを**求心性収縮**，筋が引き伸ばされながら活動することを**遠心性収縮**という．

2 基本的な運動療法

表1では，運動療法の種類を治療目的別にまとめている[1]．また，基本的な運動療法を以下のとおり解説する．

表1 運動療法の種類—治療目的別種類

A. 基礎・基本的治療	B. 応用・特殊技術治療	C. 臨床・疾患別治療
●関節可動域運動 　他動的関節可動域治療 　自動的関節可動域治療 　補装具治療 ●伸張運動 　徒手的伸張運動 　器械的伸張運動 　自己的伸張運動 ●筋力維持・増強運動 　徒手抵抗（介助）運動 　器械抵抗（介助）運動 　自己抵抗（介助）運動 ●協調性改善運動 　Frenkel 体操 ●バランス改善運動 　機能改善的アプローチ 　環境適応的アプローチ ●姿勢改善運動 　姿勢保持安定性向上運動 　姿勢定位促通運動 ●筋弛緩運動 　段階的筋弛緩法（Jacobson 法） 　自律神経調整法（Schultz 法） ●全身調整運動 　自動運動 　呼吸運動 ●基本動作獲得運動 ●起立歩行能力向上運動	●神経生理学的治療 　固有受容性神経筋促通法（PNF） 　Brunnstrom 法 　Vojta 法 　Rood 法 ●神経発達的治療 　Bobath 法 ●神経筋再教育治療 　バイオフィードバック法 　感覚運動再教育治療 ●神経筋協調治療 　動的関節制御治療 ●運動再学習治療 ●認知運動療法 ●徒手療法 　関節モビライゼーション 　軟部組織モビライゼーション 　神経モビライゼーション 　運動併用モビライゼーション ●疼痛軽減治療 　マイオセラピー ●痙性制御治療 ●嚥下障害治療 ●水中運動療法 ●バルーン療法 ●リンパ浮腫治療 ●代替療法　など	●腰痛 　Williams 体操 　Kraus-Weber 体操 　Cailliet 体操 ●肩関節機能障害 　Codman 体操 　チューブトレーニング ●脊柱側弯 　Klapp 体操 ●末梢循環障害 　Bürger 体操 　Bürger-Allen 体操 ●腰椎圧迫骨折 　Böhler 体操 ●アキレス腱断裂 　Hohmann 体操 ●関節リウマチ 　リウマチ体操 ●慢性閉塞性呼吸器疾患 　呼吸筋ストレッチ体操 ●産科 　妊婦体操 　産褥体操 ●頸肩腕症候群 ●Parkinson 病 ●骨粗鬆症 ●糖尿病　ほか

〔板場英行：運動療法とは何か．奈良　勲（監）：標準理学療法学　専門分野　運動療法学　総論，第3版，pp.8–18，医学書院，2010 より〕

a. 関節可動域運動

　関節可動域運動は予防的手技と強制的手技に大別される．**予防的手技**は可動域の維持と可動域制限の予防を目的に行う．理学療法士の徒手や機械器具による他動運動，対象者自身による自動あるいは自動介助運動などによって行われる．**強制的手技**は制限された関節可動域の改善を目的に行う．徒手や機械器具を用いて，筋肉や関節周囲の軟部組織の伸張性や柔軟性を改善するために伸張運動を行う．また，関節可動性の異常や運動時の痛みなどの運動機能障害に対して柔和で安全な徒手療法が行われる．

　一般的な関節は**滑膜性連結**を指す．滑膜性連結による関節では，向かい合う骨の表面は**関節軟骨**で覆われ，両者は**関節包**で結ばれ，さらに**靱帯**で補強されている．関節の運動軸によって**1軸性関節，2軸性関節，多軸性関節**に分類される．さらに関節面の形状によっても分類されている．肩甲上腕関節や股関節のように骨頭が球状で，対向する骨がくぼみになっているものを**球関節**と呼び，多軸性関節である．橈骨手根関節のように2軸性で双方の関節面が楕円状に接している関節を**楕円関節**という．膝関節も楕円関節であるが，**顆状関節**とすることもある．**蝶番関節**はドアの蝶番と同じような構造になっており，1軸性で，腕尺関節が代

表的である．**車軸関節**は上橈尺関節に代表され，1軸性の回転を保障している．椎間関節や肩鎖関節のような**平面関節**は多軸性であるが，関節の動きは小さい．関節可動域運動を行う前提として，これらの関節の構造と運動の特徴を念頭において実施する必要がある．

b. 筋力維持・増強運動

筋力には，膝伸展力などのように個々の筋がもつ筋張力を示す筋力（strength）と，跳躍力などのように筋群として筋収縮力と動作能力の程度を示す筋力（power）がある．最大筋力強化法として，**段階的抵抗負荷運動**，**段階的抵抗軽減運動**，**短時間最大運動法**などが提案されている．

整形外科疾患の手術直後や関節リウマチのような有痛性関節に対して行う場合，関節運動を伴わない等尺性筋収縮が好ましい．筋が収縮しながら伸張される遠心性筋収縮は筋力増強効果が最も大きい．特殊機器を利用した**等速性筋収縮**はスポーツ領域でよく用いられ，比較的短期間に効果を得ることができる．

c. 持久力増強運動

持久力とは，身体運動や課題を疲労に抗して持続できる能力であり，**局所的持久力**と**全身的持久力**に区別できる．局所的持久力は**筋持久力**を指し，局所的な筋活動の反復回数や収縮の持続時間などで評価できる．全身的持久力は多くの筋の活動を伴い，エネルギー産出のための酸素を運搬する呼吸循環系の機能と，エネルギー産出と保存のための代謝機能が重要である．最大酸素摂取量，無酸素性作業閾値，自覚的運動強度，6分間歩行テスト，心拍数などによって評価される．

筋持久力を向上させるときは，低負荷高頻度の反復運動によってエネルギー転換効率を改善する．全身的持久力を増強させるときは，一般的には大きな筋群を用いた動的な好気的運動で，長時間継続できるような負荷量を設定する．至適強度は最大運動強度の50〜85％程度とされ，能力に合わせて決定する．

d. 協調性運動

正常な身体運動は，関節靱帯系による**受動的安定化機構**，筋系による**能動的支持機構**，神経系による**調節機構**などによって保障されている．神経系の障害によってみられる協調性の障害を**失調症**という．

小脳にかかわる神経回路は大きく3回路に分類される．それらは主にフィードフォワードによる協調性にかかわる**大脳小脳神経回路**，主にフィードバックによる協調性にかかわる**脊髄小脳神経回路**，姿勢やバランスにかかわる**前庭小脳神経回路**である．それぞれの神経回路の特徴を理解し，どの要素が問題をもつのか把握したうえで，適切に対処する必要がある．

フレンケル体操は脊髄障害によって生じた失調症に対する視覚的代償を含んだ一連の運動である．重錘による負荷や弾性包帯による近位部の緊迫などで求心性固有感覚情報を増加させ，協調的な運動の改善をはかる考え方もある．

e. 認知過程の障害に対する運動療法

さまざまなループをもつ脳が障害されることによって，脳はシステム障害をおこす．表出される運動や姿勢定位の障害は認知過程の結果であるともいえる．認知過程の障害は代表的な脳のシステム障害であり，ニューロリハビリテーションの一翼として，運動療法は脳の認知過程を考慮しながら学習を重ねる必要がある．

脳の可塑性とは，外界からの刺激に応じて脳が機能的に再構築する能力をいう．それはシナプスの伝達効率が改善されること，刺激に応じて新たなシナプス結合などによる神経経路が構築されることなどによってみられる．損傷された神経線維そのものが再生されることは，瘢痕化したグリア細胞が抑制的存在になり，困難である．脳の可塑性による運動学習を進めるためには適切な環境と刺激が大切であり，反復練習が効果的である．対

表2 運動療法の対象疾患

整形外科（運動器系）	神経内科・脳外科（神経系）	内科（呼吸・循環・代謝）	外科，産科，その他
● 骨折，脱臼，変形 ● 切断，離断 ● 変形性関節症 ● 関節リウマチ ● 末梢神経損傷 ● 筋・筋膜・腱障害 ● 有痛性疾患 ● 脊髄損傷 ● スポーツ外傷 ● 骨粗鬆症 ● 複合性局所疼痛症候群	● 脳血管障害 ● 脳性麻痺 ● 頭部障害 ● Parkinson 病（症候群） ● 脊髄小脳変性症 ● 筋萎縮性側索硬化症 ● 多発性硬化症 ● 脳腫瘍 ● Guillain-Barré 症候群 ● 認知症 ● 筋ジストロフィー症	● 慢性気管支炎 ● 気管支喘息 ● 肺気腫 ● 心筋梗塞 ● 虚血性心疾患 ● 狭心症 ● 閉塞性血栓性血管炎 ● 静脈血栓症 ● 糖尿病 ● 脂質異常症 ● 腎不全	● 熱傷 ● 乳癌 ● リンパ浮腫 ● 痛風 ● Ménière 病 ● 老年症候群 ● 生活習慣病（高血圧，肥満症） ● 周産期障害 ● 統合失調症 ● 後天性免疫不全症候群

〔板場英行：運動療法とは何か. 奈良 勲（監）：標準理学療法学 専門分野 運動療法学 総論，第 3 版，pp.8–18，医学書院，2010 より〕

象者にとって意味のある具体的な課題を実際的な場面で繰り返す**課題指向的アプローチ**は，脳が学習していくうえで有効な手段であるとされている．

C 主な疾患の運動療法

運動療法の対象疾患を表2に示す[1]．

1 骨折の運動療法

a. 運動療法の目的

骨折のリハビリテーションの目標は，身体機能および生活そのものを受傷前の状態に戻すことである．それらに制限を与えるのが関節可動域制限，疼痛，筋力低下などであり，それらの改善に運動療法は不可欠である．

b. 運動療法の原則

骨折の部位や，治療が保存的療法によるのか外科的療法によるのか，またどの術式によるのかによって運動療法の内容は影響を受ける．一般的に，早期には骨片の再転位のないように強度に注意しながら関節可動域運動や筋力増強運動を行う．また，強い負荷は痛みの増加を伴い，**防御的筋収縮**につながりやすく，可動域改善の阻害因子になりやすい．早期の関節可動域運動は徒手で愛護的に頻回に実施する．器具による**持続的他動運動**（continuous passive motion; **CPM**）を用いることも多い．可動域制限が強度になれば低負荷で時間をかけて伸張を行うが，制限の主たる原因を分析して対処する．肩関節や股関節の運動では，局所以外に脊柱などの動きにも配慮する必要がある．骨折に伴う浮腫も可動域制限の因子になるので，十分なケアを行う．

大腿骨頸部骨折では，廃用症候群に陥らないように早期から荷重歩行できる**人工骨頭置換術**や**CHS**（compression hip screw）**法**のような固定術が選択される．しかし，大腿骨骨幹部や脛骨の骨折では荷重や運動負荷の程度は仮骨形成に左右されるので，疼痛の増悪や変形などに十分注意を払う．また，ADL のなかで脱臼や再転位などの問題をおこすこともあるので，自主管理の指導を徹底することも大切である．

2 脳血管障害の運動療法

a. 運動療法の目的

脳血管障害の急性期では，再発や梗塞巣の広がりをはじめ，リスク管理を十分行い，発症直後から**廃用症候群の防止**に努める．早期から座位や立

位練習を行い，基本的動作の自立を目指す．回復期では，個々の運動障害に即しながら潜在能力を最大限に引き出して，活動性を高めていく．二次的問題の可能性を把握して運動療法にあたり，生活の場での活動につないでQOLの向上をはかる．

b. 運動療法の原則

脳梗塞急性期では脳の自動調節能が障害されている可能性があるので，段階的に頭部挙上を行って症状の増悪を防ぎ，廃用症候群の防止に努める．可及的早期に離床し，座位や立位練習を行う．特に座位が不安定であれば，長下肢装具を利用した立位を積極的に練習して抗重力筋の活性化に努める．装具を用いた早期からの歩行練習は脳卒中ガイドラインでも推奨されている．

弛緩性の肩関節の可動域運動を行う場合，関節包を保護する**関節筋**の存在に注目する．肩関節内がさらに陰圧になり，関節包が関節内に吸い込まれて炎症をおこさないように注意する．そのことが一因と思われる**肩手症候群**の予防も大切であり，脊柱の動きを含んだ慎重な取り組みが必要である．

大脳小脳神経回路の障害による前頭連合野の機能低下をはじめ，多くに高次脳機能のシステム障害がみられる．また，**姿勢定位障害**による混乱は運動学習を阻害する．より安定した内外の学習環境を提供することが大切である．脳が積極的に学習していくために，課題指向的に，すなわち対象者にとって意味のある具体的な課題を実際的に繰り返していくことが有効である．

3 脳性麻痺の運動療法

a. 運動療法の目的

環境に不適応をおこしている子どもの潜在能力を引き出し，子ども自身がその能力を使って自発性を発揮できるように導く．二次的な**変形・拘縮**などの異常性が発達に及ぼす影響を考慮して対策を講じる．特に脳性麻痺の各タイプや年代の特徴を考慮しながら具体的機能につなげる．母親への指導・援助も重要である．

b. 運動療法の原則

幼児期は就学の準備のために現実的な目標を立てる．具体的には姿勢の多様性を高め，移動手段の獲得を目指す．学童期になると，今後の成長過程で生じてくる変形・拘縮への対策が必要になる．成人期では生活環境の変化や加齢により活動性が低下し，姿勢保持能力が低下することが多いので，現状維持に努めなければならない．また，自身の身体状況を自己管理することも促す．

4 脊髄損傷の運動療法

a. 運動療法の目的

脊髄損傷における運動療法の目的は，残存機能を効果的に活用して基本動作を獲得し，ADLに反映させることである．そのために残存筋力強化，柔軟性の維持・増大，適切な動作指導が重要である．また，運動麻痺と感覚障害だけではなく，さまざまな随伴症状がみられ，運動療法においてもそれらに配慮しなければならない．

b. 運動療法の原則

脊髄損傷の主な随伴症状としては，**膀胱・直腸障害**，**性機能障害**，呼気力低下による換気量低下などの呼吸障害，穿孔やイレウスなどの**消化管障害**，徐脈や血圧低下がみられる循環器障害，**起立性低血圧**，膀胱や直腸の膨満などによる**自律神経過反射**，発汗障害による**体温調節困難**，痙縮などがみられる．運動療法によって対策を講じるもの，運動療法を行っている最中に発生したときに対処するもの，それぞれについて十分な知識が必要である．また，よくみられる合併症に**褥瘡**，**異所性骨化**，**肩手症候群**，**静脈血栓**などがあり，運動療法を行うときは慎重なアプローチが大切である．

脊髄損傷はそのレベルにより残存機能が異なり，

それにより獲得できる ADL も幅広くなる．筋力増強運動と関節可動域運動を基本に，それぞれのレベルに沿った基本動作や ADL の獲得を目指す．**高位頸髄損傷**の運動療法では，胸郭の柔軟性の確保や呼吸練習と全身の関節可動域運動，立位や座位練習を行う．**下位頸髄損傷**では筋力の不均衡による変形・拘縮が生じやすいので注意する．床上動作や移乗動作の獲得などのためにより大きい SLR（straight leg raising；下肢伸展挙上）の可動域と体幹の柔軟性が必要である．**胸腰髄損傷**で最も重要な動作は移乗動作に必要なプッシュアップである．そのために上肢，体幹の筋力増強運動と SLR をはじめとする柔軟性の獲得が重要である．

D リスク管理と運動療法の課題

運動療法は理学療法の根幹をなすものであり，より治療的な側面をもつ．そのために科学的根拠に基づいた取り組みが求められる．解剖学，生理学，運動学，病理学などの基礎学問を背景に，確たる評価と運動療法が行われなければならない．関節構造やシステムの不十分な，あるいは誤った理解は関節周囲に炎症をおこしたり，場合によっては脱臼や骨折をおこす可能性がある．病理学的理解の不足は炎症や腱断裂，骨折などにつながるような過負荷を与えたり，逆に過少あるいは不適切な運動療法につながり，機能改善を遅延させることになる．

また，脳科学の発展は急速で，ニューロリハビリテーションという新しい領域も示されてきている．再生医療も定着しつつあり，その運動療法も一般化されていかなければならない．運動療法の方法論のみ求めるのではなく，基礎的な知識を背景に根拠のある評価と運動療法を実践していくことが大切である．

● 引用文献

1) 板場英行：運動療法とは何か．奈良 勲（監）：標準理学療法学 専門分野 運動療法学 総論，第 3 版，pp.8–18, 医学書院, 2010.

● 参考文献

1) 奈良 勲（監）：標準理学療法学 専門分野 運動療法学 総論. 第 3 版，医学書院, 2010.
2) 奈良 勲（監）：標準理学療法学 専門分野 運動療法学 各論. 第 3 版，医学書院, 2010.

II 物理療法学

■学習目標
- 物理療法の概要について学ぶ.
- 物理療法と運動療法との融合について学ぶ.

A 物理療法の概要

物理療法（physical agents）とは，「疾病に対して物理的手段を用いて治療する方法」とされる[1]．ここでいう物理的手段とは，力学的力，水，熱，音波，電気，電磁波（光線），マッサージなど，自然エネルギーおよび人工的エネルギーを指している．嶋田[2]は，物理療法がリハビリテーション医療のなかで，運動療法とともに理学療法の両輪をなす治療法であることを指摘している．すなわち，温熱あるいは寒冷による鎮痛作用，電流による神経・筋刺激作用，水のもつ粘性や浮力による関節運動の改善，筋力増強作用などが重要な領域であるとしている．

物理療法は，後述するように多くの種類が存在する．大別すると，温熱・寒冷療法（超音波，ホットパック，アイスパックなど），機械的療法（牽引，圧迫，水など），電磁気療法（レーザー，電気刺激など）に分類されるが，これらは重複する場合があり，たとえば超音波は温熱作用と機械的作用を有する[3]．

以下にそれぞれの物理療法を種類別に概説していくが，それぞれの詳細な内容や禁忌などについては『標準理学療法学 専門分野 物理療法学』を参考にされたい（該当頁をそれぞれの項目に示す）．

B 物理療法の種類と適用

1 温熱療法（thermal agents）

a. 温熱の生理学的作用

温熱を生体に適用すると，血管拡張と血流増大，神経伝導速度の増加，呼吸数と心拍数の増加，組織代謝率の亢進，軟部組織伸張性の増加などをもたらす．

b. ホットパック（hot pack）

ホットパックは温湿布のことで，通常シリカゲルを木綿の袋に入れたものをハイドロコレータという加温装置で70〜80℃に加温し，タオルなどで包み患部に適用する（図1）．筋緊張の緩和，疼痛の軽減などを目的とする．禁忌は，急性炎症，出血部位などがあげられる．

c. 超音波療法（ultrasound therapy）

周波数が20 kHz以上の音波を超音波といい，特殊なセラミックスを電気的に振動させ，治療用に応用している．臨床的に使用されている装置を図2に示す．図2のように円柱状の導子先端から超音波が発生し，患部に直接接触させて施行する方法と，水中で間接的に適用する方法とがある．生体への作用としては，超音波の振動エネルギーが組織内で吸収されて熱が発生することによる温熱作

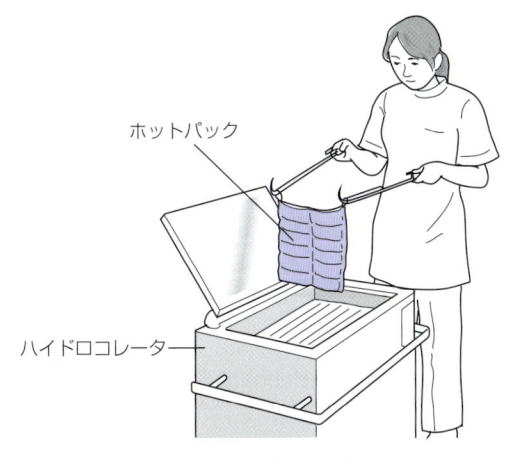

図1 ホットパック

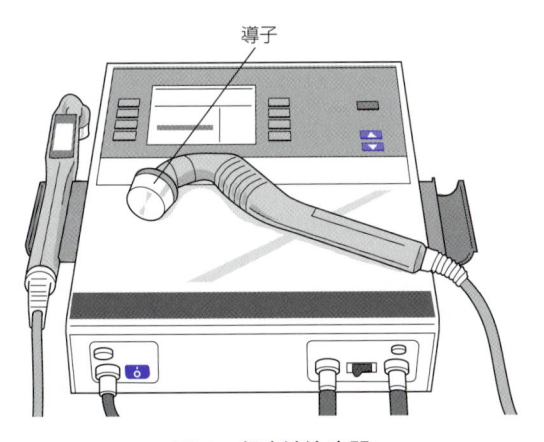

図2 超音波治療器

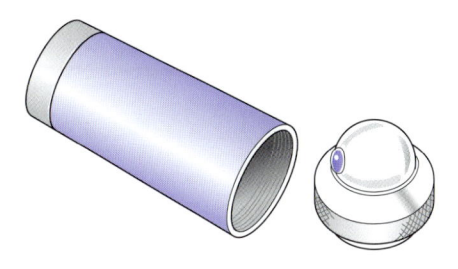

図3 クリッカー

用が主である．神経痛，筋スパズム，拘縮の緩和などに用いられる．禁忌は，悪性腫瘍，脳・眼球への照射，妊娠などである．

d. その他の温熱療法

これらのほか，パラフィン浴，極超短波（microwave）などがある．

2 寒冷療法（cryotherapy）

a. 寒冷の生体への作用

寒冷を生体に適用すると，血管収縮による初期の血流低下，その後の血管拡張，神経伝導速度低下，痛覚閾値の上昇，組織代謝の減少などがおこる．

b. 寒冷療法の種類

氷で直接患部をマッサージする**アイスマッサージ**，円柱状の容器に氷を入れて適用する**クリッカー**（図3），氷と水を入れた容器に四肢の末梢部分を浸す**冷水浴**などがある．

c. 適応と禁忌

適応は急性期の炎症緩和，局所の疼痛緩和，筋スパズムの軽減，痙縮の軽減などであり，禁忌は感覚障害部位，レイノー（Raynaud）病，寒冷に拒否的な者などがあげられる．

3 水治療法（hydrotherapy）

水治療法は，身体全体または一部を水に浸して，水のもつ物理的特性と生理学的作用によって血行不良，関節拘縮などの改善をはかる方法である．

a. 水の物理的特性と生理学的作用

生体に対する水の物理的特性として，静水圧，浮力，抵抗，熱伝導率の高さがあげられる．この特性に応じた生理学的作用として，静脈循環の増加，肺活量の減少，筋骨格系への荷重量の減少，筋力強化，代謝率の増大などがもたらされる．以下に水治療法の実際例の一部について紹介する．

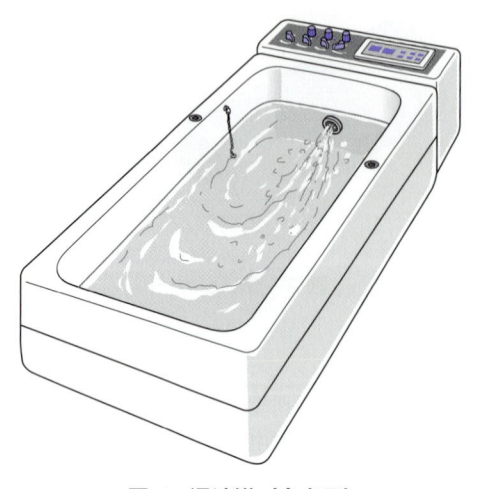

図4　渦流浴（全身用）

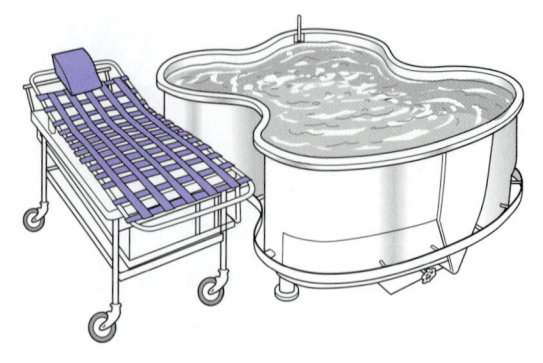

図5　Hubbard タンク

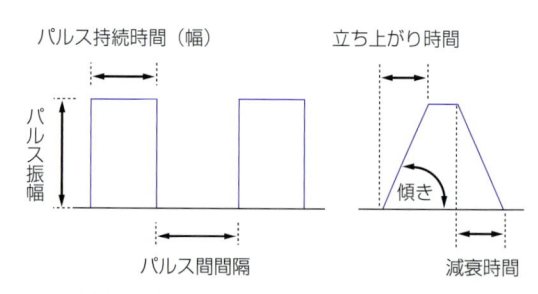

図6　パルス電流波形のパラメータ
〔伊橋光二：原理と生理学的作用．奈良 勲（監）：標準理学療法学 専門分野 物理療法学, 第3版, pp.120-133, 医学書院, 2008 より〕

b. 過流浴（whirlpool bath）

過流浴は，浴槽の中で水流を発生させ，水を撹拌し空気を混合して噴出させる装置（タービンあるいはエジェクター）が設置されている．**図4**は全身用であるが，上肢または下肢用の局所型もある．関節拘縮，疼痛の緩和，創傷部位の洗浄と治癒の促進などに用いられる．

c. ハバードタンク（Hubbard tank）

ハバードタンクは，起座が困難な患者を背臥位のまま適用できる全身用の水治療法装置である（**図5**）．患者の上下肢の関節運動が可能で，気泡および過流により末梢血管の拡張作用，マッサージ効果などを有する．広範囲熱傷，股関節疾患術後などに適用される．

d. その他の水治療法

前記のほか，気泡浴，交代浴，運動用プール，水中歩行用プールなどがある．

4　電気刺激療法（electrical stimulation）

a. 電気療法の基本事項

電気療法は生体に電流を流すことでさまざまな治療効果を得ようとする方法であり，筋収縮の促進，末梢循環の改善，鎮痛，機能再建などを目的としている．

電気刺激における刺激条件としては，電流強度（パルス振幅とパルス持続時間），刺激パルス波形，刺激周波数，刺激時間の比率（オンオフ比）が重要である（**図6**）．

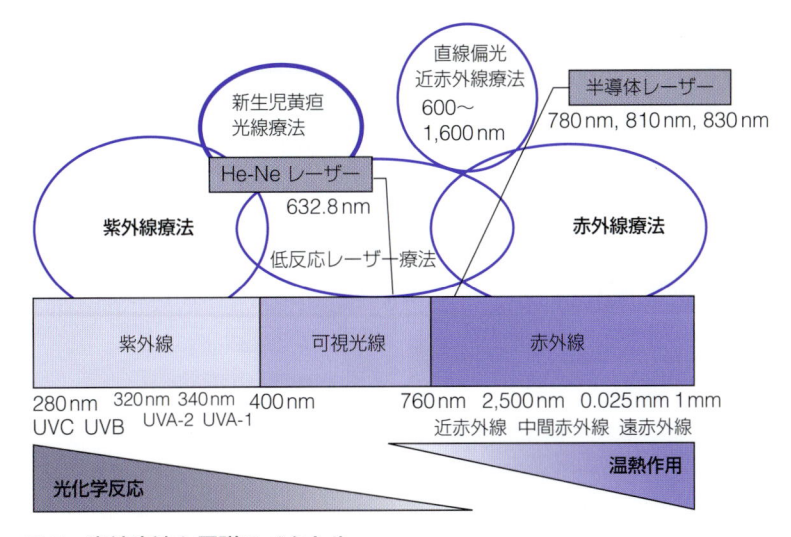

図7 光線療法と電磁スペクトル
〔杉元雅晴：光線療法の定義・分類. 奈良 勲（監）：標準理学療法学 専門分野 物理療法学, 第4版, pp.170–171, 医学書院, 2013 より〕

b. 治療的電気刺激（therapeutic electrical stimulation; TES）

運動機能障害に対する電気刺激法を治療的電気刺激（TES）という．末梢神経麻痺（顔面神経麻痺など）による脱神経筋に対しては，長いパルス持続時間とパルス間間隔，10 Hz 程度の低い周波数を用いる．ほかに，中枢性麻痺による痙縮の軽減，廃用性筋萎縮の予防，正常筋の筋力強化にも適用される．

c. 経皮的電気神経刺激（transcutaneous electrical nerve stimulation; TENS）

経皮的電気神経刺激（TENS）は皮膚の上の電気刺激による疼痛の軽減を目的としている．周波数は 100 Hz，パルス持続時間は $50〜80\mu$ 秒，強度はわずかに筋収縮が得られる程度とすることが多い．TENS による鎮痛のメカニズムには，ゲートコントロール理論，内因性疼痛抑制機構の促進などが考察されている．適応は頸部痛，腰痛症などである．

d. 機能的電気刺激（functional electrical stimulation; FES）

機能的電気刺激（FES）は，障害された生体機能を電気刺激によって代償的に再建する方法である．広義には人工内耳，心臓ペースメーカーなどもFESと考えられる．理学療法領域では，頸髄損傷例に対しての上肢把持能力再建などがある．

5 光線療法（phototherapy）

a. 光線療法の基本事項

光線とは図7に示すように，電磁波のうち波長 280 nm〜1 mm までの紫外線，可視光線，赤外線をいう．光線がもつ生体への作用は，組織温度の上昇，殺菌，創傷治癒，神経刺激などがある．

b. レーザー療法（LASER）

レーザー光線を用いた治療法で，外科治療に用いられるレーザーメスなどの高反応レベルのものと，理学療法で用いられる低反応レベルのものがある．低出力レーザー治療器には半導体やHe-Ne

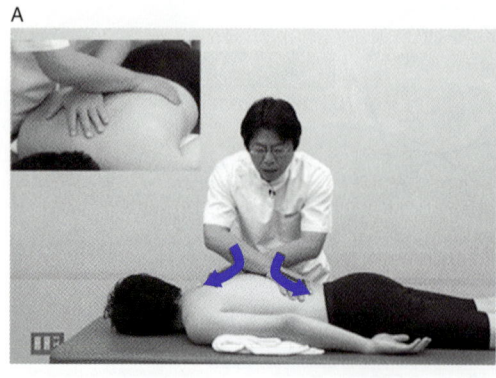

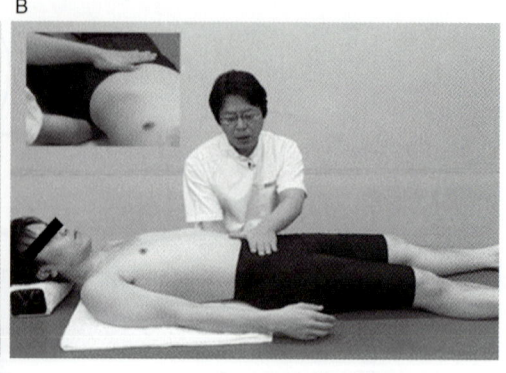

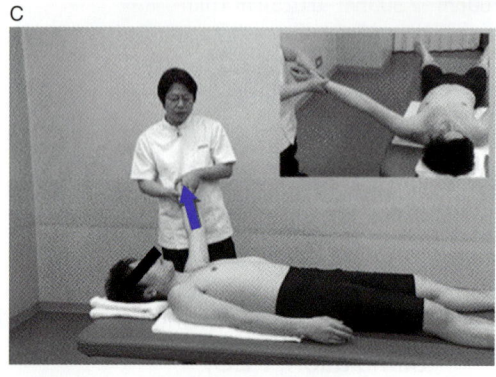

図8 筋膜リリースの基本的な3手技
A. 長軸方向リリース：穏やかに筋膜に圧を加えながら伸張し，エラスチン線維の制限を感じたところで持続的に伸張を維持し，コラーゲン線維の制限を解除して筋膜をリリース．B. 横断面リリース：深さと腹背のコネクションを感じながら，横断面の筋膜をリリース．C. Pull（traction）：筋膜を遠位方向にリリースしながら，上肢をさまざまな方向に無理なく動かす．下肢も同様に行う．

ガスを用いたものが普及している．

c. その他の光線療法

このほかに**紫外線療法**，**赤外線療法**などがある．

6 マッサージ療法（massage）

a. マッサージの基本事項

マッサージは，皮膚に直接手を当てて摩擦を使ったり，揉むことによって皮下の静脈やリンパの流れを促進させる方法であり，身体外部から物理的刺激を加えるものである．**伝統的マッサージ**から結合組織に対する徒手療法として発展してきた．

b. 結合組織に対する徒手療法

結合組織に対する治療目的は，伸展性の回復などを通じて活動状態の正常化をはかることであり，方法として**筋膜リリース**（図8），**軟部組織モビライゼーション**などがある．悪性腫瘍，急性期の関節リウマチなどは禁忌である．

c. スポーツマッサージ

スポーツマッサージは，スポーツマンの運動機能促進，コンディションの調整，疲労回復をはかることで障害を予防し，記録を向上するためになされるマッサージの一分野である．

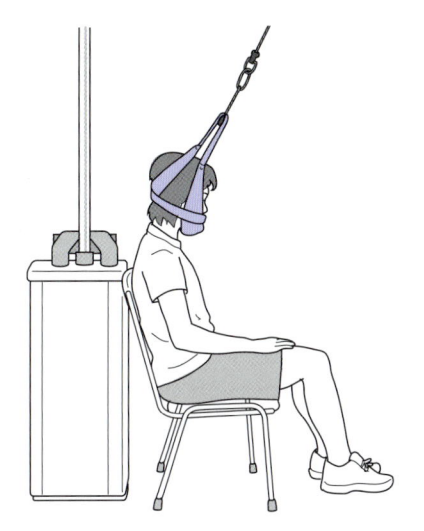

図 9　頸椎間欠牽引（頸部 30°屈曲位）

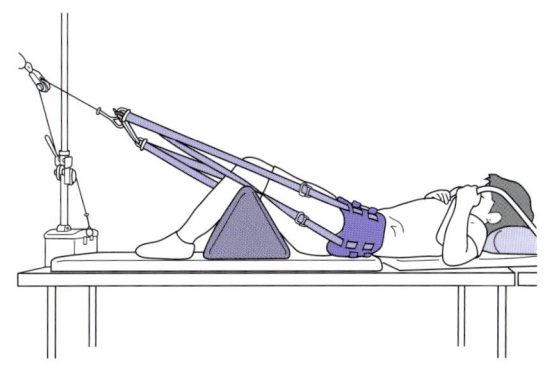

図 10　股・膝軽度屈曲位での骨盤牽引

7　牽引療法（traction therapy）

牽引療法は，骨折部位の固定や転位を防ぐ目的で行う方法と，脊椎疾患の治療目的で頸部あるいは腰部骨盤部位を牽引する方法がある．ここでは脊椎牽引療法について概説する．

a．頸椎牽引

頸椎牽引は頭蓋骨に直接ピンを刺入して施行する**直達牽引**と，下顎と後頭部にスリングをかけて施行する**介達牽引**がある．また牽引時間によって**持続牽引**と**間欠牽引**に分けられ，理学療法外来などでは間欠性の介達牽引が多用される．頸椎牽引では牽引方向が重要で，**図 9**に示すように頸部屈曲 30°程度が適切であるとされる．頸椎介達間欠牽引の適応としては，頸椎症，いわゆる肩こりなどがある．

b．骨盤牽引

骨盤牽引は，骨盤ベルトを着用して持続的あるいは間欠的に牽引力を加えることで，腰椎の椎間孔拡大，椎間関節減圧などを目的としている．牽引姿勢は**図 10**に示すように背臥位で股関節・膝関節軽度屈曲位がよく用いられ，牽引力は間欠牽引の場合，体重の 1/3〜1/2 が推奨されている．

C　物理療法と運動療法

1　対象疾患

嶋田[2]は各種物理療法と具体的な対象疾患との関係について，**表 1**に示すように，電気治療器は末梢神経麻痺，極超短波治療器は肩関節疾患，水治療法機器は外科手術後などに多く使用されていることを指摘している[5]．物理療法は一般的に，組織の治癒，疼痛の緩和，筋緊張のコントロール，可動域制限の改善など，いわゆる構造と機能の障害に効果的である．したがって，これらの障害による症状の軽減を背景として，その後の運動療法を併用することが重要である．

2　疼痛緩和と運動療法

疼痛はさまざまな原因でおこるが，局所の血管収縮による**血流減少**と**筋スパズム**がおこり，さらに痛みが増強するという悪循環に陥りやすい．また，痛みがあると運動が制限され，長期的には筋萎縮による筋力低下がもたらされる．

急性疼痛に関しては，寒冷療法，低い負荷による牽引療法などが疼痛を軽減できる．痛みによる悪循環を遮断したのちに負荷量の少ない運動療法

表1　物理療法の対象疾患・症状・障害と使用機器

対象疾患・症状・障害	電流療法治療器	電磁波療法機器	低出力レーザー治療器	パラフィン浴治療器	ホットパック治療器	水治療法機器	牽引療法機器	その他	合計
頸肩腕症候群	5	2	2	1	6	0	3	2	21
肩疾患(五十肩など)	41	49	19	1	89	0	2	16	217
頸部脊椎症	16	19	6	0	51	2	113	7	214
頸椎神経障害	6	2	2	0	13	7	37	1	68
腰痛	25	20	12	0	85	6	55	8	211
変形性腰椎症	23	13	7	3	46	5	60	7	164
腰椎椎間板ヘルニア	4	1	1	0	13	2	38	1	60
変形性関節症	13	15	6	7	26	7	1	4	79
変形性膝関節症	10	19	9	2	33	11	2	6	92
片麻痺・痙縮	14	4	5	0	13	8	2	5	51
末梢神経麻痺	86	1	3	0	1	2	0	3	96
慢性疼痛	24	15	17	14	42	12	3	17	144
(慢性)関節リウマチ	5	10	14	61	29	22	4	12	157
手の外科術後	0	1	1	14	4	11	2	3	36
拘縮	7	7	3	12	23	25	2	6	85
外科術後	2	4	0	12	8	35	3	3	67
運動療法補助	7	2	2	3	10	7	0	0	31
捻挫・腱鞘炎	1	3	4	0	5	1	0	4	18
その他	3	3	6	0	7	1	0	10	30
合計	292	190	119	130	504	164	327	115	1,841

〔日本リハビリテーション医学会物理療法機器委員会：物理療法処方に関するアンケート調査報告—リハビリテーション専門医の物理療法処方の現状. リハ医学, 35:138–139, 1998 より〕

から適用していくことが望ましい．このほか，徒手療法も疼痛緩和および可動域制限へのアプローチとして用いられる．

3　筋緊張のコントロールと運動療法

脳血管障害による中枢神経麻痺にみられる筋緊張の亢進，すなわち**痙縮**に対して電気刺激が効果的であるとの報告がある．この痙縮抑制は，痙縮筋の拮抗筋（たとえば，下腿三頭筋に痙縮があるときの前脛骨筋）の刺激による相反抑制によってもたらされるとされる．歩行練習の準備として筋緊張を調整して適用する．

D　リスク管理と物理療法の課題

1　リスク管理

物理療法は，生体に対してさまざまな物理的刺激を付与するものであるため，その刺激の強度が過剰であったり，生体側の反応が異常であったりした場合，**医療事故**につながるおそれが生じる．このような**アクシデント**，**インシデント**を防ぐことがリスク管理である．リスク管理上，理学療法士側，物理療法機器側，患者側の問題でおこりうる事項を配慮する必要がある．

理学療法士側の問題としては，適応と禁忌の確認，治療手順の確認などが課題である．物理療法機器側の問題では，電磁波の干渉についての**電磁両立性規格**が順守されているか，などがある．患者側の問題では，与えられている刺激に対する知覚能力が正常かどうかが重要である．

2 物理療法の課題

これまで述べてきたように，物理療法は広く用いられている治療法であるが，この分野を専門として研究する理学療法士は実はそれほど多くはない．2013（平成25）年6月現在，物理療法領域の専門理学療法士登録者は60数名にすぎない．これに対して骨関節系専門理学療法士は600名を超えており，運動療法に重点がおかれていることを反映している．

しかし近年，医療工学，医療技術の発展に伴い，新たな物理療法機器が開発されてきており，これらの治療効果を科学的に裏づけていくことが要請されている．患者へのリスクを十分に配慮しつつ物理療法の適応と効果について研究していくことが今後の課題である．

●引用文献
1) 奈良 勲（監）：理学療法学事典. p.673, 医学書院, 2006.
2) 嶋田智明：物理療法の歴史と今後の課題・展望. 奈良 勲（監）：標準理学療法学 専門分野 物理療法学, 第4版, pp.2-15, 医学書院, 2013.
3) Cameron, M.H.（著）, 渡部一郎（訳）：EBM 物理療法. 原著第3版, 医歯薬出版, 2010.
4) 杉元雅晴：光線療法の定義・分類. 奈良 勲（監）：標準理学療法学 専門分野 物理療法学, 第4版, pp.170-171, 医学書院, 2013.
5) 日本リハビリテーション医学会物理療法機器委員会：物理療法処方に関するアンケート調査報告—リハビリテーション専門医の物理療法処方の現状. リハ医学, 35:138-139, 1998.

III 義肢・装具学

■学習目標
- 福祉用具，福祉関連機器の概要について学ぶ．
- 義肢・装具学の概要について学ぶ．
- 補装具と運動療法との融合について学ぶ．

A 福祉用具，福祉関連機器の概要

1 福祉用具

　福祉用具や福祉関連機器は，さまざまな原因で身体に障害が発生し，日常生活機能に支障が生じた場合に，リハビリテーションによる機能回復をはかりながら可能なかぎり自立生活を目指して，失われた機能を補完し生活の質を高める支援方法として使用されている．

　わが国の障害福祉サービスにかかわる法律として，1949年に身体障害者福祉法が施行され，2005年の障害者自立支援法の一部改正を経て，2013年に「障害者の日常生活及び社会生活を総合的に支援するための法律」として障害者総合支援法が施行された．

　障害者総合支援法[1]は，自立支援給付と地域生活支援事業から構成されている．自立生活支援給付のなかに「補装具費支給制度」が，地域生活支援事業のなかに「日常生活用具給付等事業」が位置づけされており，障害者が使用するための要件を満たしたものを"補装具"，"日常生活用具"として定義している（表1）．

　補装具費支給制度における補装具は，「障害者が日常生活を送る上で必要な移動等の確保や，就労場面における能率の向上を図ること及び障害児が将来，社会人として独立自活するための素地を育

表1　障害者総合支援法における補装具と日常生活用具の定義

【補装具】
次の各号のいずれにも該当するもの
1. 障害者等の身体機能を補完し，又は代替し，かつ，その身体への適合を図るように製作されたものであること
2. 障害者等の身体に装着することにより，その日常生活において又は就労若しくは就学のために，同一の製品につき長期間にわたり継続して使用されるものであること
3. 医師等による専門的な知識に基づく意見又は診断に基づき使用されることが必要とされるものであること

【日常生活用具】
用具の要件として次の3項目をすべて満たすもの
1. 障害者等が安全かつ容易に使用できるもので，実用性が認められるもの
2. 障害者等の日常生活上の困難を改善し，自立を支援し，かつ，社会参加を促進すると認められるもの
3. 用具の製作，改良又は開発に当たって障害に関する専門的な知識や技術を要するもので，日常生活品として一般に普及していないもの

成助長することを目的として，身体の欠損又は損なわれた身体機能を補完・代替する用具」である[2]．補装具は，それぞれの障害別に，義肢・装具，座位保持装置，車椅子，歩行補助具，意思伝達装置，盲人安全杖，義眼，眼鏡，補聴器などに区分されている（表2）．

　日常生活用具給付等事業は，障害者等の日常生活がより円滑に行われるための用具を給付または

表2 補装具の種目範囲（障害者総合支援法による）

種目	区分，名称，基本構造
義手	肩義手，上腕義手，肘義手，前腕義手，手義手，手部義手，手指義手
義足	股義足，大腿義足，膝義足，下腿義足，サイム義足，足根中足義足，足指義足
上肢装具	肩装具，肘装具，手背屈装具，長対立装具，短対立装具，把持装具，MP（屈曲および伸展）装具，指装具，BFO（PSB 含む）
下肢装具	長下肢装具，短下肢装具，靴型装具，足底装具，股装具，膝装具
体幹装具	頸椎装具，胸椎装具，腰椎装具，仙腸装具，側弯矯正装具
靴型装具	長靴，半長靴，チャッカ靴，短靴
座位保持装置	平面形状型，モールド型，シート張り調節型，リクライニング機構，ティルト式リクライニング機構
車椅子	普通型，リクライニング式普通型，ティルト式普通型，リクライニング・ティルト式普通型，手動リフト式普通型，前方大車輪型，リクライニング式前方大車輪型，レバー駆動型，リクライニング式片手駆動型，片手駆動型，手押し型，リクライニング式手押し型，ティルト式手押し型，リクライニング・ティルト式手押し型
電動車椅子	普通型（4.5 km/時，6 km/時），リクライニング式普通型，電動リクライニング式普通型，電動リフト式普通型，電動ティルト式普通型，電動リクライニング・ティルト式普通型，手動兼用型
歩行器	六輪型，四輪型（腰掛つき，腰掛なし），三輪型，二輪型，固定型，交互型
歩行補助杖	松葉杖，カナディアン・クラッチ，ロフストランド・クラッチ，多点杖，プラットホーム杖
重度障害者用意思伝達装置	ソフトウェアが組み込まれた専用機器，生体現象（脳の血流量など）を利用し「はい・いいえ」を判定するもの
盲人安全杖	普通用，携帯用
義眼	普通義眼，特殊義眼，コンタクト義眼
眼鏡	矯正眼鏡，コンタクトレンズ，遮光眼鏡，弱視眼鏡（掛け眼鏡式，焦点調節式）
補聴器	高度難聴用ポケット型，高度難聴用耳掛け型，重度難聴用ポケット型，重度難聴用耳掛け型，耳穴型（レディメイド），耳穴型（オーダーメイド），骨導式ポケット型，骨導式眼鏡型
排便補助具	
座位保持椅子	
起立保持具	

（肢体不自由関係／視覚障害／聴覚障害／児童のみ）

BFO : balanced forearm orthosis（バランス式前腕装具），PSB : portable spring balancer（ポータブルスプリングバランサー）

貸与することなどにより，福祉の増進に資することを目的とした事業である．

用具の用途としては，①介護・訓練支援用具，②自立生活支援用具，③在宅療養等支援用具，④情報・意思疎通支援用具，⑤排泄管理支援用具，⑥居宅生活動作補助用具（住宅改修費）に分類されており，用具ごとに給付される種目が示されている（表3）．

介護保険法における福祉用具とは，「心身の機能が低下し日常生活を営むのに支障がある要介護者等の日常生活上の便宜を図るための用具及び要介護者等の機能訓練のための用具であって，要介護者等の日常生活の自立を助けるためのもの」と定義されている[3]．

福祉用具の研究開発及び普及の促進に関する法律では，「心身の機能が低下し日常生活を営むのに支障のある老人又は心身障害者の日常生活上の便宜を図るための用具及びこれらの者の機能訓練のための用具並びに補装具」と定義されている．

表3 日常生活用具参考例（障害者総合支援法による）

種目		対象者
介護・訓練支援用具	特殊寝台，特殊マット，特殊尿器，入浴担架，体位変換器，移動用リフト，訓練椅子（児のみ），訓練用ベッド（児のみ）	下肢または体幹機能障害
自立生活支援用具	入浴補助用具，便器	下肢または体幹機能障害
	頭部保護帽，T字状・棒状の杖　歩行支援用具→移動・移乗支援用具（名称変更）	平衡機能または下肢もしくは体幹機能障害
	特殊便器	上肢障害
	火災警報機，自動消火器	障害種別にかかわらず火災発生の感知・避難が困難
	電磁調理器，歩行時間延長信号機用小型送信機	視覚障害
	聴覚障害者用屋内信号装置	聴覚障害
在宅療養等支援用具	透析液加温器	腎臓機能障害など
	ネブライザー（吸入器）	呼吸器機能障害など
	電気式たん吸引器	呼吸器機能障害など
	酸素ボンベ運搬車	在宅酸素療法者
	盲人用体温計（音声式），盲人用体重計	視覚障害
情報・意思疎通支援用具	携帯用会話補助装置	音声言語機能障害
	情報・通信支援用具※	上肢機能障害または視覚障害
	点字ディスプレイ	盲・聾，視覚障害
	点字器，点字タイプライター，視覚障害者用ポータブルレコーダー，視覚障害者用活字文書読み上げ装置，視覚障害者用拡大読書器，盲人用時計	視覚障害
	聴覚障害者用通信装置，聴覚障害者用情報受信装置	聴覚障害
	人工喉頭	喉頭摘出者
	福祉電話（貸与）	聴覚障害または外出困難
	ファックス（貸与）	聴覚または音声機能もしくは言語機能障害で，電話では意思疎通困難
	視覚障害者用ワードプロセッサー（共同利用），点字図書	視覚障害
排泄管理支援用具	ストーマ装具（ストーマ用品，洗腸用品），紙おむつなど（紙おむつ，サラシ・ガーゼなど衛生用品），収尿器	ストーマ造設者，高度の排便機能障害者，脳原性運動機能障害かつ意思表示困難者，高度の排尿機能障害者
居宅生活動作補助用具	住宅改修費	下肢，体幹機能障害または乳幼児期非進行性脳病変

※情報・通信支援用具とは，障害者向けのパーソナルコンピュータ周辺機器や，アプリケーションソフトをいう．

2 福祉関連機器

　JIS（日本工業規格）[4]では，福祉用具を福祉関連機器の「義肢・装具部門」と，身体に機能障害のある障害者および障害児，高齢者，在宅療養者などのための「支援機器部門」とに分け，支援機器に関する主な用語とその定義について幅広く規定している．

福祉関連機器の適用は支援技術そのものであり，障害のある人々の心身機能を補い，自立生活支援を高めるとともに，介護者を含めた生活の質を向上・維持することができる．福祉関連機器は制度利用以外の身辺処理機器，姿勢保持装置，移動・移乗機器（移動補助具，各種リフト），自動車関連機器，家事用具，家具，住宅用設備類，コミュニケーション・情報機器，シグナル，レクリエーション機器などを包括した総称として用いられる．リハビリテーション機器という言葉は，福祉関連機器と同義語である．

福祉用具や福祉関連機器の制度面からの適用をみると，障害者総合支援法（補装具，日常生活用具），介護保険法（福祉用具の貸与，購入費の支給，住宅改修費の支給）のほか，労働者災害補償法（労災保険労働福祉事業），各種医療保険制度，生活保護法，戦傷病者特別援護法に分類される制度利用が可能となっている．

国際生活機能分類（ICF）では，福祉用具や福祉関連機器は**環境因子**として位置づけられており，心身機能の回復，活動，参加機能を向上させるうえでの環境調整のバランスによる包括的な対処方法としてとらえることができる．

B 義肢学の概要

義肢は，切断によって四肢の一部を欠損した場合に，もとの手足の形態または機能を復元するために装着，使用する人工の手足のことである（JIS 日本工業規格）．義手と義足に大別され，切断部位に対応した基本構造をもつ．

1 義肢の構成要素

a. ソケットとその適合

切断した部分を**断端**と呼び，断端と義肢が接触している部分をソケットという．ソケットは断端をその内部に気持ちよく納め，かつ，義肢の遠位部に力を効率的に伝える機能を果たす人間‒機械系の接触面（インタフェース）となる部分である．ソケットの適合とは，ソケットと断端との間のはめ合い状態を示す表現で，"機能解剖学的，生理学的，および生体力学的に適切なはめ合い"にあることを「よい適合」といい，"よい適合のソケットをつくり出すこと"を「ソケットを適合する」という．ソケットは切断部位や断端の状態に合わせて選択される．

b. 継手

人の関節に相当する部品を継手と呼ぶ．各種継手の処方は，切断部位や切断者の残存機能に伴う歩行能力の状態と継手の機械特性に合わせて選択される．たとえば高齢の大腿切断者の膝継手を選択する際は，膝折れがおこりにくい安定した歩行を重視する．外傷による若年の大腿切断者に対しては，歩行速度や坂道・階段昇降に対応したコンピュータ制御膝継手やスポーツ活動に適した足部を選択する．

c. アライメント

義肢のアライメント（alignment）とは，「義肢が所期の機能を発揮できるように組み立てたソケットに対する継手，支持部材，その他の構成部品の相対的位置関係（角度も含む）」である．ソケットの「よい適合」と「よいアライメント」の両者による最適な適合状態であることがアライメント設定上の基準となる．義足のアライメントには，①**ベンチ**（作業台上）**アライメント**，②**静的アライメント**（義足を装着しての座位，立位時の適合），③**動的アライメント**（異常歩行のチェックと修正）の3種類がある．

2 義足歩行の理解
（義足でなぜ歩行できるのか）

大腿切断者の場合，義足歩行を可能にしている要因として次の6つの要素をあげることができる．

1) 義足が体重を支持する方法
切断端の形状に合ったソケットを適合する．
2) 膝折れせずに立位保持ができる仕組み
アライメント設定と股関節伸展筋による伸展モーメントの作用によって膝継手の随意的制御を可能とする．
3) 膝継手機能
◉立脚相制御
①義足へ荷重することで膝継手にブレーキをかける機構，②正常な膝関節機能と同様に，立脚相での膝の二重作用（double knee action）を可能とする機構（bouncing機構），③膝継手の油圧による抵抗を利用して，特に階段や坂道の下り，椅子への着座時の急な膝折れを防止する機構（yielding機構）である．
◉遊脚相制御
空気圧，油圧機構を用いて，遊脚相における下腿の滑らかな蹴り上げと振り出し（振り子運動）を可能とする機構である．
◉立脚相・遊脚相制御
義足内に取り付けられた各種センサー（関節角度，荷重量など）が歩行周期に応じた動作特性を発揮できるよう，コンピュータ制御によって立脚相と遊脚相の両相を制御し，歩行速度や膝折れの防止に役立つ機構である．
4) 足部機能
踵接地時の衝撃吸収から踏み返し時の反発力を発揮して，体重移動をスムーズに行う機能である．
5) 義足装着・歩行練習による運動学習
義足ソケットの正しい装着練習に始まり，義足の特性に応じた基本的歩行動作練習，日常生活における起居動作練習ならびに応用的歩行練習（階段・段差昇降，不整地路歩行など）によって安定した歩容を獲得する．
6) エネルギー消費量の減少
歩行練習は，膝・足継手の選択と併せて，関節可動域，筋力，バランス，運動耐容能力の改善（体力の向上）による歩容の改善によって，エネルギー消費の少ない効率のよい楽な歩行を目標にする．

3 下肢切断者のリハビリテーションの目的

下肢切断者のリハビリテーションの目的は，切断術前後の心理的ケアを含めた医学的管理に基づいて，早期の創治癒獲得と成熟断端の形成を促し，**早期義肢装着法**による歩行獲得または早期に日常生活活動（ADL）の自立をはかることである．さらに，地域ケアに携わるスタッフとの連携を保ちながら早期退院を目指して退院後の身体的管理に関する患者教育やフォローアップ，住宅改造に携わり，切断者個々のライフスタイルに応じた趣味活動やスポーツ活動を含めた残存機能とQOL向上を最大限に高め，**社会参加**させることである．

4 専門的チームアプローチに求められる知識と実践

術前・術後のリハビリテーション過程におけるコアスキルを参考にして，症例への説明と実践ができるようにする．

1) 疾患理解（切断の病理と治療，合併症）
切断の病理学では，主要な切断原因ならびに症状に対してどのようなリハビリテーションのプロセスが必要であるかを正しく理解する．特に，下肢末梢動脈疾患（peripheral arterial disease; PAD）から重症下肢虚血（critical limb ischemia; CLI）へと進展する病態・疫学，臨床所見，治療方法について学ぶ．糖尿病についても，成因と治療，診断から運動療法実施上の注意点（血糖値および低血糖症候に対する管理）と，運動効果および健康障害の成因と切断に及ぼす影響などに関して理解する．

2) 切断術前後の治療原則の理解
疾患理解に基づいて，①手術手技，②よい断端の条件，③切断部位の特性に応じた歩行獲得の予後機能（膝関節残存の有無，両側切断），④術前・術後の全身状態の把握，⑤感染症対策，⑥術後断端管理方法による浮腫のコントロール，⑦切断部

位に適した義足処方，⑧小児切断に関する特性理解，⑨感染症対策，⑩カウンセリングスキルの向上とピアカウンセリングの実施，⑪疼痛・幻肢のコントロール方法，⑫その他のリスク管理などについて理解する．

3) 義足適合方法，義足歩行のバイオメカニクスの理解

最適な歩行を獲得するために必要なバイオメカニクス（正常人の筋骨格システムでの力の原理，重心，床反力，関節モーメント，姿勢の安定，エネルギーなど）や，義足の仕様や構造，適合方法の理解が求められる．

4) 評価に基づく治療目標・治療計画作成

下肢切断者の評価は大きく術前と術後に分けて，それぞれの項目のなかから選択して行われる(表4)．評価結果をもとにガイドラインを参照しながら，治療目標を決定（早期歩行実施時期，義足処方時期）して退院計画を策定する．

5) 患者教育の要点（術前・術後を通じた患者教育）

患者教育の要点は，まずはじめに患者のニーズに基づいた治療計画を作成したうえで，リハビリテーションの実施状況，健康回復状態，予後，食事療法，合併症に対するリハビリテーションの注意点，断端管理，非切断肢のケア（フットケアも含む），疼痛管理，精神的支援，義足の管理などに関して退院後のフォローアップ期間も継続して実施する．

6) 下肢切断者に対する理学療法

● 切断の術前・術後

切断術前は，疼痛や廃用症候群によって生じる関節可動域制限や筋力低下，全身持久力の低下をできるだけ予防・改善させる．関節拘縮や筋力低下があると，義足への力の伝達効率が低下する．

切断術後は早期離床を促して，ADL獲得を最優先した車椅子移動または歩行補助具を併用した移乗・歩行練習を取り入れて活動性の向上をはかる．非切断側下肢での片脚起立や上肢の支持なしでの立ち上がり動作の可否や全身持久力は，実用的な義足歩行獲得に大きく影響される．

● 義足歩行練習

義足歩行練習の基本は健常者の歩行と同じである．下肢切断者と健常者の差は，**立脚相・遊脚相**において体重支持や下肢の振り出し，蹴り出しの動力源が欠損していることで，新たなメカニズムで歩行様式を学習しなければならない．

大腿切断者の場合は，立脚相における膝継手の安定性にかかわる立脚相制御と，義足の振り出しにかかわる遊脚相制御に関する練習が求められる．下腿切断者の場合は，膝関節が温存されていることから，義足足部による推進力，不整地や階段での安定性にかかわる足部の選択と練習が求められる．

義足装着練習では，まずソケットの正しい装着方法を習得する．歩行練習では，義足側への体重支持能力は歩行効率に大きく影響することから，基本練習として体重移動練習を十分に行う必要がある．応用練習では，階段や段差，不整地歩行での安定性の獲得や，歩行速度の変化に対応した膝・足継手部品の特性を考慮したエネルギー消費のより少ない歩容を獲得できるよう，目標を設定する．

7) 補装具，日常生活用具，福祉機器の適応と制度利用

高齢者の場合，ベッド上での起居動作やトイレ移動は，車椅子・歩行器・松葉杖・杖などの歩行補助具の適切な使用方法を含めて，あらかじめ術前に指導しておくことが望ましい．理学療法の進行状況に応じて，介助量を減らして残存機能を補完し，自立支援と安全性の確保につなげる．

8) 健康管理，ケアプランに携わるスタッフとの協働連携

現疾患や合併症の再発予防を兼ねた健康管理ならびに運動指導が継続できるような体制をつくって情報を提供できるよう，ケアプランにかかわるスタッフとの情報交換やサービス連携をはかる．

9) 地域社会での生活再建（住宅改造，自動車運転，公共交通機関の利用，職業・復学支援）

生活再建のための住環境調整，自動車や公共交通機関の利用を促進する情報提供が求められる．

表 4　理学療法評価

術前

1. 基本情報
1) 年齢，性別，住所
2) 家庭・住宅環境
   ①家族構成，家族関係
   ②住宅構造・住宅環境
3) 職業・職場環境
4) 教育
5) 趣味，習慣，嗜好品，宗教
6) 経済状態
7) 自動車運転
8) その他

2. 医学的情報
1) 健康および全身症状
   ①バイタルサイン
   ②身体的情報：体格（身長，体重）・姿勢・栄養，健康状態
   ③知性・精神状態，意欲・認知
   ④現病歴および医学的所見に関する情報
     a. 現病歴と現症（切断原因）
     b. 各種血液生化学的検査
     c. 各種理学的諸検査
     d. 各種神経学的検査・所見
2) 主訴
3) 既往歴
4) 合併症・リスクの有無
5) 精神・心理状態
   a. 知能
     ミニメンタルステートテスト（Mini-Mental State Examination; MMSE）
     改訂長谷川式簡易知能評価スケール（Hasegawa Dementia Scale-Revised; HDS-R）
     コース立方体組み合わせテスト（Kohs Block Design Test）
     ウェクスラー成人用知能検査・第 3 版（Wechsler Adult Intelligence Scale-Third Edition; WAIS-III）
   b. 抑うつ
     WAIS-III
     疫学的うつ病評価尺度，うつ病（抑うつ状態）自己評価尺度（Center for Epidemiologic Studies-Depression Scale; CES-D）
     ベック抑うつ評価尺度（Beck Depression Inventory; BDI）
     抑うつ状態の評価尺度（Self-rating Depression Scale; SDS）（Zung 法）

3. 身体機能的評価
1) 疼痛
   ①上肢，下肢（対側肢），体幹の疼痛（骨・関節，四肢循環状態）
   ②断端痛
     a. Visual Analog Scale（VAS）
     b. Pain and Distress Scale
     c. マギル疼痛質問表（McGill Pain Questionnaire; MPQ）
     d. フェイススケール（Wong-Baker Face Pain Scale）
   ③幻肢・幻肢痛（幻肢の分類，部位，性質）
     幻肢分類
2) 運動機能的検査項目
   ①関節可動域〔上肢，体幹，下肢（切断肢，対側肢）〕
   ②筋力〔上肢，体幹，下肢（切断肢，対側肢）〕
     a. 徒手筋力，最大筋力（handheld dynamometer）検査
     b. 筋持久力，10 RM 測定
   ③感覚テスト
   ④協調性テスト
   ⑤バランス能力評価
     a. 片足立ち時間（片足立位保持時間）
     b. 機能的上肢到達検査（Functional Reach Test; FRT）
     c. 重心動揺計によるバランス評価
     d. ベルグバランススケール（Berg Balance Scale; BBS）
     e. Timed Up and Go Test（TUG）
   ⑥歩行能力（歩行速度，持続歩行距離など）
   ⑦歩行補助具，車椅子使用状態
3) 生理機能的検査項目
   ①呼吸・循環機能検査
     a. 肺機能検査，換気量，1 秒率，%肺活量
     b. 動脈血酸素飽和度（S_pO_2）
     c. 運動負荷試験（上肢エルゴメータ）
                （自転車エルゴメータ）
     d. 無酸素性作業閾値，嫌気性代謝閾値（AT）
     e. 最大心拍数（Heart Rate Max; HRmax）
     f. 酸素摂取量（Oxygen Uptake; $\dot{V}O_2$）
     g. 最大酸素摂取量（Maximal Oxygen Uptake; $\dot{V}O_2$max）
   ②下肢動脈硬化症検査（患肢，対側肢）
     a. 視診・触診（患肢の冷感，チアノーゼ，皮膚の状態，足の変形，糖尿病足病変）
     b. 皮膚温
     c. 動脈拍の触知
     d. 足関節上腕血圧比（Ankle Brachial Pressure Index; ABI，ABPI）
     e. 下肢動脈血管造影検査
     f. 足部潰瘍重症度分類〔ワグナー分類（Wagner Classification）〕
     g. 下肢末梢動脈疾患による下肢症状重症度分類
        フォンテイン分類（Fontaine Classification）
        ラザフォード分類（Rutherford Classification）
     h. 末梢神経検査（末梢神経伝達速度）
     i. 神経障害性足病変（足部変形など）
4) 視力・視野測定ほか（糖尿病性網膜症）
5) 身体測定検査項目
   ①四肢長・周径
6) パッチテスト（皮膚反応テスト）

4. 日常生活動作（ADL）テスト
義足装着時と非装着時（車椅子・歩行補助具などを用いた移動動作，自助具の使用，住宅改造の必要性との関連を含めた各種評価）
   ①機能的自立度評価法（Functional Independence Measure; FIM）
   ②バーセル・インデックス（Barthel Index; BI）

術後

5. 術後の主訴と全身状態の把握
1) 全身状態
2) 断端管理方法による創治癒状況
3) 精神・心理的状態
4) 断端の X 線像
5) 各種生化学的諸検査
6) その他

6. 断端評価
1) 断端の形状と手術創・皮膚の状態，骨・軟部組織の状態
   骨突出，瘢痕，癒着，浮腫，血腫の有無，皮膚の色調，温度
2) 断端長
3) 断端周径
4) 断端筋力
5) 関節可動域
6) 感覚
7) 断端末荷重能力（膝関節離断，Syme 切断）

7. 義足の適合判定
1) 義足装着方法，ソケット不適合の愁訴と適合状態および異常歩行についての適合判定（チェックアウト）
   ①ベンチアライメント
   ②静的アライメント
   ③動的アライメント（異常歩行の分析と修正）
2) 各継手・部品の調整とパーツ交換による性能評価

8. 義足歩行能力
1) 歩行補助具の選択
2) 10 m 歩行時間・歩行歩数
3) Step length，Stride length
4) 歩行率（cadence）
5) 連続歩行距離（6・3・2 分間歩行距離テスト）
   生理的コスト指数（Physiological Cost Index; PCI）
6) 応用動作歩行（階段昇降，段差，障害物，不整地歩行，交通機関の利用）
7) 異常歩行観察

9. 手段的日常生活動作（IADL）
フレンチャイ拡大 ADL 尺度（Frenchay Activities Index; FAI）
老研式活動能力指標（TMIG Index of Competence）

10. 社会参加状況
自動車運転（自動車改造），公共交通機関の利用，ピアサポート，障害者との交流活動および社会参加
   ①下肢切断者の活動度評価表（The assessment and description of amputee activity）
   ②Amputee Mobility Predictor（AMP）

11. QOL
MOS 36-Item Short-Form Health Survey（SF-36）
Prosthesis Evaluating Questionnaire（PEQ）
Prosthesis Evaluating Questionnaire: Japanese Version（PEQJ）
Sickness Impact Profile（SIP）
EuroQol（EQ-5D）
Satisfaction in（with）Daily Life（SDL）
The Nottingham Health Profile（NHP）
World Health Organization/Quality of Life Assessment（WHO/QOL）

10) **レクリエーション，スポーツ活動への参加，障害者・サポートグループとの交流など**

レクリエーションやスポーツ体験を促進する援助などの情報提供が求められる．

C 装具学の概要

1 装具の分類と目的

義肢が四肢の欠損部を形態・機能的に復元した人工の手足であることに対して，装具は「四肢・体幹の機能障害の軽減を目的として使用する補助器具のこと」(JIS 日本工業規格) である．装具は，①上肢装具，②体幹装具，③下肢装具，④靴型装具の種目に大別されている（表2）．

装具が適用される法制度的分類では，医学的治療の手段として使用される**治療用装具**と，医学的治療終了後に機能障害などの症状が固定した場合にADLなどの向上のために使用される**更生用装具**とに分類される．

装具の使用目的は，①安静・固定保持，②矯正，③体重支持，④免荷，⑤病的組織の外力からの保護，⑥拘縮や変形の予防および矯正，⑦機能を失った筋または起動力の補助・代償，力のコントロール，⑧弱化した筋または不安定な関節の可動域の制限，保護や補助などがあげられる．

下肢装具は，生体に装着されることによって生体に力を及ぼし，生体の動きを制限・矯正したり，補助したり，アライメントを変えたりすることができる．それによって局所を安静にしたり，免荷したり，あるいは生体の異常運動を制御することができる．

2 装具療法の適応判断

治療やリハビリテーションのために装具を用いることを"装具療法"という．下肢装具を患者の身体機能にうまく適合させるためには，**矯正モーメント**と**関節モーメント**の釣り合い状態を考慮し，さらに歩行練習によって患側下肢への荷重量の増加により，歩行速度，歩行率，歩容を改善させることができる．下肢装具の適切な効果判定を行うためには，バイオメカニクス的な方法を中心にしたパラメータに基づいて，各種装具の病態に応じた適応判断を進めていく必要がある．

3 拘縮に対する装具療法

関節拘縮は日常の診療場面でしばしば遭遇する障害である．拘縮に対する装具療法は，拘縮発生の機序や病態に応じて各種運動療法ならびに物理療法と合わせて選択する．

D 補装具と運動療法の融合

1 補装具の特徴と仕様を知る

補装具（義肢，装具，車椅子）の適応判断は，身体機能をどの程度補完・代替する機能やバイオメカニクスの特性をよく理解し，継続使用に対するメンテナンスや調整方法について熟知したうえで使用者に適合させる．補装具と運動療法を融合するためには，補装具の使用目的と適応に基づいて"適正に使う"ための練習が当然必要となる．練習過程で機能に変化がみられたときや使用頻度が増えることで習熟度が向上すれば，さらに継続使用できるように再調整を繰り返し行っていかなければならない．

2 補装具と運動療法による動作能力の改善

補装具は，身体と機械系との接点になることから，理学療法士は"運動療法と適応技術のスキル"を向上させる必要がある．補装具と運動療法の融合は，機能障害面と，うまく身体に適合させるための技術・指導面からの介入によって成立する．

機能障害面からは病態運動学に基づく治療アプ

ローチを行う．補装具は，失われた身体機能を補完・代替して，動作能力を最大限に改善させるための適合が求められる．

3 補装具使用者に対する評価と使用練習プログラム

たとえば，歩行補助具は立位・歩行時のバランス保持と体重を免荷させる目的で使用される．歩行補助具は基底面を広げることによってバランスの回復をはかることが可能であることから，その基底支持面内の重心移動や床反力ベクトルの作用，さらには免荷による下肢関節トルクへの影響などを考慮して，その使用方法を含めた動作練習を運動療法プログラムに反映するというアプローチの融合であると考えられる．効果判定もバイオメカニクスの側面から客観的にとらえることが可能となり，さらに使用者へのフィードバックを行うことで正しい使用方法を学習することができる．

義足や下肢装具は，バイオメカニクス理論とそれに基づく運動療法によって歩行能力の改善がはかられる．近年，義足や下肢装具は高機能部品が市販化されていることから，理学療法士と使用者ともに部品の機能特性を理解して病態に合わせた練習プログラムを進めていく．また，継続使用による効果判定を明らかにしていくこともこれからの課題である．

以上のことから，理学療法士が福祉用具をうまく適応させるためには，使用者の機能的予後の変化を考慮に入れて調整機能つき部品を選択し，長期的なフォローアップを通じて使用者の満足度やメンテナンスを含めた経過観察を行う必要がある．

● 引用文献

1) 障害者総合支援法，補装具費支給制度の概要．
 http://www.mhlw.go.jp/bunya/shougaihoken/yogu/gaiyo.html
2) 公益財団法人テクノエイド協会：平成25年度障害者総合福祉推進事業，補装具費支給制度の適切な理解と運用に向けた研修のあり方等に関する調査．補装具費支給事務ガイドブック，2014．
3) 介護保険法．
 http://law.e-gov.go.jp/htmldata/H09/H09HO123.html
4) 日本規格協会（編）：JISハンドブック—高齢者・障害者等．日本規格協会，2013．

● 参考文献

1) 日本義肢装具学会（監），澤村誠志（編）：義肢学．第2版，医歯薬出版，2010．
2) Douglas, G.S., et al.: Atlas of Amputations and Limb Deficiencies. pp.589–619, American Academy of Orthopaedic Surgeons, 2004.
3) Department of Veterans Affairs, Department of Defense: VA/DoD Clinical Practice Guideline for Rehabilitation of Lower Amputation. Department of Veterans Affairs, Department of Defense, Washington, DC, 2007.
 http://www.healthquality.va.gov/amputation/amp_v652.pdf

IV 日常生活活動学

■学習目標
- 日常生活活動学の概要について学ぶ．
- 環境制御学の概要について学ぶ．

　人と向かい合うことを基本とする理学療法において，日常生活活動（activities of daily living；ADL）は，運動療法，物理療法とともに理学療法の3大領域の1つを占めているだけに，理学療法士がADLをどのようにとらえて具体的にかかわるかが重要となる．

　なお，『標準理学療法学 専門分野 日常生活活動学・生活環境学』の該当頁をそれぞれの項目に示すので，参照されたい．

A ADLの概念

　ADLの概念は，1945年にリハビリテーション医であるディーバー（Deaver）と理学療法士であるブラウン（Brown）によって提唱され，その後，ニューヨーク大学のラスク（Rusk）と理学療法士であるロートン（Lawton）によってさらに進化していった．これらに共通するADLの概念は，「朝起きてから就寝するまでの基本動作能力，身辺処理動作能力，コミュニケーション能力，また手の使用によるすべてを含む日常行為」とされ，医学のなかに"生活"という視点の重要性を位置づけたことの意義は大きい．

　一方，日本リハビリテーション医学会は1976年にADL概念を以下のように提示した．「ADLとは，ひとりの人間が独立して生活するために行う基本的な，しかも各人ともに共通に毎日繰り返される一連の身体的動作群をいう．この動作群は食事，排泄等の目的をもった各作業（目的動作）に分類され，各作業はさらにその目的を実施するための細目動作に分類される．リハビリテーションの過程や，ゴール決定にあたっては，これらの動作は健常者と量的，質的に比較され，記録される」．この規定のなかで狭義のADLの範囲としては食事，排泄などの身のまわりの動作（**セルフケア**；self care）を意味し，広義のADLとしては調理，洗濯などの家事，裁縫，育児，買い物，交通機関の利用などの応用動作を含み，これらを**日常生活関連動作**（activities parallel to daily living；**APDL**）としている[1,2]．

　APDLと同様な範疇の考えとして，就労，就学や金銭管理などの通常の社会生活を営むうえで必要な活動を考慮した手段的ADL，拡大ADLという考えが定着してきているが，これらは年齢層や男女によっても異なり，また家庭内の役割，社会的な立場によっても影響されてくる．

B ADLの範囲

　ADLの範囲をどのようにとらえるかは，生活習慣や生活環境に加えて，医療機関に入院中なのか在宅生活なのかによっても異なってくる．理学療法の介入領域の拡大とともに，ADLの範囲は身のまわりの動作から社会生活の維持，**社会参加**に介入するなど，**生活の質**（quality of life；**QOL**）の向上に必要な活動までを含むように拡大してい

```
┌──────────────────┐
│   日常生活活動    │
└────────┬─────────┘
┌────────┴─────────┐
│基本的日常生活活動(BADL)│
└────────┬─────────┘
```

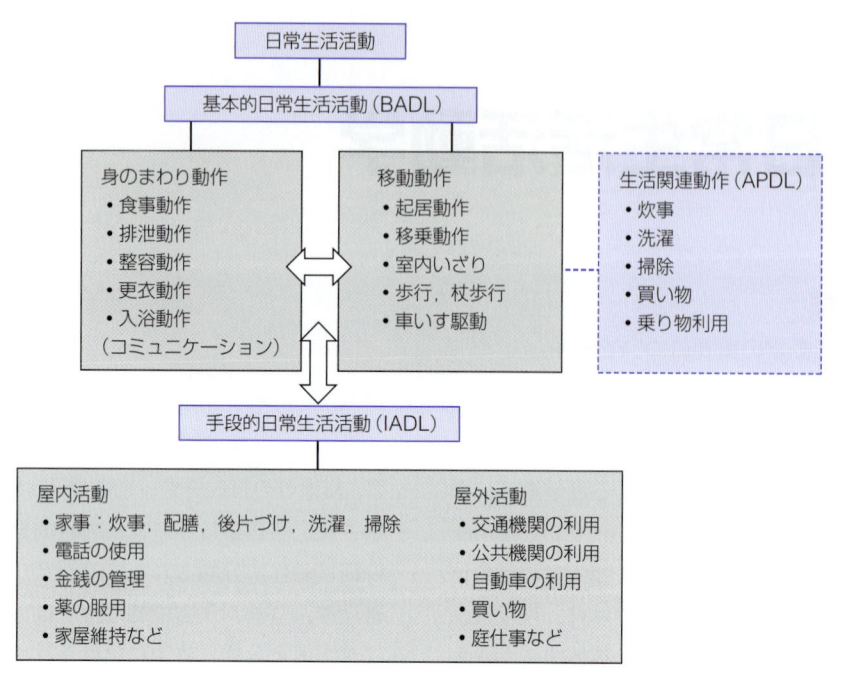

┌──────────────┬──────────────┐ ┌──────────────┐
│ 身のまわり動作 │   移動動作   │ │生活関連動作(APDL)│
│ ・食事動作   │ ・起居動作   │ │ ・炊事   │
│ ・排泄動作   │ ・移乗動作   │ │ ・洗濯   │
│ ・整容動作   │ ・室内いざり │ │ ・掃除   │
│ ・更衣動作   │ ・歩行，杖歩行 │ │ ・買い物   │
│ ・入浴動作   │ ・車いす駆動 │ │ ・乗り物利用 │
│(コミュニケーション)│   │ │   │
└──────────────┴──────────────┘ └──────────────┘

```
┌──────────────────────┐
│手段的日常生活活動(IADL)│
└──────────────────────┘
```

┌──────────────────────────┬──────────────────────────┐
│   屋内活動   │   屋外活動   │
│ ・家事：炊事，配膳，後片づけ，洗濯，掃除 │ ・交通機関の利用 │
│ ・電話の使用   │ ・公共機関の利用   │
│ ・金銭の管理   │ ・自動車の利用   │
│ ・薬の服用   │ ・買い物   │
│ ・家屋維持など   │ ・庭仕事など   │
└──────────────────────────┴──────────────────────────┘

図 1　ADL の範囲

る．したがって，ADL の大きな枠組みとしては，人が生きるための日常的な食事，更衣，トイレ動作といったセルフケアを中心とした基本的 ADL と，外出や家庭内の家事，金銭管理などの手段的 ADL あるいは拡大 ADL の 2 つに大きく分類できる．前者の ADL の項目についてはほぼ統一されているが，後者については，在宅の高齢者や障害者が社会参加するうえで必要な ADL 項目を加え，より幅広くとらえようと進化している．近年の**国際生活機能分類**（International Classification of Functioning, Disability and Health; **ICF**）の導入によって，"**活動**"と"**参加**"を統合的に評価して障害者の生活行動を支援する方向になっている．

1　基本的 ADL（BADL）

　基本的 ADL（basic ADL; BADL）の構成は，身のまわりの動作である食事，更衣，トイレ，整容動作などのセルフケアに，寝返りや起き上がりの起居動作，移乗，歩行や車椅子などによる移動動作を加えたものである．基本的 ADL は，入院患者や介護保険関連施設の利用者の身体運動機能面と関連するセルフケアの ADL 能力をほぼ的確にとらえることができる．

2　手段的 ADL（IADL）と拡大 ADL（EADL）

　人が地域社会のなかで自立的な生活を過ごすには，セルフケアのみでなく，屋内での家事能力や外出した際の活動能力が重要となる．1969 年，ロートンは高齢者の生活遂行に必要な ADL の評価指標として，セルフケアとは別に食事の準備，買い物，洗濯，外出時の移動，服薬管理，家計管理，電話の使用，家屋維持などの屋内外での生活活動（8 項目）を加えた手段的 ADL（instrumental ADL; IADL）の概念を提唱し，より実生活を把握できるようにした．この IADL の概念に類似したものに，矢谷や日本リハビリテーション医学会による日常生活関連動作（APDL）がある（**図 1**）．さらに 1989 年，Barer らはセルフケアと移動を軸にして，IADL の項目に就労，趣味，手紙などの活動まで

を含めた拡大 ADL（extended ADL; EADL）の概念を提示した．

このように，IADL と EADL には大きな差異はないが，前者は高齢者の生活を，後者は就労までを視野に入れたものである[3]．したがって，IADL と EADL の評価適用は，地域高齢者や在宅障害者，外来通院患者やデイケア利用者などに BADL と併用しながら用いられることが多い．

3 動作と活動について

ADL の日本語訳は，従前は「日常生活動作」として訳され，幅広く用いられていた．これは寝返り，立ち上がりといった起居パターンを"動作（motion）"としてとらえたことに加え，セルフケアに伴う入浴やトイレなどを動作といった視点で評価したことが影響している．しかし，在宅での生活，社会参加などが重視されるようになって，ADL をより多面的に分析するには動作よりも活動として評価するほうがより適切であり，言語的にも activity を"活動"と表現することが望ましいが，まだ両者は混在して用いられていることが多い．

C ADL と理学療法

理学療法士は，疾病や加齢によって随伴する諸症状や障害を有する人を対象に，心身機能や生活行動などを総合的に評価して，治療目標を立案したうえで効果的な運動療法，装具療法，物理療法などの理学療法プログラムを実施する専門職である．ともすれば筋力，関節可動域（range of motion; ROM）などの機能障害（impairment）に対する評価，治療アプローチに重点がおかれすぎて ADL 指導が疎に陥りやすくなるので，留意する必要がある．

実際の ADL 指導は，対象者の起床から就寝までの 1 日の生活において，洗面，食事，排泄，更衣，整容などの一連の ADL がどのように遂行されているかを質的・量的に評価したうえで到達すべき目標を定め，"ADL の自立"を目指した効果的な指導が理学療法士に求められている．ADL の向上に向けた取り組みは，疾病や身体に障害を有する人たちの自立的な生活行動の範囲をより拡大させ，就学や就労にも大きく関係する．すなわち，生活環境に適応した ADL の向上は，対象者の QOL の向上にも深く関連する．

しかしながら ADL 指導では，単に起居動作や更衣動作などの動作パターンを繰り返し指導するだけでは自立できない．むしろ ADL 指導には，できない ADL 項目の運動学的，生力学的な分析を行い，動作獲得に必要な力源や ROM の増大をはかるソフト面と，ベッドや椅子の座面の高さを調整するハード面の両方が必要となる．また ADL 遂行には，患者自身が毎日能動的に行ってこそ意義があるため，生活行動を変容するのに**行動療法学的な指導**が重要となる（図 2）．

D ADL 評価の目的

ADL 評価の目的は，患者や高齢者の ADL 能力を把握することが第一であるが，そのほかにも以下に記すようなものがある．

- 患者の ADL 遂行レベルと機能障害との相互関係を把握できる．
- 患者，家族の ADL に関するニーズを把握できる．
- 理学療法アプローチ計画立案とゴール設定の資料となる．
- 治療効果の判定とゴール達成度の確認資料となる．
- スタッフ間で患者の ADL 情報を共有し，カンファレンスなどに活用できる．
- 一定期間における ADL 改善，悪化を把握できる．
- ADL に関する臨床研究，学会発表などの基礎資料となる．
- 自立生活の可能性の判定とケアプラン立案の検討資料となる．
- 介護負担度と支援方法の立案の資料となる．

図2　ADLと理学療法

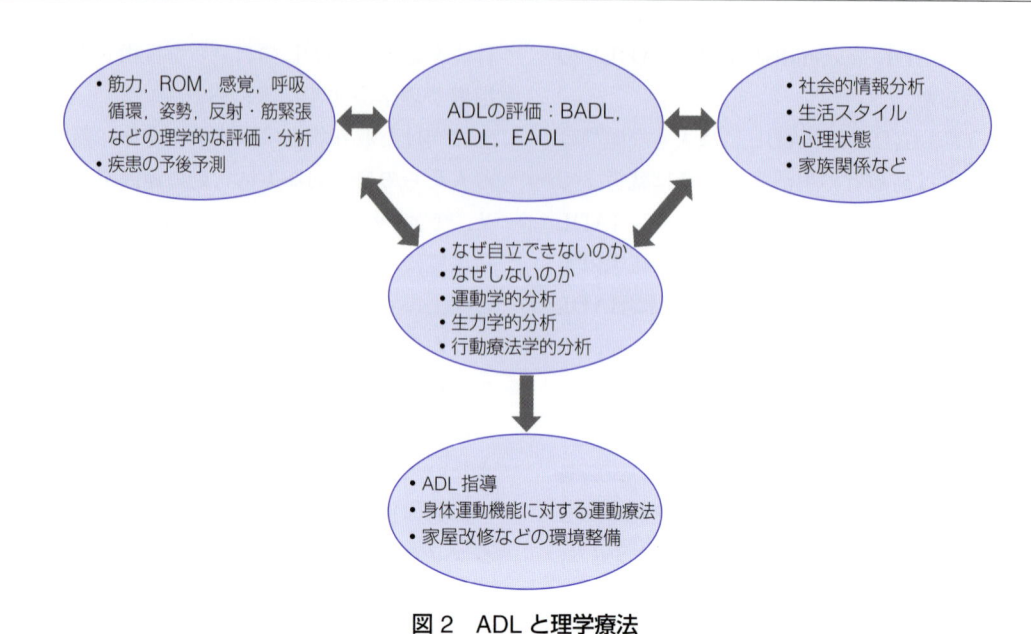

1　ADL評価の適用

　ADL評価を実施する際には，評価目的を明確にしたうえで統一的に実施することが重要である．ADLの評価表には多種多様なものがあるだけに，評価表を適用するにあたっては以下の点に留意する．
- 対象者の属性（年齢，疾患，入院・外来，在宅など）を総合的に考慮する．
- 評価が，治療なのか，判定なのか，適用目的を明確にする．
- 評価基準は，自立度をみるのか，介護量をみるのかを明確にする．
- 能力である"できるADL"をみるのか，生活実態である"しているADL"をみるのかを明確にする．
- 実用的なADLでは，確実性，安全性，遂行時間，仕上がり具合などを総合的にどのようにとらえるかを明確にする．
- 口頭確認の判定なのか，実際のADLを遂行させての判定なのかを明確にする．

　以上のことから，評価を実施する際には評価目的，評価基準，評価場所，記録方法などをスタッフ，施設内で統一して実施することがポイントである．

E　代表的なADL評価法

　わが国のリハビリテーション医療，介護保険関連施設などにおいて多用されているADL評価法のBarthel Index（バーセル・インデックス）とFIMを中心に解説する[4]．なお，これらの詳細な評価表については，本シリーズ『標準理学療法学 専門分野 日常生活活動学・生活環境学』を参照されたい．

1　Barthel Index（BI）

　1965年，米国の医師であるマホニー（Mahoney）と理学療法士であるバーセル（Barthel）によって開発された評価法である．BIは世界各国で幅広く用いられており，わが国でも早期から導入され，定着したADL評価法の1つである[5]（表1）．

　BIの評価項目は，セルフケアを含めた基本的ADLを中心にした10項目で構成されている．具体的な項目は，食事，椅子（車椅子）とベッド間の移乗，整容，トイレ動作，入浴，平地歩行，階

表1 Barthel Index

	介助	自立
1. 食事（食物を切ってもらう場合は介助とみなす）	5	10
2. 車椅子からベッドへの移動およびその逆（ベッド上での起き上がりを含む）	5〜10	15
3. 整容（洗面，整髪，髭そり，歯磨き）	0	5
4. トイレへの出入り（衣服の始末，拭き，水流しを含む）	5	10
5. 入浴*	0	5
6. 平地歩行（歩行不能の場合は車椅子操作） ＊歩行不能の場合のみ採点	10 0*	15 5*
7. 階段昇降	5	10
8. 更衣（靴ひも結び，留め具の使用を含む）	5	10
9. 排便コントロール	5	10
10. 排尿コントロール	5	10

*原著の bathing は「洗体」と訳されることもあるが，ここでは日本の現状に合わせて「入浴」とした．
〔Mahoney, F.I., Barthel, D.: Functional evaluation; the Barthel Index. *Md. State Med. J.*, 14:61–65, 1965 より〕

表2 機能的自立度評価法（FIM）

評価尺度
- 自立
  - 7：完全自立（時間，安全性）
  - 6：修正自立（補助具使用）
- 部分介助
  - 5：監視
  - 4：最小介助（患者自身で75％以上）
  - 3：中等度介助（50％以上）
- 完全介助
  - 2：最大介助（25％以上）
  - 1：全介助（25％未満）

評価項目
- セルフケア
  - 食事
  - 整容
  - 更衣（上半身）
  - 更衣（下半身）
  - トイレ動作
- 排泄コントロール
  - 排尿
  - 排便
- 移乗
  - ベッド
  - トイレ
  - 風呂，シャワー
- 移動
  - 歩行・車椅子
  - 階段
- コミュニケーション
  - 理解
  - 表出
- 社会的認知
  - 社会的交流
  - 問題解決
  - 記憶

段昇降，更衣，排便自制，排尿自制からなり，各項目に0，5，10，15点が配点され，すべての項目が自立であれば満点100点（車椅子利用者では80点），逆にすべての項目が不可能であれば0点となる．ただ，BIでは移動関連動作と排便・排尿の自制に重みづけしており，配点が高くなっている．

BIの評価項目数は多くなく，簡便で短時間での評価ができるうえに検者間の信頼性も高く，臨床現場では多用されている評価法である．しかしながら，各項目の配点がやや粗くなっているため，患者の細かなADL変化をとらえにくい面がある．このため，評価結果に即応した細かな理学療法アプローチを立案・実施する際には留意することが大切である．

2 機能的自立度評価法（FIM）

FIM（functional independence measure）は，1987年に米国のグレンジャー（Granger）らによりリハビリテーション医学のための統一的データセット〔Uniform Data System (UDS) for Medical Rehabilitation〕の中核をなすADL評価法として開発された[6]（表2）．

その後，わが国では慶應義塾大学リハビリテーション医学教室によって第3版が翻訳紹介され，急性期病院から回復期リハビリテーション病棟などの医療機関，介護保険関連施設などの幅広い領域において理学療法の効果判定，介護保険対象者の機能判定などに多用されている．

FIMはBIを発展させ，意思疎通（コミュニケーション）と社会的認知の評価項目を加えたものであり，FIMの評価枠組みは①セルフケア（6項目），②排泄コントロール（2項目），③移乗（3項目），

④移動（2項目），⑤コミュニケーション（2項目），⑥社会的認知（3項目）の6大項目と18小項目から構成されている．

FIMの評価尺度は，各項目について介護負担度を加味した7段階（1～7点）で詳細に評価するようになっている[7]．自立は，完全自立（7点）と装具使用や安全性の考慮を修正自立（6点）とした2段階に分けている．介助と部分介助については，介護負担度から監視（5点），最小介助（4点），中等度介助（3点）の3段階に分けられ，また，完全介助は最大介助（2点），全介助（1点）の2段階に分けられ，全項目における完全自立では満点の126点に，全介助では18点となる．BIなどほかのADL評価の結果とFIMを比較する際には，FIMのコミュニケーションと社会的認知を除く運動機能面（13小項目）の得点を用いることが多いが，その際，運動機能面の完全自立は91点，全介助は13点となる．

このようにFIMでは，各項目の評価尺度がBIなどと比べて細かく，患者のADL変化や理学療法の効果などを的確に把握しやすくなっているため，FIMは臨床領域，介護保険領域における効果判定や行政指標のデータとして活用されている．それだけにFIMにかかわる理学療法士は，評価尺度と配点基準を十分理解したうえで評価を実施しなければ，検者間のばらつきが生じることに留意すべきである．

3　その他のADL評価表[4,8,9]

a. Katzの自立指標

1963年にカッツ（Katz）らによって，高齢者の機能状態と病院，家庭などの環境因子との関連性を評価するものとして開発された．評価項目は入浴，更衣，トイレ，移乗，排尿・排便自制，食事の6大項目から構成され，判定基準は動作の難易度順を加味されたもので，「行っているか，いないか」の視点でA（すべて自立）からG（すべて介助）の判定が行われる．

b. PULSES Profile

1957年にマスコウィッツ（Moskowitz）とマッキャン（McCann）によって開発され，下記に示す6項目を自立1点から完全依存4点の段階の評定し，患者の機能状態を把握する．完全自立では満点6点，全介助は24点となる．この評価法の特徴は，身体状況では内臓機能面，コミュニケーション，認知機能面などを多面的にとらえるようになっている．

- P：physical condition（身体状況）
- U：upper limb functions（上肢機能）
- L：lower limb functions（下肢機能）
- S：sensory components（感覚的要素）
- E：excretory functions（排泄機能）
- S：support factors（支援要素）

c. Kenny Self-Care Evaluation

1965年にシェーニング（Schoening）らによって開発されたもので，ベッド上の活動，移乗，移動，更衣，身体の清潔，食事の6大項目について，介助状態を軸にして5段階（自立4点～全依存0点）で評定し，完全自立では満点24点，全介助は0点となる．5段階で評定するため，対象者の機能改善，介助度合いの変化が反映されやすい．

d. 老研式活動能力指標

古谷野らによって開発された老研式活動能力指標は，中高齢者を対象に健康観，外出行動，公共交通，人との交流状況，会計管理などの13の質問項目で構成されている．質問項目は大きく手段的ADL（5項目），知的能動性（4項目），社会的役割（4項目）の3要因を把握できるようになっており，各項目について「はい」，「いいえ」の2段階で評価する形式をとっている．この評価法は地域在宅高齢者のデイケア利用者の生活活動状態を反映でき，かつ簡便であるため利用されることが多い[10]．

表3 片麻痺患者のICF表とADL

健康状態	右視床脳梗塞，廃用症候群，左心肥大の疑い			
心身機能・構造	機能・構造障害	・筋緊張低下：麻痺側上肢，腹部，殿部，大腿部，非麻痺側腹部 ・筋力低下：非麻痺側大腿四頭筋，麻痺側股関節周囲筋 ・易疲労性 ・麻痺側随意性の低下 ・高次脳機能障害（注意障害，軽度な半側空間無視） ・関節可動域制限：麻痺側肩関節，足関節背屈	環境因子	・夫（71歳）と長男との3人暮らし ・犬を室内飼育 ・住環境 持ち家2階建て 手すり：トイレ，玄関にあり 上がり框：2段で20cm段差 浴槽：埋め込み式，浴室に手すりなし トイレ：洋式（洗浄式） 寝室：1階和室でベッド使用 生活空間は1階
活動	運動療法室での活動状況	（−） ・非効率な起居動作 寝返り：非麻痺側を過剰に使った寝返り 体幹低緊張による胸郭と骨盤の回旋不足 ・立位バランス能力の低下 非麻痺側寄りの荷重 麻痺側の荷重能力低下 ・歩行：T字杖歩行 安定性の低下：近位監視レベル 耐久性低下：40m程度 歩行速度：10m，23.2秒 ・多弁で配慮が必要	（+） ・起居動作自立 ・移乗動作が監視レベルで可能 ・靴の着脱が自立 ・言語コミュニケーションが可能 ・理学療法に意欲がある ・ひた向きな性格	阻害因子	・夫の既往歴：脳梗塞右片麻痺あり，身体障害者手帳2級 ・屋内短距離杖歩行レベル ・デイサービス利用：1回/週 ・夫による介護は困難
	病室での活動状況	（−） ・トイレ動作夜間監視 ・移乗：夜間監視 ・更衣：軽度介助（下衣） ・入浴：軽度介助 ・病棟歩行未実施	（+） ・食事動作：自立 ・移乗：昼間自立 ・更衣：自立（上衣） ・整容動作：自立 ・トイレ動作：日中自立 ・車椅子自走自立	個人因子	・68歳，女性 ・身長：151cm，体重：58kg ・BMI：25.4 ・主婦 ・趣味：料理，手芸
参加	参加制約	（−） ・病院内生活 ・退院後の計画，受け入れ未定	（+） ・見舞いに来る友人や親戚が多い		

e. 障害老人の日常生活自立度（寝たきり度）

「寝たきり老人ゼロ作戦」の推進と老人保健福祉計画の実施のために，厚生省が「高齢者の寝たきり度」を判定するものとして1991年に作成した基準である．評価は生活自立「ランクJ」，準寝たきり「ランクA」，寝たきり「ランクB・C」に分類され，介護保険制度における要介護認定の基準資料として広く用いられている[11]．

F ADL評価の留意点

各種の評価表の評価尺度に従ってADL評価を行えば，尺度基準に沿った結果が示されるが，その点数のみを金科玉条のようにとらえると，点数のみが独り歩きするようになる．また「できる」，「できない」といったチェック的な安易な評価を行っては意味がない．

たとえば，「歯磨き」ができるか否かではなく，歯ブラシが持てるのか，次に片手で歯磨きチューブを絞ることができるのか，それをうまく歯ブラシにつけることができるのか，歯をブラッシング

できるのか，水道栓の開閉が操作できるのか，うがいができるのかなど，動作を要素還元的に検討することが大切である．

ADLを単なる各種の生活活動として把握するだけでなく，患者，高齢者の理学療法アプローチの指標と位置づけて，下肢筋力や上肢の巧緻性などの向上をはかりながら，ADL動作を改善させることが求められている．たとえば，ADL評価を通して患者の身体機能，生活環境，社会参加などのICFの概念との整合性を確認したうえで，具体的な理学療法アプローチを展開するようにすべきである．表3は脳梗塞による左片麻痺例のADLを含めたICF表の一覧である．

G ADL指導のあり方

BADL，あるいはIADLなどの評価結果をどのようにADL指導に反映するかが重要となる．臨床場面や在宅生活場面におけるADL指導では，"できるADL"と"しているADL"の拡大と充実をはかり，自らが"するADL"に行動変容する指導が望まれる．

1 "できるADL"と"しているADL"の拡充

"できるADL"と"しているADL"のギャップをどのようにとらえ，ADL指導に生かしていくかが重要である．たとえば，理学療法室でのADL評価では，「不安定ながらも杖歩行が可能なのに，病室では車椅子移動を行っている事例」，「上衣の着脱は自立であるのに，生活場面では家族の介助を要している事例」などのギャップを分析し，"できるADL"を"しているADL"として実生活に反映できるように指導することが大切である．"できるADL"と"しているADL"とのギャップの要因には，①動作遂行に時間がかかりすぎて実用的でない，②遂行する際の安全性に課題がある，③家族が過剰な介護をする，④寝具やトイレ構造などの物理的環境に課題がある，⑤依存心が大きく主体性に課題がある，などがある．

2 "するADL"の実現

"できるADL"と"しているADL"の拡充がなされても，病室や在宅場面において"するADL"に進化し，さらに行動変容することが必要である．そのためには，"できるADL"を実際の生活場面の時間帯で繰り返し指導を行ったり，生活環境に合わせた指導を実施し，"しているADL"を積み上げていくことが大切である．在宅生活で"するADL"をさらに高めるには，家族のADLに対する理解を深める支援や環境整備をはかり，継続的なADL指導を行うことがポイントである．

●引用文献

1) 伊藤利之：日常生活動作と生活関連動作．津山直一（監）：標準リハビリテーション医学，第2版，pp.173-205，医学書院，2000．
2) 黒川幸雄：ADLの概念と範囲．奈良 勲（監）：標準理学療法学 専門分野 日常生活活動学・生活環境学，第4版，pp.4-13，医学書院，2013．
3) 伊藤利之：生活関連活動．伊藤利之ほか（編）：新版 日常生活活動―評価と支援の実際，pp.15-29，医歯薬出版，2010．
4) 大津慶子：歴史的意義と重要性．奈良 勲（監）：標準理学療法学 専門分野 日常生活活動学・生活環境学，第4版，pp.51-55，医学書院，2013．
5) Mahoney, F.I., Barthel, D.: Functional evaluation; the Barthel Index. *Md. State Med. J.*, 14:61-65, 1965.
6) Research Foundation of the State University of New York, 1990.
7) 大津慶子：歴史的意義と重要性．奈良 勲（監）：標準理学療法学 専門分野 日常生活活動学・生活環境学，第4版，p.55，医学書院，2013．
8) 小林 武：日常生活活動．奈良 勲（監）：標準理学療法学 専門分野 理学療法評価学，第2版，pp.224-233，医学書院，2004．
9) 安藤徳彦：リハビリテーション序説．pp.104-112，医学書院，2009．
10) 古谷野 亘，柴田 博，中野克治ほか：地域老人における活動能力の測定―老研式活動能力指標の開発．日本公衛誌，34:109-114，1987．
11) 遠藤英俊ほか：新・介護認定審査会委員ハンドブック．第2版，p.60，医歯薬出版，2006．

V 地域理学療法学

■学習目標
- 地域理学療法の枠組みについて学ぶ．
- 地域理学療法が必要とされてきた背景について学ぶ．
- 医療施設で行う理学療法との違いを学ぶ．
- 介護保険制度および関連福祉制度と地域理学療法との関連について学ぶ．

ここでは医療施設以外で行う理学療法を総称して地域理学療法と位置づける．

本項で学ぶことは，地域理学療法が必要とされてきた社会的背景と，患者としてではなく**生活者**としての対象者と接することにより，理学療法の目指すものがより広く深く対象者の生活に根ざすものであることを知ることである．また，地域理学療法の主な支払い根拠となる介護保険制度およびその他の福祉制度について学ぶ必要がある．

2000（平成12）年に施行された介護保険法により，理学療法は活躍する場が医療施設だけではなく地域へと大きく広がった．それにより理学療法そのもののあり方も大きく幅を広げた．地域における理学療法は今後の理学療法の新たな方向性も示すといえるであろう．

なお，『標準理学療法学 専門分野 地域理学療法学』の該当頁をそれぞれの項目に示すので，参照されたい．

A 地域理学療法の発展してきた背景

地域理学療法が発展してきた背景として大きく2つの要素があげられる．1つはわが国の社会保障制度の大きな変化であり，もう1つは障害者の社会参加促進の世界的な流れである．

1 わが国の社会保障制度の変遷

社会保障制度とは，わが国では**所得保障**に加え，**医療サービス**，**社会福祉サービス**，**保健・公衆衛生サービス**を含む概念としてとらえられている．社会福祉は社会保障とほぼ同義に用いられることが多いが，わが国では要介護高齢者や重度身体障害者などに対する社会サービスを指すのが一般的である．

1941（昭和16）年に民間の男子労働者を対象に労働者年金保険法が制定され，わが国の社会保障制度の枠組みができあがったとされる．しかし，これらの制度は国の殖産興業・富国強兵のためのものという観点が強かった．

第2次世界大戦後，GHQ（連合国軍総司令部）の指導のもとに戦災，引き揚げ，離職などで生活に困窮している人たちへの緊急の対応がなされ，生活保護法，児童福祉法，身体障害者福祉法などが制定されていった．

戦後経済の再建，復興がなされていくなかで，福祉国家の柱である社会保障制度を確立するための検討が始められ，1958（昭和33）年には**新国民健康法**，1959（昭和34）年には**国民年金法**が制定され，皆保険，皆年金が実現していった．これによりすべての国民が安価に医療を受けることが可能となった．

しかし，昭和50年代に入ると人口の高齢化が進

み，経済成長率が低下していくなかで国民医療費および社会保障給付費は増大し，結果，社会保障も拡大の時代から調整と抑制の時代になっていった．

1982（昭和57）年には**老人保健法**が制定された．これは入院から在宅への転換と地域での"予防からリハビリテーション"までの包括的なサービスを推進するものであり，健康な老人づくりも目的となっている．これらの政策が一般の人々にもはっきりしてくるのが2000（平成12）年に施行された介護保険制度である．介護保険制度は2006（平成18）年に改定され，要介護・要支援者を減らし，健康長寿を目指す介護予防が明確に提示された．

2 ノーマライゼーションの普及，障害者の権利

前述したわが国の社会保障制度の変遷とともに，地域理学療法拡大の大きな力となったのが，障害者に対する世界的な意識変化であった．

ほぼ同じころ，国連は**障害者の権利宣言**〔国際連合の障害者の権利に関する決議（1975年）〕（**表1**）をはじめとして，**国際障害者年**の制定（1981年）を定め，"障害者の完全参加と平等"の実現を目指した世界的な活動が始まった．また「**障害者に関する世界行動計画**」を採択し，各国において障害者施策を推進するための具体的な行動計画を策定するよう提唱した．障害者の自立意識，ノーマライゼーション理念の紹介・普及など，障害者の人権，福祉，リハビリテーションの推進などが進み，一般の人の意識も変化していった．

すなわち，国家財政の健全化と障害者のノーマライゼーションの推進が相まって，施設入所・入院から在宅医療，在宅ケアへと大きな変化を遂げたのである．

それまでのわが国においては，大きな障害を負った人々に対しては保護をするという形で医療施設や福祉施設内で，社会と孤立した生活をせざるをえなかった時代が続いていた．大きな障害をもっているがために社会生活を送れない人々を，医療

表1 障害者の権利宣言（1975年）に盛り込まれている主な権利

① 年齢相応の生活を送る権利
② 他の人と同等の市民権および政治的権利
③ 可能なかぎり自立するための施策を受ける権利
④ 医療，教育，職業訓練，リハビリテーションなどのサービスを受ける権利
⑤ 経済的保障を受ける権利，職業に従事する権利
⑥ 経済社会計画のすべての段階において特別のニーズが考慮される権利
⑦ 家族とともに生活する権利，また施設で生活する場合はそこでの環境および生活条件は同年齢の人の通常の生活に限りなく近いものであるべきこと

的ケアを特に必要としないまま医療施設にとどめておくことを社会的入院という．

B 生活者としての対象者 ── 地域/医療施設間の理学療法の違い

1 患者から生活者へ

介護施設，福祉施設，もしくは訪問先で理学療法を行うことを地域理学療法と呼んでいる．医療施設で行われる理学療法が**医療モデル**としての問題解決法であり，治療者主体になっているのに対し，地域理学療法では患者ではなく生活者としてのニーズをとらえようという視点に変わる．すなわち，医療モデルから**生活モデル**へと問題解決アプローチの枠組みも大きく変わるのである[1]（**表2**）．結果として，同じ理学療法であっても目的，方法，主体が変わる．

2 障害のとらえかた ── 国際障害分類から国際生活機能分類へ

2001年にWHO（国際保健機関）はそれまでの国際障害分類（International Classification of Impairments, Disabilities and Handicaps; **ICIDH**）（1980年）から国際生活機能分類（International Classification of Functioning, Disability and

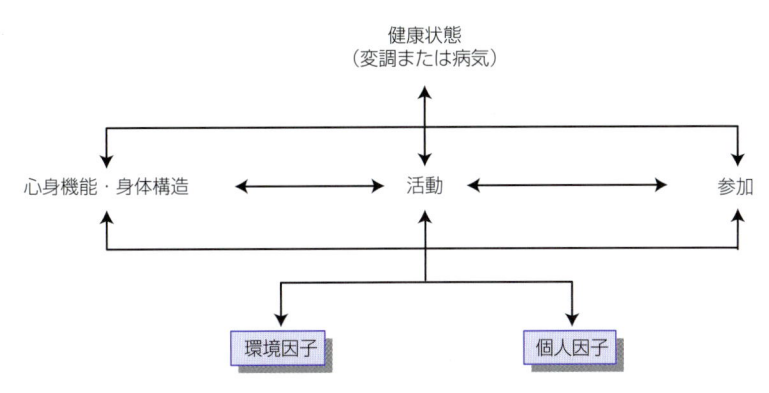

図1 ICFの構成要素間の相互作用

〔障害者福祉研究会：ICF 国際生活機能分類―国際障害分類改定版. p.17, 中央法規出版, 2002 より〕

表2 医療モデルと生活モデルの構成指標

指標	医療モデル	生活モデル
目的	疾病の治癒・救命	QOL 向上
ゴール	健康	生活の自立
対象者	患者	生活者
方法	治療	支援・援助
主体	提供者	利用者
主な実施場所	病院	地域・在宅
チームの構成	医療従事者	多領域の職種
視点	問題は何か	可能なことは何か

〔橋本伸也：生活者としての対象者. 奈良 勲（監）：標準理学療法学 専門分野 地域理学療法学, 第3版, pp.70-81, 医学書院, 2012 より改変〕

Health; ICF）に改定した．ICIDHが障害の各次元で「できない」，「問題がある」という視点に立っていたのに対し，ICFでは心身機能・構造，活動，参加などが「できる」，「可能性」を視点とするものに変わった[2]（図1）．

こうした障害モデルの改訂は，理学療法における対象者の見方にも「できる」，「可能性」を前提とする多様なアプローチの必要性，可能性を示唆するものである．活動制限や参加制約と環境との相対的な関係をどのようにとらえ，対象者のニーズを満たしていくかということが，地域理学療法の重要なアプローチの手法となる．

3 地域における連携
——関連諸機関との連携

連携のあり方は医療施設との大きな違いの1つである．医療施設では他職種間連携も同一施設内で行われる．それにひきかえ，いわゆる地域と呼ばれる分野では，他事業所との連携になることが一般的である．言い換えれば，チーム全体が顔を合わせる機会は非常に少ないということである．そこで，対象者に対して情報の共有と同一の目標，それぞれの職種のアプローチについての理解がよりいっそう重要となる．

また，他事業所との連携において考慮しなければならないのが，職位や経験年数の扱われ方である．同一施設内においては技師長以下，職位による上下関係が明確であり，新人はそれなりにカバーされることが多い．しかし，地域ではチームを組む相手が異なる職種であり，事業所も異なることが普通である．そこには同一施設でみられる上下関係はない．言い換えれば，新人であってもベテランであっても，それぞれの職種代表として扱われる．

C 介護保険制度

地域理学療法の根拠として介護保険制度は大きな位置を占める．介護保険制度は40歳以上の国

民に課せられた社会保険であり，介護の社会化を目的にしている．

また，介護保険制度での理学療法は医療保険と異なり，"理学療法"ではなく"リハビリテーション"として包括的に利用者の生活支援にかかわる．

1 要介護認定とケアマネジメント

介護保険サービスを利用するには要介護認定を受ける必要がある〔第4章図6（☞76ページ）参照〕．要介護度は要支援1，2と要介護1～5までの7段階に分かれており，介護度により受けられるサービスの上限限度額が決められている．

要介護認定を受けると，対象者の日常生活状況，身体的健康，社会的関係，経済状況，住生活環境など，生活全般からアセスメントを行い，**ケアマネジャー（介護支援専門員）**および本人が自立支援に基づいた**ケアプラン（介護サービス計画）**を作成する．各事業所とのカンファレンス（サービス担当者会議）を経て共通目標を立て，モニタリングおよび効果判定（再アセスメント）を行っていく．この一連の流れをケアマネジメントという．

なお，このアセスメントから再アセスメントの流れは，ケアプランのみならず"**リハビリテーションマネジメント**"や"**住宅改修**"など，介護保険内の業務では効果判定として広く用いられる．

2 ケアマネジャーの役割

介護保険制度では，要介護者が自立した日常生活を営むために必要な支援についてアドバイスをするケアマネジャーが制定された．ケアマネジャーとして認定・登録するためには，理学療法士，医師，看護師などの医療，介護，相談業務に従事し，実務経験が5年以上ある者が，介護支援専門員実務研修受講試験を経て実務研修を受講しなければならない．ケアマネジャーの主な業務は以下のとおりである．
①要介護認定に関する業務
②ケアマネジメント（介護支援サービス）に関する業務
③ケアマネジメントの上限管理およびサービス提供の成果や評価に関する業務

3 介護保険サービス

介護保険サービスは大きく分けて**介護給付**と**介護予防給付**に分けられる〔第4章表1（☞77ページ）参照〕．それぞれの通所・訪問・施設サービスのなかで，理学療法はリハビリテーションとして包括的に生活支援にかかわる．

そのためには心身機能に対する個別対応のみならず，**集団対応**のよさを取り入れ，生活者としての利用者への心理的な対応も心がけなければならない．集団対応としては，行事への参加，レクリエーション，体操などがある．その効果としては，対人関係機能の向上，社会的役割を果たす，障害受容の促進，障害への固執の除去，感情コントロール能力を養うことなどが見込まれる．

D 介護保険法改正と介護予防

介護保険法が施行されたのち，サービス利用者は初年度（2000年）の150万人から2005（平成17）年には330万人と大幅な増加を示した．この増加の内容をみると，要支援，要介護1の軽度者が多くを占めていた．これらの状況をふまえ，2005年に改正介護保険法（介護保険法等の一部を改正する法律）が施行された．改正の主な内容は以下のとおりである．
①予防型重視システムへの転換：新予防給付が創設され，介護予防マネジメントは"**地域包括支援センター**"が行うことになった．さらに要支援・要介護になるおそれのある高齢者を対象とした介護予防事業を行うために"**地域支援事業**"が創設された．
②施設給付の見直し：居住費・食費を保険給付の対象外とした．

③新たなサービス体系の確立：地域密着型サービスの創設
④サービスの質の確保・向上
⑤負担のあり方，制度運営の見直し
⑥被保険者・受給者の見直し

　介護予防にも**介護予防ケアマネジメント**が行われる．これにあたるのが市町村に設置されている地域包括支援センターである．介護予防事業は日常生活上の生活支援サービス（通所施設での入浴，食事）のほか，選択サービスとして「運動器の機能向上」，「栄養改善」，「口腔機能の向上」，「アクティビティ」を中心としたプログラムが実施される．理学療法士は転倒予防や高齢者向け筋力トレーニングを担当することが多い〔第4章表1（☞77ページ）参照〕．

E 医療施設以外の職場

　地域理学療法の職場としては，介護施設（介護老人保健施設，介護老人福祉施設）が主たるものであるが，身体障害児・者の施設，障害児のための特別支援学校，市町村など多岐にわたる．しかし，職場は広範であるが1施設あたりの雇用は少ないのが現状である．

1　介護保険関連施設および事業所

　介護保険法で定められたサービスは，**施設入所サービス**，**通所サービス**，**訪問サービス**など多岐にわたり，それに対応した施設や事業所がある．入所者サービスおよび通所介護や通所リハビリテーション，訪問リハビリテーションに従事する理学療法士は，介護保険制度施行以後，急速に伸びている．

　なかでも**介護老人保健施設**（通称，**老健**）は入院から在宅への段階的なリハビリテーションを行う施設と位置づけられているために，理学療法士をはじめとするリハビリテーションスタッフが多く配置されている．

2　身体障害児・者福祉施設

　これらの施設は地域に開かれた施設として，近年そのあり方が従来とは大きく異なってきた．2003（平成15）年にそれまで続いてきた**措置制度**（行政が必要と定め，与えるサービス）が廃止された．このことから，利用者自らが指定事業者を選び，契約によりサービスを利用できるようになった．

　施設も従来は障害児・者の保護を中心とした収容施設に近かったが，ノーマライゼーションの理念のもと，社会復帰への足がかりとするための場に変わってきている．

　しかし，身体障害者福祉施設に従事する理学療法士の絶対数は従事者数の0.28％（240人）〔2013（平成25）年〕と少なく[3]，利用者の障害程度の重度・重複化とも相まって，機能を十分に果たせる状態とはいえないのが実情である．

　全国の肢体不自由児施設は**療育**（治療と教育）の理念に基づき，対象児・者の全人間的成長を支援している．療育には治療と教育を併せ持つ意味がある．

　国際障害者年を契機としてノーマライゼーション理念が浸透し，これらの施設でも"入所から在宅へ"と流れが変わり始め，**障害者プラン**〔1995（平成7）年〕により在宅療育が積極的に推進されてきている．

　肢体不自由児施設における理学療法士の主な業務は，対象児およびその家族への専門的技術指導のみならず，巡回相談，訪問指導などがある．

3　行政における理学療法士の役割

　行政（都道府県および市町村）に直接雇用される理学療法士は，主として医療機関や障害者福祉センターなどのサービス部門に配置されており，その割合は7割を占める．

　老人保健法の施行〔1983（昭和58）年〕に伴い，理学療法士が**機能訓練事業**や**訪問指導事業**にかかわることになり，市町村などの一般行政部門に配置さ

れるようになったことから，一般行政部門のなかでも理学療法士の役割が徐々に認識されてきた．

行政での業務は，老人保健法，介護保険法，発達障害者支援法や特別支援教育制度などの理学療法にかかわる各種法制度が施行されると，その業務を実際に展開することである．例をあげると，各種制度による相談窓口業務（子育て支援施策の相談窓口，障害者施策の相談窓口など）や機能訓練事業および訪問指導事業の実施などである．さらにそれを管轄する部門へ配属されることも多い．

また，実際の事業を担当するだけでなく，地域支援事業などの事業全体の実施計画の作成や，個別参加者の介護予防計画をつくることもある．

さらに住民サービスの一環として，一般市民向けに介護予防の重要性を広報するための講習会を担当したり，地域づくりの一環として介護予防を支える組織づくり（たとえば介護予防サポータ養成研修など）を実施することも業務に入る．

F 生活環境の整備

生活環境の整備は地域理学療法のなかでも大きな位置を占める．生活環境の整備では，対象者本人の日常生活の自立を助け，また介護の軽減をはかる目的で**住宅改修**と**福祉用具**の活用をし，そして介護者の状況を同時に考えることが必要である．さらに**社会参加**の観点からも考慮することが重要である．

なお，介護保険制度で補助（20万円）がある住宅改修は，①手すりの取り付け，②段差の解消，③滑りの防止および移動の円滑化のための床または通路面の材料の変更，④引き戸などへの扉の取り換え，⑤洋式便器などへの便器の取り換え，および①～⑤に付帯して必要となる住宅改修である．

また，福祉用具は介護保険制度の貸与品目として，特殊寝台，車椅子，歩行器，体位交換機，スロープなどがあり，これとは別に貸与には馴染まない腰掛け便座，特殊尿器，入浴補助具，簡易浴槽などが購入できる．介護保険以外でも障害に応じて補助制度があるので，これらも活用していくとよい．

さらに，住宅改修や福祉用具の貸与・購入をした場合，それらによって当初の目標，たとえば「しているADLの増加」，「介護軽減」，「安全性」が達成できているかのフォローやモニタリングを行い，効果判定を行う．

G 地域理学療法におけるリスク管理

地域で理学療法を行うには，医療施設で行う以上に注意が必要となる．それはまず，利用者の日々の健康状態の把握である．病院などの医療施設では身近に医師や看護師がいるために多くの健康上のリスクは回避されている．しかし，在宅生活者については日常の健康管理が本人および家族である場合が多いことに加え，医師や看護師との直接的な意見交換の場が少ない．そこで，理学療法士にも対象者の日常的な健康管理が要求される．健康状態やリスクに関する情報を得ると同時に，食事状態，排泄，睡眠状態も含めて日々の状態を観察すること，理学療法施行前には問診，視診，打診，聴診，神経学的検査が必要となるが，異常がみられる場合にはすばやく連携がとれるような連絡網の整備も必要となる．

また，特に高齢の在宅療養者への訪問リハビリテーションを提供するときには，原疾患による機能障害や病歴はもちろんのこと，その住環境から考えられるリスク対策および対象者とその家族の行動特性，生活習慣からくるリスクについても考慮しなければならない．さらに，対象者と家族の関係が予後にも大きな影響を及ぼすので，留意していかなければならない．

地域理学療法と医療施設での理学療法と大きく異なる点は，目的・対象者・アプローチなどが異なり，生活モデルとして問題解決をはかることである．それは障害や疾患への治療だけではなく，障

害や疾患を有した人への**生活支援**を意味する．しかし，その源となるのは医療としての理学療法的知識や技術である．基本となるそれらの知識や技術を異なるモデルで活用することは，これからの理学療法をさらに深く，また幅広く発展させるものとなろう．

●引用文献
1) 橋本伸也：生活者としての対象者．奈良 勲（監）：標準理学療法学 専門分野 地域理学療法学，第3版，pp.70–81, 医学書院, 2012.
2) 障害者福祉研究会：ICF 国際生活機能分類—国際障害分類改定版. p.17, 中央法規出版, 2002.
3) 日本理学療法士協会ホームページ．
http://www.japanpt.or.jp/

●参考文献
1) 吉良健司（編）：初めての訪問リハビリテーション．医学書院, 2007.

臨床で大切なこと

養成校を卒業後，総合病院に十数年間勤務したのち，半年間イタリアで生活し，2010（平成22）年より現在のがん専門病院に勤務している．

私が学生や新人のころはがん患者へのリハビリテーションは非常に稀であったが，最近は一般病院や在宅においても理学療法士がかかわることが増え，平成22年度より診療報酬も新設された．また，医学の進歩による平均寿命の延伸により，80歳代や90歳代の患者さんに対してもがん治療が行われている．

このように，理学療法の対象患者は高齢化や疾病の重症化などの変化に加え，予防的リハビリテーションなど職域も拡大している．対象患者の高齢化や疾病の重症化により，われわれ理学療法士は，複雑な病態を呈した患者さんに対しても安心かつ安全で，また効果的な理学療法の提供が求められている．このような時代の変化に柔軟に対応するためには，臨床においても学生時代に習得した知識・技術を高め，さらに新たな知識や技術を習得し続ける姿勢が必要である．また，その分野を発展させるために，症例検討を通して理学療法効果を検証していくことも大切である．

私が勤務する急性期病院は，一般的に入院期間が短く，担当する患者さんやその家族の生涯の一部分にかかわるだけだが，突然の発病や受傷に困惑している時期であるため，特に話し方には気を配る．相手の言いたいことを聴く能力，早期に信頼関係を築くコミュニケーション能力が大切である．イタリア人に限らず，多くの外国人は思ったことを言葉にするため理解しやすいが，日本人，ましてや患者さんの多くはそうではないため，相手が言葉足らずで表現しきれないことを洞察する能力も必要となる．この能力は難しく，今でも私の課題である．

私が十数年かけて経験し学んだことを，皆さんは3年ないし4年の授業で学習することができる．ぜひそれを生かし，一緒に理学療法を発展させてほしいと願っている．

（国立がん研究センター中央病院・渡辺典子）

第11章 理学療法学に関連した応用科学

I 行動科学

■学習目標
- 応用行動分析学の概要について学ぶ．
- 行動科学の理学療法への適用（応用）について学ぶ．

A 行動科学とは

主要な理学療法である運動療法や日常生活活動（activities of daily living; ADL）練習は，対象者の協力なくしては成立しない．図1では理学療法士が対象者のコンプライアンスを得るために，筋力トレーニングの必要性について説明しているが，問題はそんなに簡単ではない．喫煙がやめられない，肥満であっても減量ができない医療関係者は数多い．もちろん彼らはタバコや肥満が与える悪影響について医学的知識を有している．つまり，そうすべきだからといって人はそのように行動できるわけではない．このような背景から，理学療法士は対象者の疾病や障害の問題だけでなく，行動の問題に対する解決策を必要とする．

行動科学とは，人の行動の原因と，行動の問題に対する解決策を探求する科学の総称である．本項では，行動科学のなかの一分野である応用行動分析学を通じて，理学療法との関連性について概説する．

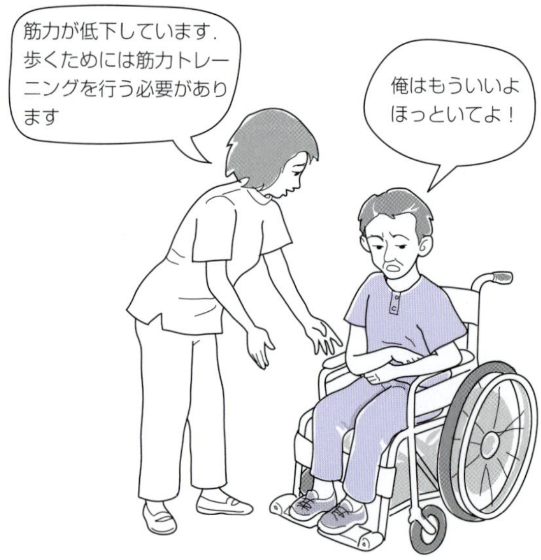

B 応用行動分析学

1 応用行動分析学とは

行動分析学とは，米国の心理学者スキナー（Skinner）が体系化した心理学・行動科学に関する学問である．行動分析学で得られた知見をヒュー

図1 やる気のない対象者

マンサービスの世界に適応したものが応用行動分析学と呼ばれる．その特徴は，行動の原因を個人の心の中に求めないことである．

図1のような対象者を見た場合，われわれは無意識のうちに「やる気のない人だな！」とラベルを貼る．そして，個人のやる気のなさが筋力トレーニングを行わない原因であると考える．しかし，このような考え方には大きな矛盾が潜んでいる．もし第三者がいて，理学療法士に「なぜ，やる気がないと思うのですか？」と問いかけたとしよう．そうすればおそらく理学療法士は「だって，ぜんぜんトレーニングを行おうとしないのですよ！」と答

えるであろう．こういった論理は**循環論**と呼ばれる．心の中ではなく，行動を見ているにすぎないのである．こういった論理に陥ってしまうと，「注意する」以外に問題解決方法は見出せない．

応用行動分析学では，行動は個人と周囲の環境からの刺激の相互作用によって増減すると考える．たとえば，筋力がどの程度低下しているのか説明されていないのではないか，トレーニングを頑張っても筋力の増加がフィードバックされてないのではないか，などと仮説を立てる．もしこれらの仮説が当たっていれば，測定機器によって筋力を評価し，その値をフィードバックすることが筋力トレーニング行動を増加させるはずである．

2　行動の法則

a. オペラント行動

1）行動随伴性

行動（behavior）は，行動した結果，周囲から与えられる刺激〔**後続刺激**（consequent stimulus）〕と，行動した際に存在する刺激〔**先行刺激**（antecedent stimulus）〕の影響を受けて，増えたり減ったりする（図2）．

たとえば，A先生の指示に従って勉強すると，内容がよく理解でき，テストの成績が向上した（図3）．その後，勉強量が増加した．このような場合，行動は**強化**されたといい，その後続刺激は"**強化刺激**"と呼ばれる．一方，B先生の指示に従って勉強すると，内容が理解できず，成績が下降した．その後，勉強量が減少した．このような場合，行動は**弱化**されたといい，後続刺激は"**嫌悪刺激**"と呼ばれる．勉強を行って成績が変化しない場合にも行動は減少する．このような状況は"行動が**消去**された"と呼ぶ．

後続刺激によってその行動が増減することを行動随伴性と呼ぶ．行動が増加・定着する，減少・消失する原因は，この枠組みによって分析される．

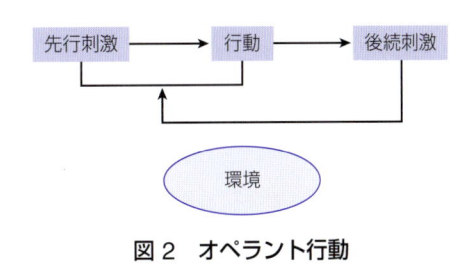

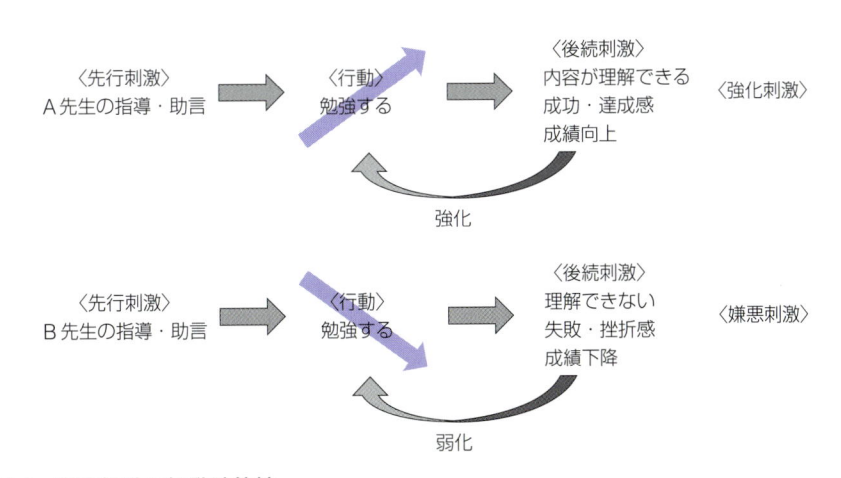

図2　オペラント行動

図3　勉強行動の行動随伴性
勉強行動に強化刺激が随伴した場合，行動は増加する（強化）．それが繰り返されればA先生の言葉がもつ行動制御機能が強くなっていく．逆に勉強行動に嫌悪刺激が随伴した場合，行動は減少する（弱化）．それが繰り返されればB先生の言葉がもつ行動制御機能が弱くなっていく．

図4 レスポンデント条件づけ

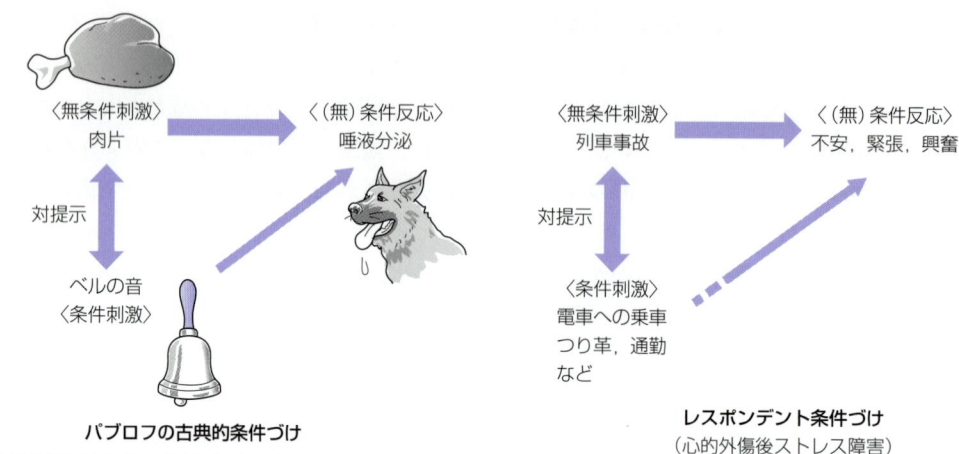

パブロフの古典的条件づけ
肉片を提示されると犬は無条件に唾液を分泌する。これにベルの音を対提示し続けると、肉片がなくてもベルの音だけで唾液分泌を生じるようになる。

レスポンデント条件づけ（心的外傷後ストレス障害）
列車事故によって無条件にレスポンデント行動（情動反応）が惹起される。それに対提示されていた電車への乗車、つり革、通勤途中などの刺激が情動反応を生じさせるようになる。

それは先行刺激-行動-後続刺激の頭文字をとって**ABC分析**と呼ばれる．行動分析学では，先行刺激，後続刺激の両者によって可変する行動のことを"**オペラント行動**"と呼ぶ（図2）．

2）先行刺激

ある先行刺激のもとで行動した結果，繰り返し強化刺激が与えられると，その先行刺激によって行動が制御されるようになる．行動を制御するようになった先行刺激は**弁別刺激**と呼ばれる．先ほどの例が繰り返されれば，学生はA先生の言葉によく従うようになる．「正しいんだけど，その先生の指示には従いたくない」という感情をいだいたことはないだろうか．その言葉が正しいから人の行動が制御されるわけではない．言葉や文字が他者の行動を制御するためには，その言葉に従って行動した結果，強化刺激が得られたという経験が必要なのである．

先行刺激は見通しがあるほど行動をよく制御する．見通しがある状態とは，やるべきことが明確で，比較的短期間でできそうで，やるとよいことがありそうな状態である．たとえば，「期末テストの範囲はこの本全部です」という先行刺激と，「明日のテストの範囲はこのプリント1枚です」という先行刺激では，明らかに後者のほうが勉強行動を生じさせやすい．

b．レスポンデント行動

先行刺激のみによって誘発される行動のことを**レスポンデント行動**と呼ぶ．これは通常，生得的で不随意的な行動である．交差点で信号待ちをしているときに突然後方から頭を殴られたとしよう．誰にでも，その瞬間に恐怖や不安，緊張，怒りなどの情動反応が生じる．これは生得的に人がもっているレスポンデント行動である．

生得的にレスポンデント行動を誘発する刺激と無関係な刺激が繰り返し対提示されると，その対提示されていた刺激によってレスポンデント行動が誘発されるようになる．これは**レスポンデント条件づけ**と呼ばれ，パブロフの古典的条件づけと同じ原理で説明される（図4）．悲惨な事件・事故ののちに生じる心的外傷後ストレス障害（PTSD）もレスポンデント条件づけの一種である．たとえば，列車の脱線事故を経験した人は，その後電車に乗ろうとしたり，つり革につかまろうとするだけで情動反応が惹起され，過去の体験がフラッシュバックする．われわれにとって重要なレスポンデ

ント行動は，不安，緊張，怒りなどの情動反応である．

C 応用行動分析学の理学療法への適応

1 運動療法場面

a. 運動療法のABC分析

運動療法に対する対象者のコンプライアンスを得ることは容易ではない．**表1**には，運動療法に関するコンプライアンスを報告した先行研究をまとめた．治療効果は適切な条件で運動を継続した場合に得られるものであり，その点からすると対象者の多くは運動療法効果を享受できていないことになる．

なぜ行ってもらえないのか，ABC分析してみよう（**図5**）．筋力トレーニングを行うと対象者には努力感や疲労感，筋肉痛が生じる．これらは嫌悪刺激である．逆に強化刺激として期待される筋力増強効果は残念ながらすぐには生じない．嫌悪刺激が多く強化刺激が少ないため，この行動は弱化されやすいことになる．関節可動域トレーニング，持久力トレーニングなども同様である．運動療法は，行動随伴性からみて継続することが難しいのである．

b. 応用行動分析学的介入

見通しを与える先行刺激を提示し，強化刺激が得られるような環境整備を行う．

1）目標行動の設定

推奨される運動強度は存在するが，運動に慣れていない対象者にいきなり強い負荷を加えると疲労感などの嫌悪刺激が生じやすい．本人と話し合いのうえで達成可能な課題を設定し，徐々に推奨される運動強度へ近づけていく．毎回目標が達成できるようにするのである．

表1 運動療法におけるコンプライアンスの問題

- Forkan, R., et al.: *Phys. Ther.*, 86:401–410, 2006.
  高齢者の転倒予防のための運動プログラムを週4回以上実施できていた対象者は28％．49％の患者は1回以下の実施
- Lenze, E.J., et al.: *Arch. Phys. Med. Rehabil.*, 85:1599–1601, 2004.
  入院リハビリテーションにおける理学療法，作業療法へ熱心に参加しているのは57％．25％以上の練習機会において回避したり，真面目に参加できない患者は21％
- Shaughnessy, M., et al.: *Rehabilitation Nursing*, 31:15–21, 2006.
  慢性期片麻痺者の在宅での運動療法を週4回以上行っていたのは31％．42％の対象者は1回未満
- Williams, A., et al.: *Br. J. Sports Med.*, 25:90–93, 1991.
  慢性腎不全患者での在宅での12週間の運動療法プログラムの完遂率は23％
- Willich, S.N., et al.: *European Heart J.*, 22:276–279, 2001.
  心疾患患者で発症1年後，処方された運動を継続していたのは25％
- Nelson, K.M., et al.: Diet and exercise among adults with type 2 diabetes. *Diabetes Care*, 25:1722–1728, 2002.
  17歳以上の2型糖尿病患者のうち31％は定期的な運動習慣をもたない．38％は運動習慣はあるが推奨された運動量に達していない
- 杉村誠一郎ほか：第25回日本行動分析学会発表論文集, 71, 2007.
  退院後，上肢骨折患者の自主練習頻度を調査．退院1～5週の期間に指導されていたセット数を守れていた対象者は28～54％
- 三浦留美子ほか：日本呼吸管理学会誌, 10:391–397, 2001.
  在宅での呼吸リハビリテーションプログラムの実施率は，呼吸に関するトレーニングが40～60％，歩行・上下肢筋力トレーニングが0～20％ときわめて低値

2）先行刺激の整備

図1の説明では，歩行のためにどの程度の筋力が必要なのか，現在の筋力はどの程度なのか，どの程度の期間トレーニングをするとどの程度のトレーニング効果が期待できるのか，が不明である．対象者からみれば，果てしないトレーニングを要求されているように感じられる．**表2**のような見

```
先行刺激                    行動                   後続刺激
・運動療法の必要性           ・可動域トレーニング     〈嫌悪刺激〉    〈強化刺激?〉
  の説明                    ・筋力トレーニング       ・努力感        ・運動療法効果の
・トレーニング機器           ・持久力トレーニング     ・疲労感          出現の遅延
・理学療法室                                         ・息切れ
・理学療法士                                         ・筋肉痛
                                                    ・理学療法士の注目減少
                                              弱化
```

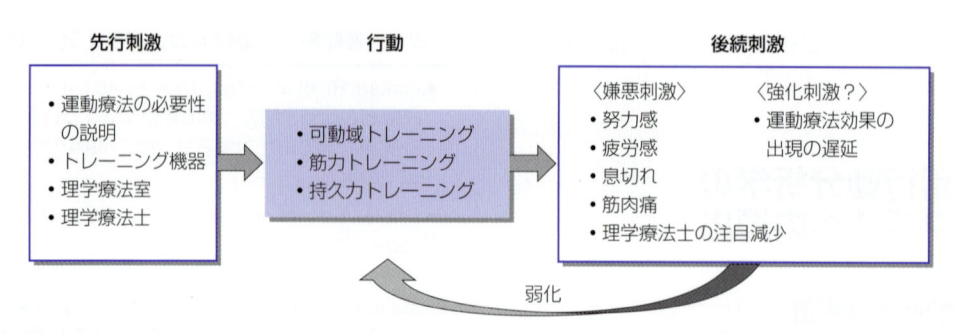

図5 運動療法の ABC 分析
運動療法を行うと即時的に努力感・息切れ・疲労感などの嫌悪刺激が生じる．一方，期待される運動療法効果はすぐには生じない．運動療法は自主トレーニングとして行いやすいため，本来強化刺激となるべき理学療法士の注目も減少しやすい．

表2 見通しを与える先行刺激

長期的見通し
①日常生活に必要な筋力と現在の筋力を示し，能力障害が筋力不足に起因していることを説明する
②高齢者における筋力増強効果を示す
③目標値と治療期間，一般的な回復過程を示す
④筋肉痛や疲労感は筋力低下に起因し，それらを改善させることによって軽減することを説明する

短期的見通し
①どの程度の回数，セット数を行うと有効なのか，トレーニングを終了するのかを示す
②疼痛や疲労感があった場合には，トレーニングは中止できることを示す

表3 効果的な強化刺激

①理学療法士，家族などの注目，賞賛（社会的強化）
②除痛のための物理療法，マッサージ
③筋力値のフィードバック（社会的評価）
④活動性の強化，報酬：一定期間練習が頑張れたら好みの活動ができる．あるいは欲しいものが手に入る
⑤動作能力の改善
⑥動作中の労力減少

通しを示す先行刺激を提示しなければならない．

3) 後続刺激の整備

意識して強化刺激を準備する必要がある．有効な強化刺激は**表3**のようなものである．われわれは自分のために運動療法を行うのだから頑張るのは当然だと考えがちである．そう考えてしまうと"注目・賞賛"を行うことは難しい．プロのスポーツ選手が筋力トレーニングを行う際，すぐ横で専属のトレーナーが「1，2，3，4…」と回数を数えている映像を見たことはないだろうか．障害や疾病をもった対象者にも理学療法士による"注目・賞賛"が必要なのである．

筋力が向上してきたトレンドをフィードバックすること（**社会的評価**）はきわめて有効である．こ

の情報によって，対象者は理学療法士の指示に従って行動した結果，筋力が向上したことを自覚できる．つまり理学療法士の言葉がもつ行動制御機能が高まる．そして筋力の確認は，もう少しで目標の筋力に到達するという見通しを与える先行刺激になる．

運動療法が定着してくれば，これらの強化刺激は徐々に減少させていく．毎日行ってきた"注目"などの強化刺激を1週間に1回，1か月に1回と徐々に減らしていく．さらに，理学療法士が行っていた筋力値やトレーニング量の記録を対象者自身に行ってもらう（**自己記録**）．次には対象者に目標を決定させ，その成績に対する評価を自身で行ってもらう（**自己評価**）．そして，目標の達成度に応じて，対象者が自身で強化刺激を付与する形へ移行する．運動療法によって身体機能の改善や健康状態の維持ができていることを，対象者自身が自覚できるようにすること（**自己内在的強化刺激**）が肝要である．

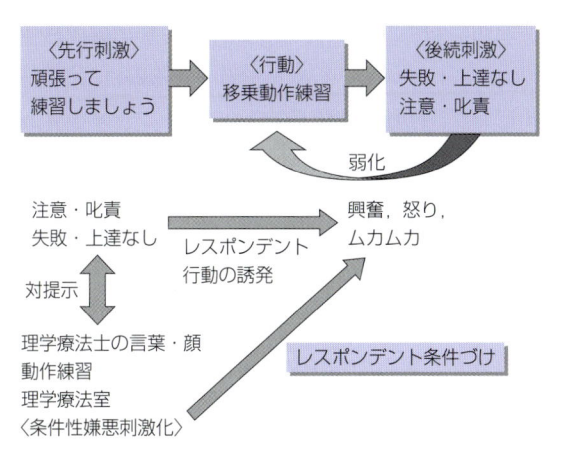

図6 注意による行動修正の問題点

2 行動の学習

a. 注意による行動修正の問題点

ADL練習は理学療法の主要な治療方法である．しかし，ADL動作ができない対象者に対してどのようにして教えればよいのかは，教科書にほとんど書かれていない．

動作を学習させるときには反復練習が行われるが，難易度が高い動作では対象者は失敗を繰り返すことになる．たとえば，片麻痺者の移乗動作練習場面で動作手順を繰り返し誤る対象者がいたとしよう（図6）．ABC分析すると，不適切な行動に対して注意が与えられているので，誤った方法による動作は減少するようにもみえる．しかし見方を変えると，対象者なりに努力した移乗動作に対して注意，失敗という嫌悪刺激が与えられている．これでは本来頑張らなくてはならない練習行動は弱化されてしまう．さらに失敗体験は学習効率を低下させる．理学療法士の指示（先行刺激）に従って行動したにもかかわらず嫌悪刺激が与えられているので，言葉がもつ行動制御機能もどんどん低下する．

われわれは人生経験のなかで人に強い口調で注意された場合，自然に「ムカムカ」とした情動反応を生じるように条件づけられている．何度も失敗し，そのつど注意が与えられれば，対提示されていた動作練習や理学療法士の顔，声などがレスポンデント条件づけによって嫌悪刺激化する（図6）．こうなってしまうと，注意しているわけではないのに「練習やりましょう」という理学療法士の声だけで対象者は「ムカムカ」するようになる．

対象者に注意することは，必ずしも有効な行動修正方法ではない．

b. 応用行動分析学的介入

不適切な行動は目立つため，われわれは通常，それを注意することで消そうとする．しかし，不適切な行動と適切な行動は，一方が増えるともう一方は減少する関係にある（図7）．対策の基本は，不適切な行動はできるだけ無視し，適切な行動が生じやすくなるような環境整備を行うことである．

先ほどの例であれば，移乗の手順を示したプリントを示し（**手がかり刺激**），それに従って動作練習を行ってもらう．成功すれば即座に注目・賞賛を与える．そうすることで練習行動を定着させていく．そして，手順を示した手がかり刺激を徐々に消していくようにする（**フェイディング**）．成功させながら実施することで最大限に学習効果を高めることができる．こういった誤りを少なくするように配慮された学習過程は，"**無誤学習**"と呼ばれる（図8）．練習すると賞賛され，上達や成功を体験する．そうすると理学療法士の言葉がもつ行動制御機能も飛躍的に高まっていく．

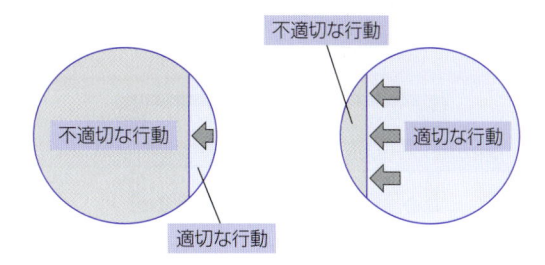

図7 不適切な行動への対応
適切な行動が増えると不適切な行動は減少する関係にある．不適切な行動を注意するのではなく，適切な行動に強化刺激を与え，増やすように働きかける．

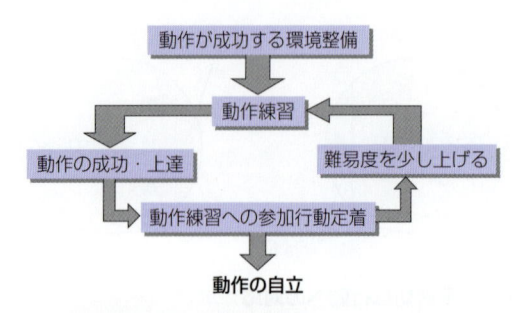

図8 無誤学習による動作練習
成功できる環境整備を行う→練習すると成功や上達が体感できる→練習行動が強化され，定着する→環境整備を変化させ，難易度を少し高める→動作練習するとまた成功や上達が体感できる→さらに動作練習が強化される．このようなサイクルを回しながら目標とする動作を学習させる．

本項で紹介した介入の有効性は複数の臨床研究で実証されている．行動を学習させる際には，シェイピング，行動連鎖化，プロンプト・フェイディングなど，多彩な技法が用いられる．しかし紙面の都合上，これらの詳細についてはふれられなかった．興味をもった場合は，ぜひ本項の参考文献を一読してもらいたい．

対象者が理学療法の時間を楽しみにしてくれる．対象者がこちらの指示によく従ってくれる．こんな臨床現場は素敵ではないだろうか．

● 参考文献

1) 山﨑裕司，山本淳一（編）：リハビリテーション効果を最大限に引き出すコツ．第2版，三輪書店，2012．

II 社会学・社会福祉学

■学習目標
- 社会学の概要について学ぶ．
- 社会福祉学の概要について学ぶ．

A 社会学とは

1 社会学の概念

われわれ人間は，社会をつくり，社会のなかで生きている．社会学とは，われわれをとりまく社会と人との関係，社会の一員である人と人との関係，社会でおこっている事象，社会の構造などについて，さまざまな角度からアプローチし，考える学問である．

2 社会学の対象

社会学は，社会現象（人間と人間のかかわり）のすべてが研究対象になる．社会学が中心となり研究している分野は，メディア論，家族社会学，社会病理学などが代表的である．近年，わが国の社会学では，地域社会，少子高齢化，家族，情報化，ネットワーク化，グローバル化などに焦点を当てた研究が取り組まれるようになっている．ここでは，高齢化と社会に焦点を当て，要支援・要介護者における社会的要因について考えてみたい．

3 高齢化と社会

a. 高齢化の要因

高齢化の要因は大きく分けて，①少子化の進行による若年人口の減少，ならびに②平均寿命の延伸による65歳以上人口の増加である．

戦後わが国は，生活環境の改善，食生活・栄養状態の改善，医療技術の進歩などにより乳幼児や青年の死亡率（人口1,000人あたりの死亡数）が大幅に低下した．そのことにより，1947（昭和22）年の14.6から1963（昭和38）年には7.0となり，約15年で半減した．その後はなだらかな低下を続け，1979（昭和54）年には6.0と最低を記録した．

その後，近年の死亡率はやや上昇傾向にあり，2011（平成23）年は9.9，2012（平成24）年にも推計で9.9となっている．この死亡率の上昇傾向は，高齢化の進展により，他の年齢階層と比べて死亡率が高い高齢者の占める割合が増加したことによるものであり，人口の年齢構成に変化がないと仮定した場合の死亡率は依然として低下傾向にある．

65歳以上の高齢者の死亡率は戦後低下傾向にあり，1950（昭和25）年の71.5から，1980（昭和55）年には47.4，2011年には36.0となっている．また，高齢者の死亡率を男女別にみると，いずれの年齢層も男性の死亡率が女性の死亡率を大きく上回っている．

b. 高齢化の現状

1) 人口の高齢化

わが国の65歳以上の高齢者人口は，1950年には総人口の5％に満たなかったが，1970（昭和45）年に7％（**高齢化社会**）を超え，さらに1994（平成6）

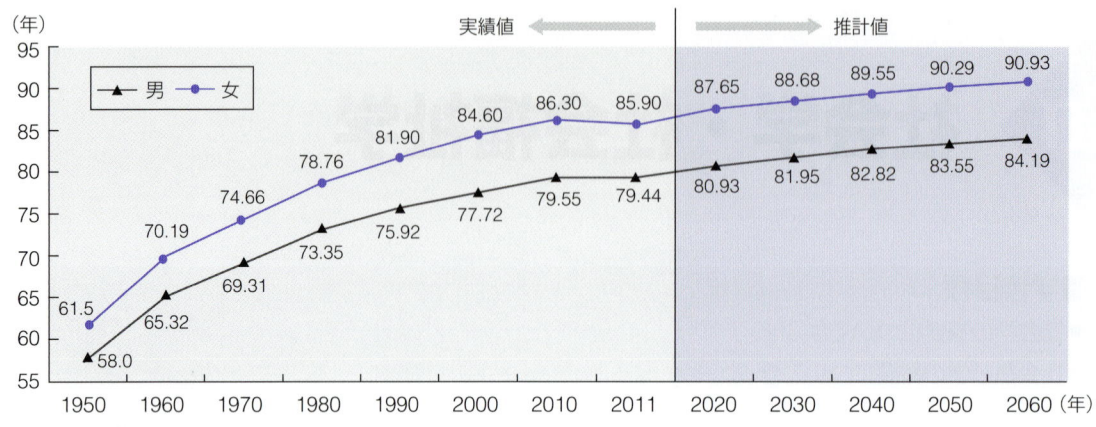

図1 平均寿命の推移と将来推計

資料：1950年および2011年は厚生労働省「簡易生命表」，1960年から2010年までは厚生労働省「完全生命表」，2020年以降は，国立社会保障・人口問題研究所「日本の将来推計人口（平成24年1月推計）」の出生中位・死亡中位仮定による推計結果．
（注）1970年以前は沖縄県を除く値である．0歳の平均余命が「平均寿命」である．
〔内閣府：平成25年版 高齢社会白書．2013より〕

年にはその倍の水準である14％を超えた（**高齢社会**）．2012年には24％を超え，4人に1人が高齢者，10人に1人が75歳以上人口という"**超高齢社会**"となっている．

高齢者人口と15〜64歳の生産年齢人口の比率は，1960（昭和35）年には1人の高齢人口に対して11.2人の生産年齢人口であったものが，2012年には高齢者1人に対して現役世代2.6人になっている．

平均寿命は，2011年現在，男性79.44年，女性85.90年であるが，今後，男女とも引き続き延びて，2060（平成72）年には男性84.19年，女性90.93年となり，女性の平均寿命は90年を超えると見込まれている[1]（図1）．

2）家族・世帯

高齢者のいる世帯は，2011年現在で1,942万世帯あり，全世帯（4,668万世帯）の41.6％を占める．このうち単独世帯が24.2％，夫婦のみの世帯が30.0％で，その割合は徐々に増加しており，**核家族化**が顕著に現れている[1]（図2）．

3）経済状況

60歳以上の高齢者の暮らし向きについてみると，「心配ない」（「まったく心配ない」と「それほど心配ない」と回答した人の計）と感じている人の割合は全体の71.0％であった．

4）健康

健康に対する意識を米国，ドイツ，フランス，韓国と比較したところ，「健康である」と考えている者の割合は，わが国が64.4％と最も高い結果であった．一方で，医療サービスの利用状況は「ほぼ毎日」から「月に1回くらい」までの合計が61.6％で，韓国（59.2％）とともに他国と比較して高くなっている．

5）就業

2012年の労働力人口は6,555万人であった．労働力人口総数に占める65歳以上の人の比率は9.3％となり，1980年の4.9％から大きく上昇している．

定年到達者の状況をみると，2012年6月1日時点において，過去1年間の定年到達者のうち，継続雇用された人の割合は73.6％となっている．

近年，経済情勢の急速な悪化を受けて完全失業率が上昇していたが，2011年以降は低下傾向にある．

6）社会参加

60歳以上の高齢者の59.2％はなんらかのグループ活動に参加しており，10年前と比べて15.5ポイント増加している．

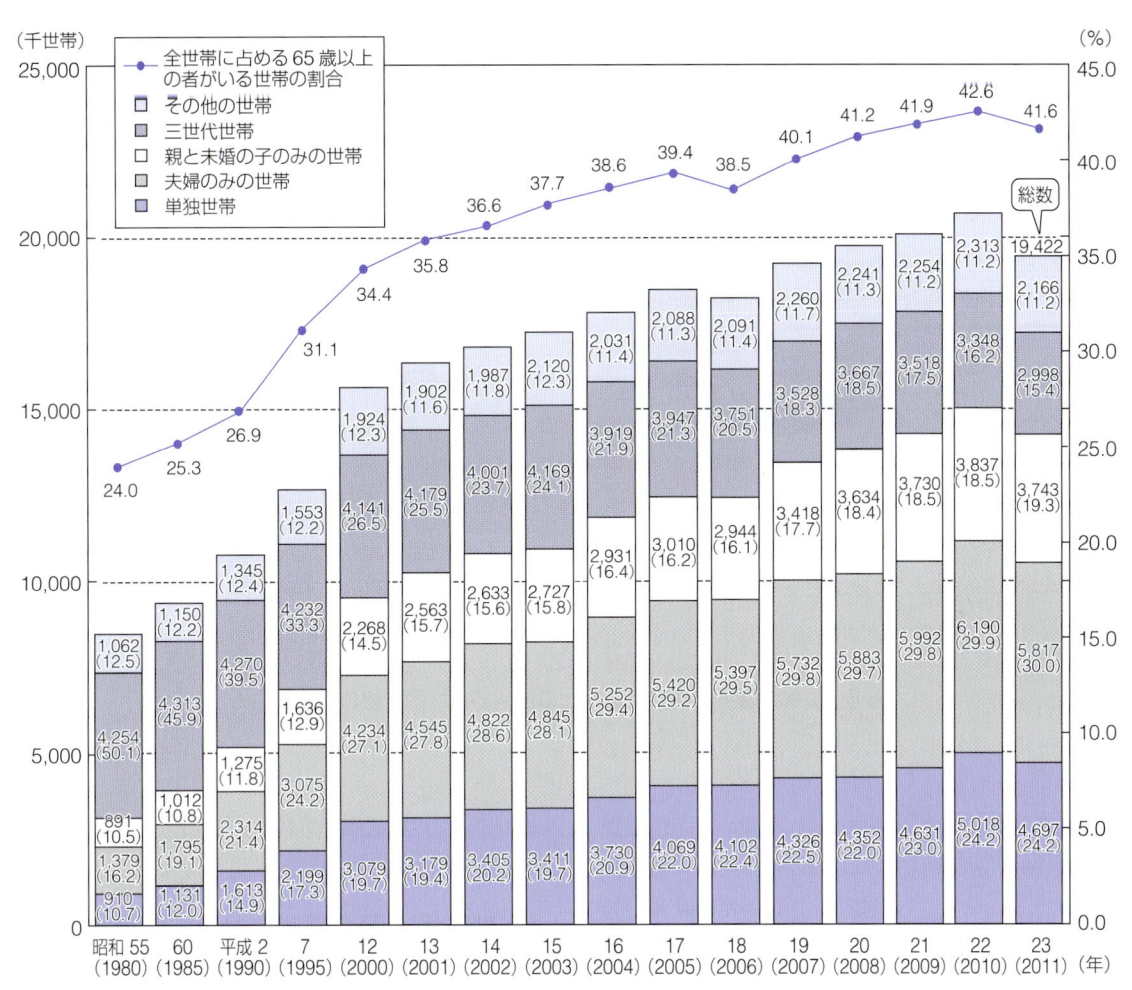

図2 65歳以上の者のいる世帯数および構成割合（世帯構造別）と全世帯に占める65歳以上の者がいる世帯の割合

資料：昭和60年以前は厚生省「厚生行政基礎調査」，昭和61年以降は厚生労働省「国民生活基礎調査」
（注1）平成7年の数値は，兵庫県を除いたもの，平成23年の数値は岩手県，宮城県および福島県を除いたものである．
（注2）（ ）内の数字は，65歳以上の者のいる世帯総数に占める割合（％）
（注3）四捨五入のため合計は必ずしも一致しない．
〔内閣府：平成25年版 高齢社会白書．2013 より〕

今後の参加意向について，「参加したい」（「参加したい」と「参加したいが，事情があって参加できない」と回答した人の計）と考える人は70.3％となっており，過去の調査と比較して増加している．

60歳以上の高齢者の学習活動への参加状況についてみると，参加している人の割合は17.4％となっている．活動内容をみると，「カルチャーセンターなどの民間団体が行う学習活動」が7.6％，「公共機関や大学などが開催する公開講座など」が4.8％な

どとなっている．

4 介護と社会

a. 介護の状況

厚生労働省による2010年度国民生活基礎調査から，介護保険法の要支援または要介護と認定された者のいる世帯を世帯構造別にみてみると，「核

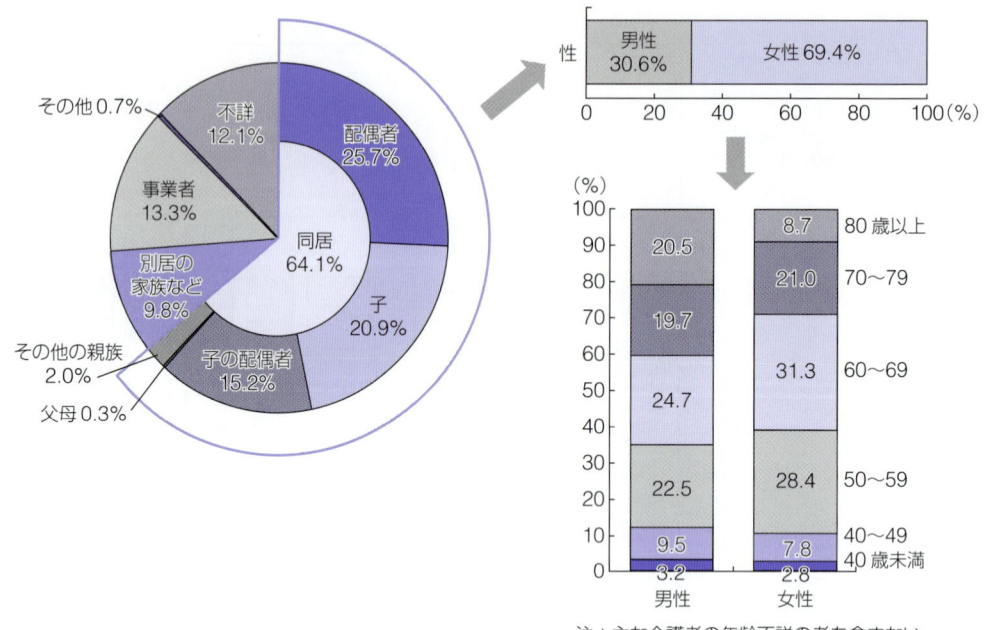

図3　主な介護者と要介護者等との続柄および同別居の構成割合
〔厚生労働省：国民生活基礎調査 平成22年, 2010より〕

家族世帯」が31.4％で最も多く，次いで「単独世帯」が26.1％となっている．世帯構造別に要介護度の状況をみると，「単独世帯」では要介護度の低い者のいる世帯の割合が高く，「三世代世帯」では他の世帯構造に比べて要介護度の高い者のいる世帯の割合が高くなっている．

要介護者等を年齢階級別にみると，「80～89歳」が45.4％で最も多く，次いで「70～79歳」が25.9％となっている．性別にみると，65歳以上では男性29.7％，女性70.3％と女性が多くなっている．

主な介護者と要介護者等との続柄をみると，要介護者等と同居している家族等介護者が64.1％，別居している家族等介護者が9.8％，事業者は13.3％となっている[2]（図3）．

同居している主な介護者の続柄をみると，「配偶者」25.7％，「子」20.9％，「子の配偶者」15.2％となっている．また，同居している主な介護者を性別にみると，男性30.6％，女性69.4％と女性が多くなっている．年齢階級別にみると，同居の主介護者のうち男性では64.9％，女性では61.0％が60歳以上であり，"老老介護"が相当数存在することがわかる[2]（図3）．

b. 要支援・要介護者における社会的要因

介護が必要となった主な原因をみると，要支援者では「関節疾患」が19.4％，「高齢による衰弱」が15.2％の順となっている．要介護者では「脳血管疾患（脳卒中）」が24.1％，「認知症」が20.5％の順である．このように，軽度者と重度者では要支援・要介護要因となる疾患や障害構造が大きく異なっている．

高齢による衰弱は機能低下をきたす明確な原因が見当たらない場合であるが，その本態は廃用によるものであり，関節疾患や骨折も廃用の影響を強く受けている．したがって，軽度者の要支援・要介護要因は"廃用症候群"である．**廃用症候群**とは，日常生活の不活発や安静による廃用によりおこる全身のあらゆる器官・機能に生じる"心身機能"の低下である．高齢者では短期間でしかも顕著におこり，その回復は時間的にも労力的にも

容易ではない.

一方，"閉じこもり症候群"とは，生活活動範囲の狭小化から活動性の低下により"廃用症候群"を発生させ，心身両面の活動性喪失の結果，寝たきりに進行するプロセスである．"閉じこもり"高齢者は，日常生活の行動範囲の縮小による体力や身体活動量の低下から，廃用症候群を経て最終的に"寝たきり"に移行すると考えられている．

このように，"閉じこもり"は要介護のリスクファクターであり，他者との交流頻度が低く，人から孤立状態にある人に発生しやすいとされている．また，居住環境による外出困難は高齢者の外出頻度を低下させ，心身機能に問題を有する高齢者においてはさらに外出を抑制する要因となり，結果として"閉じこもり"を引き起こすことが考えられる．したがって，高齢者の外出，社会参加は介護予防において重要な視点となる．

高齢者の閉じこもり，すなわち外出，社会参加を阻害する要因には，身体的・精神的要因を主とする"外出が困難あるいはできない"閉じこもりと，心理社会的要因を主とする"心身状態は外出可能であるのに外出しようとしない"閉じこもりに大別される．どちらにしろ，家庭内への閉じこもりは必然的に"低活動状態"をもたらし，心身の廃用症候群をもたらす．

"閉じこもり"から脱するためにも，外出を動機づける地域での人間関係をつくり上げることが必要である．地域に親しい友人や仲間がいるかどうかが，"閉じこもり"を防ぐ鍵になる．

このように，"要支援・要介護要因"には，疾患や廃用に伴う心身機能の低下，心理的要因および社会・環境的要因などのさまざまな要因が複雑に絡み合って存在している[3]（図4）．

B 社会福祉学とは

1 社会福祉の概念

「社会福祉」という言葉は，戦後のわが国に"so-

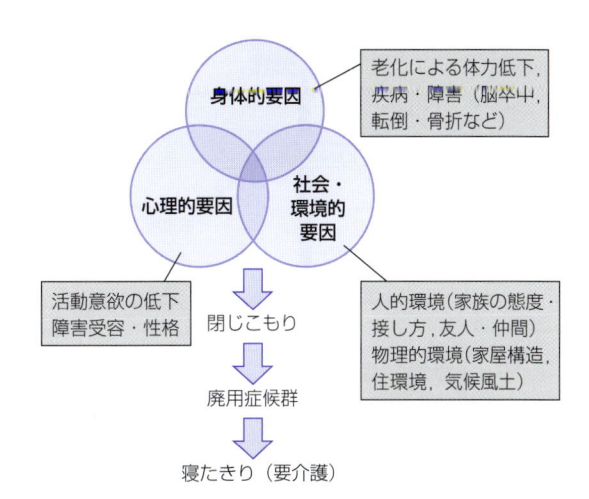

図4 閉じこもりの要因と位置づけ
〔竹内孝仁：閉じこもり，閉じこもり症候群．介護予防研修テキスト，pp.128-140，社会保険研究所，2001より改変〕

cial welfare"の訳語として登場した用語で，個人や家族に生じる生活上の困難や生活障害を，社会的な努力や方策によって解決あるいは軽減する諸活動を総合的に表している．"social"とは「社会による」という意味である．"wel"とは「快い」とか「健全」という意味をもち，"fare"とは「暮らす」とか「やっていく」という意味をもつ．したがって"welfare"とは，「快い暮らし」とか「よりよい生活」といった意味をもっている[4]（図5）．

「社会福祉」とは，誰もがもつ幸福な人生を実現するための社会的方策や社会的努力のことである．

2 わが国における戦後社会福祉の歴史的展開

表1に戦後の社会福祉法のあゆみを記す[5]．

a. 戦後社会福祉のスタート

1945（昭和20）年，わが国のポツダム宣言受諾をもって第2次世界大戦は終結した．

日本国憲法に定められた基本的人権を根本理念として，1946（昭和21）年に「生活保護法」（旧法），1947年に「児童福祉法」，1949（昭和24）年に「身体障害者福祉法」の三法が定められた．これと歩調

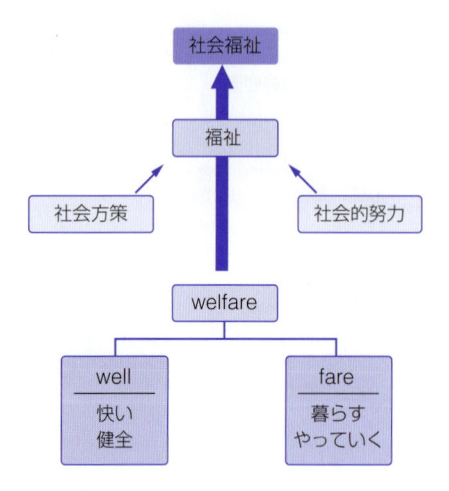

図5 社会福祉の定義
〔一番ヶ瀬康子（編著）：新・社会福祉とは何か．第3版，ミネルヴァ書房，2007より〕

表1 戦後の社会福祉法のあゆみ

年	事項
1945年	終戦
1946年	日本国憲法発布
1947年	児童福祉法制定
1949年	身体障害者福祉法制定
1950年	生活保護法制定
	社会保障制度審議会「社会保障制度に関する勧告」
1951年	社会福祉事業法制定
1959年	国民年金法制定
1960年	精神薄弱者福祉法制定
	池田内閣，国民所得倍増計画を発表
1963年	老人福祉法制定
1964年	母子福祉法制定
1973年	福祉元年　オイルショック
1981年	母子福祉法を母子及び寡婦福祉法と改称
1987年	社会福祉士及び介護福祉士法制定
1990年	福祉関係八法の改正（老人福祉法等の一部を改正する法律）
1993年	障害者基本法制定
1995年	精神保健及び精神障害者福祉に関する法律制定
1998年	精神薄弱者福祉法を知的障害者福祉法と改称
2000年	介護保険法施行（1997年9月制定）
	社会福祉の増進のための社会福祉事業法等の一部を改正する等の法律
2003年	障害者基本計画の策定
2006年	障害者自立支援法施行
2013年	障害者総合支援法

〔一番ヶ瀬康子，伊藤隆二（監）：現代の社会福祉．第3版，一橋出版，2003より改変〕

を合わせるように，社会福祉事務所，児童相談所などの福祉行政機関，その他の各種社会福祉施設が設置された．さらに1951（昭和26）年，社会福祉の組織および運営管理にかかわる規定をその内容とする「**社会福祉事業法**」が制定された．社会保障制度についても，1950年にわが国の社会保障の基礎をなすことになる「社会保障制度に関する勧告」が出されている．このように，敗戦から5～6年の間であわただしく法が整備され，これが戦後社会福祉の基礎となった．

b. 高度成長期と社会福祉の展開

　1956（昭和31）年ころから始まった日本経済の拡大は，さらに1960年の池田内閣による「国民所得倍増計画」によって加速され，高度経済成長へと急速に傾斜していった．しかし，高度経済成長の急激な進行は農村をはじめとする国民の生活基盤を破壊し，都市への人口の集中による過疎・過密の問題，家族形態と機能の変化，生活環境の激変など，さまざまな副産物を生み出した．

　こうした福祉ニーズの多様化から，その対応として，1960年には知的障害者の更生援助，保護と福祉の向上を目的として「精神薄弱者福祉法」〔1999（平成11）年「**知的障害者福祉法**」に改称〕が制定されている．1963年には老齢人口の増加と家族構成の変化に伴い高齢者問題が社会問題化したことから「老人福祉法」が，1964（昭和39）年には生活状態が低くなりがちな母子世帯に対して「母子福祉法」〔1981（昭和56）年「**母子及び寡婦福祉法**」に改称〕が制定された．

　ここにおいて，先に制定された「生活保護法」，「児童福祉法」，「身体障害者福祉法」の三法と合わせ福祉六法へと拡大し，一応の整備が達成された．

c. 社会福祉の見直しから在宅福祉重視の時代へ

　高度成長は社会保障関係費の一般的な増大をもたらし，経済成長優先から福祉優先への転換をはかるとして，1973（昭和48）年には"**福祉元年**"の言葉も生まれた．しかし同年，予期しなかった第

1次オイルショック以後，高度経済成長にもかげりがみえ始めた．

この時期，わが国の社会福祉のあり方は大きな転機を迎えた．その1つは貨幣的ニーズ（金銭給付中心のあり方）から非貨幣的ニーズへの変革であり，もう1つは莫大な費用を要する施設建設中心のあり方から**在宅福祉**を重視した**コミュニティケア**への転換である．

施設保護から在宅福祉，コミュニティケアへという動きをみると，これまでは特定の対象者を施設に入所させ保護するということを中心に行われてきた．しかし1979年，個人の自助努力と家庭や近隣・地域社会の連帯を基盤とする一方で，公的福祉を縮小しようとする復古的な"日本型福祉社会"の考えが登場した．この日本型福祉社会論は，社会福祉見直し・福祉削減を基本においており，このことで社会福祉サービスや施設サービスが無料であることが見直され，利用者や扶養義務者による一部負担が導入された．

d. 社会福祉改革から介護保険へ

福祉の後退が憂慮されるなか，福祉関係三審議会合同企画分科会は施設内処遇の専門性向上と施設の社会化の要請から，1987（昭和62）年に「社会福祉士及び介護福祉士法」，1997（平成9）年には「精神保健福祉士法」を成立させ，社会福祉専門職の国家資格の法制化が実現した．1989（平成元）年には福祉関係三審議会合同企画分科会「今後の社会福祉の在り方について」の意見具申を受け，市町村の役割重視，在宅福祉の充実，民間福祉サービスの健全育成，福祉と保健・医療の連携強化・統合化など，今後の社会福祉改革の方向が示された．

1）ゴールドプラン〜新ゴールドプラン

これを受けて，1989年には「**高齢者保健福祉推進十か年戦略**」（ゴールドプラン）が策定され，1999年度に至るまでの10か年に行う高齢者の生活を支える施設，サービス，人員の整備目標が具体的に提示された．その実現のため，1990（平成2）年には「社会福祉関係八法の改正法」が公布された．この改正により，従来の施設福祉サービス中心から在宅福祉サービスの法制度化とその充実・整備をはかることになった．

1994年には高齢社会福祉ビジョン懇談会による「21世紀福祉ビジョン」の提案を受けて「**新ゴールドプラン**」，「**エンゼルプラン**」が策定され，1995（平成7）年には障害者問題への対応として「**障害者プラン**」が策定されたことにより3つのプランが出そろった．さらに1995年，精神障害者の社会復帰のための社会福祉サービスの整備を盛り込んだ「精神保健及び精神障害者福祉に関する法律」が制定されるなど，21世紀に向けての社会福祉の骨格が整えられた．

このほか，2003（平成15）年には「**障害者基本計画**」が策定され，向こう10年間の国の基本方針が示された．この計画は"国民誰もが相互に尊重し支え合う共生社会"を目指し，これまで実施されてきた計画の基本理念である"リハビリテーション"および"ノーマライゼーション"を継承する一方で，障害者の社会への参加，参加に向けた施策のいっそうの推進を目的としている．また，2006（平成18）年1月には「障害者自立支援法」が一部施行され，同年10月に全面施行された．改革のねらいは，①障害者の福祉サービスを「一元化」，②障害者がもっと「働ける社会」に，③地域の限られた社会資源を活用できるような「規制緩和」，④公平なサービス利用のための「手続きや基準の透明化，明確化」，⑤増大する福祉サービスなどの費用を皆で負担し支え合う仕組みの強化，の5本の柱を中心とした．

その後，「障害者自立支援法」は障害者団体から同法の見直しなどを求める声が大きくなり，「障害者の日常生活及び社会生活を総合的に支援するための法律（障害者総合支援法）」と改正された．

この「**障害者総合支援法**」は2013（平成25）年4月より，制度の谷間のない支援を提供する観点から，障害者（児）の定義に新たに政令で定める難病などが追加され，難病患者などで，疾状の変動などにより，身体障害者手帳の取得ができないが，

一定の障害がある人々が障害福祉サービスなどの対象となった．

2) 介護保険

介護保険制度は，2000（平成12）年4月に施行されてから2014（平成26）年で14年が経過した．当初は制度が浸透するかどうか疑問の声もあったが，サービス利用者数はスタート時の3倍を超え，高齢期の国民生活を支える制度として順調に定着しつつある．その一方で利用の伸びに伴い費用も急速に増大しており，"制度の持続可能性"を確保するために，①予防重視型システムへの転換，②施設入所者の居住費・食費の見直し，③新たなサービス体系の確立，④サービスの質の向上などを内容とする「介護保険法等の一部を改正する法律」（「介護保険法改正法」）が2005年6月に成立し，2006年4月から施行されている．

また，一部の広域的な介護サービス事業者による悪質かつ組織的な不正事案が発生した．このような不正事案を防止し，介護事業運営の適正化をはかるため，介護サービス事業者に対する規制のあり方について見直すことを内容とした「介護保険法及び老人福祉法の一部を改正する法律」が2008年5月に成立した．

さらに近年の介護サービスをめぐっては，介護従事者の離職率が高く，人材確保が困難であるといった状況にあり，介護従事者の処遇改善をはかることを内容とした「介護従事者等の人材確保のための介護従事者等の処遇改善に関する法律」が成立した．このことをふまえ，2008年10月30日に発表された「生活対策」においては，プラス3.0％の介護報酬改定により介護従事者の処遇改善をはかることとしつつ，それに伴う介護保険料の急激な上昇を抑制するなどの措置を講じることとした．

2012年4月，これまでの介護保険制度が改正，施行された．

今回の介護保険制度改正のポイントは，「地域包括ケアシステム」の基盤強化である．このことにより，高齢者が住み慣れた地域で安心して暮らし続けることができるよう，医療，介護，予防，住まい，生活支援サービスが切れ目なく提供される「地域包括ケアシステム」の実現に向けた取り組みが進められた．

改正のポイントは以下のとおりである[6]．

① 地域包括ケアの推進．24時間対応の定期巡回・随時対応サービスや複合型サービスの創設．介護予防・日常生活支援総合事業の創設．介護療養病床の廃止期限の猶予

② 介護職員による痰の吸引など．有料老人ホームなどにおける前払い金の返還に関する利用者保護．市町村における高齢者の権利擁護の推進

③ 介護保険事業計画と医療サービス，住まいに関する計画との調和．地域密着型サービスの公募・選考による指定を可能に．各都道府県の財政安定化基金の取り崩し，など

特に，新設された「24時間対応の定期巡回・随時対応サービス」と「複合型サービス」は地域密着型サービスとして位置づけられ，地域包括ケアシステムを支えるサービスとして注目を集めている．

●引用文献

1) 内閣府：平成25年版 高齢社会白書．佐伯印刷，2013．
2) 厚生労働省：国民生活基礎調査 平成22年．厚生労働統計協会，2010．
3) 竹内孝仁：閉じこもり，閉じこもり症候群．介護予防研修テキスト，pp.128–140，社会保険研究所，2001．
4) 一番ヶ瀬康子（編著）：新・社会福祉とは何か．第3版，ミネルヴァ書房，2007．
5) 一番ヶ瀬康子，伊藤隆二（監）：現代の社会福祉．第3版，一橋出版，2003．
6) 厚生労働省ホームページ：2012年度介護保険法の改正．2014．

●参考文献

1) 宇都宮京子（編）：よくわかる社会学．ミネルヴァ書房，2010．
2) 鈴木依子：社会福祉のあゆみ—日本編．一橋出版，2000．
3) 直井道子，中野いく子（編）：よくわかる高齢者福祉．ミネルヴァ書房，2010．

III 死生観・学

■**学習目標**
- 日本人の価値観と障害観について学ぶ．
- 障害観の源としての文化の型（死生観）について学ぶ．
- 理学療法（リハビリテーション医療）に及ぼす文化的背景を学ぶ．

　医学は人体を研究領域として高い普遍性を目指し，医療はその医学を基本とするが，社会や文化そして患者個人の属性や個性などの強い影響を受ける．また，医療は社会的認知を必須としており，社会に対して門戸を開放した体系をもたなければならず，社会や文化のことを抜きにした医療はありえない．そして，理学療法はリハビリテーション（以下，リハビリ）に源を発しており，そのリハビリ概念からも患者個々の社会的背景や文化を尊重する必要がある．いずれにしても理学療法士の対象は疾病ではなく，対象者そのものであることを忘れてはならない．

　臨床の場でさまざまな患者に接しているとき，年齢差や性差などを超えてなぜか同じような心理的反応がみられることを経験する．誰からも強制されず，自然と似通った反応をおこすのである．そこには日本人としての価値観や障害観がある．価値観や障害観は民族，国家，社会，宗教によって異なり，それぞれが独自の文化をもっている．その文化のなかでも特に人間の生死に関する考え方や反応は，社会的変化などによってただちに影響を受けることは少なく，価値観の底流をなしている．

　2010（平成22）年度の診療報酬改定で「がん患者リハビリ料」が認められた．このことによって，理学療法士は死をも前提とした理学療法の展開が必要となった．いわゆるターミナルケアのみではなく，がんの告知を受けた時点から心理的に死と向き合ったなかで生と生活を創造するという困難性の高い職種となった．

　2013（平成25）年8月には社会保障制度改革国民会議の報告書が提出され，そのなかの「医療のあり方」の項で，「高齢社会に見合った地域全体で治し，支える医療の射程には，その時が来たらより納得し満足のできる最期を迎えることのできるように支援すること，すなわち，死すべき運命にある人間の尊厳ある死を視野に入れた『QOD（クオリティ・オブ・デス）』を高める医療も入ってこよう」としている．おそらく，政府関連の文書でQODにふれた最初の文章と思われる．リハビリ医療では，昭和40年代からADLやQOLという単語を駆使してきた．現在ではQOLという言葉が社会的用語となっているなか，QODという考え方が超高齢社会を背景として浮上してきた．リハビリ医療は，Re（再び）という右肩上がりを前提とした医療であるが，高齢者やターミナル患者には右肩下がりにおける理学療法を模索しなければならない．右肩上がりの手法と理念では現状を打破できない．

　臨床理学療法を推進するためには，利用者の判断，動機づけ，意欲，目標設定などが十分であることが必要条件となり，それらは**アート**といわれる部分を構成する．このアート部分は非科学的という論調で軽視されがちであるが，理学療法を推進するためには欠かすことのできない要素である．

日本文化に根ざした理学療法を確立するために，以下に文化と死生観の面から論述する．

A 文化

1 文化の型

人類は自然環境のなかでいかに安全で豊かな生活を営むことができるかを主命題としてきた．この安全と豊かさは，それぞれの環境である熱帯・温帯・寒帯，多雨・少雨・乾燥，ジャングル・草原・砂漠，山間部・平野部といったさまざまな要素が複雑に絡み合って独自の方法が編み出され，それが1つの文化として形づくられた．宗教以前（1万数千年前）に，この文化の形に一番大きな影響を与えたのは，狩猟を中心とした生活か農業を中心とした生活かであった．狩猟社会は比較的男社会を，農耕社会は女性参画社会をつくり上げた．そして，この社会がそれぞれの宗教を成立させる要因となっている．このようにして，異なった環境のなかで育まれてきた自然な発想による意思決定の結果として，それぞれの文化の型ができあがったのである．

個々の文化の違いは，たとえば死体に対して日本人は「御遺体」と称して恐れ敬う．しかし，英語では御遺体に匹敵するような敬語は見当たらず，それは生前と変わらず単に「body」と呼んでいる．土居は[1]「ある国民の特性はその国語を習熟することで学ぶことができる．国語はその国の魂に内在するすべてを含んでおり，それゆえにそれぞれの国にとって最上の投影法なのである」と述べている．「御遺体」と呼ぶ日本人，「body」と呼ぶ欧米人，身体に対するそれぞれの文化の型をみることができ，非常に興味深い．

この身体に対する概念の差は，医療のあり方に影響を与えるはずである．生きている身体も亡くなったあとの身体も「body」と呼ぶ感性の人たちがつくってきたのが，現在のリハビリである．ことにリハビリはアートの部分を内包しており，そ

表1 西洋思想の背景

アウグスティヌス（354～430年）
「精神の神聖性がなくならない限り，たとえ身体の自由が効かなくても身体の神聖性はなくならない」

ボエティウス（480～525年）
「肉体の善を見せびらかす人は，何とつまらない持物を頼りにしているのだ．あなたは大きさの点で象を，力の点で牡牛を，早さの点で虎に勝ちますか」

デカルト（1596～1650年）
「顔，手，腕そしてもろもろは機械であって，かようなものは死骸においても認められる．私とは思惟実体，精神である．身体も私に属するがそれは私の本質ではなく，ただ長さと幅をもつ延長実体にすぎない」

の概念を構築するにあたっては当然ながら文化・哲学・宗教的影響を受けている．わが国のリハビリがわが国の文化の型のなかで独自に吟味された形跡を筆者は知らない．そして，そのリハビリに源を発した理学療法も同様である．日本理学療法士協会の10周年誌と20周年誌に，時の会長がわが国に根ざした理学療法の確立を訴えていることは心すべきことである．

2 生に関する日本文化の型

近代実験科学はすべての事物に機械論を当てはめる．身体を科学的にみるということは身体を機械としてみるということで，身体を有機的かつ生命的にとらえることは少ない[2]．この機械論の背景として，西洋哲学やキリスト教が大きな位置を占めている（表1）．一般社会が病院化している現在，科学の最先端としての医療が機械化することは，わが国の社会全体が機械論的になっていく可能性を秘めている．医療現場ではクリティカルパスが導入され広く普及しているが，この手法はもともと工場での不良品発生を減らすための手法であった．その手法が医療ミス管理のために導入されたことは，社会が機械論的になっている1つの証明である．生産主義的で合理的なこの考え方は，日本文化を少しずつではあるが根底から変えつつある．文化人類学では「人間の生物体としての条

件は同じであっても，人々の身体観念や疾病観念は，その人々が保持している文化によって決定される」という考えを基本的立場としている．

ベネディクト（Benedict）は文化の類型を内面的な行動規範を重んじる"罪の文化"と外面的な行動規範を重んじる"恥の文化"の2つに分け，日本の場合を後者の典型とした[3]．この見解に対して賛否の意見があるが，日本人は他人を意識することに発想の原点をおいていることは事実である．障害をもったことによって他人からどのように見られるのか，そこに「恥ずかしい」という反応がおこってくる．この恥ずかしさが彼らの社会参加を著しく阻害しているのである．ここに"心のバリアフリー"を筆者が20年前から主張している理由がある．さらに大切なことは，自分が障害をもったときに恥ずかしいと感じるのは，自分が健康なときに障害をもった人を"恥ずかしい存在"として見てきたことの証しでもある．"恥ずかしい"の背後に日本人独特の差別意識がうかがえる．

丸山は著書『日本の思想』のなかで，日本人には被害者意識が顕著であることを述べている[4]．被害者意識をもつ人間は個人的にその意識をもつばかりでなく，困窮者や障害者などと同一化してしまうことが多い．そして，弱者の立場でしかものを見ることができなくなる．これは理学療法士にもしばしばみられる現象で，障害者問題の解決や理学療法遂行上の大きな長所であり，また決定的な短所であることを自覚しなければならない．

3 死に関する日本文化の型

脳への酸素供給がほんの数分間止まると不可逆的な脳変化をおこす．一方，心臓，肝臓，腎臓では酸素欠乏の期間が過度に長引くと異化による組織変化がおこり，どのような蘇生手段によってももとに戻すことができなくなる．これが"臨床的死"である．

わが国の文化的伝統では，死についての概念が美意識の形をとることや，それが儀礼の形で表現

表2 神の存在

	存在する	存在しない	わからない
日本	43.5%	32.4%	24.0%
米国	93.6%	3.9%	2.5%
ドイツ	49.0%	46.3%	4.7%
フィリピン	99.6%	0.3%	0.2%
スウェーデン	48.2%	37.7%	14.2%
スイス	76.8%	14.5%	8.7%
スペイン	87.0%	8.7%	4.4%
ロシア	60.1%	27.5%	12.4%
台湾	68.9%	20.7%	10.5%

〔電通総研，余暇開発センター（編）：世界23カ国価値観データブック．同友館，1999より〕

表3 宗教からの安らぎ

	得ている	得ていない	わからない
日本	25.5%	48.5%	26.0%
米国	78.1%	16.7%	5.3%
ドイツ	38.9%	54.1%	6.9%
フィリピン	90.7%	6.8%	2.5%
スウェーデン	30.6%	60.1%	9.3%
スイス	49.8%	41.2%	9.0%
スペイン	57.8%	35.0%	7.2%
ロシア	46.5%	34.4%	19.2%
台湾	59.3%	28.0%	12.7%

〔電通総研，余暇開発センター（編）：世界23カ国価値観データブック．同友館，1999より〕

されるために，日本人の死生観はあいまいであるといわれている[5]．それは，人間を自然界のあらゆる物と一体的なものとする考え方が根幹にあり，人間の死も"万物の死"と同様に自然なこととして受け止めるためである．このことが日本人の死に対する姿勢を決定的にしており，日本人が宗教的でないといわれるゆえんになっている（表2, 3）．

しかし一方，われわれ日本人は霊魂の幸・不幸は死ぬときの状況によって決まると深く思い込んでいる．苦しんで死んだり，不幸な精神状態で死んだり，また身体が無残な状態で死んだ人の霊は，死後も不幸であると信じている．「苦しまずに亡くなりました」，「安らかな死に顔です」，「五体満足でよかった」などの考え方はその表れである．

日本人の死に対する感覚的あいまいさは，**脳死**

という生死が判然としない状態を容認するとともに，社会的死といわれる閉じこもりや寝たきりに対する感性の鈍さとして表れ，部分的死とされる麻痺や身体的欠損に対する考え方を不鮮明にしていると思われる．

B 宗教

見田[6]は『死者との対話』で「日本の宗教は死者と生者を断絶しない．この世に残す死者の未練と死者に対する生者の未練と，そこに成立する死者と生者の対話の中に日本の宗教がある．超越神の支配する世界の知らない人間的な宗教である」と記述し，仏教と違いキリスト教文化では生者は死者との激しい断絶への志向をもっていることを指摘している．

宗教以前には農業や狩猟が文化を形づくってきたが，宗教後には当然のように農業文化や狩猟文化に宗教を付加する形でそれぞれの文化は発展した．

1 仏教

仏教では時流に押し流された生き方ではなく，世間の尺度とは別個な尺度をもって生きることを教える．その尺度そのものが彼岸原理であり，仏教では彼岸（理想）に立って，彼岸のほうから此岸（現実）を見ようとするものである[7]．生産性第一主義や拝金主義などの現実的な価値観では，障害をもった人や高齢者などはその時点で社会に存在する意味を失いかねない．このことが現代社会の根本的な病巣と考えている．

仏教では"愛"は否定されている．愛は本質的には自己愛であり，愛は執着を引き起こし，愛は憎しみと背中合わせとなっているからである[8]．仏教では"愛"ではなく，"慈悲"を説いている．"慈"とはすべての人に対して最高の友情をもつことであり，"悲"とは他人の苦しみをともに苦しむ行為を表している．したがって，"慈悲"とは他人を理解し共感するという水平思考といえるが，残念な

がら一般的には慈悲とは高所から与えるかのような垂直思考と思われている．

理学療法業務のなかで「諦める」という言葉はよく使われるが，利用者が自分の身体的な課題を諦めることは容易ではない．般若心経には「明きらめる（あきらめる）」と「験きらめる（あきらめる）」という言葉が出てくる．その宗教的な意味はわからないが，音を同じくするこの「あきらめる」という言葉に興味を引かれる．障害受容の前段階として必要な"諦め"のためには，障害を"明らかにする"ことと"経験すること"の双方が欠かせない．"諦めへの誘導"を計画的かつ専門的に行うことが大切である．

2 儒教

儒教は本来，強烈な批判精神をもっていたが，漢の時代に国教化されたために次第に批判精神は後退し，体制的な姿勢となった．国教化された儒教は政府によって強制されるようになり，各家庭にも儒教が浸透した．儒教には形式主義的な要因がもともと色濃く含まれており，国教化とともに中国の官僚制度は形式主義に陥った．このようにして，儒教は家を中心とした形式主義をつくり上げてきたのである[9]．

徳川幕府は朱子学を官学とした．朱子学は北宋の時代に儒教を体系化・哲学化してつくり上げられたもので，思弁的，主知主義的，道徳主義的，厳格主義的な面が特徴である．しかし，この朱子学も韓国まではそのままの姿で伝えられたが，わが国には祭祀を省いた倫理，学問，教養として伝わってきた．明治政府も儒教による国家統制を考えており，わが国でも儒教は教育の中心として長きにわたり君臨した．

急速に姿を変えつつある日本だが，儒教の影響とみられる形式主義的発想は日本人のなかで脈々と息づいている．この形式主義は運用方法などにとどまらず，姿や形を重視する日本人的価値観を創造し，茶道，華道，歌舞伎などはその代表的存

在である．また，"イエ意識" は今でも強く残っており，この意識は "命の連続" 意識へと形を変えながら引き継がれている．儒教に影響された形式主義と命の連続，この2つの概念は死生観に強い影響を与えるとともに，障害をもって生きていくことに大きな絶望感や喪失感を与える．

3 キリスト教

キリスト教では "復活" こそが聖書の核心とされていて，それは神である自分を証明するためであり，人々に希望を与えるものとなっている．旧約聖書では生命が強調され，死は呪いであるとされていたが，新約聖書では聖パウロが「死により，腐敗しやすい骨格は腐敗しないものになり，そして死すべきものは永遠性を獲得する」といい，地球上の存在物は死ぬことによって新しい永遠の命を得るという教えになった[10]．

『ヨハネの第一の手紙』の第4章では，「愛する者たちよ．私たちは互いに愛し合おうではないか．愛は神から出たものなのである．神は愛である．愛する者たちよ．神がこのように私たちを愛してくださったのであるから，私たちも互いに愛し合うべきである」とし，キリスト教における神の本質は愛であるとしている．ゆえにキリスト教は "愛の宗教" といわれている．

このように，キリスト教における "復活" と "愛" という考え方は，なんらかの障害に遭遇した場合に大きな心の支えになる．そして，この概念こそが今日のリハビリ哲学を生み出した源泉と考えられる．日本人のなかには "復活" や "神の愛" という概念はほとんど見当たらない．

C 死生観に関する文化的現象

1 遺骨について

2001（平成13）年9月8日の毎日新聞に，戦没者の遺骨収集についての記事が掲載された．日本人にはなんの変哲もない記事だが，「ほぼ完全な形で遺骨」という見出しで60年前のノモンハン事件での旧日本兵の遺骨を収集したことが伝えられている．60年以上を経過しても遺骨にこだわる民族は世界でも珍しい存在であり，60年前の遺骨が出てきたことにこれだけの紙面を割くこともまさしく日本人的である．そして，それは "骨"（ほね）ではなく "遺骨" なのである．同じような現象は他の遺骨収集や日航機墜落事故などでもみることができる．

わが国の火葬は芸術といわれている．その理由は，ある程度の骨格は残しながら，生々しさのない程度の火葬のしかたが求められるからである[11]．これは遺体の無傷性の延長的発想が源といえるし，形にこだわる文化がここにも顔をのぞかせている．火葬の程度1つをとっても日本人は "形" に強いこだわりをもっていることがわかる．

2001年2月9日にハワイ沖で宇和島水産高校の実習船が米海軍の原子力潜水艦に衝突され，9名が行方不明となった．その後数日間は，行方不明者の調査や事故責任に関する内容が新聞やテレビで連日報道された．2月12日には実習船の引き揚げを日本の首相が駐日米大使に求めた記事が掲載され，このころより日米による行方不明者捜査のあり方や遺留品探査に関しての文化の差が目立ち始めた．日本側は実習船の引き揚げを強く求め，それに対して米国側は船の引き揚げに多額の費用を投入することに難色を示したのである．2月24日にはフォーリー駐日米大使が，事故後の対応をめぐり日米間に感情的摩擦が生じ始めていることの原因として「文化的違いも背景にある」と述べている．3月6日にはハワイ大学の黒田教授の記事が掲載され，「日本人は遺体を海底に放置したままだと文字どおり "浮かばれない" と思う．だが米国人は日本に撃沈された戦艦アリゾナを約1,200人の乗組員の遺体を残したまま海上から見える記念碑として扱い，"真珠湾を忘れるな" と歴史に刻んでいる」と述べている．3月20日の記事では，ハワイでの家族激励会のなかで行方不明者を死者と

して取り扱ったことに対する家族の怒りの声が掲載された．日本人の常識，米国人の常識，この両者間の常識の違いを如実にした事故対応であった．

2 がんの告知について

2007（平成19）年に政府は「がん対策基本法」に基づき「がん対策推進基本計画」を策定し，この計画はがん対策の総合的かつ計画的な推進をはかることを目的としている[12]．そして，その1つとして「すべてのがん患者及びその家族の苦痛の軽減並びに療養生活の質の維持向上」があげられているが，残念ながらこの基本計画のなかに告知問題は含まれていない．

読売新聞社による1999（平成11）年5月の調査によると，「がんにかかったとしたら，自分に知らせてほしいか」との設問に77.1%がそれを希望し，この結果は継時的に増え続けている．さらにその治療方法についても67.6%が自分で選びたいとしている．この結果だけをみれば，日本人の死生観に大きな変化がおこり，告知は死を前提として主体的に生きるために必要としているかのようにみえる．しかし，「あなたの家族ががんであったら，それを本人に知らせますか」との問いには，46.2%が知らせないとしている．この2つの回答には大きな矛盾があり，日本人はがんの告知について，観念的にそれを理解しているが，新しい文化の確立までには至っていないようである．そして，約10年が経過した今日でもこの傾向は続いている．田中ら[13]は医師へのアンケート調査結果として，全医師が告知は必要としながらも「原則告知をする」が28%，「患者に聞いてから告知をする」が28%であり，合わせて患者主体の告知が56%であったことを報告している．一方，患者家族の反応は相手を思いやることを大切にし，そのことが親切であるかのように考え，そのため家族には「告知＝苦しめてかわいそう」という心理的動きがあることを報告している[13]．医師も家族も最終的には日本文化のなかでがんと向き合っている．

キリスト教信者にとって自己の死をどのように受け止めるかは大きな課題で，それはキリスト教の1回限りの復活，最後の審判という考え方によって支えられている．夏目漱石は「いかなる努力も死を生に変えられなければ空しい」と述べ，復活的な発想を示している[14]．一方，加藤周一は「一般に日本人の死に対する態度は，感情的には宇宙の秩序の，知的には自然の秩序の，諦めをもって受け入れるということになる．その背景は死と日常との断絶，すなわち死の残酷で劇的な非日常性を強調しない文化である」としている[15]．西洋の近代自我の背後には，キリスト教による死生観が存在している．これに対して，わが国では日本流の自然観を支えとして，日本人の自我はほかとの隔壁を薄くし，生死の隔壁も薄い死生観によって成り立っていることが，がんの告知からもうかがえる．

理学療法士はがんの告知に直接関与することは少ないが，障害や生活についての告知は日常的に行っている．われわれが無造作に使っている「杖が必要です」，「装具が必要です」，「利き手交換が必要です」，「住宅改修が必要です」なども告知の一環であるという認識をもたなければならない．命に比べると小さな告知であっても，人間関係の構築，知識の共有，告知の治療上のタイミング，心理的なタイミング，否定的な反応をした場合の対応，そして将来のあるべき姿の提示などが必要である．

3 臓器移植について

2010年7月より改正臓器移植法が施行された．この法律は1996（平成8）年に議員立法として提出されてから14年の長い月日を要したことになる．この論議のなかで脳死判定基準を明確化すること，つまりは"死の概念"が主要な議題の1つとなった．2009（平成21）年の衆議院採決ではA案，B案，C案，D案で採決をするという異例の展開となっている．また，各政党（共産党を除く）も党議拘

表4 脳死判定後の臓器提供（心臓や肝臓など）に対する本人意思

	提供したい	わからない	提供したくない
2000年	32.6%	27.6%	35.4%
2002年	36.0%	26.1%	31.8%
2004年	35.4%	26.4%	32.8%
2006年	41.6%	27.0%	27.5%
2008年	43.5%	28.4%	24.5%

〔臓器移植に関する世論調査，平成12年度～20年度．内閣官房室調査より〕

束をかけず，議員1人ひとりの判断に委ねている．これらをみても，臓器移植のために死の概念を政治的に決定すること，つまりは死の文化を政治が決めることの難しさを物語っている．

内閣官房室の調査によれば，脳死と判定されたあとの臓器提供の意思はこの8年間で10ポイントほど上昇している（表4）．しかし，臓器提供意思表示カードの非所有者は91.6%であり，前回調査と大きな変化がないとしている．これらの結果から，政府や医師会の大宣伝にもかかわらず[16]，日本人のなかで臓器提供に対する基本的な考え方の変化は小さいものであるといえる．日本人の"生まれたままの形での死"という強固な文化的発想があることをうかがい知ることができる．さらに日本人は，死後も初七日，四十九日の法要，一周忌，三回忌，七回忌などの営みを行ってきた．脳死は死だとする考え方は医学や医療レベルの見方であるが，文化的活動とは一定の距離が依然存在している．

他人の健全な臓器を取り出し，機能を果たさなくなった臓器の代わりに移植するという技術は，人間の身体はいわば機械であるという身体観念に基づいている．この人間存在の認識のしかたは，従来の日本文化や日本人の発想とは相入れにくいものである．脳死・臓器移植の問題は医療問題として考えられがちであるが，実は社会問題なのである．脳死状態で人の死とするか否かということが人間存在の根本的認識にかかわってくる．

臓器移植を支える思想は，"生きている私"にのみ価値を認めるものである．"生きている私"の価値をもっと本質的な意味でとらえ，"生きているすべての人"の価値としなければならない．"私"と"すべての人"の間には超えることのできない概念の差がある．そして，"私"の延長思考として"私だけがよければ"に変節し，それが"仕事のできる人の価値"や"収入を得る人の価値"につながり，障害者や高齢者を社会的弱者の範疇に押しやっていくのである．理学療法と臓器移植は概念的には決して無関係ではない．

D これからの課題

日本人の死生観を知るためにさまざまな点から検証を試みた．国内に持ち込まれた今日のリハビリを創造した欧米文化，障害受容や告知という考え方に戸惑いながらも無批判に受け入れてきた日本だが，その文化や死生観の差は果てしなく大きく深い．

1998年にオランダの大学を初めて訪れたときに，学長から「リハビリの概念には大きな違いがあり，北部ヨーロッパでは"神の愛"がその基本になっており，アメリカは"金"（かね）が基本になっています．あなたはどちらのリハビリを目指しているのですか？」と問われた．筆者は理学療法士として，宗教的愛も経済最優先の考え方もなく，回答に困惑した．日本文化と日本社会，そしてそれぞれに異なった地域慣習などをふまえ，日本的なリハビリ概念の確立が望まれる．

リハビリの世界では**"全人間的復権"**という言葉がよく使われる．この"復権"という言葉にキリスト教的な意味合いを感じる．復権という意味を正確にとらえれば，人間が身体になんらかの障害をもつことは，人間としてのなんらかの権利をいったん失ったことになる．身体に障害があろうともなんら人間としての権利を失っていないという考え方を基本とすべきである．また，学校や社会で全人間的な評価が存在するのだろうか．無造作な全人間的復権という言葉の使い方は慎まなけ

ればならない.

　理学療法士をとりまく環境は，超高齢社会の到来に対する地域包括ケアシステムの構築などで大きな変化がおこっている．従来の片麻痺や脊髄損傷だけを対象とした理念構成では今日を乗り越えることは難しく，理学療法士の視点で高齢者を直視するとともに，自己の文化を客観化し，理論的に整理する必要がある．また，理学療法を1つの学問体系として発達させるためにも，避けて通ることのできない大きな課題である．本項のテーマは"死生観"であるが，近いうちに理学療法士によって"死生学"が語られる日の来ることを願っている．

● 引用文献
1) 土居健郎：「甘え」の構造. 弘文堂, 2007.
2) 多田富雄, 河合隼雄（編）：生と死の様式. 誠信書房, 1991.
3) ルース・ベネディクト（著）, 長谷川松治（訳）：菊と刀. 社会思想社, 1967.
4) 丸山真男：日本の思想. 岩波書店, 1961.
5) 波平恵美子：病と死の文化. 朝日新聞社, 1990.
6) 見田宗介：死者との対話. 思想の科学, 1963.
7) ひろさちや：普遍への目覚め―聖徳太子・最澄・空海. 春秋社, 1991.
8) 笠原一男：宗教って, 何だろう. 経済界, 1991.
9) 陳 舜臣：儒教三千年. 朝日新聞社, 1992.
10) 久米 博：キリスト教―その思想と歴史. 新曜社, 1993.
11) 鯖田豊之：火葬の文化. 新潮社, 1990.
12) 厚生労働省健康局総務課がん対策室：わが国におけるがん対策のあゆみ. 2009.
13) 田中俊行ほか：患者因子と主治医因子から分析したがん未告知の現状について. 日臨外会誌, 68:1891-1895, 2007.
14) ひろさちや：仏教とキリスト教―どう違うか50のQ&A. 新潮社, 1986.
15) 加藤周一ほか：日本人の死生観. 岩波書店, 1977.
16) 中島みち：脳死と臓器移植法. 文藝春秋, 2000.

● 参考文献
1) Rose, S. ほか（編）, 小林傳司ほか（訳）：科学と限界―その批判的考察. 産業図書, 1993.
2) 宮田 登ほか（編）：往生考―日本人の生・老・死. 小学館, 2000.
3) Shneidman, E.S.（著）, 白井徳満ほか（訳）：死にゆく時―そして残されるもの. 誠信書房, 1980.
4) 小松和彦ほか（編）：身体と心性の民俗. 雄山閣出版, 1998.
5) 丹羽文夫：日本的自然観の方法. 農山漁村文化協会, 1993.
6) 澤瀉久敬：医学の哲学. 誠信書房, 1964.
7) 神谷美恵子：神谷美恵子コレクション 生きがいについて. みすず書房, 2004.
8) 鈴木康明：生と死から学ぶ―デス・スタディーズ入門. 北大路書房, 2000.

IV 運動学

■学習目標
- 関節運動学の概要について学ぶ．
- 運動生理学の概要について学ぶ．
- 運動制御理論の概要について学ぶ．

運動学は理学療法士にとって非常に重要な科目である．理学療法治療には運動療法，物理療法がある．この運動療法を実施するためには，人の運動および動作を分析・解釈し，治療計画を立てる必要がある．常に運動および動作に関与するため，理学療法を運動・動作障害治療学と置き換えることも可能である．

運動・動作を遂行するには，筋，関節，骨の機能が大切であるが，筋を支配・制御する神経が正常でないと目的に合った運動・動作が不可能になる．また，運動・動作を実行するためにはエネルギーが必要となる．このエネルギーを供給しているのが，呼吸，循環，代謝，消化などの機能である．運動学的にみると運動・動作を発現する系，運動・動作を制御する系，運動・動作を維持する系がある[1]（図1）．ここでは主に，運動・動作の発現に関する骨，関節，筋の関節運動学，運動を維持する呼吸，循環，代謝の運動生理学について述べる．

A 関節運動学

1 運動器の構造と機能

a. 骨

骨の機能は，運動，支持，保護のほかに，カルシウムなどの無機質の貯蔵，造血などがある．骨

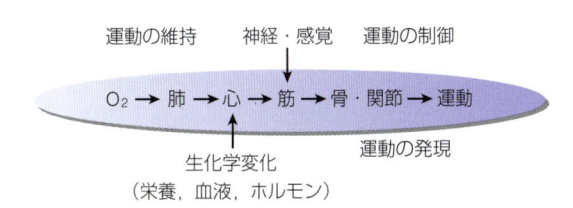

図1 運動学の概念図
〔理学療法科学学会（監）：理学療法科学シリーズ 臨床運動学．第6版, p.147, アイペック, 2011 より改変〕

は他の組織と同様に新陳代謝が著しい．一般的には，骨は一度できてしまうとあまり変化しないと思われるが，**骨代謝**が常に行われている．骨に刺激がないと骨は破壊・吸収され，脆くなってしまう．反対に運動などを実施して骨にストレスをかけると，骨が形成され強くなる．

骨はまわりを血管や神経が多い**骨膜**で覆われ，骨の内部は緻密質，海綿質があり，強い骨の構造に役立つ．その中心部は**骨髄**であり，赤い骨髄と黄色い骨髄に分けられる．赤い骨髄は造血作用があり，黄色い骨髄は脂肪に置換されている．

b. 関節

骨と骨をつなぐところが関節である．関節は多くの種類があり，曲げ伸ばしのような運動が可能である．関節には**関節包**があり，その中には**関節液**がある関節，まったく動かない関節などがある．関節液は骨と骨の衝撃，摩擦を少なくするために

存在する．しかし，病的な場合では炎症を生じ，腫れてしまうことも多い．高齢者などでは関節を使いすぎると**関節軟骨**の破壊などが生じ，疼痛がみられる．

人体には大変多くの関節がある．代表的な関節は，上肢では肩関節，肘関節，手関節（手首の関節）が，下肢では股関節，膝関節，足関節がある．関節は，その形状からさまざまな名称で呼ばれ，運動も異なる．その動きも1方向（1軸），2方向（2軸），3方向（多軸）がある．肩関節および股関節は3軸であることから，基本的な運動がすべて含まれている．前後の運動で，前方向の運動を**屈曲**，後方への運動を**伸展**，左右への運動で，外側への運動を**外転**，内側への運動を**内転**という．また，ねじる運動で，内側にねじる運動を**内旋**，外側にねじる運動を**外旋**という．

c. 筋

筋は収縮により力を発生し，運動を生じさせる．筋の構造は**図2**に示すように，**筋**，**筋束**，**筋線維**，**筋原線維**があり，筋原線維は，アクチンフィラメントとミオシンフィラメントで構成される[1]．

一般的には，筋が収縮すると筋が短くなり関節の運動が生じるが，収縮のしかたにより異なる．筋が収縮しても運動が生じない場合を**等尺性収縮**（アイソメトリック）といい，筋が収縮して運動が生じる場合を**求心性収縮**，筋が引き伸ばされながら収縮する場合を**遠心性収縮**という．等尺性収縮での運動は筋力増加によく用いられるが，血圧が高くなることが多いため，高齢者や高血圧の対象者では注意が必要である．求心性収縮の運動では，軽い負荷で多数回の運動が可能であり，筋持久力を高める運動に適している．遠心性収縮は最も強い力を発揮することが可能である．

筋は赤い筋と白い筋に分けられる．赤い筋は**赤筋**であり，筋にはミトコンドリア，血液などが多く含まれる．ゆっくりした収縮に適しており，疲労しにくい．白い**白筋**は収縮が速く，多くの力を発揮するが，すぐに疲労してしまう．人の筋はこ

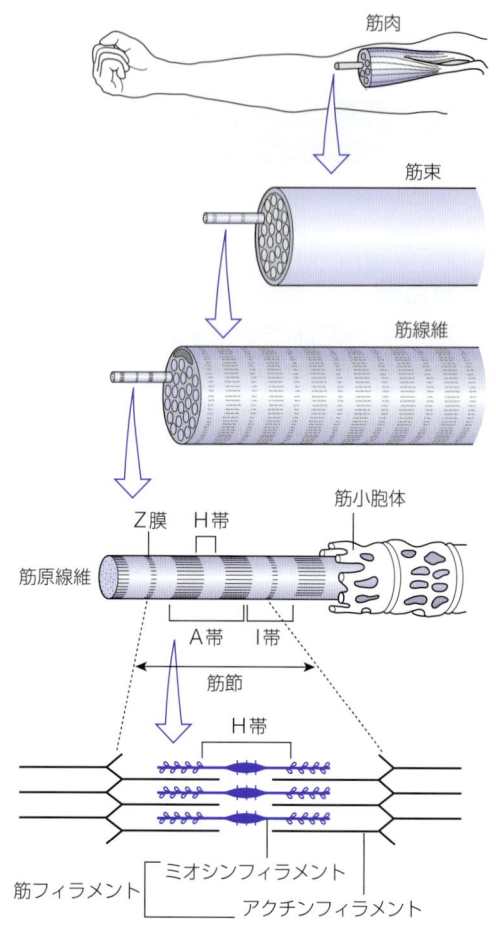

図2 筋の構造
〔理学療法科学学会（監）：理学療法科学シリーズ 臨床運動学．第6版，p.19，アイペック，2011より〕

れらの筋線維が混在し，スポーツ選手などでは競技により分布の比率が異なる．マラソン選手は赤筋が多く，短距離選手は白筋が多い．

2 各関節の構造と運動

a. 肩関節

肩甲帯に関与する骨は**肩甲骨**，**上腕骨**が中心であるが，**鎖骨**も胸郭と肩甲帯をつなぐ重要な連結骨である．鎖骨は肩甲骨に連結し，肩甲骨は上腕骨で連結している．肩甲骨と上腕骨の関節を肩関

節という．肩関節は肩甲骨の関節窩が大変浅いことが特徴で，上腕骨頭は2/3以上が球状の関節面をなしており，このことが関節の動きの範囲が大きいことを示す．各関節を保護，安定させるために靱帯と筋が存在する．

肩甲骨の動きには，上に挙げたり（**挙上**），下に降ろしたり（**下制**），肩甲骨を内側に移動（胸を張る運動；内転），逆の運動（外転），肩甲骨をねじる運動（下方回旋，上方回旋）などがある．これらに関与する筋は**僧帽筋，菱形筋，前鋸筋**である．僧帽筋は上下に大きい筋であるためさまざまな作用があり，その作用は肩甲骨の挙上，内転，上方回旋である．

肩関節は屈曲，伸展，外転，内転，外旋，内旋の運動が可能である．肩の代表的な筋である**三角筋**は，肩関節の屈曲，伸展，外転などの作用がある．

肩は180°までの可動域があるが，肩甲骨と肩甲上腕関節が同時に動く．肩の180°のうち，肩甲骨の上方回旋が60°，肩甲上腕関節が120°である．

b. 肘関節

肘関節は，**上腕骨と尺骨，橈骨**の3つの骨より構成されている．肘の運動は，上腕骨と尺骨の運動である屈曲，伸展と，橈骨と尺骨をねじる運動である回内，回外がある．肘の屈曲は**上腕二頭筋，上腕筋**が作用し，伸展は**上腕三頭筋**，回内は**円回内筋，方形回内筋**，回外は**回外筋**が作用する．

c. 手関節

手関節は，**橈骨と手根骨**との間で構成されている．手根骨は近位部に4個（**舟状骨，月状骨，三角骨，豆状骨**），遠位部に4個（**大菱形骨，小菱形骨，有頭骨，有鉤骨**）ある．手関節は橈骨と近位手根骨で構成している**橈骨手根関節**と，各手根の間で構成している**手根間関節**からなる．また，手指には多くの骨と関節があり，繊細な動きをつくり出している．

手関節には伸展（**背屈**），屈曲（**掌屈**），橈屈，尺屈の運動がある．また手指には**把持機能**があり，手のアーチなどで効率よく把持することが可能である．筋も小さな筋，大きな筋が相互に組み合わさり，指の細かな運動が可能となる．

d. 股関節

股関節は，**大腿骨と寛骨（腸骨，恥骨，坐骨）**で構成されている．大腿骨の骨頭は寛骨の寛骨臼内に2/3程度入り込んでいることから，肩関節と異なり運動範囲が狭くなっている．しかし，安定性には大きな役割を果たしている．また，股関節のまわりには強靱な靱帯があり，よりいっそうの固定性を増している．

股関節は肩関節と同様，屈曲，伸展，外転，内転，外旋，内旋の運動がある．股関節には大きな筋がある．**大殿筋**は股関節の後部に存在し，股関節の伸展，外旋運動に作用している．また，**中殿筋**は股関節の外側部にあり，股関節の外転に作用している．この筋が弱化すると，片足立位時に骨盤を水平に維持することができなくなる．

e. 膝関節

膝関節は，**大腿骨，脛骨，膝蓋骨**より構成されている．膝には大腿骨と脛骨の間に**半月板**があり，主な作用として緩衝作用がある．また，左右の膝には**外側側副靱帯，内側側副靱帯**，膝の中には**前十字靱帯，後十字靱帯**がある．これらの靱帯により安定性を増しているが，スポーツ傷害時などで損傷されることが多く，不安定になる．

膝関節の運動は一般的には単純な関節で，単純な運動をしていると思われるが，実際は骨の形状，靱帯などにより複雑な運動を示す．運動としては屈曲，伸展，また膝屈曲位では外旋，内旋が生じる．屈伸時には脛骨と大腿骨の動きが複雑であり，脛骨の上で**転がり運動，すべり運動**が生じる．

f. 足関節

足関節は，**脛骨，腓骨，距骨，踵骨**より構成され，**距腿関節（脛骨，腓骨，距骨），距骨下関節**がある．足関節の運動は，**底屈，背屈**のほかに，複雑

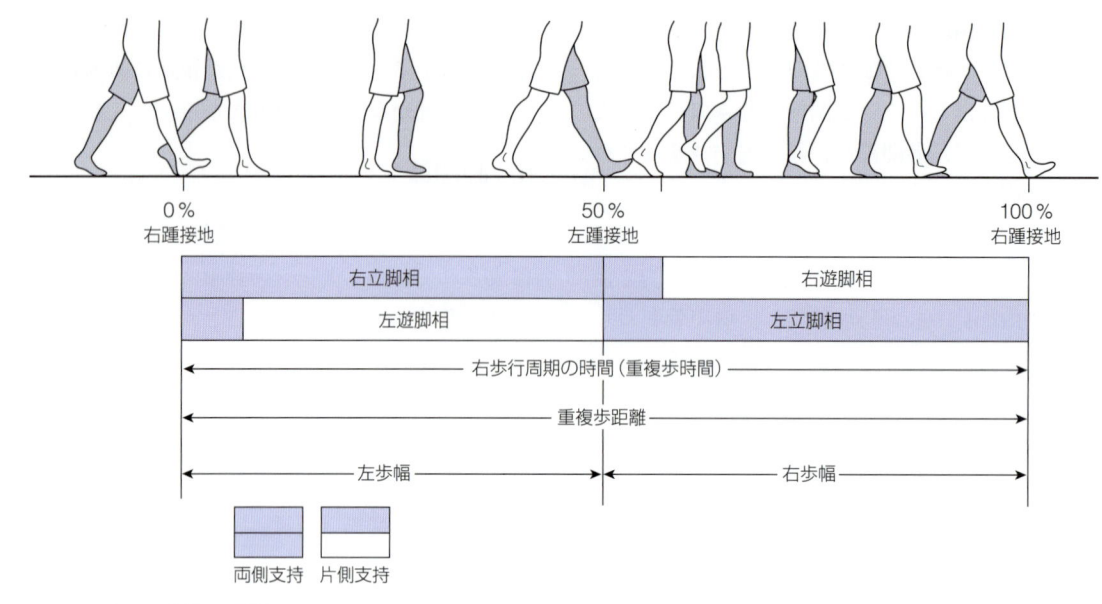

図3 歩行の周期
〔Murray, M.P., et al.: Walking patterns of normal men. *J. Bone Joint Surg.*, 46A:335–360, 1964 より改変〕

な運動である内反（底屈，回外，内転），外反（背屈，回内，外転）の動きがみられる．代表的な筋としてはヒラメ筋，腓腹筋がある．これらの筋は踵を持ち上げる運動や歩行時の蹴り出しによく使われる．

足部は，7つの足根骨（距骨，踵骨，舟状骨，立方骨，内側楔状骨，中間楔状骨，外側楔状骨）と，足指の骨より構成されている．足根骨の間にはショパール（Chopart）関節（距踵舟関節，踵立方関節），リスフラン（Lisfranc）関節（足根中足関節）がある．これらの関節は運動としての機能はあまりないが，切断する部位としてよく使われることから，人の名称で呼ばれることが多い．

足には重要なアーチが存在する．アーチは外側アーチ，内側アーチおよび横アーチなどがある．足には体重支持と歩行という重要な作用がある．

B 姿勢と歩行

1 姿勢

姿勢には，寝ている姿勢〔背臥位（上を向いて），腹臥位（うつ伏せ），側臥位〕，座っている姿勢（椅座位，端座位，あぐら座位など），膝立ち位，立位などがある．これらの姿勢の安定性には，支持面の大きさ，重心の高さ，重心と支持面の位置関係が重要である．

重心は，基本的には第2仙骨前縁に存在し，男性であれば身長に対して下からおおよそ56%，女性は55%の位置に存在する．

2 歩行 ── 基本的な歩行の用語

歩行は2歩で1サイクルと定義しており，踵が着いたときから再度，同側の踵が着くまでをいう．1歩の長さを歩幅，2歩である1サイクルの長さを**重複歩距離（ストライド長）**という．足が地面に着いているときが**立脚相**，足が浮いているときが**遊脚相**である．両足とも地面に着いているときを**両脚支持期**という．立脚相は1サイクルのなかで約60%，遊脚相が約40%，両脚支持期は1サイクルで2回あり，合計で約20%を占めている[2]（図3）．

時間あたりの歩数，一般的には1分間あたりの歩数のことを，**歩行率またはケイデンス**，ピッチ

などという．よって，歩行速度は歩幅と歩行率を乗じたものである．

歩行時の筋活動は，主に推進とブレーキのために作用する．股関節に作用する**大殿筋**，**中殿筋**，膝関節に作用する**大腿四頭筋**，足関節に作用する**腓腹筋**，**ヒラメ筋**，**前脛骨筋**が重要である．筋の麻痺および弱化により，歩行障害，異常歩行がみられる．歩き方を見ることにより，関節，筋などの状況を判断することが重要である．

C 運動生理学

運動生理学には，運動をコントロールする生理学と運動を維持する生理学がある．運動のコントロールは神経系生理学で，運動の維持は呼吸，循環，代謝の生理学である．ここでは運動を維持する自律神経系の生理学について述べる．

1 呼吸

呼吸は大気の酸素を取り入れる作用である．肺で酸素を取り入れ，二酸化炭素を排出する．呼吸量に関与する指標として呼吸数と1回換気量があり，これらの積が**分時換気量**である．安静時の呼吸数は16〜20回/分，1回換気量は約500mLで，分時換気量は約9l/分である．運動中は呼吸数と1回換気量が増加するため，分時換気量も増加する．

2 循環

循環は心臓，血管により，肺で取り入れた酸素を筋などの各組織に運搬することである．この運搬能力は心臓の機能，血管の状況により異なり，これらの機能は心拍数，血圧，心拍出量などで決定される．

心拍数は，正常な場合は規則正しく打ち，安静時は60〜70拍/分であり，最高運動時には約200拍/分になる．加齢により安静時心拍数は増加し，最高心拍数は低下を示す．最高心拍数は220から年齢

表1 各運動の相違による特徴

無酸素性非乳酸的運動	無酸素性乳酸的運動	有酸素性運動
ATP，CP	糖質	脂質，糖質
	解糖作用	酸化作用
強負荷	強負荷	弱負荷
短時間	短時間	長時間
激運動，30秒以内	1分30秒以内	3分以上
	乳酸の産生	TCAサイクル

を減じた数字で示すことが多い．安静時の血圧は，最高血圧が120mmHg，最低血圧が80mmHgであるが，高齢者では高くなる．最高血圧が140mmHg以上，最低血圧が90mmHg以上になると**高血圧**という．運動により血圧は上昇し，特に高齢者では心拍数より変化が著しい．

心臓の状況をみるために**心電図**などがある．心電図は心臓の活動電位をはかり，心筋の機能を表す．心電図の波形により心臓の障害などの判別が可能である．

3 代謝

栄養は**糖質**，**脂質**，**蛋白質**が代表的であり，運動時のエネルギーは脂質と糖質が燃焼する．糖質が燃焼すると1gあたり4kcalの燃焼値であり，脂質は1gあたり9kcalである．安静時の酸素摂取量は体重1kgあたり3.5mL/(分・kg)であり，酸素1lあたり5kcalの燃焼がある．

運動の負荷強度の指標は**最大酸素摂取量**と**METs**が用いられる．最大酸素摂取量は最大運動時における酸素の摂取量であり，これは全身持久力の指標にも用いられる．高齢者，障害者では実際に測定することは困難である．運動負荷の強さの指標にはMETsが多く用いられる．これは運動時の酸素摂取量/安静時の酸素摂取量で求められる．1METが安静時であり，時速6kmの歩行時では約4METsである．

運動時のエネルギー代謝の過程は，**無酸素性非乳酸的運動**（ATP-CP系），**無酸素性乳酸的運動**，**有酸素性運動**の3段階に分けられる（**表1**）．無酸

素性非乳酸的運動では，筋に存在する ATP（アデノシン三リン酸），CP（クレアチンリン酸）が筋の収縮エネルギーとして作用し，突然生じる強い運動などがこれにあたる．100 m 競争などでは呼吸を止めて，この無酸素性非乳酸的運動となり，およそ 30 秒以内の運動がこれにあたる．30 秒以上 3 分以内の強い運動では無酸素性乳酸的運動になるが，これは解糖作用により乳酸を発生することが特徴である．3 分以上の運動は有酸素性運動であり，長時間の運動が継続できる．この場合は糖質，脂質が燃焼するため，酸素が必要となる（酸化作用）．TCA サイクルにより効率よく ATP を産生する．

　理学療法士は，運動および動作を観察することが重要である．異常運動や異常動作がある場合，その現象，原因，理由などを考え，治療に結びつけることを行う．運動時および動作時の観察では，運動学的な観察分析のみではなく，運動により生じた呼吸・循環などの生理学的反応も観察し，運動負荷の状況などを常に考慮する必要がある．その基本的な学問が運動学である．理学療法士は，運動学をベースとした新しい治療法を検討し，社会に貢献していくことが重要である．

●引用文献
1) 理学療法科学学会（監）：理学療法科学シリーズ 臨床運動学．第 6 版，アイペック，2011．
2) Murray, M.P., et al.: Walking patterns of normal men. *J. Bone Joint Surg.*, 46A:335–360, 1964.

●参考文献
1) 中村隆一ほか：基礎運動学．第 6 版，医歯薬出版，2003．

V 運動学習理論

■学習目標
- 運動学習理論の概要について学ぶ．
- 運動制御および情報科学と運動学習の関連について学ぶ．
- 運動学習理論の理学療法への適用（応用）について学ぶ．

A 運動学習理論が生まれるまで

バッターボックスに立ってピッチャーの投げる球を打ち返す．バットを振って動いているボールに当てるというこの一連の動作は，非常に巧みな動作といえる．われわれはどうやってこの動作を行うことができるのだろうか．

その運動が「バッティング」というものだとわかっていても，実際にバットでボールが打てなければ，「バッティング」を覚えたことにはならない．「身体が覚えている」という言葉があるように，運動を覚えることは「日本の首都」と「東京」という言葉の結びつきを覚えるのとは本質的に違う．そこで獲得しなければならないものは，「バッティングのための身体の動かし方」である．

仮に理想的なバッティングフォームがあるとすれば，ヒトはそのフォームにどうやってたどり着くか，というのが運動学習（motor learning）の問題である．つまり，運動学習の研究は「ボールを打つことができた」という結果より，「どうやってボールを打てるようになるのか」というプロセスに関心があるといってよい．

以下に，このプロセスにアプローチする理論が生まれてくるまでの心理学を中心とする歴史的な背景について述べる．

1 行動主義とその限界

a. 実験心理学

心理学は"心"を対象とする学問である．ドイツのヴント（Wundt）は，心理学を観察者が世界と接して経験する中身（**直接経験**）を対象とする学問として，そこから主観的要素を省いたもの（**間接経験**）を対象とする自然科学と区別した．そのヴントによって19世紀の終わりに立ち上げられた実験心理学は，**内観**という主観的な自己観察の方法を用いて内的過程を明らかにしようとする考え方をベースにしていた．

b. 行動主義

これに対し20世紀初頭に，「科学的な心理学は内的で主観的にしかとらえることのできない"意識"ではなく，外的で誰でも観察可能な"行動"を対象にすべきだ」とする行動主義がワトソン（Watson）によって提唱された．行動主義は意識的な概念を排除するので，直接観察が可能ではない内的過程にはまったくふれず，外部から観察可能な刺激（S）と反応（R）の記述に徹した．

図1にこのS-Rの考え方を示す．図の中央に示したSとRの間のプロセスである四角形の部分（心的状態，あるいは仮想される脳の状態）は，ブラックボックスとしてふれないこととし，もっぱ

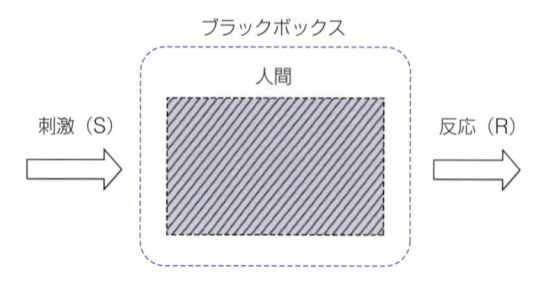

図1 行動主義における S-R
刺激（S）と反応（R）のみを研究の対象とし，この組み合わせデータを蓄積して行動を予測する．内的過程はブラックボックスとしてふれない．

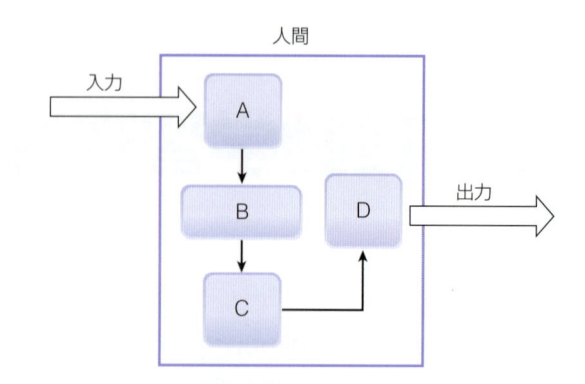

図2 情報処理的な考え方
内的過程を人間のなかの情報処理ととらえる．

らS-Rの記述を積み重ねることで行動というものを明らかにしようとする．これにより，一見複雑にみえる行動も，このS-Rの要素の組み合わせによって説明が可能とされた．また，行動は学習されるもので，環境としての刺激と反応の組み合わせの経験で強化されると考えた．

厳密な行動主義では，S-R強化による行動変容を学習ととらえ，そのプロセスでの認知というものを想定しない．しかし，20世紀半ばあたりから行動主義は行き詰まりをみせ，徐々に研究の新しい枠組みが必要とされるようになってきた．

2 情報科学と認知心理学

行動主義でふれてはならないとされたブラックボックスに対しての新しいアプローチを提供したのは，認知心理学という枠組みである．この認知心理学の成立には，20世紀半ばに登場した情報科学が影響している．情報科学は，情報の伝達，処理，制御に関して体系化をはかる学問であり，その起源を1948年に発表されたシャノン（Shannon）の「コミュニケーションの数学的理論」とウィーナー（Wiener）の「サイバネティクス」におく．

シャノンは，情報というものが物質とは異なるものであることを示したうえで，質的な問題を切って情報を符号化し，量的に表示することを提起した．この情報量の単位がビット（bit）である．こ

れにより，物質ではない情報を量として扱うことが可能となり，符号化された情報が伝達されるという情報処理の概念は，図2のように入力された情報が次々と加工され，伝達されていくことで出力されるモデルを生み出すことになる．このようなモデルをつくって認知過程を推測する方法を，情報処理的アプローチと呼ぶ．

ウィーナーが提唱した「サイバネティクス」は，動物と機械における制御と通信を扱う学問分野とされ，その柱の1つであるフィードバック制御は，運動制御の分野に大きな影響をもたらした．図3にフィードバック機構をもつシステムを示す．ウィーナーは，これを人の行動に応用する際，フィードバックでもたらされるものが"情報"であることに注目した．たとえば，筋紡錘が発火して上行線維に送られるのは「筋が伸張されています」という情報である．ウィーナーは情報の質（内容）に注目し，フィードバック機構が学習にも関与する可能性をほのめかしていたともいえる．

こうしたシャノンやウィーナーの情報処理の考え方は，当時のコンピュータの発達と相まって，運動制御の研究者が脳をコンピュータに見立てるというアナロジーに影響を与えた．

3 運動学習理論の誕生

情報科学や認知心理学が示した内的過程へのアプ

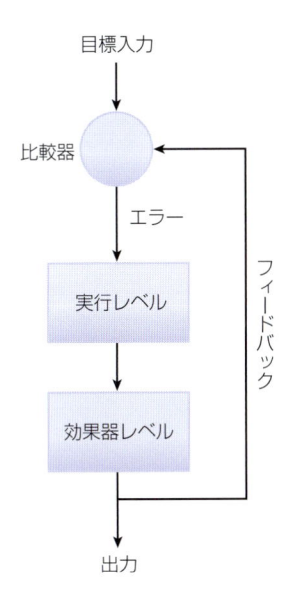

図3 フィードバックシステム
フィードバックされた出力値と目標値との差が比較器で検出され，出力結果が目標値と等しくなくなるように制御される（負のフィードバック）．

ローチは，運動学習理論を生み出す契機となった．

a. 閉回路理論

1971年に，アダムス（Adams）[1]は閉回路理論（closed-loop theory）を発表する．この理論は，**記憶痕跡**（memory trace）と**知覚痕跡**（perceptual trace）と呼ばれる2つの機能を設定することで，運動学習を説明しようと試みている．まず，記憶痕跡が運動を開始する．運動が開始されれば，それによって感覚フィードバックが生じる．このフィードバックと運動結果を照合し，誤差を修正した場合に予測される感覚のイメージである知覚痕跡が作成される．これらの痕跡が記憶されることで，運動開始と運動遂行中の修正を説明することができた．

b. スキーマ理論

これに対し，閉回路理論がもっていた問題を解消するような形で1975年に登場してきたのが，シュミット（Schmidt）[2]のスキーマ理論（schema theory）である．シュミットは，閉回路理論では痕跡が形成されていない新奇の運動を行えないといったいくつかの問題を，**一般運動プログラム**（generalized motor program; **GMP**），スキーマ（motor response schema）という概念を導入することで解決している．

GMPは，同じ枠組みに入る運動の相対的なタイミングや力の型紙のようなものである．この型紙は時間方向や力の方向に伸縮自在で，スキーマによってパラメータが与えられることで具体的な運動方法であるプログラムになる．たとえば，ボールを蹴って相手にパスをすることを考える．この場合，**図4**のようにいくつかのGMPのなかからボールを"蹴る"ためのGMPが選択され，その目的とする距離に合わせた力の大きさがスキーマ（**再生スキーマ**）によって決定され，運動出力のためのプログラムが具体化する．つまり，型紙であるGMPさえ記憶しておけば，再生スキーマを通じてさまざまな条件での"蹴る"を生み出すことが可能ということである．

これにより，それまでの理論がもっていたプログラムを膨大に保持しなければならないという記憶容量の問題や，経験したことのない新しい運動は行えないという新奇性の問題がクリア可能となった．ここでいう再生スキーマは，**図5**のように目的とする動作と生み出されるプログラムのパラメータ間の関数としてとらえることができる．低頻度でもバリエーションの豊富な多様練習は学習効果が高いという**練習の多様性仮説**（variability of practice hypothesis）は，このスキーマ理論に従ったものである．同じように，GMPからは**再認スキーマ**を介して予測される感覚のイメージも産出される．これも実際の運動時の感覚との間で照合して自己評価を行い，運動を修正するかどうかを決めるもとになる．さらに，外部からの運動の評価である**結果の知識**（knowledge of results; **KR**）などがGMPとスキーマの修正を助ける．すなわち，シュミットのスキーマ理論における運動学習とは，運動を遂行しながらGMPとスキーマを修正していくことにほかならない．

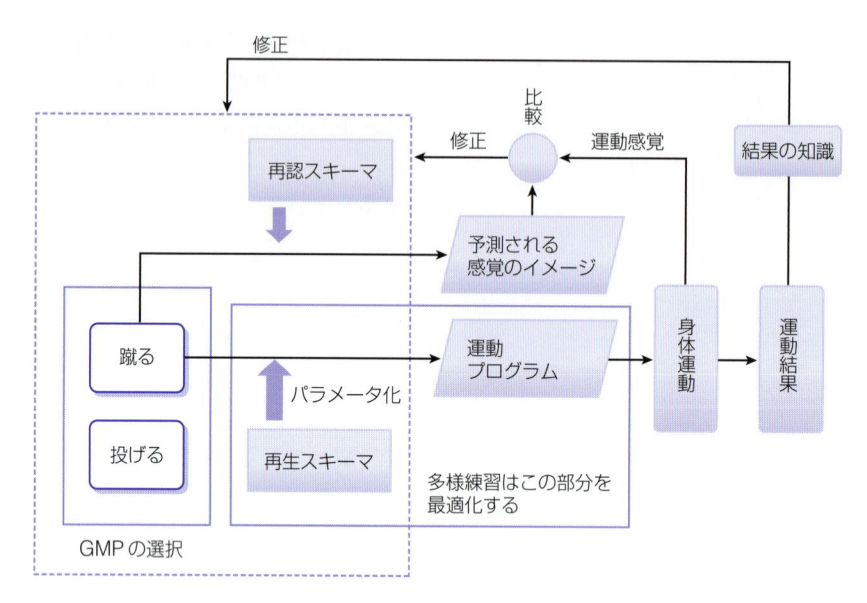

図4 スキーマ理論でのGMPとスキーマの関係

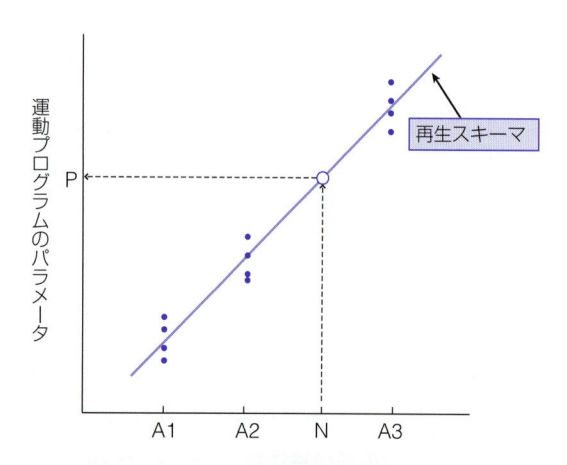

図5 再生スキーマと多様練習の関係

一定の距離ではなく，A1, A2, A3の3種類の距離の多様練習を行うことで，目標距離と運動プログラムのパラメータとの関係である再生スキーマがより浮かび上がりやすくなる．これにより，多様練習はまったく新しい距離（N）に対するパラメータ（P）をより正確に算出することができる．

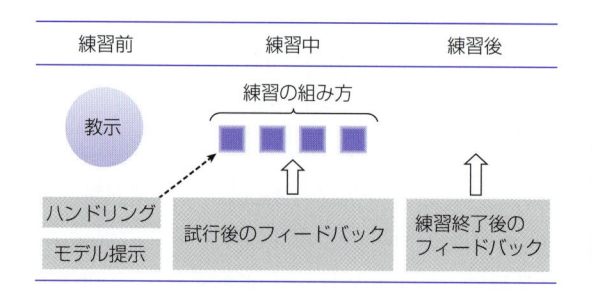

図6 対象者の運動学習への理学療法士の介入

B 運動学習理論の理学療法への応用

理学療法士の行う理学療法は，対象者自身の運動学習を援助するものととらえることができる．

図6は理学療法士が対象者の運動学習中に介入できる部分を示している．まず，理学療法士は対象者に運動のやり方を説明したり（**教示**），手本を示すことで（**モデル提示**）理解を促す．次に練習方法を計画し，実際の練習時には運動を誘導するための**ハンドリング**を行ったり，試行ごとあるいはすべての練習終了後にKRを与えたりする．スキーマ理論に照らせば，理学療法士の介入とは，対象者自身がGMPやスキーマを更新していくのを助けるものとしてとらえられる．たとえば，ハンドリングは運動によって生じる感覚を補い，再認スキーマの修正を助けている．またKRは，自己修

正がうまくいかない段階でのスキーマ修正に大きく寄与している.

ただ実際には,こうした介入も運動学習の段階に応じて変えていかなければならない.なぜなら,有効であるはずのハンドリングやKRも,時期によってはかえって学習を妨げる場合もあるからである.通常,運動学習の段階は学習者に課題の理解を促し,"何をするか"に焦点を当てた**認知段階**(cognitive stage),練習によって運動プログラムを調整し,"どうやって行うか"を理解する**連合段階**(associative stage),運動が時間的にも空間的にも高度に構築され,"いかにうまくやるか"が中心となる**自動化段階**(autonomous stage)の3つに分けられる.これらの運動学習の段階を考慮しながら,いくつかの介入に対する運動学習研究による知見の応用範囲について考える.

1 教示とモデル提示

教示,モデル提示が重要となる時期は認知段階であろう.特に教示には,同じ運動でもそれを"理解しやすい"表現が求められる.しかも対象者への教示の場合は,これに加えて疾患による情報処理能力の低下などを補う工夫が必要になってくる.脳卒中のように同時認知課題の遂行能力が低下している場合には,理学療法士による多すぎる教示は学習を妨げることになりかねず,少ない教示で学習効果を上げることが求められる.これを考えるうえでの重要なキーワードは"注意"である.対象者自身の注意を教示によってどこに向けさせるか,という切り口で運動学習効果をみていく**注意の焦点**(focus of attention)の研究は,応用研究として今後さらに展開されることになるであろう.

モデル提示は連合段階以降でも行われることがある.モデルの観察には教示とはまた異なり,**言語化できない潜在知識**(implicit knowledge)を獲得しているという見方がある.課題をすべて行うよりも,半分は他人が行うのを見ていた被験者のほうが良好な成績を収めた実験[3]や,ペアを組んで,互いのパフォーマンスを見ながらの練習(dyad training)の有効性[4]などは,こうした潜在知識と観察の関係を示すものである.グループによる練習というのも,単なる競争意識や動機づけではなく,モデルを観察して学習しているという切り口で再考していく必要があるだろう.

2 練習の組み方

練習の組み方の一例として,**多様練習**と**一定練習**を取り上げる.多様練習が一定練習より有効であるという練習の多様性仮説は,前述したようにスキーマ理論から導き出されたものであるが,実は多様練習が有効なのは再生スキーマの更新についてである.正確には,GMPを形成するプログラム学習のためには一定練習が,パラメータと運動結果の関数である再生スキーマの精度を上げるパラメータ学習のためには多様練習が有効とされている.よって,認知段階においては一定練習を主体とし,連合段階以降で徐々に多様練習に,というのが理想的と考えられる.しかし,その後の課題の完成度に影響すると思われる多様練習への移行時期について一定の知見があるわけではなく,対象者がどの段階にあるかを評価する理学療法士自身の判断に委ねられているのが現状である.

3 外在フィードバックの与え方

運動学習におけるフィードバックのうち,固有感覚や視覚などによるものは**内在フィードバック**,理学療法士が対象者に与えるKRなどは**外在フィードバック**と呼ばれる.このうち外在フィードバックについては,1980年代以降,練習中に与える頻度を減少させるほうが学習効果は高いということで落ち着いている.これは,「外在フィードバックは学習に有用だが,過剰に与えると内在フィードバックによる誤差検出の処理がないがしろとなり,結果的に学習を阻害する」とするガイダンス仮説がベースとなっている[5].スキーマ理論の枠組み

では，フィードバックの頻度減少は GMP の形成に有効とされている．

したがって，効果的な学習のためには，運動学習の段階の進行に合わせて外在フィードバックを徐々に減らし，連合段階では対象者による自己評価を促すとよい．さらに，内在フィードバックの主体も視覚から固有感覚へと移していくと，運動の自動化に効果的と考えられる．ただ，これも対象者の状態や疾患の特性によっては一律に頻度を下げられないこともあるため，単純に適用することはできない．

またフィードバックについては，頻度以外にも臨床場面で適用する際に確認が必要な事項は多い．たとえば，フィードバックを遅延時間なしですぐに与えることは，自分の運動を評価するための処理を妨げて学習効果を低下させてしまうとされているが，臨床場面で意図的に遅延時間を設けてフィードバックを与えることはほとんどない．このことは，フィードバックの種類や練習スケジュールとの組み合わせなどを含め，今後の課題といえるだろう．

図7に，それぞれの運動の学習段階と理学療法士による介入方法の関係をまとめる．

運動学習理論を理学療法の臨床に役立てるには，理論から導き出される仮説を検証する種類の基礎的な研究だけではなく，実際の臨床での応用研究がもっと展開されなければならない．これは，実験室的課題で確かめられたことが，対象者が学習しようとする運動にそのまま適用できるかどうかといったこともあるが，対象者自身がとりうる戦略や動機づけの側面が重要になるからである．また臨床では，より高いパフォーマンスよりも，実用的なゴールへの到達時間の早さといったことが重視されることも少なくない．この点からも，応用のためには従来と異なる評価基準が必要になるだろう．

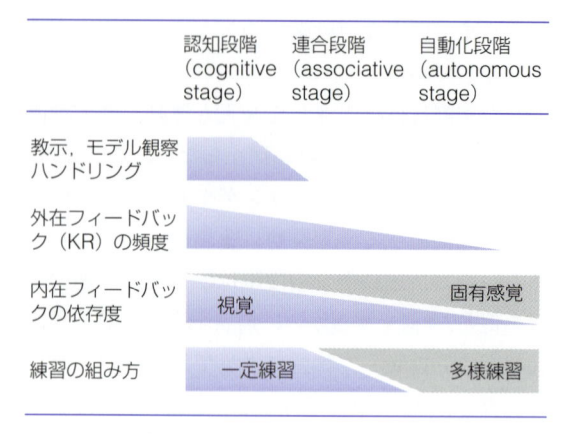

図7　運動学習の各段階における介入方法

言い換えると，こうした問題を解消するには，われわれ理学療法士自身が，これまでの運動学習研究で得られている知見を，理学療法士の観点からの応用研究で再検討していかなければならないということである．

●引用文献
1) Adams, J.A.: A closed-loop theory of motor learning. J. Mot. Behav., 3:111–149, 1971.
2) Schmidt, R.A.: A schema theory of discrete motor skill learning. Psychol. Rev., 82:225–260, 1975.
3) Shea, C.H., et al.: Physical and observational practice afford unique learning opportunities. J. Mot. Behav., 32:27–36, 2000.
4) Shea, C.H., et al.: Enhancing training efficiency and effectiveness through the use of dyad training. J. Mot. Behav., 31:119–125, 1999.
5) Salmoni, A.W., et al.: Knowledge of results and motor learning: a review and critical reappraisal. Psychol. Bull., 95:355–386, 1984.

●参考文献
1) 大橋ゆかり：セラピストのための運動学習 ABC. 文光堂, 2004.
2) Shumway-Cook, A., Woollacott, M.（著），田中 繁, 高橋 明（監訳）：モーター・コントロール. 原著第3版, 医歯薬出版, 2009.
3) Schmidt, R.A.（著），調枝孝治（監訳）：運動学習とパフォーマンス. 大修館書店, 1994.
4) 日本スポーツ心理学会（編）：スポーツ心理学. 大修館書店, 2004.

第12章
理学療法の対象・領域の拡大

I 保健・福祉

■学習目標
- 特定健康診査・特定保健指導について学ぶ．
- 通所，訪問について学ぶ．
- 起業について学ぶ．

理学療法はもともと医療機関から展開されてきた経緯もあり，保健・福祉の理学療法の分野は近年になって大きな変貌を遂げ，今も変わり続けている．理学療法の対象者のほとんどは，保健・医療・福祉にまたがるサービスニーズをもっており，理学療法士の数の増加とともに，その役割さえも拡大している．現在，保健・医療・福祉の方向性は，入院期間の短縮と在宅ケアの推進へ，疾病・障害から予防へ，そしてその展開は中央機関から地方機関へと大きく流れを変えている[1]（図1）．

A 特定健康診査・特定保健指導

1 特定健康診査・特定保健指導導入の経緯

超高齢化社会を迎えるわが国において，国民が生涯にわたり元気で活動的に生活できる"明るく活気ある社会"の構築のため，**健康寿命**（国民が健康で自立して暮らすことのできる期間）を伸ばすことを目標として，「生活習慣病予防対策の推進」，「介護予防の推進」を柱とする**健康フロンティア戦略**が策定された〔2004（平成16）年〕．また2007（平成19）年には，**新健康フロンティア戦略**として発展させ，国民が自ら取り組んでいくべき分野として「子どもの健康」，「女性の健康」，「メタボリックシンドローム克服」，「がん克服」，「こころの健康」，

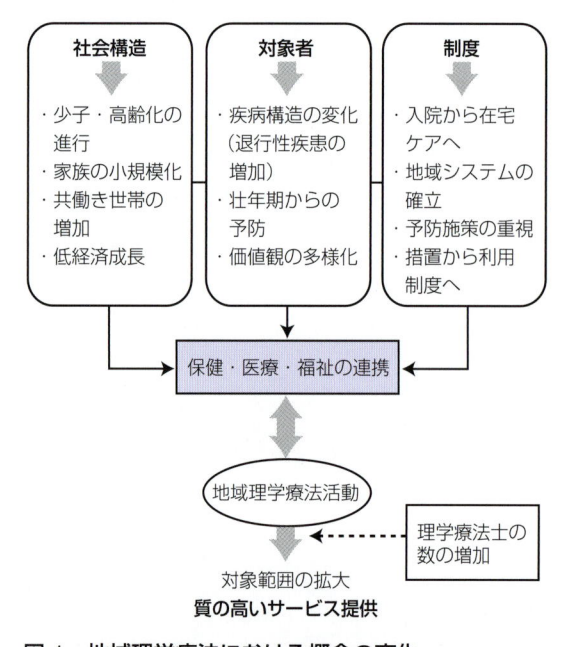

図1 地域理学療法における概念の変化
〔金谷さとみ：関連機関との地域連携．奈良 勲（監）：標準理学療法学 専門分野 地域理学療法学，第3版，pp.58-67，医学書院，2012 より改変〕

「介護予防」，「歯の健康」，「食育」，「運動・スポーツ」の9つの分野を取り上げ，具体的な指標に基づく対策を進めていくことになった．

わが国における健康づくり施策は，1978（昭和53）年の「第一次国民健康づくり対策」から始まり，1988（昭和63）年からの「第二次国民健康づくり対策」を経て，2000（平成12）年からは「21世紀にお

ける国民健康づくり運動（健康日本21）」が展開されてきた．しかし，2007年の健康日本21の中間評価によると，健康状態および生活習慣の改善がみられない，もしくは悪化している現状が明らかになり，高齢化の急速な進展も影響してか，疾病全体に占めるがん，虚血性心疾患，脳血管疾患，糖尿病などの割合は増加し，死亡原因でも**生活習慣病**が約6割を占めるようになった．なかでも心疾患，脳血管疾患などの発症の重要な危険因子である糖尿病，高血圧症，脂質異常症などの疾患とその予備群が増加し，発症前の段階であるメタボリックシンドローム（内臓脂肪症候群）にも対策が講じられるようになった．

これらをふまえ，2008（平成20）年度に開始された医療制度改革においては，医療保険者（国保・被用者保険）に40〜74歳の医療保険加入者（被保険者・被扶養者）に対する生活習慣病の予防に着目した特定健康診査の実施が義務づけられた．

2 特定健康診査について[2]

生活習慣病の有病者・予備群の減少という視点から，メタボリックシンドロームの概念を導入した標準的な健診・保健指導プログラムの構築が必要である．科学的根拠に基づいた健診項目の見直しにより，生活習慣病の発症・重症化の危険因子の保有状況により対象者を階層化し，適切な保健指導（つまり"情報提供"，"動機づけ支援"，"積極的支援"を実施するための標準的な判定基準）を導入し，健診により把握された保健指導の対象者に対し，生活習慣の改善に主眼をおいた保健指導が重点的に行われる．

40〜74歳の被保険者・被扶養者を対象として，毎年度計画的に特定健康診査等実施計画に定めた内容に基づいて実施する検査項目での健康診査を"特定健康診査"という．その考え方を①〜③に示す．
① 糖尿病などの生活習慣病，とりわけメタボリックシンドロームの該当者・予備群を減少させるため，保健指導を必要とする者を的確に抽出するための健診項目とする．
② 質問項目は，生活習慣病のリスクを評価するためのものであること，保健指導の階層化と健診結果を通知する際の"情報提供"の内容を決定する際に活用できるものであることとする．
③ 過去の健診項目との比較や健診実施体制の確保の容易性から，すでに実施されてきている他の健康診断・健康診査など（介護保険法に基づく地域支援事業を含む）との関係について整理することが必要である．

a. 特定健康診査の項目

1) 必須項目

- 質問項目：服薬歴，喫煙歴など
- 身体計測：身長，体重，BMI（body mass index），腹囲
- 理学的検査：身体診察
- 血圧測定
- 血液化学検査
  ・脂質検査（中性脂肪，HDLコレステロール，LDLコレステロール）
  ・肝機能検査（AST，ALT，γ-GTP）
  ・血糖検査（空腹時血糖またはHbA1c検査）
- 尿検査（尿糖，尿蛋白）

2) 詳細な検診項目

一定の基準のもと，医師が必要と認めた場合に実施する．
- 心電図検査
- 眼底検査
- 貧血検査（赤血球数，血色素量，ヘマトクリット値）

b. 保健指導対象者の選定と階層化

1) ステップ1

腹囲とBMIで内臓脂肪蓄積のリスクを判定する．
(1) 腹囲：M ≧ 85 cm，F ≧ 90 cm
(2) 腹囲：M < 85 cm，F < 90 cm かつ BMI ≧ 25

2）ステップ2

(1) 血糖：①空腹時血糖 100 mg/dl 以上，または②HbA1cの場合 5.2％以上，または③薬物治療を受けている場合（質問票より）
(2) 脂質：①中性脂肪 150 mg/dl 以上，または②HDL コレステロール 40 mg/dl 未満，または③薬物治療を受けている場合（質問票より）
(3) 血圧：①収縮期 130 mmHg 以上，または②拡張期 85 mmHg 以上，または③薬物治療を受けている場合（質問票より）
(4) 質問票：喫煙歴あり．(1)〜(3)のリスクが1つ以上の場合にのみカウントする．

3）ステップ3

ステップ1，2から保健指導レベルをグループに分ける．

(1) ステップ1の(1)の場合：ステップ2の(1)〜(4)のリスクのうち追加リスクが，
- 2以上の対象者は積極的支援レベル
- 1の対象者は動機づけ支援レベル
- 0の対象者は情報提供レベル

(2) ステップ1の(2)の場合：ステップ2の(1)〜(4)のリスクのうち追加リスクが，
- 3以上の対象者は積極的支援レベル
- 1または2の対象者は動機づけ支援レベル
- 0の対象者は情報提供レベル

4）ステップ4

(1) 前期高齢者（65歳以上75歳未満）：積極的支援の対象となった場合でも動機づけ支援とする．このようにする理由として，①予防効果が多く期待できる65歳までに特定保健指導がすでに行われてきていると考えられること，②日常生活活動（ADL）能力，運動機能などをふまえ，生活の質（quality of life; QOL）の低下に配慮した生活習慣の改善が重要であること，があげられる．
(2) 服薬中の者：医療保険者による特定保健指導の対象としない．このようにする理由としては，継続的に医療機関を受診しており，栄養，運動などを含めた必要な保健指導については，医療機関において継続的な医学的管理の一環として行われることが適当であることがあげられる．

- 市町村の一般衛生部門においては，主治医の依頼または了解のもとに医療保険者と連携し，健診データ・レセプトデータなどに基づき，必要に応じて服薬中の者に対する保健指導などを行うべきである．
- 医療機関においては，生活習慣病指導管理料，管理栄養士による外来栄養食事指導料，集団栄養食事指導料などを活用することが望ましい．
- 特定保健指導とは別に，医療保険者が生活習慣病の有病者・予備群を減少させるために必要と判断した場合には，主治医の依頼または了解のもとに保健指導などを行うことができる．

5）結果通知

特定健康診査の結果通知にあたっては，特定健康診査の受診者が自らの健康状態を自覚し，健康な生活習慣の重要性に対する関心と理解を深めるために必要な情報を提供する．

3 特定保健指導について[2]

2008年から，医療保険者が，特定健康診査の結果により健康の保持に努める必要がある者に対し計画的に（特定健康診査等実施計画に定めた内容に基づき）実施する情報提供，動機づけ支援，積極的支援を"特定保健指導"という．

糖尿病などの生活習慣病の予備群に対する保健指導の第一の目的は，生活習慣病に移行させないことである．そのための保健指導では，対象者自身が健診結果を理解して体の変化に気づき，自らの生活習慣を振り返り，生活習慣を改善するための行動目標を設定するとともに，自らが実践できるよう支援し，そのことにより対象者が自分の健康に関するセルフケア（自己管理）ができるようになることを目的としている．

a. 対象者ごとの保健指導プログラム

1) 情報提供

　自らの身体状況を認識するとともに，健康な生活習慣の重要性に対する理解と関心を深め，生活習慣を見直すきっかけとなるよう，基本的な情報を提供することをいう．

　支援形態としては，健診結果の提供に合わせた情報提供用紙の送付やIT活用による個人用情報提供画面の利用がある．

2) 動機づけ支援

　対象者が自らの健康状態を自覚し，生活習慣の改善のための自主的な取り組みを継続的に行うことができるようになることを目的とする．医師，保健師または管理栄養士の面接・指導のもとに行動計画を策定し，生活習慣の改善のための取り組みにかかわる動機づけ支援を行うとともに，計画を策定した者が計画の実績評価を行う保健指導のことをいう．

　支援形態としては，面談による支援（1人20分以上の個別支援または1グループ80分以上のグループ支援）と6か月後の評価（個別支援，グループ支援，電話，メールなど）がある．

3) 積極的支援

　対象者が自らの健康状態を自覚し，生活習慣の改善のための自主的な取り組みを継続的に行うことができるようになることを目的とする．医師，保健師または管理栄養士の面接・指導のもとに行動計画を策定し，生活習慣の改善のための，対象者による主体的な取り組みに資する適切な働きかけを相当な期間継続して行うとともに，計画を策定した者が計画の進捗状況評価と計画の実績評価（計画策定後6か月以上経過後）を行う保健指導のことをいう．

　支援形態としては，初回時の面接による支援と3か月以上の継続的な支援，および6か月後の評価を実施する．なお，継続的な支援に要する時間はポイント数で表し，合計180ポイント以上の支援を実施するが，詳細は省略する．

b. 特定保健指導と理学療法士

　保健指導は医師，保健師，管理栄養士が中心となって担うことになっており，動機づけ支援および積極的支援において，①初回の面接，②対象者の行動目標・支援計画の作成，③保健指導の評価に関する業務，を行う者は医師，保健師，管理栄養士であることとされている．ただし，これまでの現状をふまえ，施行後5年間に限り，一定の保健指導の実務経験のある看護師も行うことができる．また，動機づけ支援および積極的支援のプログラムのうち，食生活・運動に関する対象者の支援計画に基づく実践的指導は，医師，保健師，管理栄養士，その他食生活の改善，運動指導に関する専門的知識および技術を有する者（健康・体力づくり事業財団が認定する健康運動指導士や事業場における労働者の健康保持増進のための指針に基づく運動指導，産業栄養指導，産業保健指導担当者など）が実施する，とされている．

4 理学療法士に期待される役割と必要な能力

　理学療法士は，これまでも脳卒中などの障害のある対象者以外の糖尿病，心疾患などの生活習慣にまつわる疾患に対して，評価し，目標設定し，それらの問題を解決すべく，臨床において理学療法を提供してきた．筋力向上ばかりでなく，体力向上のノウハウを指導し，近年においては介護予防の分野にも参入している．さらに，さまざまな疾患にかかわって運動指導をしているため，リスク管理を十分にできる能力をもっている．理学療法士は実践的指導ばかりでなく，保健指導についてもその力を発揮できる分野であると考える．

B 通所・訪問

　要介護状態の障害者および高齢者の在宅での理学療法提供の場は，利用者のニーズに合わせて訪

問系と通所系に大別される．近年は短期入所系における理学療法効果も聞かれるようになったが，ここでは利用頻度の高い要支援・要介護高齢者の通所と訪問について述べていく．なお，介護保険制度には理学療法というサービス名はなく，理学療法士，作業療法士，言語聴覚士によるリハビリテーションとして表現されている．

在宅における理学療法の対象者の多くは，急性期や回復期ではなく**維持期**（生活期）にあり，毎日の生活が原因で**廃用症候群**に陥りやすい特徴をもつ．廃用症候群はその原因のほとんどが，安静や臥床状態や非活動といった，いわゆる"生活状態"に原因がある．つまり，生活に影響を与える心身機能・構造の正確な分析に基づいて理学療法を提供すると同時に，生活状況から生まれる"廃用症候群"をおこさないための"予防"に取り組む必要がある．そのため理学療法評価に際しては，①生活を遂行するための機能そのものを正確にとらえる視点，②対象者の生活をとりまく幅広い視点，③それまでの生活を加味した長期的な視点，で3次元的にかかわることが大切である．

1 通所による理学療法

a. 通所サービスとは

従来，高齢者における通所サービスは，福祉制度における**デイサービス**（通所介護）と医療制度における**デイケア**（通所リハビリテーション）があり，異なった制度によりそれぞれの事情に沿って発展してきた．2000年の介護保険制度導入によりそれらが整備され，高齢者の増加とともにその数も増えている．主に**特別養護老人ホーム**（**介護老人福祉施設**）でデイサービスが，**老人保健施設**（**介護老人保健施設**）でデイケアが増加してきた経緯がある．2012年度介護サービス施設・事業所調査によると，全国のデイサービス事業所数は34,107事業所，デイケア事業所数は7,023事業所であり，在宅ケアには欠かせないサービスとなっている．

介護保険制度により，その内容は目的に合わせて整理，基準化され，全国の通所事業所のサービスの質は均等に保たれるようになった．デイサービスは通所により介護を受けるサービスとして整理され，その提供の場は特別養護老人ホームと単独型事業所である．デイケアは通所によりリハビリテーションを受ける場として整理され，その提供の場は老人保健施設と病院・診療所である．

通所サービスは要介護度によって介護報酬が分類されており，主なサービスは，介護のほかに，自宅からの送迎，入浴，食事，リハビリテーション（デイサービスでは機能訓練という），レクリエーションなどがあり，デイケアではある程度の医療も提供できる．

b. 通所サービスにおける理学療法効果

通所サービスにおける理学療法の利点は，理学療法以外の通所サービスの二次的な効果である．1回の通所で長時間活動する時間が獲得でき，排泄や食事などの実際の生活能力を確認することができる．さらには入浴による温熱効果も期待でき，理学療法はいっそう効果的なものとなる．

また，通所サービスはその頻度による影響も考慮しなければならない．たとえば，自宅のベッド上で臥床しがちで非活動的な生活を送っている対象者では，体力が低下し廃用症候群に陥ることが十分にありうるため，その場合は通所サービスの頻度を増やすことで廃用症候群を防止することも可能である．また，通所サービスのスケジュールのなかに毎回定期的に実施する「軽体操」を組み込むことで，集団による効果も期待できる．

ADL練習や立位・歩行練習は介護スタッフに協力を得ることもできる．この場合，理学療法士が何を目的として，どのように実施するかを決め，逐次指導するといっそう効果的なものになる．利用時間の間に，リハビリテーションあるいはアクティビティなどを通して人と交流することは，意欲のみならず自立を促すための最大の効果となる．理学療法士は，時にはこの効果を引き出すために，

表1 訪問リハビリテーションの種類

	介護（介護保険法）		医療（医療保険法）		保健（老人保健法）
実施機関	病院，診療所，老人保健施設	訪問看護ステーション	病院，診療所	訪問看護ステーション	行政機関
名称	訪問リハビリテーション	理学療法士・作業療法士による訪問リハビリテーション	在宅訪問リハビリテーション指導管理	理学療法士・作業療法士による訪問リハビリテーション	訪問指導事業
対象者	介護保険対象者（40歳以上で加齢に伴う疾患の者）		介護保険対象者以外の者		40歳以上で療養上の保健指導が必要な者

かかわりのなかで利用者どうしの交流を深めるような機会をつくることも重要である．

また，医療機関とは異なり，通所サービスでは理学療法士以外の介護職員などの協力が得られやすい．ADL動作のなかで，最小限の介助で能力を引き出すようなケアを徹底してもらうこと，体力や筋力を向上するために立位・歩行練習を指導し，実施してもらうことも可能である．介護職員の協力を得るためには，理学療法士が利用者全員の状況を把握し，1人ひとりの評価・分析が適切でなければならず，そのためにはケアマネジャー，医師，他サービス事業所との連携も重要となる．さらに，通所サービス事業所の職員にリハビリテーションのノウハウを獲得してもらうためには，リハビリテーションの効果を認識できるよう，わずかな変化でも伝え続けることが必要である．自分の実施したリハビリテーションやケアに効果があると知れば，必ずや積極的な質の高いケアを獲得するであろう．

通所サービスにおいても対象者のご自宅を訪問することは重要である．時には送迎にもかかわり，自動車の乗降方法や自宅環境を把握することで，的確な目標設定ができる．対象者は実際に在宅生活を送っているため，実生活へのかかわりは"入所"よりも効果的である．

通所による個別のリハビリテーションは，リハビリテーションマネジメント，短期集中リハビリテーションなどの加算が設けられ，維持期の重要な理学療法の場として評価されるようになった．

2 訪問による理学療法

a. 訪問リハビリテーションとは

医療機関では，診療報酬などが整備されない時代でも，必要性に迫られて理学療法士が在宅患者を訪問することがあった．福祉施設においても同様である．介護保険制度以前は老人保健法による訪問指導（主に保健師）に参入するようになり，その必要性が認識された経緯がある．訪問リハビリテーションには，①医療機関からの訪問リハビリテーションサービス，②訪問看護ステーションからの理学療法士などの訪問リハビリテーションサービス，③県市町村における訪問による保健指導，の3つがある（**表1**）．訪問リハビリテーション事業所の理学療法士の数の把握はできないが，訪問看護ステーションに所属する理学療法士の数は，介護保険制度が始まったころは50人程度であったが，その後効果と必要性が認識されるようになった．2012年度介護サービス施設・事業所調査では1事業所あたりの理学療法士数は0.7人となっており，訪問看護ステーションの総数が6,590事業所であるので，4,500人以上の理学療法士が所属していることになる．

訪問リハビリテーションの対象者は，医療機関を退院したばかりでまだリハビリテーションの継続が必要な者，通所サービスにつなげるには体力が十分でない者，住宅事情などの環境の理由で通所の利用ができない者，事情により訪問を希望す

る者，ADL動作獲得など訪問による効果が期待できる者などさまざまであり，その目的もさまざまである．留意しなければならないことは，訪問の対象者は維持期にあり，医療機関のかかわりとは根本的に異なることである．

b. リスク管理

理学療法士が働く介護保険サービス事業所には，医師が存在しないことが多い．特に訪問リハビリテーションでは単独で在宅を訪問するため，利用者のリスク管理は重要となる．介入前の情報収集，バイタルサインなどの基本的なリスク管理は当然のことであるが，事故や急変時にどのように対応するか，どこに連絡するかをシミュレーションしておくことが必要である．最低限，応急手当や救命処置などを学んでおくことをすすめたい．

訪問における理学療法は，ケアマネジャーがその必要性を見出してケアプランを作成し，主治医の処方が必要となる．訪問看護ステーションの場合は地域の主治医からの直接の指示でよいが，病院・診療所からの訪問では，利用者の主治医が理学療法士の所属する病院・診療所の医師に情報提供書を送り，その医師の処方により訪問することになる．また，利用者はほかに複数のサービスを利用していることが多い．このような他職種との情報交換は，リスク管理上有効であるばかりでなく，多角的な視点で効果的な理学療法を提供するためにも重要である．

3 理学療法士に期待される役割と必要な能力

通所・訪問による理学療法では，実生活を前にして具体的かつていねいな指導が可能となり，生活機能改善の絶大な効果が期待できる．また，福祉用具貸与や住宅改修などへも適切な助言が可能となる．しかし反面，生活全体からみるとかかわる頻度が少ないため，訪問した際のアプローチのみでは根本的な改善が得られないこともあり，生活全体を把握し，自主練習の指導，他のサービスとの連携などで効果を上げる必要がある．通所・訪問にかかわる理学療法士は，必然的にマネジメント的な役割を期待されるようになる．

C 起業

1 理学療法士の起業

医師には開業権があり，病院を開設することができる．また，看護師は介護保険制度のなかで訪問看護ステーションを開設する権利を得た．理学療法士は医療や介護の分野での開業権はないが，理学療法という標榜で開業し，医療報酬や介護報酬を得ることができないだけであり，医師，看護師以外の一般の人々が開設している，たとえば介護老人福祉施設（特別養護老人ホーム），グループホーム，通所介護事業所（デイサービス），その他の福祉系サービスは，一定の基準を満たせば開設することができる．介護老人保健施設（老人保健施設）においても，県の承認があり，基準を満たせば施設長になることができる．実際に，全国には介護保険施設（特別養護老人ホーム，老人保健施設）の施設長になっている理学療法士は複数存在する．理学療法士は，このような分野で医療場面で培った経験を生かし，質の高いサービスを提供するための起業をする機会は現在も十分にある．

理学療法士は「理学療法士及び作業療法士法」に規定されているように，厚生労働大臣の免許を受けて（国家資格），医師の指示のもとに理学療法を行うことを業とする．過去には理学療法士が起業することは非常に稀であったが，近年は理学療法士のニーズが，医療ばかりでなく介護予防，健康増進分野，スポーツ分野，あるいは企業などの分野で広がりをみせている．理学療法を効率的・効果的に提供するために，前述した法的制約は解決しなければならない課題となっている．

2 理学療法士の起業の実際

a. 訪問看護ステーションからの起業

　理学療法士が資金を得て株式会社を設立し，訪問看護ステーションを開設している．訪問看護ステーションの管理者は看護師であるが，事実上の経営者は理学療法士である．訪問看護ステーションの人員基準は2.5人である．そこに理学療法士や作業療法士を配置して，複数職種の効果的な訪問看護を展開する．すぐさま大きな利益にはならないが，地道に継続すれば一定の収益となり，事業展開が可能となる．

　資金がたまれば各地に複数の訪問看護ステーションを開設し，次に必要になるのは，訪問看護やリハビリテーションにより生活機能が改善し，機能改善あるいは社会活動性を高めるための積極的なアプローチが必要になった対象者を通わせる通所サービスである．実際に，訪問看護ステーションを開設した理学療法士が，必要性に迫られて通所介護事業所を開設している例はたくさんある．

b. 通所介護（デイサービス）事業所の起業

　単独型の通所介護事業所は，誰が開設してもよいことになっている．理学療法士が開設したデイサービスも全国的にはかなり多くなっている．通所リハビリテーション（デイケア）には理学療法士の役割が明確にされており，短期集中リハビリテーションなどの報酬もついているが，通所介護では機能訓練（看護師なども可能）という形で加算がついている．

　このような仕組みは別として，通所介護事業所で理学療法士がその技術を提供すれば，利用者はリハビリテーションができるといってすぐさま地域から集まってくる．複数の介護事業所をもち，前記のaのような訪問系や居宅介護支援事業所，地域包括支援センター，あるいはグループホームなどの開設などに事業を拡大する事業所も増えている．

c. セミナー事業の起業

　理学療法士が設立した会社がコメディカルスタッフ向けのセミナー開催と人材派遣を通して，医療・介護現場のスタッフの必要性に応え，利用者あるいは患者の質の向上をはかる目的で事業を展開している．この会社は，前述した訪問看護ステーションの起業や通所介護事業所の起業を望んでいる理学療法士に，そのノウハウを指導する研修を主たる目的として，介護サービスの展開に必要な研修会などを幅広く行っており，画期的である．このような研修のニーズが高まり，資金が集まれば，次の展開としては実技研修の場として利用できるよう，介護サービス事業所などを開設することも考えられる．

3 理学療法士に期待される役割と必要な能力

　理学療法士は，1人ひとりの対象者の全体像を評価し，分析し，適切な技術を提供することを繰り返してきた．在宅に暮らす介護サービス利用者の身体機能ばかりでなく，心情，そして本当に必要なものを心得ており，それは起業において，在宅に暮らす要介護者にとって意義あるものとして生かされるであろう．起業に携わる理学療法士は，利益に執着することなく，「地域の介護サービスの質を高めるため」，「利用者の幸福を支えるため」という根底にある本来の目的を忘れてはならない．

●引用文献

1) 金谷さとみ：関連機関との地域連携. 奈良 勲（監）：標準理学療法学 専門分野 地域理学療法学, 第3版, pp.58–67, 医学書院, 2012.
2) 厚生労働省：特定健康診査・特定保健指導の円滑な実施に向けた手引き.
 http://www.mhlw.go.jp/bunya/shakaihosho/iryouseido01/info03d.html

●参考文献

1) 金谷さとみ：維持期理学療法モデル. PTジャーナル, 44:205–212, 2010.

2) 福屋靖子（編）：訪問理学療法—訪問理学療法の専門的機能. 日本理学療法士協会, 2002.
3) 張本浩平：セミナー事業を通じて, QOL向上, 理学療法士界の発展に寄与する. PTジャーナル, 43:317-321, 2009.
4) 松井一人：わが国の理学療法による起業の現状と課題. PTジャーナル, 43:291-295, 2009.
5) 塩中雅博ほか：理学療法士の開業権と自由診療制. 理学療法, 21:950-958, 2004.

理学療法を通して学んできたこと

　理学療法士となって30年近く，人対人の仕事のなかで"心"の大切さを意識し，多くのことを学ばせていただいた．そのなかで強く記憶に残っている話がある．

　ある終末期医療の病院に，どの患者さんからもとても評判のよい看護師さんがいた．どうしてこんなに人気があるのだろうと不思議に思った院長が，患者さんにその人気の秘密を尋ねると，「あの看護師さんは病室に入ってくるとき，心で入ってくるんだ」と教えてくれたという．私はなるほどと思った．このとき私は，"何かをする"ということより，"どんな心でするか"ということのほうが大事だということを確信した．言葉で伝えるときにも，心を重ね相手の心に語りかけてこそ，その言葉が生きてくる．機械的に教科書どおりに仕事をこなすだけでは，心が通じ合うことはない．心が通じ合わなければ相手の力を引き出すことは難しい．失語症の方とは心を通じ合わせることでコミュニケーションが可能になることもある．

　われわれ理学療法士の仕事は，障害と向き合い，障害をもった方のQOLにかかわる．多くの方の人生の縮図にふれ，時に相手の人生に大きな影響を与えることもある．こんな時，自分の心のもち方がいかに重大かということを認識する．つまり理学療法士の仕事は，常に自分の心を磨く機会に恵まれ，物事の本質を考えることのできる深く魅力のある仕事なのである．

　現在の私は，患者さんの楽しい気持ちや安心感を引き出し，頭をリラックスさせることが相手のもっている力を大きく引き出す重要な鍵と考え，心も含めた技術の向上に努めている．気持ちよく楽しんで行う課題のほうが，そうでないものより効果的ということは通説である．ミラーニューロンなるものの働きを信じ，笑顔が笑顔を呼び，安心感が安心感を呼ぶように，心からの笑顔と安心感を心がけ，個々人のもつ可能性を見極め，楽しく快い刺激でそれぞれのもつ最高の力を引き出し合えるよう努力していきたい．

（老年病研究所附属病院・佐藤みゆき）

II スポーツ理学療法

■学習目標
- スポーツ理学療法の概要について学ぶ．
- スポーツ領域で求められる能力について学ぶ．

　ここ数年間のわが国における競技スポーツのレベル向上は著しく，また余暇を利用した活動を含めてスポーツの内容は多様化しており，さまざまな目的をもってスポーツに取り組む人々が増えている．

　2000年に「スポーツ振興基本計画」が策定され，競技力を向上させるためのハードワークやシステムの整備が進むとともに，地域スポーツの発展も意識して取り組まれてきた．

　2011年には「**スポーツ基本法**」が制定された[1]．このなかで，「スポーツを通じて幸福で豊かな生活を営むことは，すべての人々の権利である」という基本理念のもと，スポーツに関する施策の策定および実施が国の責務として明記されている．これにより，すべての人にスポーツをする権利，楽しむ権利があることと，国家戦略としてスポーツを推進していくことが明示されたことにもなる．

　スポーツ活性化の機運が高まるなか，勝つこと，楽しむこと，健康のためといった目的を問わず，スポーツ活動の内容は高度に，多様になってきている．

A スポーツ医療と理学療法士のかかわり

　スポーツ医療とは，スポーツ選手や愛好者を対象とした医療の総称とされる[2]．スポーツ医療への要望は，現在では外傷後の円滑な復帰はもとよ

表1　スポーツの専門診療科を有する施設数と関係する理学療法士数

調査年	スポーツ診療科数	回答のあった理学療法士数
1988年	33	未調査
1993年	90	230
1999年	126	446
2002年	139	567
2006年	184	615
2008年	234	738

〔ブックハウスHD社による〕

り，競技パフォーマンスの向上にも及び，理学療法士の技能への期待も高まっている．

　わが国におけるスポーツ医療への理学療法士のかかわりは1970年代から始まったとされ[3]，現在では医療やスポーツの現場で広く活動しており，関係する理学療法士も増加傾向にある．

1 医療機関で活動する理学療法士

　スポーツ専門の公的機関，民間機関をはじめ，スポーツ専門診療科を有する機関は増加傾向にある．**表1**はブックハウスHD社による調査の結果[4-7]をまとめたものである．専門診療科の施設数の増加と合わせて，関係するスタッフとしての理学療法士数も増加している．多くの理学療法士がなんらかの形でスポーツ医療にかかわっている．

表2 プロ，トップリーグのチームに所属する理学療法士数

野球	プロ野球		11名
サッカー	J1，J2リーグ		10名
ラグビー	トップリーグ		7名
バスケットボール	WJBL（Wリーグ）	女子	5名
ハンドボール	日本リーグ	女子	8名
バレーボール	プレミアリーグ	男子	2名

- 2013年4月の資料．選手名鑑，ホームページ，私信情報で得られた人数のみのため，実際の人数とは異なることも推測される．
- 専任，非専任，契約などの雇用形態は明らかでない．

表3 スポーツ医療における理学療法士の役割・業務

①リハビリテーション
②リコンディショニング
③スポーツ外傷（急性・慢性）および疾病の予防
④身体的コンディションの維持・向上
⑤外傷後の急性期処置

表4 スポーツ理学療法の実践にあたって理解しておくべき競技種目特性

プレイと動作の理解
①競技種目におけるプレイ
②各プレイを要する局面
③プレイで必要となる動作
④プレイの目的を達するための効率のよい動作
⑤効率のよい動作に必要な関節機能の要素，体力的要素とレベル

外傷発生機転の理解
①外傷発生に関係しやすいプレイ
②その際の動作パターン
③発生頻度が多い外傷
④代表的な外傷発生機転に陥らないための対策

ルールと常識の理解
①勝敗の決定方法，勝敗決定のプロセス
②選手交代に関するルール
③医療活動の容認範囲・事項
④補装具の使用に関する注意
⑤その競技種目における常識，など

2 競技スポーツチーム，競技大会で活動する理学療法士

競技スポーツチームでは，専任スタッフとして理学療法士を雇用しているチームもある（**表2**）．競技団体においても，医科学的側面からサポートにあたっている理学療法士もいるほか[8]，オリンピック競技大会をはじめとする国際競技大会でも理学療法士が活動している[9]．また，国内の各種大会での組織的な対応も数多く行われており，高校野球の大会におけるサポート活動などが代表的である．

B スポーツ医療における理学療法士の役割と業務

スポーツ医療で理学療法士が担う役割と業務は，**表3**のような項目に集約される．現状では，運動器の機能向上，改善などへの対応が主なものとなる．医療機関では，リハビリテーションとリコンディショニングの指導，実践が主になり，これに加えてスポーツ現場では，日常的なリハビリテーションの管理，外傷（急性・慢性）予防に関する指導，外傷後の急性期処置なども行っている．

スポーツ理学療法の目標は，対象者が安全に効率よくスポーツに取り組むことができる身体機能の維持，獲得にある．そのために，対象者が実施している競技種目の特性と，外傷発生や不調の関係要因の理解をしておく（**表4**）．スポーツ活動時には，運動器のわずかな変化がパフォーマンス低下へとつながり，また外傷の誘因ともなってしまう．

スポーツ外傷の予防については，特に2000年以降，多くの試みがなされている[10]．外傷予防策は競技種目ごとの**外傷発生機転**の分析から，対象者個々の機能的な特徴，問題を抽出して，改善策を導入する過程になる（**表5**）．この過程には，理学療法士の知識や技能が十分に活用できる．

表5 外傷発生機転の分析に基づいたスポーツ外傷予防の考え方

スポーツ競技種目ごとの外傷発生機転の分析
① 発生頻度が高い外傷
② 外傷発生に関係しやすいプレイ
③ その際に呈する動作パターン→身体局所への負荷
- 運動強制などによる外傷部位への負荷と組織への影響の推察
- 選手への外傷発生機序の教育,啓発

⇩

外傷発生機転に陥らないための対策
そのための機能的要因の獲得,改善
→外傷部位の筋力や関節可動域の改善
→運動連鎖の視点をもったアプローチ
→再発・外傷予防のための動作習得

表6 スポーツ理学療法の実施に要する検査,測定,テストの項目

- 関節動揺性・不安定性テスト
- 疼痛誘発・再現テスト
- 複数関節の運動協調性(複合関節連動)の確認
- 姿勢,アライメントの観察
- 形態測定(簡易的身体組成の確認を含む)
- 関節弛緩性テスト
- 関節可動域測定
- 柔軟性テスト(各種タイトネステスト)
- 筋力測定(等速性運動機器を用いた測定,徒手筋力検査法)
- 筋状態の確認(筋発達,筋萎縮の程度など)
- 痛み・腫脹の確認
- 上記以外の体力,運動能力の測定
- スポーツ動作の分析(動作観察,ビデオ撮影などによるダイナミックアライメントの確認による)
- その他

C スポーツ理学療法で必要な事項

1 スポーツ理学療法における機能評価

　機能評価は,理学療法の進行にあたってその方向性や内容を決定する根拠となるとともに,その修正の機会ともなる.ここでは,スポーツ理学療法にあたって特に必要な事項をあげておく.

a. 対象者,関係者とのコミュニケーションによる情報収集

　外傷の発生機転を確認し,発生に関係したプレイとその際の動作の特徴を把握する.また,考えうる発生要因もあげてもらい整理をしておく.
　主訴として,痛みや不安感などによって制約を受けているスポーツ動作と位相を確認する.これにより動作と症状の関係が把握でき,また動作観察で注視すべき点が明確になる.
　対象者が希望する復帰時期,到達レベルの具体的な内容を確認しておく.医師のほか,関係職種と協議し,対象者に適切な復帰時期も説明して理解を得ておく必要もある.

b. 検査・測定・テスト,観察

1) 各種検査・測定・テスト

　表6に示すなかから,外傷や症状に応じて実施項目を選択する.

2) スポーツ動作の観察,分析

　身体に悪影響がない範囲で,症状があるスポーツ動作を実践してもらう.その観察から動作の問題を抽出し,動作と症状の関係を明確にしておく.対象者の動作上の問題と運動器の問題を関係づけることは,再発,後遺症の予防策としても活用される.

3) その他

　スポーツに必要な体力,運動能力についても確認し,できるかぎり客観的な到達目標を設定しておく.

2 スポーツ理学療法で用いる手法

　対象者が有する問題に対して,さまざまな手法を用いて改善をはかっていく.運動療法を主として,徒手療法,物理療法,補装具の使用を併用する.

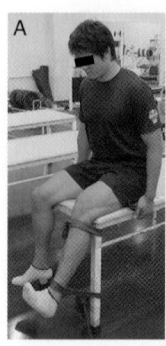

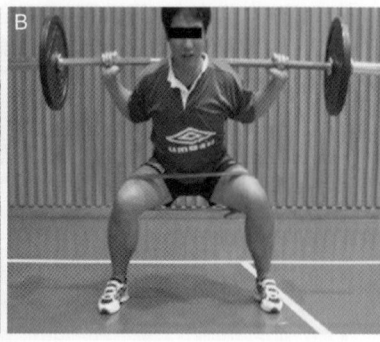

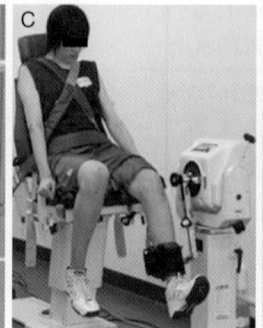

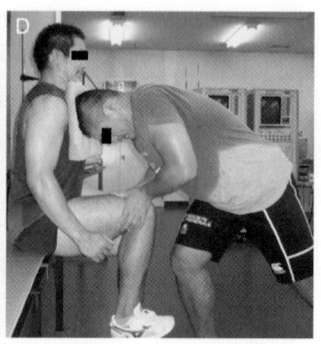

図1　スポーツ理学療法で実践される各種エクササイズ①
各種の負荷を用いた機能改善を目的としたエクササイズ
A：エクササイズチューブを用いたもの，B：バーベルを用いたもの，C：isokinetic machine を用いたもの，D：徒手抵抗を用いたもの

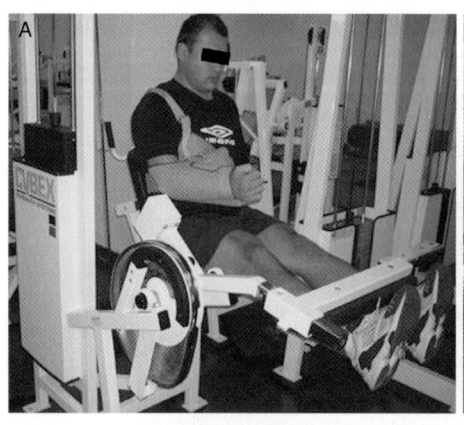

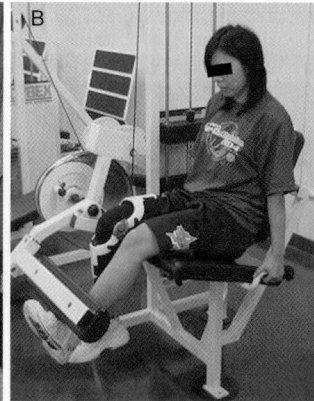

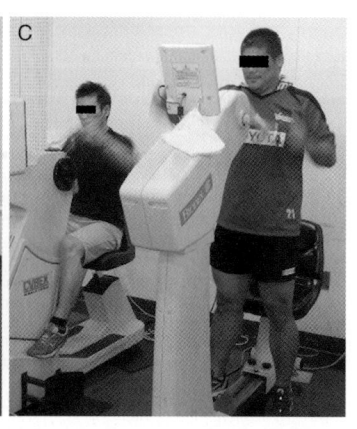

図2　スポーツ理学療法で実践される各種エクササイズ②
エクササイズマシンによる患部外の部位へのエクササイズ
A：上肢の外傷を有する場合の下肢のエクササイズ，B：健側のエクササイズ，C：上肢を使用した全身持久力の維持・改善エクササイズ

a. 運動療法

外傷，疾病，疲労などによる身体の機能低下や，それに起因する障害に対して，運動の実践により改善をはかっていくものである（**図1～3**）．身体状態への効果を期待してエクササイズを指導する．その適応と注意点，機能改善が期待される効果や悪影響を及ぼしうるリスクを理解しておく．

1）機能改善のためのエクササイズ

外傷周辺部位に対して，筋力，筋持久力，関節可動域，関節協調性などの回復を目的としたものになる．これらは，治癒を促進しつつ関節機能などを改善するものでなければならず，病態，リスク，関節運動への考察のもとに，安全で効果的な方法を選択する．

2）動作のエクササイズ

リハビリテーションの過程で外傷の発生に関係したプレイを導入する前には，外傷部位への負荷を減弱させる目的で，安全なスポーツ動作を習得しておく．競技を想定した場面でも，安全な動作が遂行されるかを確認しておく．動作確認と対象者の主観を合わせて動作の達成度合いを判断し，想定場面と継続時間を漸増していく．

専門競技種目の動作エクササイズは，その実施内容・レベルを指導者や関係職種と作成しておくことが望ましい．これにより，競技の視点からも

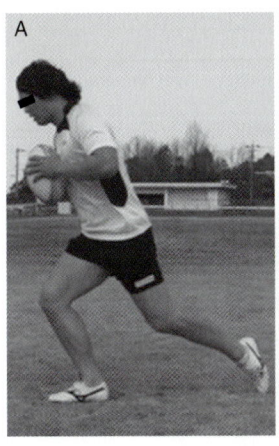

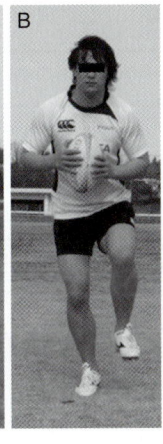

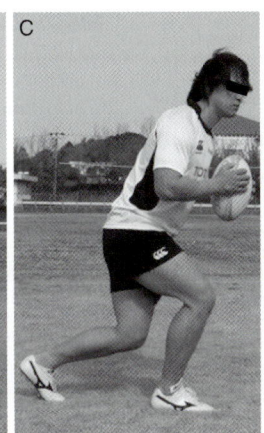

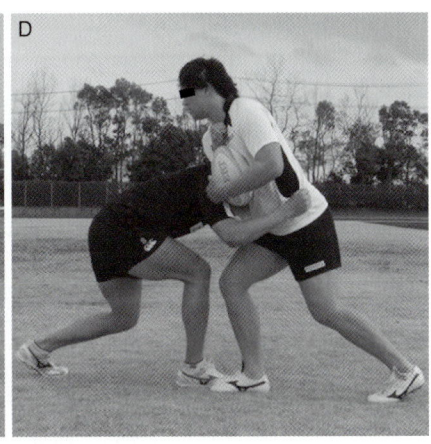

図3 スポーツ理学療法で実践される各種エクササイズ③
安全なスポーツ動作の習得を目的としたエクササイズ
A, B, C：ラグビー選手のステップ，D：ラグビー選手のタックルと当たり

対象者の回復が推察できる．

3）その他

外傷部位以外についても，筋力，筋持久力，全身持久力，瞬発力などの維持，回復，向上や，体重管理のエクササイズを実施する．身体に悪影響がない前提で，競技の専門スキルも取り入れる．その実施にあたっては，表4に示すような競技種目特性の理解を要する．

b. 補装具

外傷部位の保護や機能低下への補助を目的として，装具，足底挿板，テーピングなどを用いる（図4）．スポーツ理学療法における使用頻度は高い．

c. 物理療法

温熱，寒冷，電気，超音波などの物理的な刺激を身体に加えることにより，身体状態の改善をはかっていく．機能評価の結果に基づいて使用することにより，効果を上げることができる．各種物理療法の適応と注意を理解しておかなければならない．

d. 徒手療法

身体に徒手による刺激を加えることで，身体状

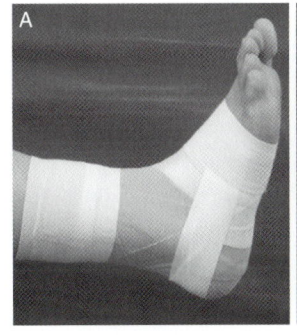

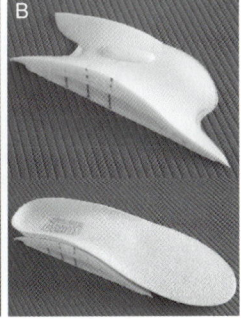

図4 使用頻度が高いテーピングと足底挿板
A：足関節内反捻挫へのテーピング（ファンクショナル・テーピング），B：足底挿板（functional orthotic insole; FOI）

態の改善をはかるものである．疲労症状を有する場合や，外傷後や術後に筋の短縮や筋機能の低下によって好ましい関節運動が損なわれている際に用いることが多い．

D スポーツ理学療法の課題と展望

スポーツ医療における理学療法士の活躍の場はますます広がり，今後，質の高い理学療法がスポーツに取り組む対象者に提供されていくことと思う．対象や目的も拡大し，対象疾患も運動器疾患のみにとどまらないであろう．以下に今後に向けての

課題をいくつかあげておく[11,12].

スポーツ医療における専門性のわかりにくさを指摘されることもある.理学療法士の中核能力を明確にして,スポーツ医療における役割と任務を整理していく必要がある.これらを教育内容に反映させ,社会にも提言し,関係職種やスポーツ関係者からの評価を得る必要がある.

理学療法士がスポーツに取り組む対象者に提供する内容は,「外傷発生の危険が少なく,技能面からも効率のよい動作の構築」が目標となる.しかし,動作に要する機能的要素と,回復レベルなどのスポーツ動作に関係する重要事項については,客観的な情報が少ないのが現状である.スポーツ理学療法を有効かつ安全に進行するためにも,スポーツ動作,動作遂行に要する機能的要素とレベルに関して,エビデンスの蓄積を心がけていく必要があろう.

● 引用文献

1) 文部科学省ホームページ.
 http://www.mext.go.jp/a_menu/sports/kihonhou/index.htm
2) 星川吉光:スポーツ医療の環境.黒澤 尚ほか(編):スポーツ外傷学総論, pp.8–19, 医歯薬出版, 2001.
3) 川野哲英:我が国のアスレティックリハビリテーションの歩みと現状.財団法人日本体育協会(編):公認アスレティックトレーナー(7)アスレティックリハビリテーション, pp.5–9, 文光堂, 2007.
4) スポーツメディスン編集部:全国スポーツ・クリニック一覧. *Sportsmedicine*, 12:24–38, 1993.
5) スポーツメディスン編集部:全国スポーツ・クリニック一覧 1999. *Sportsmedicine*, 25:102–126, 1999.
6) スポーツメディスン編集部:全国スポーツ・クリニック一覧 2002. *Sportsmedicine*, 44:1–16, 2002.
7) ATACK NET Athletic Training And Conditioning Keypersons' NETwork ホームページ.
 http://www.atacknet.co.jp
8) 財団法人日本体育協会ホームページ.
 http://www.japan-sports.or.jp
9) 財団法人日本オリンピック委員会ホームページ.
 http://www.joc.or.jp
10) 福林 徹ほか:スポーツ外傷・障害予防理学療法への取り組み—その重要性と世界の動向.理学療法, 26:251–254, 2009.
11) 小林寛和:スポーツ理学療法の現状と将来展望.理学療法, 22:1191–1199, 2005.
12) 小林寛和:アスリートのリハビリテーションとリコンディショニング(上巻).文光堂, 2010.

III 精神科領域

■学習目標
- 精神科領域における理学療法の役割について学ぶ.
- 精神科領域における理学療法の実際について学ぶ.

A 精神科領域における理学療法の役割

1 精神障害者の現状

精神障害は,さまざまな原因により精神の正常な働きが障害され,そのためにいろいろな精神症状や行動の異常が出現し,社会生活が著しく支障をきたすことをいう.

精神障害者の現状を**図1**（☞254ページ）に示す[1]. わが国における精神障害者は323.3万人〔2008（平成20）年〕,身体障害者数351.6万人〔2005（平成17）年〕の9割に及ぶ. 約32万人が精神科病院に入院しているが,多くの精神障害者は外来通院,保健・医療・福祉のさまざまなサービスの提供を受けながら地域や在宅で生活している. しかし,**表1**が示すように精神保健医療福祉をめぐる課題は山積しており,政府は2008年に「今後の精神保健医療福祉のあり方等に関する検討会」を立ち上げ,2009（平成21）年には報告書を取りまとめた. これにより遅れていた精神障害者施策に対し本格的に取り組みを始めた. 精神保健医療体系の構想を**図2**（☞255ページ）に示す[1].

2 精神疾患と理学療法のかかわり

生涯有病率は,感情障害9.5％,統合失調症および統合失調型障害1.5％,いずれかの精神疾患

表1 精神障害者をめぐる課題

多彩な精神障害者
- 自殺の防止対策の推進,既遂者への対応
- 大規模災害罹災者への心のケア
- 犯罪被害者における外傷後ストレス障害（PTSD）への対応
- 統合失調症の長期入院患者
- 認知症者の急激な増加
- 認知症者の入院の長期化
- 気分障害（うつ病など）患者数の増大
- 精神・身体合併症患者の増加
- 措置入院には該当しないものの受療支援に難渋する事例
- 受診中断により入退院を繰り返す事例
- 児童思春期障害への対応
- アルコール・薬物依存

支援制度
- デイケアなどの機能強化・分化
- 国および地方自治体の行政プロセスへの精神障害者の参画
- ピアサポートの普及
- 保健所・保健福祉センター連携
- 保健施設・医療連携
- 医療連携（診療所,病院,訪問看護）
- 保健・医療・福祉連携

32.7％となっており,3人に1人は生涯のうちになんらかの精神疾患に罹患すると推定されている. 精神症状,精神疾患,加齢が身体運動機能障害・低下に重大な影響を及ぼし,また,一般科疾患の併発により精神科とリハビリテーション科,整形外科,内科などが共同して身体合併症を治療する必要がある対象者も少なくない. 精神科疾患・障害

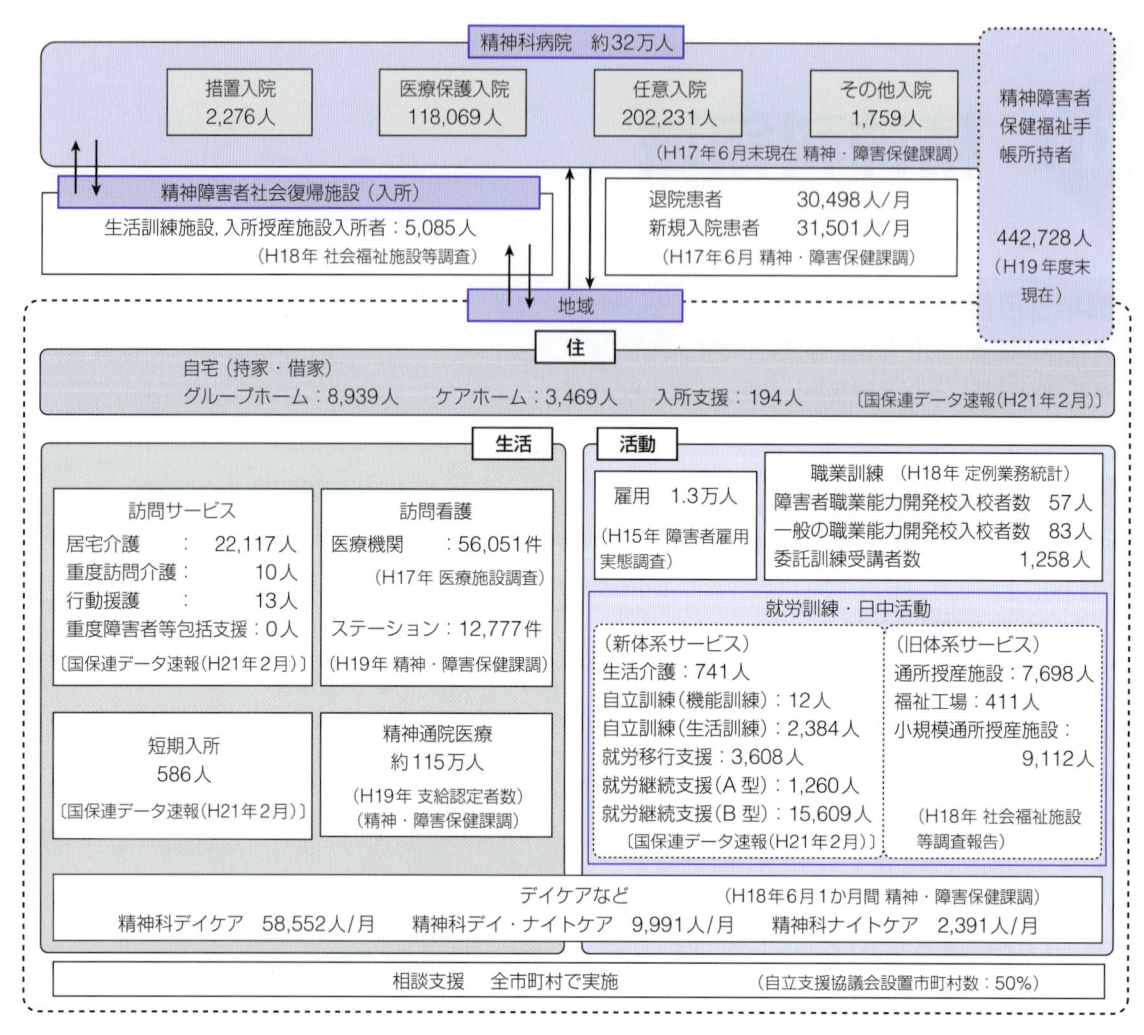

図1 精神障害者の現状
〔今後の精神保健医療福祉のあり方等に関する検討会：精神保健医療福祉の更なる改革に向けて．厚生労働省，2009 より改変〕

名は，統合失調症，気分障害（脳卒中後うつ病など），認知症，せん妄，高次脳機能障害，アルコール依存症候群，睡眠障害，発達障害，人格障害など多彩であり[2-4]（表2〜4），精神症状・障害が理学療法帰結に大きな影響を及ぼすといっても過言ではない．表5（☞ 256 ページ）は水島[5]による精神障害者が運動障害者となった原因の分類であり，表6は筆者が実際に理学療法実践場面で遭遇した精神疾患・障害である．

3 医療専門職としての理学療法士の責務

精神疾患を正しく理解し，新しい一歩を踏み出すための指針として示された「こころのバリアフリー宣言」では，精神疾患は誰でもかかる可能性のある病気であり，適切な治療の継続によりその症状は相当程度安定化するとされ，基本的視点が示されている．また，「精神保健医療福祉のさらなる改革に向けて」の報告書には，「地域を拠点とする共生社会の実現」に向けて，「入院医療中心から

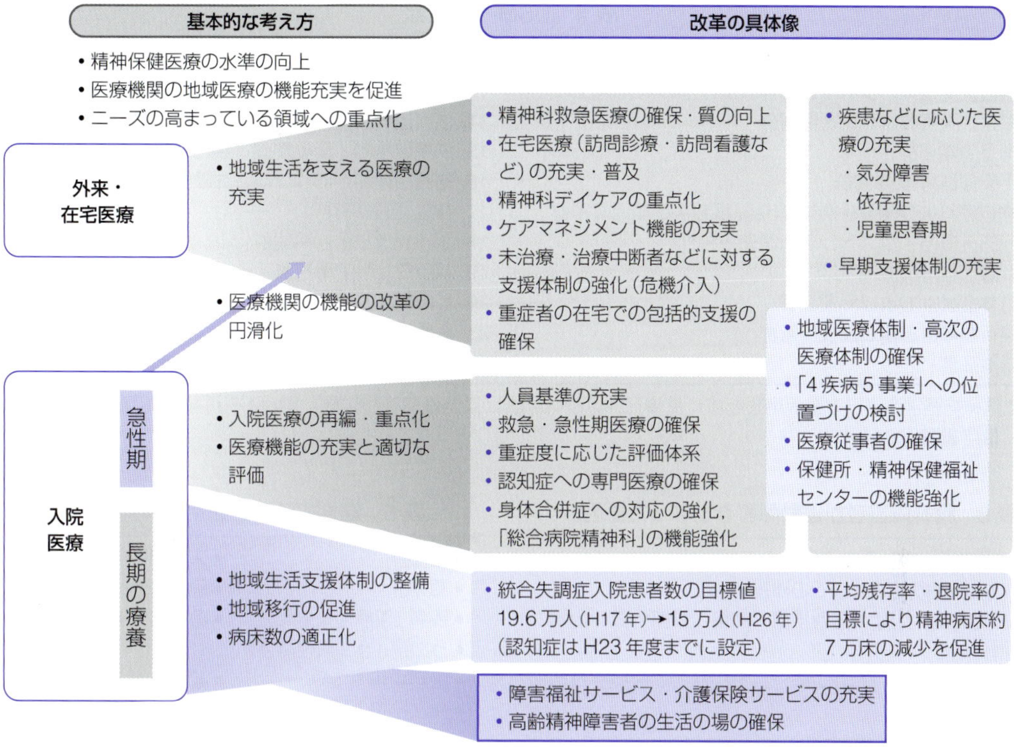

図2 精神保健医療体系の再構築

基本的な考え方

- 精神保健医療の水準の向上
- 医療機関の地域医療の機能充実を促進
- ニーズの高まっている領域への重点化

外来・在宅医療
- 地域生活を支える医療の充実
- 医療機関の機能の改革の円滑化

入院医療
- 急性期
  - 入院医療の再編・重点化
  - 医療機能の充実と適切な評価
- 長期の療養
  - 地域生活支援体制の整備
  - 地域移行の促進
  - 病床数の適正化

改革の具体像

- 精神科救急医療の確保・質の向上
- 在宅医療（訪問診療・訪問看護など）の充実・普及
- 精神科デイケアの重点化
- ケアマネジメント機能の充実
- 未治療・治療中断者などに対する支援体制の強化（危機介入）
- 重症者の在宅での包括的支援の確保

- 人員基準の充実
- 救急・急性期医療の確保
- 重症度に応じた評価体系
- 認知症への専門医療の確保
- 身体合併症への対応の強化，「総合病院精神科」の機能強化

- 統合失調症入院患者数の目標値 19.6万人（H17年）→15万人（H26年）（認知症はH23年度までに設定）
- 平均残存率・退院率の目標により精神病床約7万床の減少を促進

- 障害福祉サービス・介護保険サービスの充実
- 高齢精神障害者の生活の場の確保

- 疾患などに応じた医療の充実
  ・気分障害
  ・依存症
  ・児童思春期
- 早期支援体制の充実

- 地域医療体制・高次の医療体制の確保
- 「4疾病5事業」への位置づけの検討
- 医療従事者の確保
- 保健所・精神保健福祉センターの機能強化

〔今後の精神保健医療福祉のあり方等に関する検討会：精神保健医療福祉の更なる改革に向けて．厚生労働省，2009より改変〕

表2 国際疾病分類における精神および行動の障害

F00–F09	症状性を含む器質性精神障害
F10–F19	精神作用物質使用による精神および行動の障害
F20–F29	統合失調症，統合失調型障害および妄想性障害
F30–F39	気分（感情）障害
F40–F49	神経症性障害，ストレス関連障害および身体表現性障害
F50–F59	生理的障害および身体的要因に関連した行動症候群
F60–F69	成人のパーソナリティおよび行動の障害
F70–F79	精神遅滞［知的障害］
F80–F89	心理的発達の障害
F90–F98	小児期および青年期に通常発症する行動および情緒の障害
F99	特定不能の精神障害

〔世界保健機関（編），融 道男ほか（監訳）：ICD-10 精神および行動の障害．新訂版，医学書院，2005より〕

表3 米国精神医学会による分類（DSM-IV-TR）

①通常，幼年期，小児期，または青年期に初めて診断される障害
②せん妄，認知症，健忘障害および他の認知障害
③一般身体疾患による精神疾患
④物質関連障害
⑤統合失調症および他の精神病性障害
⑥気分障害
⑦不安障害
⑧身体表現性障害
⑨虚偽性障害
⑩解離性障害
⑪性障害および性同一性障害
⑫摂食障害
⑬睡眠障害
⑭他のどこにも分類されない衝動制御の障害
⑮適応障害
⑯パーソナリティ障害
⑰臨床的関与の対象となることのある他の状態

〔米国精神医学会（編），髙橋三郎ほか（訳）：DSM-IV-TR 精神疾患の分類と診断の手引．新訂版，医学書院，2009より〕

表4　DSM-5の分類

1. 神経発達症群/神経発達障害群	12. 睡眠-覚醒障害群
2. 統合失調症スペクトラム障害および他の精神病性障害群	13. 性機能不全群
3. 双極性障害および関連障害群	14. 性別違和
4. 抑うつ障害群	15. 秩序破壊的・衝動制御・素行症群
5. 不安症群/不安障害群	16. 物質関連障害および嗜癖性障害群
6. 強迫症および関連症群/強迫性障害および関連障害群	17. 神経認知障害群
7. 心的外傷およびストレス因関連障害群	18. パーソナリティ障害群
8. 解離症群/解離性障害群	19. パラフィリア障害群
9. 身体症状症および関連症群	20. 他の精神疾患群
10. 食行動障害および摂食障害群	21. 医薬品誘発性運動症群および他の医薬品有害作用
11. 排泄症群	22. 臨床的関与の対象となることのある他の状態

〔日本精神神経学会（日本語版用語監修），高橋三郎ほか（監訳），染谷俊幸ほか（訳）：DSM-5 精神疾患の診断・統計マニュアル. 医学書院, 2014 より〕

表5　精神障害者が運動障害者となった原因

I 群：精神疾患の影響によるもの
　①自損行為の結果としての障害
　　多発骨傷，切断，脊髄損傷，熱傷，頭部外傷，内臓損傷など
　②廃用症候群としてうつ病，拒食症などで観察されるもの
II 群：精神科治療と関係しているもの
　悪性症候群，パーキンソン症候群
III 群：一般の運動障害と共通しているもの
　①脳卒中，脳腫瘍，関節リウマチ，大腿骨頸部骨折，その他
　②老化現象としての問題すべてを含む（認知症，骨粗鬆症など）

〔水島繁美：精神障害と運動機能不全. 総合リハ, 20:207-211, 1992 より〕

表6　理学療法で遭遇する精神疾患・障害

- せん妄
- 認知症
- 躁病（双極性気分障害）
- うつ病（うつ病性障害）
- 脳卒中後うつ病
- 高次脳機能障害
- 頭部外傷後遺症
- 身体表現性障害
- 適応障害
- 人格障害
- 睡眠障害
- 心的外傷後ストレス障害（PTSD）
- 統合失調症
- アルコール依存症候群
- パーキンソン症候群
- 精神遅滞
- 自閉症

地域生活中心へ」という基本理念に基づいて，3つの視点で取り組むことが重要であると述べられている．

①精神疾患にかかった場合にも，安心して早期に質の高い医療を受けることができ，入院した場合でもできるかぎり早期に地域生活に戻る視点

②本人の状態に応じて日常的な外来・在宅医療や緊急時の救急医療などの医療サービスを受け，本人の意向に応じて地域生活の支援や就労に向けた支援などの福祉サービスなどを受けることができる視点

③サービス提供者は，それぞれの役割に応じて，他の従事者とも連携しながら，精神障害者の住み慣れた地域を拠点として，個々の精神障害者の意向や状態に応じたふさわしい支援を提供できる視点

このように，医療の一翼を担う理学療法士の責務は，理学療法固有の業務にとどまることなく，他の専門職種やさまざまな人・組織と連携し，保健・医療・福祉の専門職として取り組んでいくことが求められている．

B 精神科領域における理学療法の実際

1 学習上の留意事項

精神医学の教科書は，主に米国精神医学会による「精神疾患の診断・統計マニュアル」（Diagnostic and Statistical Manual of Mental Disorders;

DSM) と，「国際疾病分類」(International Classification of Diseases; ICD) に基づくものがある．このほかにも独自の記載がある書籍や文献もあり，疾患の診断基準，疾患分類や用語の定義が教科書により記述が異なるものもある．さらに，DSMとICDは改訂されるたびに疾病分類や疾患概念が変更される．現在，DSMは5版（DSM-5）で，ICDは2015年に11版になる予定である．改訂版が出てしばらくの間は両バージョンが併存する．その点に留意しながら学習を進めていってほしい．

2　精神疾患・障害に対する理学療法概説

　精神症状・障害は，身体障害，社会環境と相まって，理学療法プログラムの遂行，リスク管理やゴール設定に大きな影響を及ぼす．そのため理学療法士は，対象者の理学療法施行の際には精神障害の評価も実施し，理学療法実施時の影響度合い，治療目標と実施期間の的確な解釈が不可欠となってくる．

　精神疾患・障害をもつ対象者は，理学療法評価・測定と臨床像との解釈に隔たりがあることが少なくない．たとえば，関節可動域（range of motion; ROM）テスト，筋力テスト，バランステストなどの各測定結果と，起き上がり，立位保持や歩行などの臨床像との間に矛盾を感じることがある．このような場合は，**意志・発動性低下**，**作為障害**などの**自我意識障害**，**被害妄想**や**心気妄想**などの**思考障害**，**気分障害**（うつ状態）などの精神症状や精神機能の低下が深く関与している．

　また，評価を実施する時間，誰が評価をするか，どこで評価をするかによって評価結果に違いが生じてくることもあり，環境による影響が大きい．さらに，精神症状の重症度と理学療法の実施困難度とは必ずしも一致しないことも頭に入れておく必要がある．

3　理学療法評価

　通常の一般的情報，身体症状・評価に加えて，精神症状の現病歴の評価と聴取が必要となってくる．まず，対象者の全体像を把握してから要素的な症状の把握へと進めていく．各精神疾患はいくつかの精神症状の組み合わせとして現れやすい（**表7**）．

　はじめに外観の観察をして，衣服，衛生状態，態度，行動，振戦や歩行失調などの身体的徴候，奇異に感じるかなどを把握する．次に会話（問診）をしながら，会話の内容と形式に注意をする．会話の表出（音量，発語量），情緒・感情との関連を確認する．会話内容の展開（思考の流れが論理的かつ目的試行的か），会話の内容と対象者が示す表情（感情の表出）が一致するか，違和感がないかを評価する．会話や思考の評価を進めていき，精神症状の存在を把握したら，意識障害，知能障害，記憶障害，気分障害症状に合わせた妄想の種類別に具体的な質問をする．

　理学療法実践のうえで影響を及ぼす精神症状は，意識障害，知能障害，注意力障害，理解力の低下，病識の欠如，活動性の低下，気分障害，思考障害，知覚障害，人格障害，心気的な訴えなど多岐にわたる．精神症状が，ROM，筋力，日常生活活動（activities of daily living; ADL）能力，運動パフォーマンスなど，さまざまな理学療法評価の信頼性，信憑性の低下を引き起こす．そのため，評価の実施や解釈を急ぐことは避け，対象者と時間をかけてコミュニケーションや信頼関係を築き，複数日に分けて評価を実施していく配慮が必要である．

4　理学療法の実施

　理学療法士として留意すべき点は，身体障害に対する理学療法実践があくまでも主目的であり，精神症状は理学療法の実践に影響を与える合併症として考えることである．精神症状の評価は，理学療法実践にあたりパフォーマンスに影響を与える症状を把握し，マイナスの影響を最小限に抑え，リ

表7 精神疾患と精神症状との関係

精神症状	疾患名	外因性精神障害					内因性精神障害			心因性精神障害				
		症状性を含む器質性精神障害			精神作用物質使用による精神および行動の障害			気分障害		神経症性障害，ストレス関連障害および身体表現性障害					
		脳血管障害	認知症	てんかん	せん妄	アルコール依存症候群	薬物依存	統合失調症	うつ状態	躁状態	不安障害	強迫性障害	重度ストレス反応および適応障害	解離性障害	身体表現性障害
意識障害	意識混濁，意識変容	◎	◎	◎	◎	◎	◎							○	
知能障害	精神遅滞，認知症状	○	◎	○	○	○	○								
記憶障害	記銘障害，追想障害	○	◎	○	○	○	○								
感情障害（気分障害）	不安，恐怖	○	○	○	○	○	○	○	◎		◎	◎	◎	◎	◎
	抑うつ	○	○	○	○	○	○	○	◎		○	○	○	○	○
	爽快									◎					
	上機嫌（多幸）	○	○	○		○	○								
	刺激性	○	○	○	○	○	○			○	◎	◎	◎	◎	◎
	情動（感情）失禁	◎	◎												
	感情鈍麻	◎	◎			○	○	◎							
	強迫観念							○	○		◎	◎	◎	◎	◎
行動障害	精神運動興奮	○	○	○	◎	○	○	○		◎	○	○	○	○	○
	精神運動抑制	○	○	○	○	○	○	○	◎		○	○	○	○	○
	昏迷							◎	○		○	○	○	◎	○
自我障害	疎隔（疎外，離人）							◎	◎		◎	◎	◎	◎	◎
	させられ体験							◎							
	多重人格							◎						○	
知覚障害	幻聴，幻視	○	○	○	◎	○	◎	◎							
思考障害（思路障害）	思考抑制								◎						
	観念奔逸									◎					
	思考途絶，思考滅裂							◎							
	思考錯乱	○	○	○	◎	○	○								
	迂遠	○	○	○	○			○							
	保続	○	○	○	○			○							
	粘着				○										
思考障害（内容の障害）	被害妄想		◎			○	○	◎	○						
	微小妄想		○						◎						
	誇大妄想		○							◎					

◎：特徴的症状，○：出現する可能性あり

表8 精神障害者の理学療法実施上の留意点

①理学療法のパフォーマンスよりも対象者に安心感を与えることを最優先にする
②理学療法のプログラムの変更や追加は，日数をかけて少しずつ行っていく
③対象者への説明は具体的かつ簡潔にし，実際に理学療法士が実施してみせる
④一度に与える指示は多くても数種類までにとどめておく
⑤理学療法プログラムは立位・歩行などの基本的動作，エルゴメータなどの単純な反復動作を主に組み立てる
⑥理学療法プログラムは1日1～数種目にとどめる
⑦巧緻性が求められる動作は理学療法士の技術で対応する
⑧実施時間や場所に配慮する
⑨理学療法の環境をあまり変化させないようにする

スク管理をしながら最良の効果を出すことにある。
 また，精神障害を有するからといって特別な扱いをせず，精神症状に応じて必要最小限の配慮にとどめること，精神的ストレスが過大にかからないよう注意を払うことが重要である．精神症状が強く，身体的パフォーマンスや精神症状が悪化する際は理学療法を中止し，精神症状の軽減や治療を優先させることもしばしばおこる．理学療法の目標，治療プログラムは基本的には理学療法の身体面の評価に基づき立案されるが，精神症状（特にプログラムの理解，注意力，現実検討能力，リスク回避，意欲に関するもの）により，治療期間，到達目標に影響を与えることが少なくない．理学療法実施にあたり留意することを**表8**に示す．

a. 目標設定

 短期目標を主に，こまめなフィードバックを行う必要がある．長期目標を提示するとただちに課題が達成できると思い込んでしまい，プログラムの過程が理解できないことにたびたび遭遇する．
 精神症状の予後，キーパーソン，今後の生活の本拠などの社会状況が目標設定に大きな影響を与える．入院や施設入所が転帰先であれば，病棟施設内ADLの向上，行動療法や作業療法などの各種精神科的治療を受けられる身体機能の向上，理学療法による精神症状寛解という目標となりうる．いずれにしても，漫然と継続するのではなく，科学的根拠に基づく目標設定，プログラムの実施が求められる．

b. 理学療法実施の環境

 理学療法実施場所としてベッドサイドや理学療法室などいずれにおいても，理学療法士や同室者との対人接触によるストレス，不安症状など，精神症状の増悪に注意を払う必要がある．また，担当者やスケジュール，理学療法内容の変更も精神症状の不安定さや悪化をまねく可能性がある．
 理学療法士は受容的態度と適切な励ましにより理学療法を誘導していくが，積極的な働きかけはかえってマイナスになることが少なくない．留意することとして，理学療法士と対象者間において適切な心理的距離が存在し，近すぎても遠くなりすぎても精神的ストレス，不安，恐怖，猜疑心，敵意を生じることとなり，対人関係が揺らいでしまうことがある．

c. リスク管理

 精神科特有のリスクとしては自傷他害行為，薬物の副作用，水中毒などがあり，特に理学療法実施中や移動中の**自殺企図**に注意する．特に注意を払う対象者は，統合失調症，気分障害，人格障害，服薬遵守が低いなど，レジリエンス（困難な状況にもかかわらず，うまく適応できる能力）が低い者である．いつもと異なる言動が認められたり，スケジュール，プログラムや環境が変わったりした際には十分に注意する必要がある．
 また，精神科薬物療法では眠気，ふらつき，錐体外路症状を呈する者も少なくない．転倒のアクシデントはもとより，治療のアウトカムにも著しく影響する．さらに，理解力の低下，作為障害などの自我障害，注意障害，不安障害，病識の低下，妄想による禁忌事項の実施（たとえば下肢骨折術後などの荷重制限，脱臼回避肢位が守られないこと）も頻回におこる．

精神疾患理学療法実施の際の重要な留意点としては，理学療法室の全理学療法士が一丸となり，すべての対象者に目を配りながら実践していかなければならないことを強調したい．

● 引用文献
1) 今後の精神保健医療福祉のあり方等に関する検討会：精神保健医療福祉の更なる改革に向けて．厚生労働省，2009.
   http://www.mhlw.go.jp/shingi/2009/09/s0924-2.html
2) 世界保健機関（編），融 道男ほか（監訳）：ICD-10 精神および行動の障害．新訂版，医学書院，2005.
3) 米国精神医学会（編），髙橋三郎ほか（訳）：DSM-IV-TR 精神疾患の分類と診断の手引．新訂版，医学書院，2009.
4) 日本精神神経学会（日本語版用語監修），髙橋三郎ほか（監訳），染谷俊幸ほか（訳）：DSM-5 精神疾患の診断・統計マニュアル．医学書院，2014.
5) 水島繁美：精神障害と運動機能不全．総合リハ，20:207-211, 1992.

● 参考文献
1) 仙波浩幸：精神疾患．丸山仁司（編）：神経障害系理学療法学，pp.173-190，医歯薬出版，2005.
2) 仙波浩幸：精神障害者のとらえ方と理学療法アプローチの効果．PT ジャーナル，39:947-955, 2005.
3) Everett, T., Donaghy, M., Feaver, S.: Interventions for Mental Health. Butterworth-Heinemann, 2003.

理学療法士の自分を想像してみよう

　皆さんは，理学療法士という職業をどのようにイメージするだろうか．「こんな理学療法士になりたい」という理想の姿はあるだろうか．

　私の場合，障害をもつ身内の役に立ちたいという思いで理学療法士を志したが，理学療法学を学ぶ前までは，「リハビリテーションを指導する人」という漠然としたイメージだった．しかし実際の仕事は想像を超えていて，刻々と状態が変化する患者さんの様子を幾度も伺ったり，カンファレンスなどではリハビリテーション職種を代表する立場で多くの他職種とコミュニケーションを行うなど多様で責任ある業務で，充実し緊張感をもって仕事に向かうことができた．

　理学療法士の仕事は，患者さんと一緒に泣いたり笑ったりする人間味溢れる面白い仕事である．その一方，勉強は（国家資格取得へ向けても必要であるが）卒業して働いてからが本番で，自分の技術や知識をさらに高めていかなければならない．そんな時に，「こんな理学療法士でありたい」という姿を思い描くことで，自分を高めることができるのだと思う．

　現在，私は理学療法士の職能団体に勤務している．少しでも多くの理学療法士に自分の仕事に誇りをもってもらい，「こんな理学療法士になりたい」という目標や，「理学療法士にはこれが必要だ」という意識をもつ手助けとなるよう情報発信などを行っている．現在の会員数は約 9 万名で，会員の皆さんの活躍は驚くほど多方面にわたる．徹底して技術研鑽して活躍する方，研究者として世界に羽ばたく方，地域に直接貢献したいと起業する方，プロスポーツクラブの専属になる方など，それぞれご自分で思い描いた姿を実現されているのだと思う．私も理学療法士ができることの可能性を広げたいと思い，現職に就いた．仕事を通してみている理学療法士をとりまく環境の変化は，やはり自分の想像を超えるもので，理学療法の奥深さを感じるとともに新たな発見が面白い．

　皆さんにはぜひ，ご自分の目指す理学療法士像を想像しながら勉強してみることをおすすめする．そうすれば想像以上に道が広がり，きっと理学療法士の勉強や仕事がさらに誇らしく楽しくなるに違いない．

（公益社団法人日本理学療法士協会・峰 悠子）

第13章
理学療法の臨床

I 理学療法の臨床（1）——対象となる主な病態

■学習目標
- 関節可動域制限について学ぶ．
- 筋力低下（中枢麻痺を含む）について学ぶ．
- 疼痛について学ぶ．
- 持久性低下について学ぶ．
- その他（協調運動障害，感覚障害，認知・情緒障害など）について学ぶ．

理学療法は，対象者の**機能障害**や**活動制限**，**参加制約**に対して直接的に，あるいは間接的に介入する．そのなかでも，運動療法や物理療法，徒手療法などの介入手段の直接的な対象の多くは機能障害である．

本項では，関節可動域制限，筋力低下，疼痛，持久性の低下などの理学療法の対象となることの多い代表的な機能障害の概要を理解することを目標に，それぞれの機能障害の意味，その原因や関連する主な疾患，生活への影響を含めた理学療法評価，さらに代表的な介入内容について解説する．

A 関節可動域制限

1 関節可動域制限とは

骨の連結，すなわち関節には，ほとんど動かない線維性の連結（**不動関節**），わずかに動く軟骨性の連結（**半関節**）および可動性のある滑膜性の連結（**滑膜関節，可動関節**）がある．普通に関節と呼ばれ，比較的自由に動くのが滑膜関節である．この滑膜関節の動く範囲を**関節可動域**（range of motion；**ROM**）といい，その範囲が減少した状態を関節可動域制限という．

全身には多くの滑膜関節があり，その形態からいくつかの種類に分けられる．その種類によって可動域が大きい関節と小さい関節があり，運動方向によってもその可動域が異なる（**表1**）．また，個々の可動域には個人差もあり，性別や年齢，生活習慣などの影響を受ける．

ある滑膜関節の関節可動域が制限されることで，姿勢の保持や姿勢変換，さまざまな日常的な活動が行いにくくなるため，その改善をはかることは対象者にとって重要である．

2 関節可動域制限の原因と問題になりやすい主な疾患

一般的な関節は2つ以上の骨，関節軟骨，滑膜，関節包，補強靱帯によって構成され，その周囲には筋，腱が存在し，さらに神経，血管，皮膚などがある（**図1**）．関節包に囲まれた部分は，滑液を入れた**関節腔**である．これらの関節を構成しているすべての組織が関節可動域の制限因子になりうる．

軟部組織が原因である関節可動域制限を**拘縮**（contracture）という．皮膚や筋，腱，靱帯，関節包などの軟部組織の短縮あるいは収縮が原因である．一方，関節内の病変が原因となって関節がほとんど動かない状態を**関節強直**（ankylosis）という．関節面が結合組織で癒着している場合，骨組

表1 主な滑膜関節の種類，運動方向と参考可動域

滑膜関節の種類	関節の例	運動方向と参考可動域
蝶番関節（一軸性）	肘関節（腕尺関節）	屈曲（145），伸展（5）
	足関節（距腿関節）	背屈（20），底屈（45）
車軸関節（一軸性）	橈尺関節	回内（90），回外（90）
顆状関節（二軸性）	中手指節関節	屈曲（90），伸展（40），外転・内転*
鞍関節（二軸性）	母指手根中指関節	橈側外転・尺側内転（60），掌側外転・掌側内転（90）
球関節（多軸性）	肩関節	屈曲（180），伸展（50），外転（180），内転（0），外旋（60），内旋（80）
	股関節	屈曲（125），伸展（15），外転（45），内転（20），外旋（45），内旋（45）

（　）内は参考可動域（度）
* 手指によって異なる．

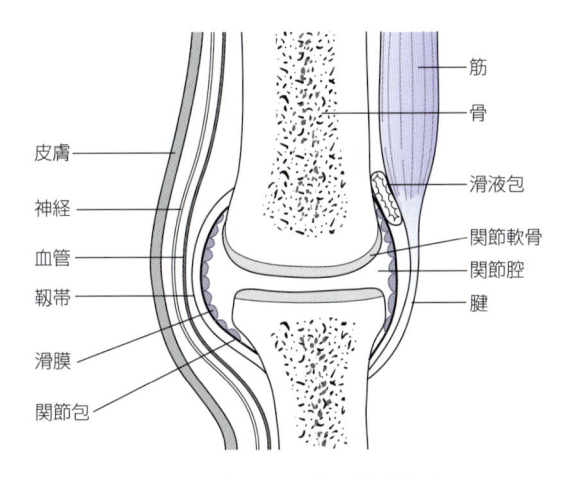

図1　一般的な関節の構成要素

織で癒着している場合，外傷や関節疾患による場合などがある．関連した用語で**変形**（deformity）があるが，これは身体の部分や全体が正常な形から歪むことである．

多くの疾患に関係して関節可動域制限は発生する．関節運動の減少や消失がある期間継続した場合に可動域は制限されやすく，骨折などに対して行われるギプス（キャスト）による固定，神経系疾患などによる関節運動の減少，不活発な状態の習慣化に伴う廃用症候群による場合などがある．また，関節疾患では，関節構成体そのものの変化や疼痛によって制限されることも多い．褥瘡や熱傷後の皮膚の瘢痕形成，静脈リンパ系の循環障害による浮腫，長期間の不良姿勢による神経や血管の短縮が原因となることもある．

3　関節可動域制限に対する評価

関節可動域には，対象者が随意的に四肢を動かす**自動的関節可動域**（active ROM）と，対象者の協力なしに理学療法士が四肢を動かす**他動的関節可動域**（passive ROM）がある．一般的には他動的に測定することが多く，可動域の最終域で理学療法士の感じる抵抗を**最終域感**（end feel）という．軟部組織性，結合組織性，骨性によって最終域感は異なり，制限因子を特定する手がかりを理学療法士に提供する．自動的関節可動域は，運動に関係する筋群の筋力，運動の円滑さ，四肢を動かそうとする意欲，運動中の疼痛などの情報を提供する．

実際の可動域の測定には，**移動軸**と**基本軸**からなる**角度計**を用いることが一般的であるが，部位や運動によっては，**傾斜計**により**垂直軸**となす角度を測定する方法や，メジャーや物差しを用いて2点間の距離を測定する方法も用いられることがある．測定は，日本整形外科学会と日本リハビリテーション医学会により制定された「**関節可動域表示ならびに測定法**」[1]を基本に行われる．

関節可動域が制限されている場合には，その原因を特定することが必要であり，可動域の測定結果と運動時の疼痛による影響の評価に加えて，前述した最終域感，X線やCTなどの画像所見の確

認，**関節包内運動**の評価などが必要である．関節包内運動とは，**関節の遊び**（joint play）あるいは**副運動**ともいわれ，関節包内でおこる転がり，滑り，離開，圧迫，軸回旋などの徒手的に評価される運動である．

その一方で，可動域制限がどの程度対象者の生活に影響しているのかを検討することも必要である．可動域制限を有する関節の関連が強い動作や活動について，その状況を評価する．たとえば下肢関節であれば，立位姿勢や立ち上がり動作，歩行，階段昇降など，上肢関節であれば，リーチ動作や物の操作などへの影響が重要である．

4 関節可動域制限に対する主な介入内容

まず重要なことは，関節可動域の制限を防ぐための予防的な介入を行うことである．さまざまな疾病や全身状態の悪化，さらに環境的要因などによって生じる運動・活動の減少は，比較的容易に関節可動域を減少させるため，医学的な状態を観察しつつ，局所的な関節運動や，より全身的な運動，多様な姿勢変換，日常的な活動を行うことで可動域をできるだけ維持するよう努める．

制限が生じている関節運動を維持・改善するために行われる介入内容として，運動療法としての関節可動域運動，温熱療法を中心とした物理療法，装具や器具を用いた方法，基本動作の練習および日常生活のなかでの生活指導などがある．

関節可動域運動には，理学療法士による徒手あるいは器械を用いることで対象者の主動筋の随意収縮を伴わずに運動が可能な**他動的関節可動域運動**（passive ROM exercise），対象者自身が随意的に運動する**自動的関節可動域運動**，これらの中間として，対象者ができるだけ自動的に運動し，不十分な部分を理学療法士や対象者の健側あるいは器械の援助で行う**自動介助運動**（active assistive ROM exercise）がある．これらに加えて，特定の軟部組織に対する**伸張運動**（stretching exercise）

や，さらに関節包内運動としての副運動の改善を目的とした**関節モビライゼーション**も，関節可動域運動の1つとして行われることが多い．いずれの方法においても，疼痛を生じると対象者にとって負担になるばかりでなく，防御的な筋収縮により運動の効果が制限されるため，できるだけ疼痛を発生させずに運動を行うことが重要である．

関節可動域制限に対する物理療法は，疼痛軽減を目的とした治療も含め，水治療法（水中運動療法を含む），ホットパック・パラフィン，超音波療法，種々の光線療法など多くのモダリティがある．制限因子と各モダリティによる生体の生理学的反応の適応性を考慮して用いることで，効果が期待できる．

B 筋力低下（中枢麻痺を含む）

1 筋力低下とは

筋力とは，随意的な筋収縮によって発生する力の量で，特に最大随意収縮によって発揮される力であり，一般には**瞬発力**といわれる．この最大努力で発揮される筋力が低下した状態が，筋力低下（muscle weakness）である．

上下肢の筋の出力を随意的に発揮する場合には，中枢神経からの興奮が運動神経を経由して筋を収縮させる必要がある（**図2**）．つまり，大脳の一次運動野からの信号が皮質脊髄路として下行し，延髄と脊髄の移行部である錐体交叉で多くは交叉して外側皮質脊髄路として，非交叉の一部は前皮質脊髄路として，それぞれ脊髄を下行し，脊髄の前角細胞（α運動神経）の興奮をもたらす（1つのα運動神経と，それが支配している筋線維群を**運動単位**という）．そして，末梢神経に信号が伝達され，神経筋接合部に至る．この部分での興奮-収縮連関によって筋が収縮し，**筋張力**を発生する．筋は収縮によって両端が近づくように作用し，通常の筋は1つ以上の関節をまたぎ，両端が骨に結合しているため，片方の骨が固定されていれば筋張

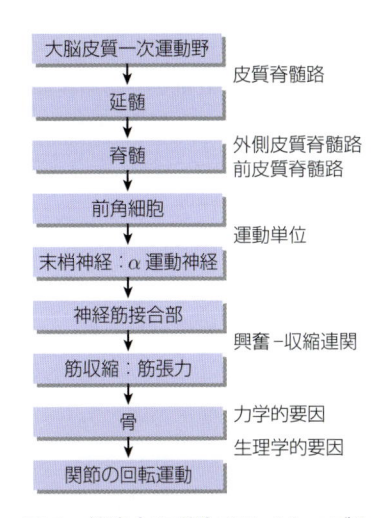

図2　筋出力を発生するメカニズム

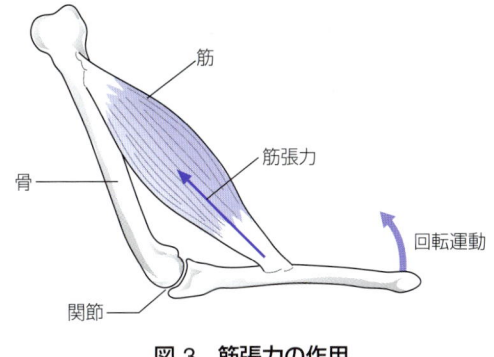

図3　筋張力の作用

力が他方の骨を引っ張り，関節の回転運動が発生する（図3）．この運動を力として測定したものが筋力である．そのため，測定された力は筋の収縮力（筋張力）そのものではない．

このように，筋力発揮には多くの要因が関係している．疾病などによって影響されるのは，筋線維の断面積の減少などの構造的要因と，動員される運動単位の発火頻度や数などを調整する神経学的要因である．そして，実際の筋力の測定や筋力増強運動を実施する場合に影響する要因として，筋張力の作用による関節運動に関係した関節角度や筋の走行による力学的要因と，筋の長さや筋収縮速度による生理学的要因がある．

特に生理学的要因に関連して，筋力の発揮には，関節運動を伴わない**静的収縮**〔static contractionあるいは**等尺性収縮**（isometric contraction）〕と，運動を伴う動的収縮の形態がある．さらに動的収縮は，筋長が短縮する**求心性収縮**（concentric contraction）と，筋長が伸びながら収縮する**遠心性収縮**（eccentric contraction）がある．これらの特性を考慮して筋力測定や筋力増強運動を実施しなければならない．

筋力が低下することで，上下肢あるいは重心を重力に抗して持ち上げるような運動，あるいは重力方向に運動を制御しつつ下降させるような運動が困難となり，日常的な活動に影響する．局所的な部位の筋力低下の場合には，他の部位で代償されることも多い．種々の運動によって筋力低下の改善をはかることは重要であるが，疾患によっては限界があることも重要な点である．

2　筋力低下の原因と問題になりやすい主な疾患

前述した一次運動野から筋までの筋出力発生にかかわる部位のどこに異常があっても，出力される筋力は低下し，筋力低下を示す疾患は多い．

大脳皮質から脊髄前角細胞に至る経路はいわゆる中枢神経系であり，脳血管障害，頭部外傷，脳腫瘍や脳性麻痺などの脳疾患や脳損傷，および脊髄損傷や頚椎症性脊髄症などの脊髄疾患，さらに中枢神経系の多様な部位が障害される多発性硬化症などがある．中枢神経疾患による筋力低下は麻痺といわれ，単なる筋出力の低下だけではなく，巧緻性や協調性の低下，痙縮などの異常筋緊張や連合反応などを伴うことが多い．

前角細胞からの末梢神経系では，外傷などによる末梢神経障害や多発性神経炎，ギラン・バレー（Guillain-Barré）症候群などで侵された末梢神経支配の筋力低下を示す．進行性の神経疾患である筋萎縮性側索硬化症は，中枢神経系である上位運動神経と末梢神経系である下位運動神経の両方の徴候を示す難治性の疾患であり，最終的には眼球

運動以外の四肢麻痺を呈する．神経筋接合部に特異的な疾患には重症筋無力症がある．筋疾患としては，筋ジストロフィーや多発性筋炎，種々のミオパシーなどがあり，主に近位筋の筋力低下が主要徴候である．

明らかな筋力低下の原因となる疾患がなくても，廃用症候群としての筋力低下を示すことも多い．また，関節損傷などにおける関節の腫れ（関節水腫）や浮腫などの場合に，周辺の神経の活動が反射的に抑制されることにより，筋萎縮・筋力低下を示すこともある．

3　筋力低下に対する評価

臨床で最も多く用いられているのは徒手筋力検査（manual muscle testing；MMT）である[2]．MMTは重力や理学療法士による抵抗に抗して，各筋群の筋力を0〜5（正常）の6段階で判定する方法である．各筋群によって標準的に規定されている姿勢を用いることや，代償運動が生じないように抵抗や固定を行うことに配慮が必要である．特別な器具などを用いずに，簡便に検査ができる．しかし，判定に主観的な部分があることや，わずかな筋力の変化は判定しにくいことなどに注意を要する．また，中枢神経の場合には，単関節運動（1つの関節のみの運動で，他の関節は静止したままを保持した状態）が可能な軽度の麻痺ではMMTにて検査可能であるが，単関節運動が困難な中等度以上の麻痺の場合には，MMTによる検査は困難である．

比較的軽量なhand-held dynamometerを用いた測定も行うことが多い．機器の扱いには多少の熟練を要するが，定量的な測定が比較的簡便に可能である．また，重錘バンドなどのフリーウェイトを用いた筋力測定は，筋力増強運動の負荷量を決定する意味でも行われる．特に1回だけ運動が可能な最大重量である1 RM（repetition maximum）や10 RMなどが用いられる．動的収縮の測定には等速性運動測定機器のような特殊な機器を用いる．

加えて，筋力低下の日常的な動作に及ぼしている影響を評価することも重要である．筋力低下によってパフォーマンスが低下した動作やその程度，および実行不可能な動作などを特定する．また，筋力低下の部位や程度によっては，他の部位での代償によって動作が可能なことも多い．たとえば，膝関節伸展筋群の筋力低下の際にみられる歩行時の反張膝，股関節伸展筋群の筋力低下の際にみられる股関節を過剰に伸展させた立位姿勢や歩行，股関節外転筋群の筋力低下の際にみられるトレンデレンブルグ（Trendelenburg）歩行，下肢近位筋の筋力低下の際にみられる登はん性起立など，特徴的な動作パターンも多い．

4　筋力低下に対する主な介入内容

筋力を増強するためには，現状の筋に対して過負荷の原則に則った運動が必要である．そのため，多少の疲労や運動後の筋痛を伴う程度の運動を行う必要がある．このような筋力増強運動を行う場合には，まず原因となる疾患や状態について考慮する必要がある．進行性の神経筋疾患の場合には，運動による筋力増強効果に限界があることが多い．また，多発性筋炎や多発性硬化症などの疾患では，その時期や状態によって**過用性筋力低下**を生じる可能性もあるため，過度な運動は禁忌とされる．さらに上位運動神経疾患の場合には，麻痺の程度によって，努力性の運動に伴って筋緊張がさらに亢進する可能性もあり，注意を要する．

筋力増強運動を実施する場合には，目的とする筋群（運動），運動方法，負荷量，運動回数（収縮時間），頻度を決定する必要がある．特に負荷量は，一般的には最大筋力の60％以上とされており，日常で発揮されている筋力よりも強い筋力の発揮が必要である．運動を開始してからは，運動への慣れや実際の筋力の増加もあるため，適度な強度になるよう負荷量を漸増する必要がある．

筋力増強運動として末梢が固定されていない単関節運動〔**開放性運動連鎖**（open kinetic chain；

OKC）〕として行われることが多いが，たとえばト肢筋群を立ち上がり動作や段差昇降などの，足部が接地して荷重された姿勢での運動〔**閉鎖性運動連鎖**（closed kinetic chain; **CKC**）〕で行うこともできる．その場合には，椅子や段差の高さを調整することで強度を調整する．

C 疼痛

1 疼痛とは

　理学療法の対象者の多くがさまざまな疼痛（痛み）を訴え，疼痛の軽減が理学療法の目標となることも多い．疼痛によって十分な睡眠ができない，活動に関する意欲が出ない，運動することに不安がある，日常生活でいろいろな動作ができない，関節可動域制限や筋力低下が生じるなど，さまざまな影響がある．

　疼痛とは，国際疼痛学会によると，「不快な感覚性・情動性の体験であり，それには組織損傷を伴うものと，そのような損傷があるように表現されるものがある（1986）」と定義されている[3]．

　このような疼痛は，医療として対処可能な疼痛も多いが，対処困難な場合も少なくない．特に対処困難で長期間疼痛が継続している慢性痛の場合には，行動面や社会的活動への疼痛による影響もあり，理学療法士の対応も難しい．

2 疼痛の分類と問題になりやすい疾患

　疼痛は**侵害受容性疼痛**，**神経因性疼痛**，**心因性疼痛**に分けられる．**侵害刺激**とは，疼痛をもたらし，組織の損傷を引き起こすような刺激であり，侵害受容性疼痛は生体を防御するための警告信号としての意味がある．侵害刺激が加わると一次痛と二次痛の2種類の疼痛を感じる．**一次痛**は鋭く，痛みの場所の識別のよい疼痛であり，高閾値機械受容器（Aδ線維）が関与する．**二次痛**はゆっくりと始まり，持続する鈍い痛みで，場所の識別性に乏しく，ポリモーダル受容器（皮膚ではC線維）が関与する．侵害受容性疼痛は**体性痛**と**内臓痛**に分けられ，前者は皮膚や体表の痛みである**表在痛**と，筋，関節，靱帯，骨膜などに由来する**深部痛**に分けられる．内臓痛は内臓への侵害刺激に対する痛みであり，さらにその内臓とは離れた皮膚や筋などに痛みを感じることがあり，これを**関連痛**という．理学療法の直接的な介入対象としては，筋骨格系の疼痛（体性痛，深部痛）である．

　他の分類として，急性痛と慢性痛がある．**急性痛**は侵害受容性の反応であり，身体への警告信号としての意義があり，局所的な炎症所見なども明確である．それに対して**慢性痛**は局所的な所見が不明確で，疼痛の原因が治っても継続する疼痛である．これは警告信号としての意義はなく，末梢神経や中枢神経の損傷によって生じる多くの神経因性疼痛が含まれる．病態としては，カウザルギー（causalgia）や反射性交感神経性ジストロフィー，幻肢痛，視床痛などがあり，発作的な疼痛，**アロディニア**（allodynia；触る程度の刺激が痛みとして感じる），**痛覚過敏**（軽度の痛み刺激が過剰に感じる）などの状態を示す．慢性痛では，強い不安や抑うつ状態，易怒性，他者との関係の不適応などの多様な心理社会的反応を示すことが多い．

3 疼痛に対する評価と主な介入内容

　運動に関連した疼痛の有無や状態の確認が必要であり，いつから，どこが，どうしたら，どのように，どのくらい疼痛があるのか，といった内容を問診する．問診と合わせて，動作や姿勢の観察，自動運動や他動運動による検査，触診によって疼痛の状態を評価する．疼痛を再現できる，軽減あるいは増強する因子を特定し，特に自発痛，圧痛，運動痛，伸張痛，荷重痛の状態を確認する．また，疼痛を訴える部位の皮膚の状態や色調，浮腫や腫脹，熱感などの状況を把握し，姿勢観察，関節可動域測定や筋力検査なども合わせて実施し，疼痛

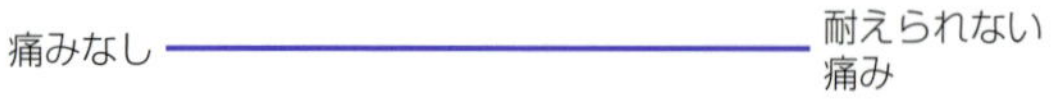

痛みなし ——————————— 耐えられない痛み

図4　visual analogue scale（VAS）

の原因を推論し，疼痛の軽減および再発予防を目的とした介入を計画・実行する．さらに時間的経過が重要であり，前回と比較して減少あるいは増加しているのかで対応が大きく異なる．関係して，疼痛発生後に理学療法を開始することが一般的であるが，理学療法開始後の疼痛の発生については理学療法の練習や指導の内容が原因であることが考えられるため，理学療法内容の修正を検討する．

　疼痛の程度はあくまでも主観的であるが，その強度を測定するために簡便に用いられる評価尺度は **VAS**（visual analogue scale）である[4]（図4）．対象者の痛みの程度を，10 cm の直線上の該当する部分に×印または直角に印を付けてもらう．左端から印までの距離を mm の単位で測定し，0～100 までの数値で痛みの強さを表す．このほかに0～10点の段階で表現する **NRS**（numeric rating scale）や，疼痛の程度を表した顔の表情の絵を選ぶ**フェイススケール**（face scale）などがあり，包括的あるいは疾患に特異的な質問紙も用いられることもある．

　受傷直後であれば，**RICE**（安静：Rest，冷却：Ice，圧迫：Compression，挙上：Elevation）の処置をとる．筋骨格系の疼痛に対しては，超音波療法，温熱・寒冷療法，経皮的電気神経刺激（transcutaneous electrical nerve stimulation; TENS）などの物理療法や，伸張運動，関節モビライゼーションなどを含む関節可動域運動，テーピングなども含む装具療法を行うことが一般的である．さらに筋力増強運動や姿勢指導も行われる．また，疼痛の原因に関係して，椅子やテーブル，日常生活用品などの環境の調整も必要なことが多い．特に，関節リウマチに対する家事で使用する器具の調整や，職業に関係する場合には，職場環境の調整を検討する必要がある．

D 持久性低下

1 持久性低下とは

　持久性（endurance）とは，ある課題を続けて遂行できる能力であり，なんらかの理由でその継続できる時間が短くなった状態が**持久性低下**である．**疲労**は精神や身体に負荷を与えた際に一過性に作業効率が低下した状態であり，したがって持久性低下とは，短時間で疲労を生じることである．

　持久性は**筋持久性**，**呼吸循環持久性**，**精神持久性**に分類される．一般的な持久性は呼吸循環持久性を意味する場合が多いが，理学療法の臨床では広く把握したほうがよい．また，持久性低下を体力低下と同義に用いることがあるが，体力は身体的・精神的要素，さらに行動体力と防衛体力に区分され，持久性は筋力や敏捷性，平衡性，柔軟性とともに行動体力の一要素でしかないため，これは誤りである．呼吸循環持久性が低下している場合には，運動強度や継続時間が過剰だと，呼吸数，心拍数，血圧などの過度な増加を伴う．精神持久性は，課題遂行を継続するために必要な意欲を維持することや，注意を集中し，持続するなどの能力である．

　日常生活では動作や状況によって必要となる時間が異なるが，特に家事動作や屋外歩行などでは比較的長い時間の継続が必要であるため，持久性が低下している対象者において影響も大きい．持久性が著しく低下している場合には，ベッド上や車椅子での座位ですら過度な運動量となることもあり，リスク管理として配慮すべきである．

2 持久性低下の原因と問題になりやすい主な疾患

　明らかな疾患がない場合でも，関節可動域制限

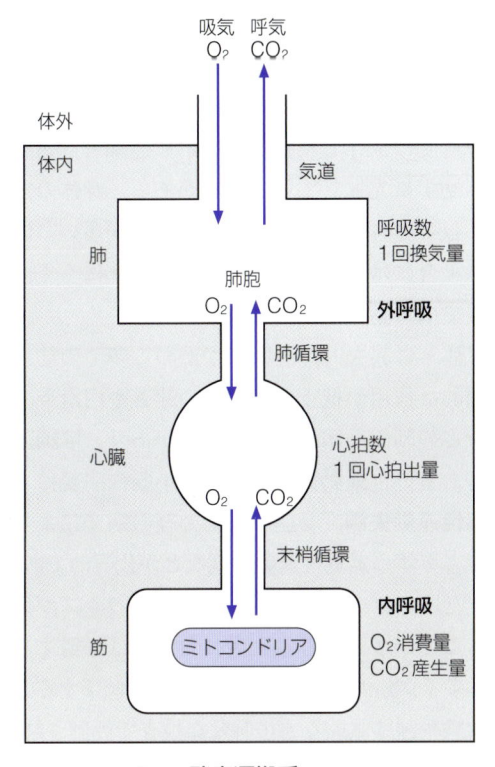

図5 酸素運搬系
O₂：酸素，CO₂：二酸化炭素

や筋力低下と同様に，習慣的な不活発な生活による廃用症候群の1つとして，筋持久性，呼吸循環持久性および精神持久性の低下を生じることが多い．

筋持久性低下は，神経系から神経筋接合部を経て筋に至る情報伝達の低下や，筋内のエネルギー供給の低下によって生じ，筋力（瞬発力）低下を示す多くの対象者で筋持久性も低下していることが多い．筋における疲労の主な原因には，筋内のグリコーゲンの減少，乳酸の産生，リン酸の増加などがあり，筋線維タイプや筋内の血液循環などによる影響も受ける．神経筋疾患においては**易疲労性**を示すことが多く，過度な疲労により過用性筋力低下を発現することもあるため，注意が必要である．

呼吸循環持久性低下は酸素運搬能力の低下である（**図5**）．運動を継続することにより筋での酸素消費量と二酸化炭素産生量が増加する．この筋組織でのガス交換需要の増加に対応するため，末梢循環，心臓（心拍数と1回心拍出量），肺循環，肺（呼吸数と1回換気量），気道による体外との換気の連関が必要となる．これらのいずれかの部位の機能低下によっても呼吸循環持久性は低下する．呼吸器疾患や心血管系疾患が代表的であるが，ヘモグロビンの酸素結合能力の低下を示す血液の異常でも呼吸循環持久性の低下を呈する．

精神持久性は，精神疾患や心理的な問題を有する対象者や，中枢神経系の障害による意識障害，注意機能低下などを含む認知機能低下によって低下することが多い．これらの問題がない対象者においても，遂行する課題の難易度が難しすぎる，あるいは逆に簡単すぎる場合にも精神持久性低下を認めることがある．

3 持久性低下に対する評価と主な介入内容

ある課題を継続して遂行できない場合，その持久性低下の種類と疲労の程度を把握する．種類については，疲労の部位や内容を対象者から聴取することが基本であり，加えて呼吸循環持久性低下の場合には，呼吸数，心拍数，血圧の増加や呼吸パターンの変化などの反応を確認する．疲労の程度については**自覚的運動強度**（ratings of perceived exertion; **RPE**）が使用しやすい[5]．これは対象者の感覚的に感じる運動強度を6〜20までの15段階の数値で対象者からの回答を得る簡便な方法である．有酸素運動に対して開発された尺度であり，酸素摂取量との相関が高く，筋持久性，精神持久性についても適用が可能である．

筋持久性低下の評価には，静的筋持久性として，ある負荷量（強度）での静的収縮（等尺性収縮）の持続可能な時間を測定する場合と，動的筋持久性として，ある強度での反復可能な運動回数を測定する場合がある．筋持久性増強運動においては，低強度で反復回数を増加させる必要がある．静的収縮では筋収縮が持続することによる筋血流量が

阻害されるため，筋持久性増強のためには動的収縮が用いられる．

呼吸循環持久性低下の評価としては，トレッドミルや自転車エルゴメータを使用した**運動負荷試験**を行い，最大酸素摂取量や無酸素性作業閾値（anaerobic threshold; AT）の測定が一般的であるが，生理学的反応のモニタリングやリスク管理が必要である．6分間で歩行可能な距離を測定する6分間歩行距離は，比較的簡便で適用の範囲も広い．片麻痺や対麻痺などのように，一般的な機器では運動が実施できない場合には，運動負荷方法の工夫が必要である．介入内容は，いわゆる有酸素運動を実施する．対象者の能力に合わせ平地歩行やトレッドミル，自転車エルゴメータなどを使用し，中強度程度の有酸素運動を20〜30分以上は実施することが必要であり，最低でも心拍数（脈拍）のモニタリングは必要である．慣れたスポーツ活動も有酸素運動に適している．

精神持久性低下の理学療法における標準的な評価や介入は確立されていないが，臨床上，練習場面や日常生活に対する影響は大きい．課題の難易度を調整し，課題に対する関心，興味を高め，課題を遂行するための意欲と課題の実行可能性に対する自己効力感を高めるよう支援する．

E その他の機能障害

前述した機能障害以外にも多くの機能障害がある．神経系疾患では感覚障害を示すことが多く，視覚や聴覚などの**特殊感覚**と体性感覚の障害がある．**体性感覚**には触覚，温度覚，痛覚の**表在感覚**と，関節覚や振動覚などの**深部感覚**がある．これらの障害により環境の知覚・認知が妨げられることや，運動や姿勢の制御が困難になることが多く，さらに皮膚などの外傷を被る危険も高くなる．それぞれの感覚を支配する脳神経や脊髄髄節，末梢神経の障害に対応した症状を呈することが，評価の際に重要な点である．

中枢神経疾患においては，前述した麻痺以外に**異常筋緊張**を伴うことが多い．筋緊張は，伸展性，被動性が評価の対象である．筋緊張が低下する場合と亢進する場合があり，後者では一般に他動運動の速度に依存した抵抗感を示す**痙縮**と，速度に依存せずに亢進している**固縮**がある．身体の部位によってそれらの分布が異なることが多い．低緊張の場合には支持性・安定性が得られにくく，高緊張では可動性が乏しくなる．

麻痺とは異なり，運動にかかわる多くの筋群の協調的な作用が低下し，運動の速さや円滑さ，範囲などの制御が困難となる場合があり，**協調運動障害**あるいは**運動失調**という．小脳の病変による**小脳性運動失調**，脊髄や末梢神経の病変により感覚障害を伴う**感覚性運動失調**などが代表的である．四肢だけでなく体幹にも認められ，バランスが低下することが多い．日常生活においては転倒することも多く，物品の操作などの巧緻性が低下する．指鼻試験や踵膝試験などの特殊な検査で評価される．

身体機能の低下以外に認知機能の低下や情緒障害（不安や抑うつなど）を有する対象者も多い．このような対象者では一般的に運動学習が困難であるため，単に直接的な介入を行うだけでなく，練習環境の設定や課題の文脈，難易度などを工夫する必要がある．

以上のように，理学療法の対象となる機能障害は多様であり，それらの原因や病態，さらに影響を理解するためには，解剖学や生理学，運動学のほか，臨床医学の専門的な知識が必要である．その一方で，臨床においては，それら機能障害が対象者の活動や参加にどのように影響を与えているのかを個別的に把握することが求められる．

●引用文献

1) 日本整形外科学会, 日本リハビリテーション医学会：関節可動域表示ならびに測定法. リハ医学, 32:207–217, 1995.
2) Hislop, H.J., Avers, D., Brown, M.（著）, 津山直一, 中村耕三（訳）：新・徒手筋力検査法. 原著第9版, 協同医書出版社, 2014.
3) 熊澤孝朗：痛みの意味. 理学療法, 23:7–12, 2006.
4) 堤 文生：Visual Analogue Scale（VAS）. 内山 靖ほか（編）：

臨床評価指標入門, pp.75-80, 協同医書出版社, 2003.
5) 渡辺 敏：Ratings of Perceived Exertion（RPE）内山 靖ほか（編）：臨床評価指標入門, pp.81-86, 協同医書出版社, 2003.

●参考文献
1) 嶋田智明ほか（編）：関節可動障害 その評価と理学療法・作業療法. メディカルプレス, 1990.
2) 奈良 勲（監）：標準理学療法学 専門分野 理学療法評価学. 第2版, 医学書院, 2004.
3) 奈良 勲（監）：標準理学療法学 専門分野 運動療法学 総論. 第3版, 医学書院, 2010.
4) 奈良 勲（監）：標準理学療法学 専門分野 物理療法学. 第4版, 医学書院, 2013.

病院機能の役割分担と理学療法（士）

私は大学病院（急性期病院）で長年働いてきた臨床理学療法士である．大学病院とは，高度先進医療の提供，未来医療の開発などを主に担う病院であると同時に，地域の急性期病院でもある．

患者さんの平均入院日数は約16日，脳卒中や整形外科手術例でも2週間から長くても3週間の入院期間のみである．ゴールを達成している場合はすぐに自宅退院となり，達成していない場合は回復期リハビリテーション（以下，リハ）病院へ早期に転院となる．このように，あまりにも短い入院期間での理学療法とその結果が求められるため，クリニカルパス（作業工程表のようなもの）に従う理学療法が必要となるし，患者さんの病状変化が大きいため医療安全管理（リスクマネジメント）にも注意をはらわなければならない．また，回復期リハ病院へのスムーズな引き継ぎのために，紹介状を週に数本は書かなければならない．

このような現状であるが，さらに政府は病院機能の役割分担のよりいっそうの徹底を予定している．①高度急性期病院（大学病院など），②一般急性期病院，③亜急性期病院，④回復期病院（リハ専門）に役割分担し，入院期間は高度急性期で平均15〜16日，一般急性期で9日程度にし，現状より20〜33％もの入院日数短縮を目指している．

皆さんは本書で理学療法の学問としての普遍的な部分を勉強されるであろう．しかし，実際の理学療法の臨床では，各施設の役割により理学療法の内容も変動するのが現実である．もちろん，急性期から在宅医療，介護保険サービスまで，すべての機能をもっている大きな法人病院施設もある．しかし1人の理学療法士が1人の患者さんのすべてのライフステージに関与し，必要な理学療法サービスをすべて提供・完結させることは現実にはできない．皆さんには，「自分はどのような病院・施設で働きたいか」というイメージを早くから具体的にもっておいてほしいと思っている．そのためには，早期臨床体験実習などでいろいろな施設に見学に行くのも1つの方法であろう．

さて，理学療法初学者の皆さんは，どのような役割の施設での理学療法士を目指されるだろうか？

（大阪保健医療大学・井上 悟）

II 理学療法の臨床（2）——疾患別

■学習目標
- 運動器疾患における理学療法について学ぶ．
- 神経疾患（脳卒中を含む）における理学療法について学ぶ．
- 呼吸・循環・代謝疾患における理学療法について学ぶ．
- 認知・精神疾患における理学療法について学ぶ．
- その他（皮膚障害，発達障害など）の疾患における理学療法について学ぶ．

A 疾患別理学療法とは

　疾患別理学療法とは，個々の疾患が呈する特徴的な症状・病態に合わせてプログラムされた一連の介入計画と治療技術のことを指す．

　理学療法の対象となる疾患は，単一の症状を呈するものから全身疾患，あるいは急性・慢性・進行性疾患など多岐にわたり，予後もさまざまである．疾患別に必要な評価を行い，介入計画を立て，疾患の病態に応じたゴールを設定しなければならない．理学療法の多くの技術体系は，疾患別理学療法治療手技を基盤に発展してきた．疾患別理学療法も，**国際生活機能分類**（International Classification of Functioning, Disability and Health; **ICF**）に基づく生活機能と障害像に対応させ，障害の分類に従って構成される．

　第1に，まず機能障害に対しては，疾患を罹患（または受傷）した臓器やさまざまな機能低下に対して，筋力強化や関節可動域改善などの基本的な介入を行う．

　そして第2に，複数の機能障害の組み合わせとして生じる疾患特有の病態や動作能力低下に対して，基本動作練習や複合課題，日常生活活動（activities of daily living; ADL）練習などの複雑な介入を行う．疾患により病態が異なるので，可能な動作や

運動器系 運動効果器	骨・関節・ 靱帯・筋	関節可動域・筋力・ 感覚・支持機能
神経系 運動調節	大脳・脳幹・ 小脳・脊髄・ 末梢神経	バランス・随意性・ 協調性・筋力・知覚
呼吸・循環・代謝系 エネルギー生産供給	呼吸器・心臓・ 動静脈・ 腎臓・消化器	運動耐容能・筋力・ 体力

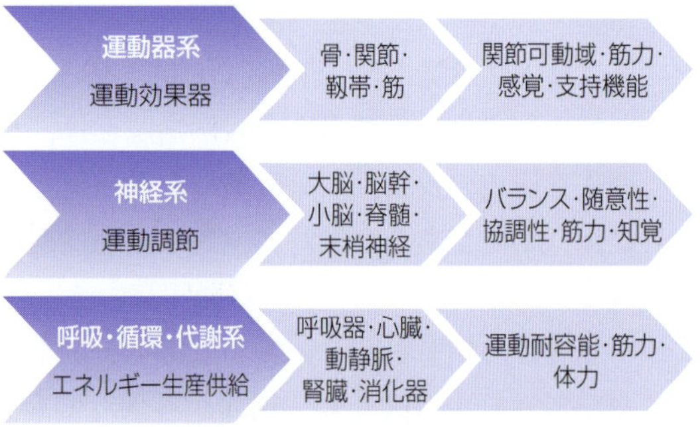

図1　身体運動に関与する臓器系と役割/関連臓器/疾患によって損なわれる機能
「起居動作練習」として行う動作課題はどの疾患も同じであるが，疾患特有の症状を知り，評価に基づき，何の機能へ，どんな目的で動作練習を用い介入するのか，の臨床推論が重要である．

その形態もまったく異なるものとなる．また，完治・障害残存の機能的予後も異なる．したがって，身体能力・活動レベルの介入が最も疾患の特徴を反映し，疾患別理学療法の核となる．

　第3に，キーパーソンへの教育的指導や環境の工夫などを行い，活動範囲の拡大・社会参加を念頭においた介入を行う．

　狭義の疾患別理学療法は，前述の2段階までを指すことが多い．**図1**にADLを中心とした種々の合目的的動作に最も関与する臓器機能を3つの系統に分け，役割をまとめる．これらいずれかの

臓器機能がなんらかの疾患によって障害をきたすと，運動・動作の遂行だけでなく，生命維持まで影響を受ける場合もある．

疾患系統別（運動器，神経，呼吸・循環・代謝，認知など）臓器の特徴を理解し，代表的疾患と症状別治療の基本を知り，疾患の病態に合わせた基本動作の特徴と留意点を理解することが重要である．

B 運動器疾患の理学療法

1 運動器疾患で損なわれる身体機能

運動器"疾患"には"外傷"も含まれる．運動器疾患に多発する機能障害は，**筋力低下**と**関節可動域制限**，**感覚障害**，**疼痛**などがある．その結果，運動器の機能の主軸である支持機能が障害される．安静期間が長期化する場合や高齢者は，廃用性の機能低下を合併しやすい．理学療法は個々の機能障害に対して関節運動や筋収縮を利用して介入し，医師の指示や運動許可に応じて起居動作や歩行などを取り入れ，関節運動能力と抗重力動作能力の回復を主たる目標とする．理学療法の現場でよく遭遇する代表的な運動器疾患には，外傷，変形性関節症，関節リウマチ，炎症性疾患などがある．運動器疾患の医学的治療の基本は整復・安静固定・疼痛管理・リハビリテーションで，重症度と適応に合わせて**保存療法（非観血的治療）**と**手術療法（観血的治療）**が選択される．手術療法の場合は，術式や固定法などで荷重時期や許可動作が異なるので，手術内容の把握は不可欠である．

いわゆる疾患名ではないが，**人工骨頭置換術術後**や**人工関節置換術術後**，**四肢切断**も生理的状態とは異なる構造となるので，それに合わせた理学療法が必要である．

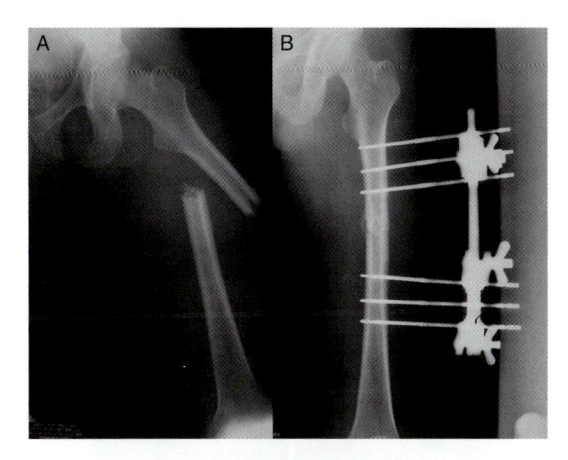

図2　大腿骨骨幹部横骨折
A：術前，B：創外固定術後

2 代表的な運動器疾患

a. 外傷（骨折，靱帯損傷，脱臼）

骨折，靱帯損傷，脱臼は，支持組織としての骨・関節が各種の外力によって損傷し，機能が破綻した状態である．

骨折は，骨の生理的連続性が断たれている状態のことである．脱臼は，関節面相互の適合性が完全に接触（**完全脱臼**）または関節面が一部だけ接触（**亜脱臼**）している状態のことである．外傷の受傷機転はさまざまで，複数の外傷を合併したものを**多発外傷**という．図2，3は骨折の観血的治療前後の画像である．大腿骨頸部骨折は人工骨頭や関節置換術の適応となることも多い．

b. 慢性関節疾患

慢性関節疾患には退行性と代謝性のものがあり，前者は**変形性関節症**，**神経病性関節症**，後者は**痛風**，慢性腎不全患者にみられる**アミロイド関節症**などがある．症状として疼痛，関節水腫，可動域制限，変形などがある．

最も頻発するのは変形性関節症で，関節軟骨の変性・破壊とそれに続く関節辺縁の骨増殖性変化が四肢の荷重関節や脊椎におこる．中高年に多く

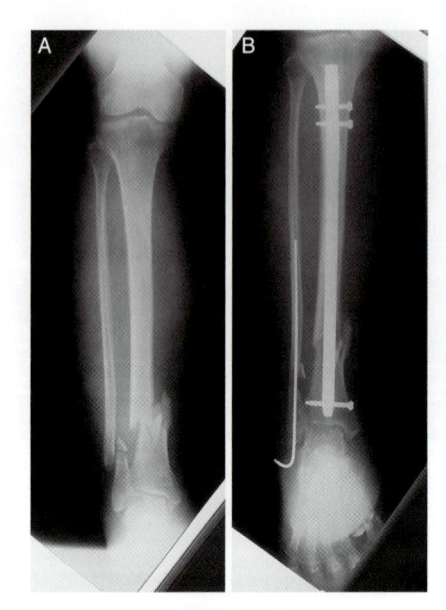

図3　脛腓骨骨折後
A：術前，B：髄内釘固定術後

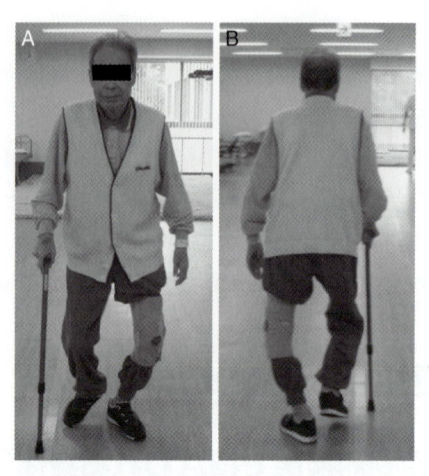

図4　両側膝変形性関節症患者（保存療法）の歩行
画像上の変形の重症度と疼痛が比例関係にない症例も多い．関節置換術は，変形が重症かどうかより，疼痛が ADL 障害の原因である場合に適応となる．手術を行わず保存療法で日常生活を継続する場合は，関節を保護する ADL 方法を指導し，装具適用を考慮して医師に処方を打診するのも理学療法士の仕事である．

みられる多因子疾患である（図4）．
　変形性関節症は荷重関節である股関節・膝関節に多発し，疼痛・ADL・歩行障害に対して人工骨頭置換術や人工関節置換術が行われる（図5，6）．

c. 関節リウマチ

　関節リウマチは，**多発性関節炎**が主症状の原因不明の全身性疾患である．関節滑膜の炎症・過剰増殖から始まり，関節の疼痛腫脹を呈し，次第に全身の関節が侵され，骨・軟骨組織の破壊へと進行する．症状は関節変形・疼痛・関節動揺性などである．関節リウマチによる**関節変形**にも人工関節置換術が行われることが多い．

d. 四肢切断

　四肢切断は，四肢のいずれかの骨幹部で以下の組織を切離・除去することで，四肢関節部の切断を**関節離断**という．原因は血行障害・治療不可能な外傷・悪性新生物などがある．下肢切断なら義足を装着して歩行練習と考えやすいが，歩行以外の動作も四肢を一部欠くことで困難となる．それ

らの動作練習も重要である（図7）．

3　運動器疾患の理学療法の基本

　運動器は身体の支持機構と運動遂行の効果器がその役割なので，運動器疾患では臓器治癒までの期間や術後に荷重や運動制限が課されることが多い．運動器疾患の理学療法は，その処方の範囲で行う必要がある．画像所見・手術を行っていれば手術に関する情報も入手する．
　理学療法の評価・治療のキーワードは，関節可動域・筋力・疼痛である．麻痺を伴う場合は感覚検査も重要である．受傷肢・関節以外に**廃用症候群**をきたさないよう，特に留意する．

C 神経疾患の理学療法

1　神経疾患で損なわれる身体機能

　神経は電気的に刺激を伝達する臓器である．神経には**中枢神経**と**末梢神経**がある．末梢神経は機

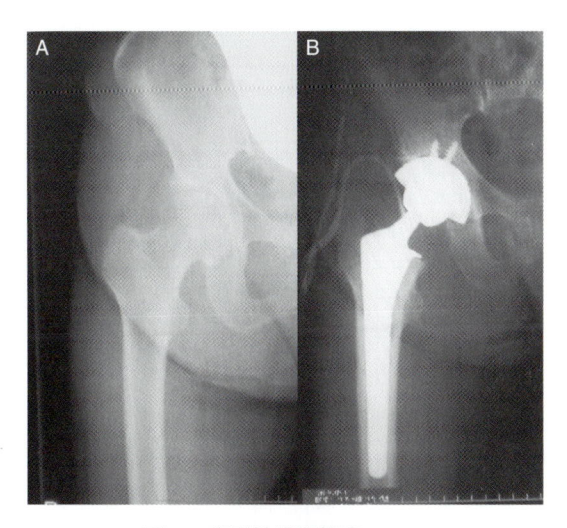

図5 変形性股関節症
A：術前，B：人工股関節置換術後

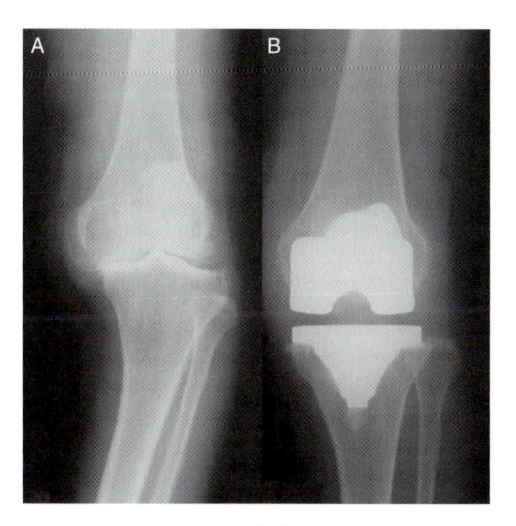

図6 変形性膝関節症
A：術前，B：人工膝関節置換術後

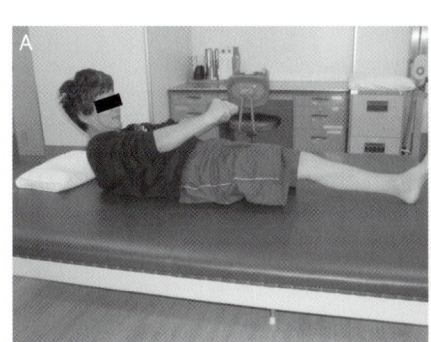

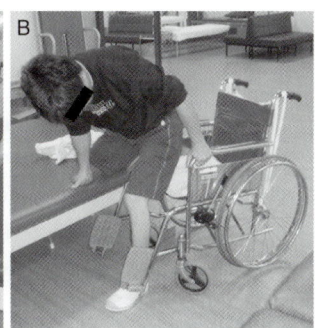

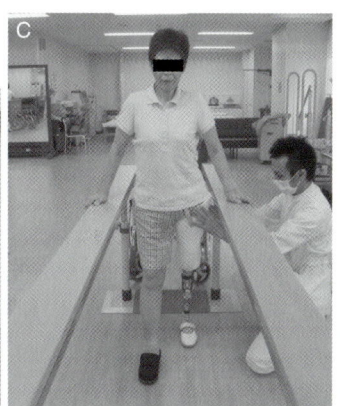

図7 下肢切断者の寝返り・移乗・歩行動作の特徴
A：下肢切断者は切断された分，下肢の重みを利用できないため，寝返り・起き上がりは反動や上肢支持を利用する．
B：四肢には麻痺がないので，移乗動作は非切断肢の機能が保たれていれば安定して行える．切断肢以外の機能維持が重要となる．
C：歩行には義足を用い，義足装着下のバランス練習が歩行の成否を分ける．

能別に，運動神経，感覚神経，自律神経に分けられる．神経は機能や支配領域の分化が明確なので，どの神経が疾患に侵されるか（病巣）によって出現する症状は決まる．症状から傷害部位を推定することも可能である（表1）．

中枢神経の病巣では，運動麻痺，知覚麻痺によって随意運動機能，身体運動調節，バランス機能の低下がおこる．末梢神経疾患では，支配領域の筋力低下，知覚麻痺によって動作障害をきたす．

2 代表的な神経疾患

a. 脳卒中

脳卒中や頭部外傷などでは，障害脳野や障害血管が栄養する支配領域に応じた症状を呈する．皮質〜皮質下の領域に脳卒中を発症すると，身体の左右いずれかに運動・知覚麻痺症状が出現する**片麻痺**を呈しやすい．その神経症状には錐体路症状，

表1 代表的な神経疾患と障害部位・麻痺の型

神経疾患名	神経障害部位		麻痺の型	筋緊張	腱反射	筋萎縮
脳卒中（脳梗塞，脳出血，くも膜下出血）・頭部外傷			病型と病巣に応じ			
	大脳皮質		単麻痺	多くは亢進	亢進	－
	皮質下		片麻痺	多くは亢進	亢進	－
	脳幹		片または両・四肢麻痺	多くは亢進	亢進	顔面に時に＋
	小脳		片または四肢麻痺	多くは低下	低下	－
パーキンソン病	基底核		四肢麻痺	亢進	低下	－
脊髄損傷・脊髄血管損傷	脊髄	完全	損傷レベルに応じ　四肢または対麻痺	障害部以下低下		＋
		不全		障害部以下亢進		＋
		半側	ブラウン・セカール症候群			
		中心性	上肢に強い四肢麻痺			
	前角細胞		対麻痺または単麻痺	低下	－	++
末梢神経損傷・末梢神経炎	末梢神経	単発性	個々の筋	低下	－	++
		多発性	四肢ときに上行性	低下	－	++

注）筋緊張亢進と低下が混在することも多い．筋萎縮は一次性萎縮を示す．廃用性萎縮はおこりうる．空欄は病態の定型的表記が困難な疾患．

運動制御障害，平衡機能障害，高次脳機能障害などがある．脳幹・小脳の障害では筋緊張異常，失調症状などが出現する．

b. パーキンソン病

神経疾患では基底核が病変部位のパーキンソン（Parkinson）病が代表的で，固縮，無動，平衡機能障害が三徴である．基底核への栄養血管で脳卒中を発症し，パーキンソン病に類似した症状を呈することを**血管原性パーキンソニズム**と呼び，パーキンソン病と区別する．

c. 脊髄損傷

脊髄損傷は，損傷された脊髄以下の領域で，運動・知覚麻痺，自律神経障害，膀胱直腸障害，血管運動障害などを分節症状として呈する．脊椎脱臼や骨折と合併して脊髄損傷する外傷性と，脊髄への栄養血管の障害により生じる血管原性とがある．

脊髄を完全に断裂すると完全麻痺となる．半側の損傷では**ブラウン・セカール（Brown-Séquard）症候群**という特徴的な症状を呈する．脊髄の中心領域の損傷では，上肢に強い運動・知覚麻痺を呈する．前角細胞障害では運動麻痺のみ生じる．末梢神経は，その神経がどの領域の何の機能を支配していたかで該当する運動・知覚麻痺を生じる．

3　神経疾患の理学療法の基本

理学療法は個々の神経症状・機能障害に従った課題を介入計画に盛り込み，四肢運動，姿勢保持，動作課題遂行などの能力改善を目標とする．脳卒中やパーキンソン病など，頭蓋内の神経病変では動作の神経調節が困難となる．筋力強化，バランス練習，協調運動練習などが重要である．

中枢神経障害は筋緊張の亢進・低下や特異的な運動パターンを示すので，単一の運動方向や**開放性運動連鎖**（open kinetic chain; **OKC**）の筋力強化は難しい．逆に収縮努力のみが空回りして連合反応を誘発し，さらに運動制御が困難になる悪循環にも陥りかねない．座位保持や立ち上がり，立位歩行などの課題を利用した運動制御練習が，麻痺した身体のボディイメージ再獲得も兼ねるので，よく用いられる．動作能力低下には機能障害がかかわるので，理学療法士はその治療と並行しながら運動能力を改善するよう介入する．装具の利用は利点・欠点の両面がある．適切に選択する

ためには身体機能と装具双方の知識が必要となる（図8～10）.

麻痺の回復は病巣や神経損傷範囲によって異なり，ゴール設定も重要である．元通りの動作により近く改善するかどうか，かつ年齢相応の実用性・応用性が得られるかどうかについて，理学療法士は広い視点で評価し，練習課題を組み合わせる．

脊髄損傷は，完全四肢麻痺・対麻痺の場合，上肢

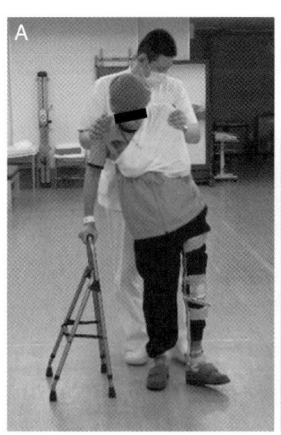

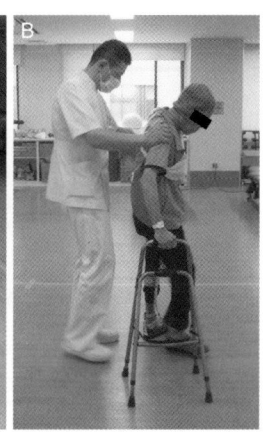

図8　重症脳卒中患者の歩行練習
重症脳卒中に失認を合併した例．長下肢装具は非生理的歩容を強要する一面，患肢の支持能力を完全に補える利点もある．非麻痺側の身体機能低下やバランス能力低下の予防，体幹・患側股関節周囲筋力の強化目的で早期から用いる．身体能力と合わせ，理学療法士として利点と欠点を理解したうえで決定する．適宜，短下肢装具へ変更できる工夫をあらかじめ加えておき，患者の回復に合わせて変更する使い方が一般的である．

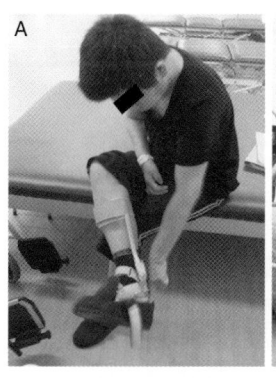

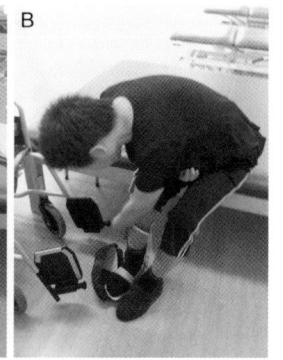

図10　脳卒中片麻痺患者の装具装着練習
装具は関節運動を矯正制御する点で，関節や動作にとって非生理的という考え方もある．しかし，筋力低下・痙縮・変形などの機能不全を補う構造は有意義で，装具が有効かどうか選択し，活用できる能力も理学療法士として必要である．歩行自立だけでは，ある面，移動動作自立とはいえない．「好きなときに目的地へ移動する」生活動作の自立には，「装具を着ける・はずす動作」の自立が必要である．装具装着練習は歩行練習の一部ともいえる．本人にとって装具装着練習のほうが平地歩行より難易度が高いことも多い．その理由は，座位バランス，筋力，手の巧緻性，高次脳機能など，多くの脳機能が関連する動作であるからである．

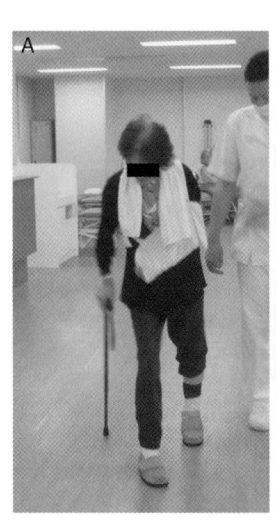

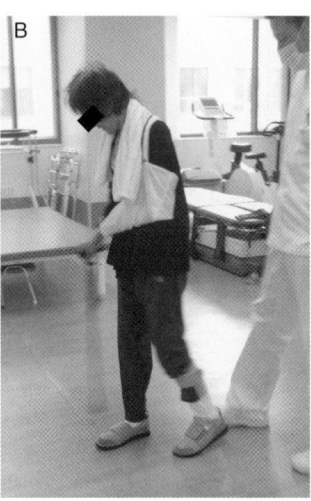

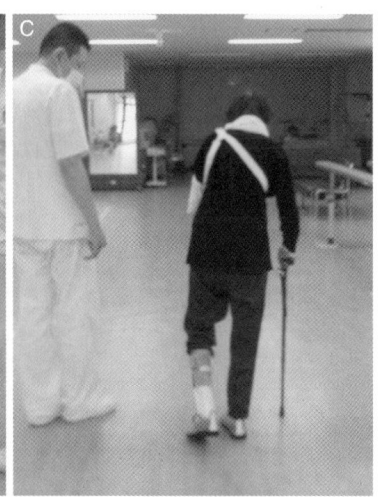

図9　中等症脳卒中片麻痺の歩行練習
片麻痺を呈する脳卒中片麻痺の歩行練習では，バランスへの介入，自立度の向上，歩容改善が重要である．本人には病前生活の自己イメージが濃く残っている．身体能力が高ければ，日常生活関連動作（APDL）へ発展するために，屋外歩行練習など，応用性や歩行距離延長，スピードアップなどの課題も取り入れる．

が起居移動動作のすべてを担い，大変特殊なADL方法となる．そのためには基準値をはるかに超えた可動域や筋力が必要となる．到達ADLは，損傷した髄節レベル・年齢・受傷前の運動スキルなどが加わって形づくられる．損傷レベルが低いほうが機能的に良好となりうる確率は高いが，損傷レベルにかかわらず，理学療法の役割は重要である．

D 呼吸・循環・代謝疾患の理学療法

1 呼吸・循環・代謝疾患で損なわれる身体機能

呼吸・循環・代謝にかかわる臓器は複数あり，生体の各臓器活動に必要とされる酸素やエネルギーを供給し，臓器活動（身体活動）の結果生産された二酸化炭素や老廃物を体外に排出する一連の流れにそれぞれが関与する（図11）．思考活動も含め，ADL時・睡眠中も，呼吸・循環・代謝機能によって必要なエネルギー供給がなされている．

これらの機能がいずれかの臓器でなんらかの疾患によって損なわれると，身体活動に必要なガス交換・エネルギー代謝のサイクルに失調をきたし，運動耐容能の低下，筋力低下，労作性呼吸困難など，さまざまな症状が出現する．直接の麻痺症状は出現しないが，重症の場合は意識障害にまで至る生命維持の基本となる臓器機能である．

心臓が1回の収縮で送り出す血液量は約70 mLで，これに1分間の脈拍を乗じると分時心拍出量となる．安静時と運動時とでは循環血液量が大きく異なり，血液の配分も劇的に変化する．運動をすると心臓の拍動が速くなり，分時心拍出量は増大し，骨格筋・皮膚に大量の血液が供給される．運動によって循環血液量・配分が変化しながらも，重要な臓器への血液循環は維持されなければならない．この機能がなんらかの理由で破綻していれば安全な運動は行えない．理学療法士は運動療法を行う際，それを意識しておくべきである．

2 代表的な呼吸・循環・代謝疾患

呼吸・循環・代謝の各臓器は連関して機能するので，数種の疾患が合併して発生することが多い．特に糖尿病がさまざまな疾患のベースとなっていることが多いので，既往歴の把握が重要である．理学療法で遭遇する代表的な呼吸・循環・代謝疾患を列挙する．

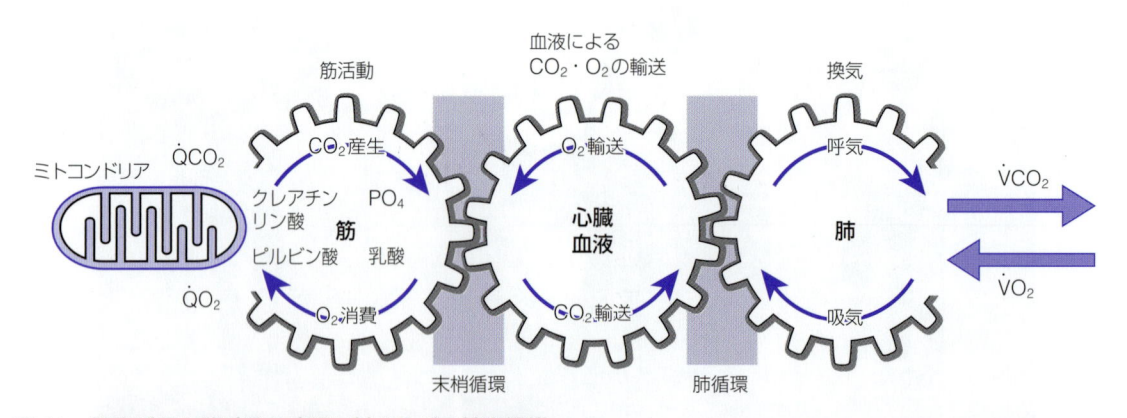

図11　細胞呼吸と肺呼吸の連関に対するガス輸送機構
肺で取り込まれた空気から酸素が血中に拡散し，心臓のポンプ作用で全身へ運ばれ，必要な臓器で（図中では筋と記載）消費される．呼吸と循環と酸素消費は連関している．なんらかの臓器機能が活動レベルを上げると，健常ならば循環，肺の2つは歯車のように連関して活動レベルを上げ，ガス交換効率を上げて対応する．逆にこの3つの歯車のうちいずれかの臓器に機能不全がおこっても，すべての臓器に影響が生じる．

a. 呼吸器疾患

ガス交換能の障害や低酸素血症，高二酸化炭素血症を示す．

慢性閉塞性肺疾患（COPD）（肺気腫，慢性気管支炎），気管支喘息，びまん性汎細気管支炎，**間質性肺炎**，原発性肺癌，肺結核症，気胸，血胸，肺水腫，肺挫傷

b. 循環器疾患

酸素運搬系の障害である．

虚血性心疾患（狭心症，心筋梗塞），**心不全**，**不整脈**，心臓外科術後（経皮経管的冠動脈形成術，冠動脈バイパス術，弁形成術）

c. 代謝疾患

エネルギー産生・調節能力の障害である．

糖尿病，腎機能障害，先天性代謝異常

3 呼吸・循環・代謝疾患の理学療法の基本

呼吸・循環・代謝にかかわる理学療法は，機能低下をきたした臓器，エネルギー供給サイクルの破綻の内容，重症度に合わせた負荷を設定し，運動療法を行う．ADL 能力・運動耐容能が改善目標の能力であり，治療手段ともなる．

運動器疾患や神経疾患との違いは，視覚的に障害がとらえにくく，姿勢・動作の観察だけでは何も評価できないことである．各検査データやモニター結果から情報を得る．しかし，血液検査や画像検査は毎日行われないことも多く，観察や問診に裏づけられた日常の評価が特に重要である（**表2**）．

代謝疾患は，カロリーや塩分制限など食事療法を併用していたり，高血圧・低血糖の可能性などをもっている場合も多く，時間帯でコンディションが異なる可能性がある．看護記録からの情報を理学療法に生かす発想も大切である．

呼吸・循環・代謝疾患だけでは麻痺や形態変化

表2 呼吸・循環疾患患者に対する日常的な観察・評価項目例

①あいさつなどで話しかけ，顔色や表情，姿勢，前回との変化を観察する（視診）
②体調，睡眠状況，食欲，倦怠感，尿量の昨日との比較を尋ねる．発話の途切れ具合いで呼吸パターンをみる（観察・問診）
③末梢（手・足部）の体温，皮膚色調などを評価する（触診）
④自覚症状として，狭心痛，胸部・顎・頸部・上肢の不快感，運動後や早朝の疲労感残存，めまい，息切れ，動悸（特に運動時）はないか尋ねる（問診）
⑤血圧，呼吸数，脈拍数などのバイタルサインの検査をする（検査）
⑥心音や呼吸音を評価する（聴診）

安静呼吸は患者が検査を意識すると評価できない．問診・対話の話しぶりで息切れ状態を判断し，触診するふりをして呼吸数を数える，など患者がリラックスしたなかで評価する．臨床では，理学療法士はおおむね良好かどうか観察し，より詳細な評価を行う必要があるかを判断する．

を伴わない．だからといって安易な運動計画は危険である．運動療法自体が運動負荷であり，重症者にとって座位以上の姿勢保持自体がすでに運動負荷であることを念頭におく．介入前後でどのように身体症状が変化するかを問診・観察・評価し，適当量の運動であったかを**自覚的運動強度**〔ボルグ（Borg）スケールなどを利用〕をチェックしながら進める必要がある．

E 複数の疾患をもつ場合のとらえ方

疾患別理学療法は罹患臓器の機能障害や病態が対象であると前述したが，さまざまな ADL には神経，運動器，呼吸・循環・代謝のすべての機能が必ずなんらかの形でかかわる．また理学療法，特に運動療法は，純粋に一臓器の機能のみに限定した介入は不可能である．さらに，現代の進歩した医療技術により救命された重症例や高齢症例では，複数疾患・複数系統の病態を同時にもっている場合も多い（**図12**）．つまり，1人の対象者に2種類

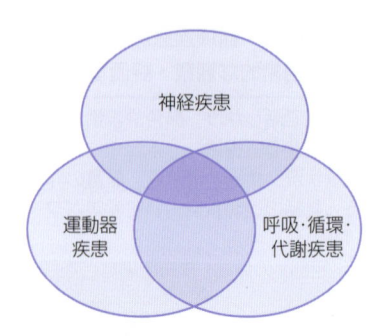

図12　疾患系統とその合併
疾患別理学療法の対象疾患は，一般的に図に示す3系統に分けられる．対象者によっては2つあるいは3つの系統の疾患を合併する場合も少なくない．
例：脳卒中片麻痺で転倒し骨折，COPDと変形性関節症，心疾患と糖尿病と脳卒中の合併

表3　複数疾患合併例に対する治療の順位づけの視点

①複数疾患のなかで最近に発症し，理学療法介入の直接原因となった疾患は何か？
②複数疾患のなかで最も重篤，または病態の中心となっている疾患は何か？
③複数疾患の病態が混合し，複数の疾患別理学療法を同時進行すべきか？

　以上の疾患別理学療法を同時に行う必要があることも少なくない．複数の疾患を合併し，多様な症状が混在する場合，症状を整理する視点で評価すると，適切な理学療法の計画ができる（表3）．

　疾患別理学療法は，疾患特有の症状に基づき，基本動作習得を目標に行われる．しかし完治しない疾患も多く，理学療法によりすべてが解決できるわけではない．機能的予後に則して介入ポイントを変え，対応する必要がある．

F　人間の行動にはいくつの臓器が関与するか

　われわれの日常生活は，意識・無意識を問わず，「何かを思い立ち，必要な行動を円滑・安全に遂行する」という無数の動作の組み合わせと繰り返しとで成り立っている．

　「喉が乾いた！（思い立つ）→お茶を飲む（行動）」．たったこれだけの行動も，多様な動作の組み合わせの結果遂行される．図13内の表にある各機能を遂行するのに必要な臓器は何か，表の右端の空欄に入る臓器群（運動器，筋肉，神経，呼吸器，循環器など）を考えてみよう．発想から目的行動遂行までに関与する臓器機能が1つでないことがわかるだろうか？　理学療法士は，ある疾患を罹患した場合に生じる臓器機能障害と動作への影響を理解しながら，関連する多くの身体機能に目を配る必要がある．

G　あらゆる疾患で留意すべきこと

　1999年の世界保健機関（WHO）憲章の前文で，「健康とは，身体的・精神的・霊的・社会的に完全に良好な動的状態であり，たんに病気あるいは虚弱でないことではない」と定義されている．WHOによる"健康な人間"とは，厳しい定義を満足しなければならない．疾患罹患が原因で理学療法の対象となる場合，病的症状が原因でADLや社会生活に支障をきたしている状態が多い．しかし，はっきりとした疾患名がなくても，健康の定義を満足できないグレーゾーンに該当する状態や健康でない状態は，容易に誰にでも生じうる．代表的なものが**廃用症候群**と**生理的老化**による変化である．

　理学療法の対象疾患は多様であるが，麻痺・筋力低下・関節拘縮・痛みなど，呈する機能障害が共通しているものも多い．廃用症候群や生理的老化でも同様の症状を呈する．

　筋力テストの結果が悪いから強化する，あるいは可動域テストで拘縮を見つけたから基準値を目標に改善するといった対症療法とならないために，症状の原因がどのような疾患によるものか，その他の要因が関与するのかを整理する必要がある．疾患によって，どこにどのように人体機能のシステムに破綻を生じているのかの評価がなされなければ，現実的な目標を定め，効果的な介入計画を立案することはできない．

　「患者の示す病態に応じた理学療法，患者の環境

	本人の発想	動作	行動	機能	臓器機能？
欲求発想	喉が渇いたなあ 今飲もうか どこにあったっけ 何飲もう 冷蔵庫だな			知覚・認識 状況判断 記銘 選択 記憶想起	
移動		立ち上がる 歩いて行く 冷蔵庫に到達 ドアを開ける	移動する方向へ向いて立つ 冷蔵庫前へ移動する 冷蔵庫に対面して立つ ドアを認識し，開ける お茶を選び出す	立ち上がり 歩行 立位バランス リーチと手指動作 視覚・認識	
目的行動	あったあった	お茶を手に取る 栓を開ける	持ち上げて安全に取り出す 構造と重量に合わせて持つ	リーチと手指動作 手指巧緻動作	
満足	ああーおいしー	こぼさず飲む	口に当て適当に傾け飲む	嚥下	

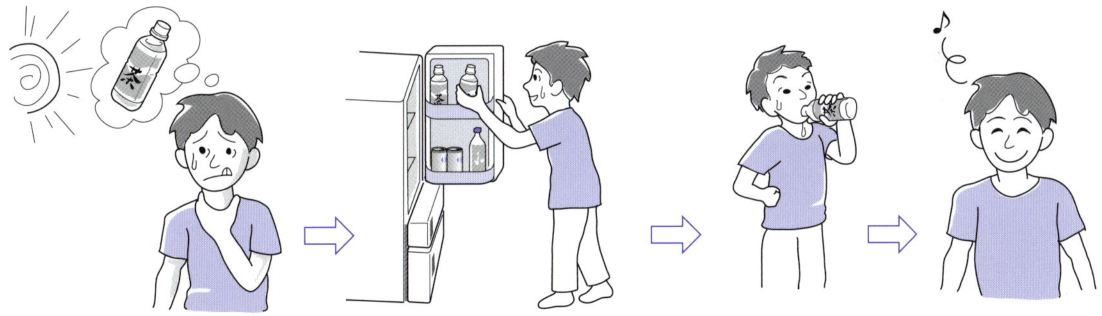

図 13 「喉が渇いてお茶を飲む」このシンプルな行動に関与する臓器機能は？

条件をも考慮した理学療法，それらを統括して適した理学療法」を提供するために，まず"疾患別"に考えることは，いわば理学療法の"基本の「き」"なのである．

● 参考文献

1) 国分正一ほか（監）：標準整形外科学. 第 10 版，医学書院，2008.
2) 吉利 和（編著）：神経系疾患の診断. 新内科診断学，pp.641–693, 金芳堂，1980.
3) 新小田幸一：運動制御学. 奈良 勲（監）：標準理学療法学 専門分野 基礎理学療法学，pp.132–143, 医学書院，2006.
4) 嶋田智明（編）：概説理学療法. 文光堂，2007.
5) Wasserman, K.: Breathing during exercise. N. Engl. J. Med., 298:798–795, 1978.
6) 宮村実晴，矢部京之助（編）：心臓血管系とトレーニング，体力トレーニング. pp.86–94, 真興交易医書出版部，1986.
7) Constitution of The World Health Organization: Basic Documents. Forty-fifth edition, pp.1–18, Supplement, World Health Assembly, 2006.
8) 川口浩太郎：運動科学（1）運動生理学—循環・呼吸. 奈良 勲（監）：標準理学療法学 専門分野 基礎理学療法学，pp.69–83, 医学書院，2006.
9) 大平雅美：代謝疾患（糖尿病）. 石川 朗ほか（編）：臨床実習フィールドガイド，pp.423–439, 南江堂，2004.

III 理学療法の臨床（3）
——病期別

■学習目標
- 病期区分の方法とその意義を学ぶ．
- 急性期，回復期，維持期および慢性期の理学療法の役割と意義について学ぶ．
- 予防に対する理学療法の役割と意義について学ぶ．

A 病期の区分方法とその意義

1 病期の定義

病期とは，疾患がたどる経過をある特徴によって区分した時期を意味する[1]．たとえば，対象とする疾患が時間の経過のなかで症状が大きく変化するという特徴をもつ場合に，症状の経過から疾患を区分することができる．本項で解説する急性期，回復期および維持期とは，症状の変化に視点をおいた区分であり，急性期とは発生後すぐのいまだ症状が強い時期，回復期とは症状が回復に向かっている時期，さらには維持期とは症状が回復したのちにその状態が安定して続いている時期を指す．

このように，疾患を病期で区分する意義は，対象者の現状を端的に示すと同時に，対象とする患者が，同じ疾患を有する患者がたどる経過のどの時期にあるのかを識別することにある．

2 病期の区分のしかた

病期に区分するためには疾患の特徴をとらえておく必要がある．一般に疾患の特徴をとらえる視点としては，病態と治療の2つがある[1]．前者の場合には病態そのものの特徴を活用するというよりも病態の進行度や症状の変化に視点をおき，後者は治療の内容とその経過を視点において区別する場合が多い．いずれにせよ，病期に区分する場合には経過，すなわち時間的要素が含まれている．また，病期に区分する際に，区分する側，すなわち医療者側の意図が明確であり，施設内において病期を区分する基準についてコンセンサスが得られていることが，病期に基づいた治療を展開する必須の条件となる．

a. 病態に視点をおいた区分

1) 進行度による区分

病態の進行度合いを視点においた病期分類は数多い．わが国の死亡原因のトップである「悪性新生物（癌）」を例にとると，癌の進行度を区分する方法として国際対がん連合（Union for International Cancer Control）が定めるTNM分類がある[2]．T（tumor）とは原発巣の大きさと浸潤の程度，N（nodes）は所属リンパ節への転移の状況，M（metastasis）は遠隔転移の有無を表している（表1）．

また，慢性腎臓病（chronic kidney disease; CKD）の進行度による病期分類とそれに応じた治療計画では，腎臓という臓器の障害を糸球体濾過量（glomerular filtration rate; GFR）に尿蛋白（アルブミン）を組み合わせた客観的な基準で区分するほかに，腎臓の障害を示す所見がないが腎臓病を発症するリスクを有する状態，たとえば

表1 癌の進行度による病期（TNM分類）

原発腫瘍 （T: tumor）	T0	原発腫瘍を認めない
	T1〜T4	原発腫瘍の大きさや局所の進展度を癌の種類ごとに定められた基準により分類
所属リンパ節転移 （N: nodes）	N0	所属リンパ節転移なし
	N1〜N3	所属リンパ節転移を癌の種類ごとに定められた基準により判定
遠隔転移 （M: metastasis）	M0	遠隔転移なし
	M1	遠隔転移あり

表2 症状の変化からみた病期

急性期，増悪期
- 発症後間もない時期
- 症状が増悪している時期
- 発病に対する初期治療（救命，原因の除去，症状の軽減など）が集中的に行われている時期

回復期
- 発病後の症状が回復に向かっている時期
- 初期治療が完了し，他のニーズに向けた治療が集中的，もしくは定期的に行われている時期

維持期
- 発病後に症状が回復し，その後も増悪もなく安定している時期
- 治療内容の変更，新たな治療の追加がない時期

慢性期
- 発病後の症状が一時的に回復に向かっている時期
- 原因となる基礎疾患や増悪に転じる誘因が慢性に存在している時期
- 増悪を繰り返している時期
- 上記の理由により，治療内容が変更されている時期
- 上記の理由により，日常生活が制限されている時期

生活習慣の問題，腎機能に影響を及ぼす血管疾患や心機能障害を有する状態もCKDの病期の1つとしてとらえている[3]．つまり，腎臓の機能障害が現れると，その後どのような治療を実施してもそれ以前の良好な状態には戻ることはない．このため，治療目標は腎機能障害を生じさせないことであり，機能障害が存在する場合には病態の進行を防ぐことである．

2）症状の変化による区分

症状の変化を端的にとらえた病期が医療現場で活用されている．その代表的なものに**急性期，回復期および維持期**という区分がある．**表2**に各病期の特徴をまとめる．ただし，急性期と回復期，回復期と維持期を明確に区分する基準はない．

また，急性期と**慢性期**という病期の区分もよく用いられている．慢性期とは，症状が一時的に回復しているが疾病の原因となる基礎疾患やその誘因となるものが慢性に存在して日常生活が制限されている状態，さらにはなんらかの原因で容易に症状が増悪に転じる場合があり，増悪を繰り返すことで機能が徐々に低下していることを意味している．したがって，完全に回復して安定の一途をたどる疾患とは区別が必要である．ただし，急性期と慢性期についても，どこで線引きするのかの明確な基準はない．

b. 治療に視点をおいた区分

病態の進行度や症状の変化を視点にした区分と比べて，治療を視点にする場合は明確な定義で線引きすることができる．対象者にある治療法を適用する場合には，治療前，治療中および治療後の期に区分してその効果を判定する．近年，臨床現場で盛んに用いられている**クリティカルパス（クリニカルパス）**は，治療を視点にして区分した病期をクリティカルなポイントとして，治療の進行状況や効果を判定する手法といえる．**図1**に全人工関節術後におけるクリティカルパスの一部を示す．術前と術後では病態や症状がまったく異なるため，患者にかかわる医療チームやアプローチ方法はこの区分を境に大きく変化する．さらに術後においても，術後1日目に離床，4日目に病棟内歩行開始というように，病期をさらに細かく分けて治療が展開されていく．また，このクリティカルパスの利点は，治療の進行状況が一目瞭然であるのと同時に，次の病期（治療段階）に進めるための基準はそれ以前の病期の目標をクリアしてい

		術前		術後						
		月　日	月　日	月　日	月　日	月　日	月　日	月　日	月　日	月　日
		入院日	手術当日（前）	手術当日（後）	術後 1 日目	術後 2 日目	術後 3 日目	術後 4 日目	術後 5 日目	術後 6 日目
アウトカム（到達目標）	患者状況	術前検査が終了している 禁煙ができる 転倒・転落しない 術前の準備ができる 不安・疑問を何でも質問できる 感染徴候がない	夜間十分な睡眠がとれた 前投薬内服後転倒しない	VS が安定している 疼痛が VAS で 2 以下にコントロールできている 創出血がない	合併症をおこさず 早期離床ができる 脱臼，転倒をしない					
	活動		前投薬内服後はベッド上安静が守れる	ベッド上安静 患肢挙上，外転中間位が守れる	足下垂ができる 車椅子乗車ができる		立位がとれる 危険防止しながら ADL が拡大できる	歩行が開始できる	歩行器歩行→両ロフスト歩行 歩行が ADL に取り入れられる	
	知識教育	手術方法，危険性，合併症，後療法について理解が得られている	家族がロビーで待機できる	家族が帰宅できる 脱臼肢位を理解し注意しながら生活できる						
	おこりうる合併症			貧血（Hb が 8.0 以上ある） 神経循環障害 DVT 感染 脱臼						
タスク（実施内容）	検査	身長・体重測定		採血（返血後）	採血		採血 レントゲン		採血	
	処置	患者用パス持参の確認 必要物品確認 手術同意書，承諾書の確認 MMT 測定	検温 前投薬内服 点滴留置 健肢弾性ストッキング装着 ストレッチャーにて出棟 リハビリ依頼	検温・神経循環障害の観察 ・帰室直後 ・30 分後，1 時間後 ・その後適宜 カラヤヘッシブ®貼布（術中） 体位変換介助	検温（4 検） 食事摂取 1/2 以上で ヘパロック	検温（3 検） BT 抜去 ドレーン抜去 消毒（月・水・木・土）		検温（1 検） 弾性ストッキング除去		
	薬剤	持参薬登録 薬ナース管理へ	前投薬内服 出棟時抗菌薬持参	抗菌薬投与（3 回/日） 硬膜外麻酔薬持続投与 鎮痛薬内服・坐薬	抗菌薬投与（2 回/日） 硬膜外麻酔薬抜去	ヘパロック抜去				
	安静度（リハビリ）		前投薬内服後ベッド上安静 ベッド・鏡・枕の準備		足下垂 車椅子 筋力トレーニング	CPM 開始	出棟リハビリ開始 歩行器歩行・両ロフスト・片ロフスト歩行			
	清潔	入浴	洗面・歯磨き	うがい・歯磨き	清拭（着替え）			清拭・シャワー		

図 1　治療に視点をおいた病期
全人工関節術後に対するクリティカルパス（北里大学病院）

ることを前提としているだけに，症状の変化や効果判定を確認しながら進めることができることである．

B 病期に基づいた理学療法の展開

本項では，症状の変化から区分する急性期，回復期，維持期および慢性期に焦点を当てて理学療法の進め方を解説する．ただし，先に述べたように急性期と回復期，回復期と維持期ならびに慢性期の明確な線引き方法がないこと，さらに疾患によっては症状の変化をとらえる判定方法（検査，評価）が異なることから，あくまでも概念的にとらえてみる．また，症状の変化に視点をおいた区分といっても，症状自体が治療内容と密接に関係している．

そこで，図2のように"症状の安定化"のほかに，"治療（サポート）"という視点を組み入れてとらえてみる[1]．さらに，理学療法の処方内容や治療効果と密接に関与する"身体活動量"の変化を組み入れて，各病期における理学療法の位置づけとその意義を解説する．ただし，ここでいう治療とはあくまでも医師が施行する治療を指し，理学療法とは切り離して考えることとする．また，入院に至る直接の原因となった疾患（あるいは主訴）に対する治療に限定し，併存疾患などに対する治療は考慮しないことにする．

1 リスクの層別化とモニタリングの重要性

治療内容の変更や症状の変化について，どのような指標を用いて，どのタイミングでモニタリングするか，さらにはそのモニタリング結果をどのように解釈するかが，各病期における理学療法の成否を左右する．そこで本項では，理学療法を進めるうえで欠かせないリスクの層別化とモニタリングについて解説する．

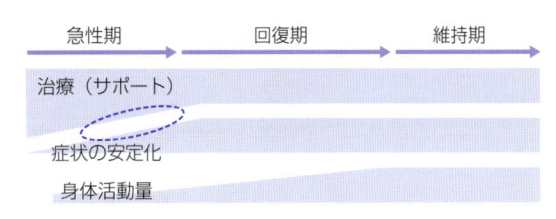

図2　病態（症状の変化）に視点をおいた病期（急性期，回復期，維持期）

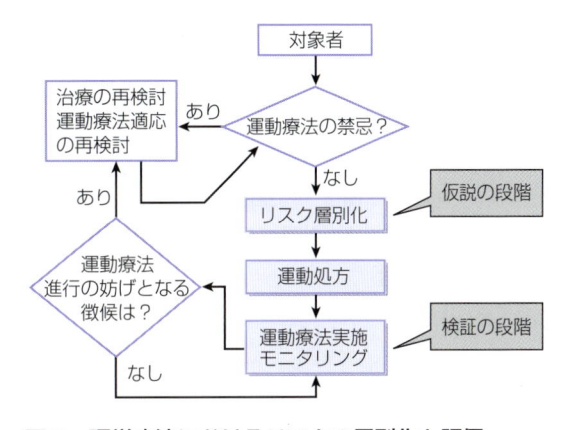

図3　理学療法におけるリスクの層別化と評価
〔松永篤彦：病期からみた理学療法の展開．PTジャーナル，44：181-188，2010 より〕

a. リスクの層別化

疾患にかかわらず，また病期にかかわらず，理学療法はおよそ図3の流れとなる．同じ疾患に罹患していても対象者がどの病期にあるかを区別するのと同様に，理学療法を施行するうえでのリスクを層別することはきわめて重要である．つまり，リスクが高い者と低い者とを同じ土俵で扱うことなど到底できないということである．

リスクの層別化は，疾患の重症度に加えて，運動機能および年齢や個人がもつ環境因子などの個人の特性を統合して判定する．ただし，図3の流れで示したリスクの層別化は理学療法を開始する前の段階であり，ここで判断された層別は仮説にすぎない（仮説の段階）．そのため，理学療法を実施したときに得られる生体の反応（たとえば痛みなどの症状の変化）をモニタリングして，先にあ

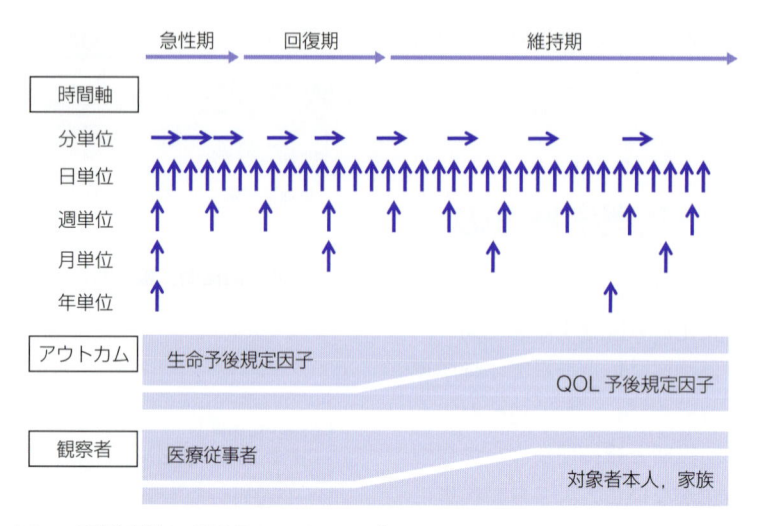

図4 理学療法におけるモニタリング
〔松永篤彦：病期からみた理学療法の展開. PT ジャーナル, 44:181–188, 2010 より改変〕

げたリスクの層別（仮説）が妥当であるかを検証する必要がある（検証の段階）．

b. モニタリング

図3の理学療法の評価とリスクの層別化の流れと図2の病期に区分した概念図とを照合すると，リスクを層別するときのモニタリング項目とその判断基準は各病期で異なることに気づく．つまり，モニタリングするときの，"いつ"という時間軸，"症状の変化"や"理学療法の効果"を検証するための指標，さらにはそれらの指標を観察する者（医療従事者，対象者本人，家族）が病期によって異なる．

図4に，モニタリング項目を急性期，回復期および維持期に区分したときの概念図を示す[4]．"症状の変化"や"理学療法の効果"をとらえる指標として，仮に痛み，疲労感，筋力，歩行速度およびADLが選択されたとする．ただし，各病期で指標が同じであっても，モニタリングの時間軸（タイミング）は同じではない．たとえば，急性期では痛みや疲労感を分単位でモニタリングするが，回復期では週単位で確認する．また，急性期では歩行速度を日単位で確認する場合があるが，回復期

では日単位でモニタリングしても意味をなさない．概して急性期と回復期では罹患後の生命予後を規定する生物学的・医学的な指標が主となるが，維持期ではQOLを規定する因子が主となる．さらに，これらの指標の観察者は急性期と回復期は当然のことながら医療従事者が主体となるが，維持期では対象者本人とその家族が主体となり疾患管理が行われる．

なお，病期を区分する定義と同様に，モニタリング項目とその結果を判断する基準は，あらかじめ施設内ならびにチーム内で決めておかないと，適宜リスクの層別化と治療効果を判定するという目的を果たせないことを付け加えておく．

2 急性期の理学療法

急性期は，発病後間もなく症状が強く出現している時期であり，発病の原因に対する治療が集中的に行われている時期である．このため，急性期ではまず理学療法の介入時期を慎重に判断する必要がある．急性期において理学療法を開始する時期は，概念的に図2の破線で囲んだタイミングである．この時期の治療は生命を維持し，病巣の拡

図5 急性増悪期の心疾患に対する理学療法の実際

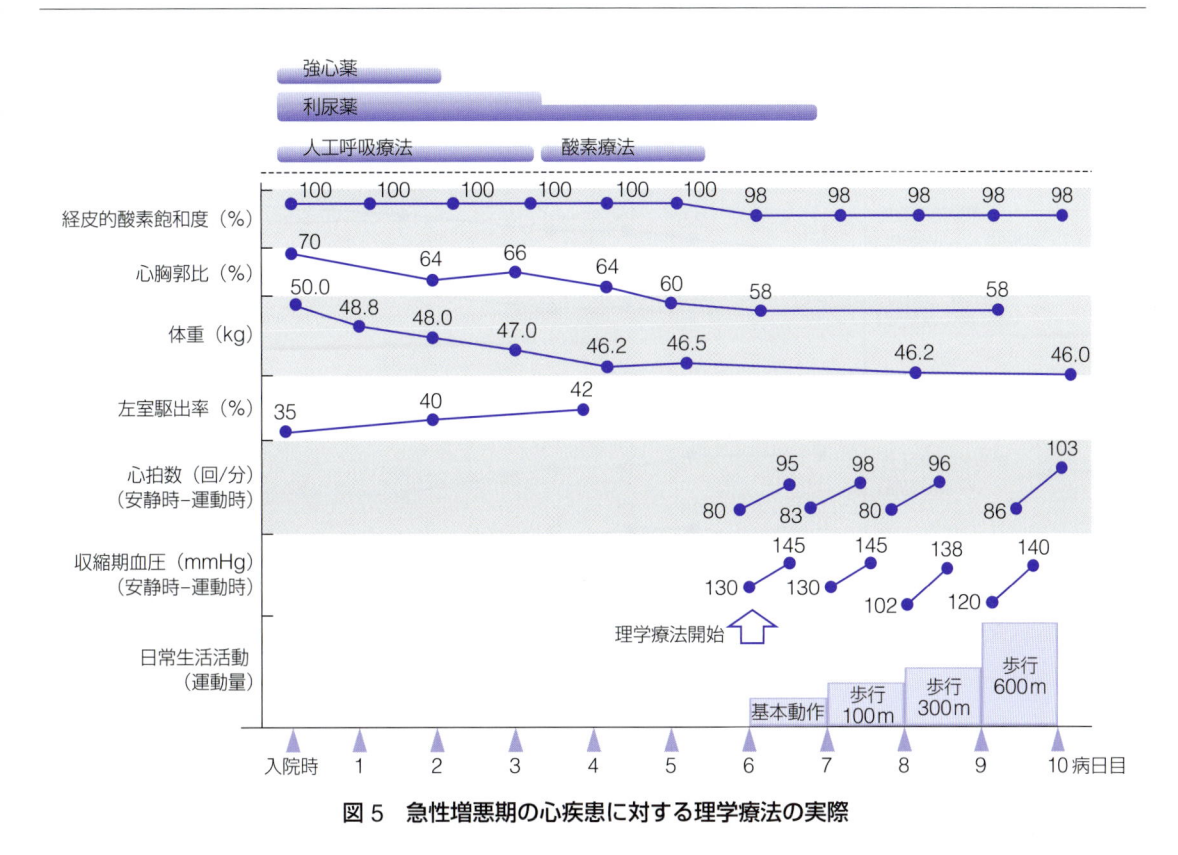

大,傷害もしくは損傷部位の拡大,さらには臓器障害の増悪を防ぎ,症状をできるだけ軽減させる目的で行われる.つまり,治療というサポートがなければ増悪の一途をたどるわけである.逆に,治療というサポートを漸減しても(たとえば処方薬の量が少なくなっても),症状が増悪しない,あるいは症状が軽減されている状態であれば,病態が改善していることを意味する.そのため,理学療法士は"治療(サポート)"が漸減し,"症状の安定化"が増加していることを確認したうえで理学療法を開始する必要がある.さらに,理学療法が開始されても病状が悪化しないことが初期治療がうまくいっている証であり,この急性期における理学療法介入後の症状の変化は治療チーム内にとって貴重な情報となる.

図5は,心疾患患者に対する急性期の理学療法の一例であり,上段(破線よりも上部)に"治療(サポート)"の内容を,下段には"症状の変化"をとらえるための指標が示されている.急性期の治療(サポート)として施行された薬物療法のうち,強心薬は心筋の収縮力を増大させて心拍出量と血圧を保持する目的で,利尿薬は肺うっ血を改善する目的で使用されている.また,人工呼吸療法と酸素療法は酸素化の改善をはかる目的で実施されている.そして,治療内容と疾患の特性から,経皮的酸素飽和度,胸部X線画像所見から得られる心胸郭比,体重,心機能(左室駆出率),安静時と運動時の心拍数と血圧,ならびに日常生活活動(activities of daily living; ADL)がモニタリングされている.

図2の概念図と照らし合わせてみると,強心薬と利尿薬は漸減しその後に中止されたものの,心機能(左室駆出率)と心胸郭比は改善し,利尿が促進され,その結果として体重も減少している.また,人工呼吸療法後の酸素療法が中止されても,経皮的酸素飽和度は正常範囲内に保たれており,肺

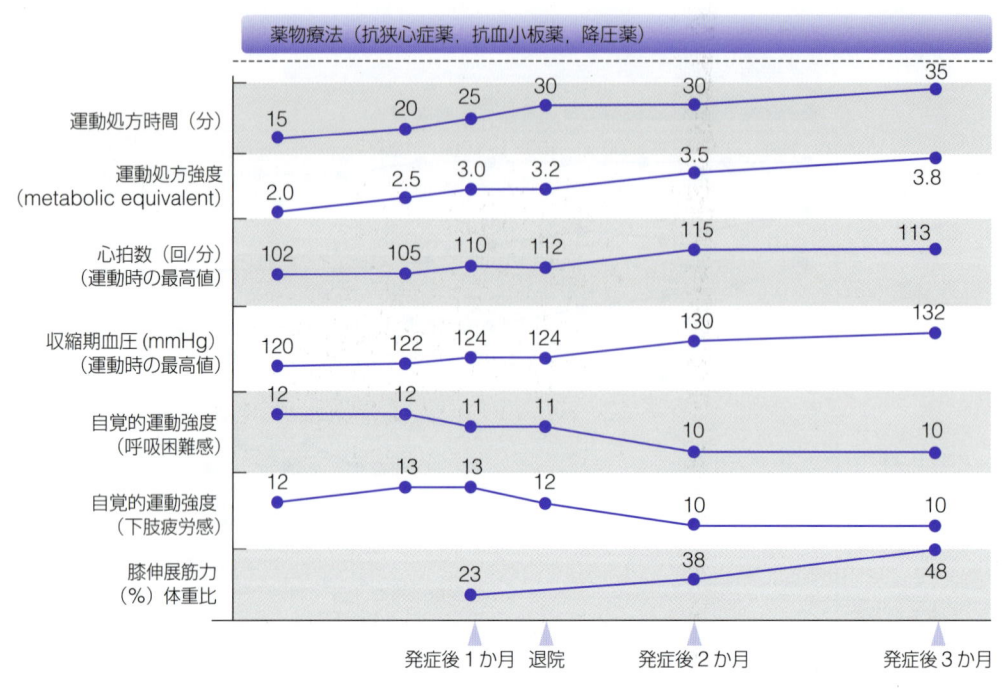

図6 回復期の心疾患に対する理学療法の実際

のうっ血の改善とともに酸素化が改善していることがわかる．そして，理学療法士は開始後も前述の治療内容と症状の変化をモニタリングするとともに，運動療法中の心拍数と血圧の反応を確認しながらADLの改善をはかっている．なお，急性期における理学療法の目的は，症状が増悪しない，あるいは軽減されている状態を保ちながらの，病棟における基本的なADL（離床と移動する能力）の再獲得にほかならない．

3 回復期の理学療法

回復期においても治療が優先されることには違いはないが，急性期のように生命を維持し，病巣や障害部位（臓器，器官など）の増悪を防ぐというサポートの意味合いは小さく，仮にサポートを目的とした治療が継続されているとしても，その内容に大きな変更はない時期である．また治療内容は，発病の原因疾患に対する治療，二次的合併症の防止および再発の予防へと移行する時期である．そして，この期の理学療法介入の目的は，立位や歩行といった基本的ADLの獲得だけでなく，生活の活動範囲を拡大し，対象者のニーズに対応することである．そのために"身体活動量"は急性期とは異なり，飛躍的に増加する（図2）．

回復期における理学療法を展開するためには，まず対象者が回復期にあること自体を見極める必要がある．図2の概念図でみると，医師側の治療方針に大きな変更がないことが回復期の条件となるため，治療内容の把握が軽視されがちであるが，回復期こそ治療内容とその目的の推移を的確にとらえる必要がある．そして，"身体活動量"が増大しても"症状の安定化"がはかられていることを確認する必要がある．

図6に図5で示した心疾患患者の回復期における理学療法の推移を提示する．図5と同様に図の上段（破線より上部）には"治療（サポート）"が示されているが，図5で施行された薬物療法の処方内容とは異なり，抗狭心症薬，抗血小板薬および降圧薬はいずれも心筋の保護ならびに再発の予

防を目的として処方されている．下段には，身体活動量が増大（運動強度，運動量の漸増）したことに対する"症状の変化"をモニタリングする指標が取り上げられている．各モニタリング指標の判断基準を簡単に解説すると，運動中の最高心拍数，最高収縮期血圧および自覚的運動強度（呼吸困難感，下肢疲労感）は，運動強度，運動持続時間が漸増されても過度な上昇を示さないことを症状の安定化の目安としている．

また注目すべきは，モニタリング指標に膝伸展筋力が加えられた点である．一見，心疾患という病態には無関係のように思えるが，骨格筋筋力が低下すると同一の運動負荷強度であっても心臓への負担が増加する．さらに，筋力はADL動作に密接に関与しており，ADL動作が低下すると日常の身体活動量が低下するために，結果的に心機能を低下させることになる．なお，図6のなかでは割愛したが，急性期に実施されたモニタリング指標は回復期においても継続してモニタリングされている．そして，理学療法の処方いかんでは症状が増悪に転じる場合を想定し，急性期と同様にモニタリング指標を十分に検討するとともに，その指標をモニタリングするときの判断基準を明確にしておかなければならない．

4 維持期の理学療法

維持期では"治療（サポート）"という意味合いはすでになくなり，治療の目的は再発予防や疾患の管理におかれる．図2の概念図をみると，"身体活動量"が一定になっている点（維持されている）以外は回復期とはなんら変わらないが，治療を施す側は医療者から対象者自身へと移行する点で意味合いは大きく異なる．つまり，医療者側が指示した内容を対象者自身が遵守し，その効果（変化）をモニタリングしなければならない．このため，維持期に移行する際の理学療法の位置づけは，疾患管理を徹底させる目的で行う教育や指導が主体となる．また，医療者側がモニタリングする項

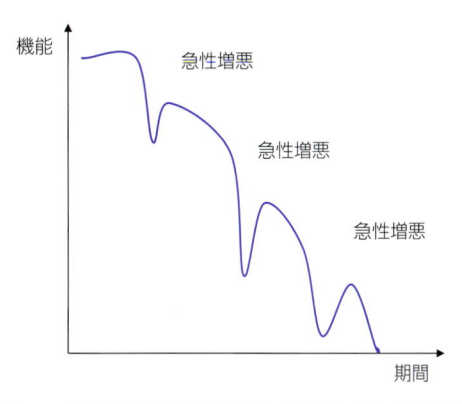

図7 慢性期の病態（臓器，器官など）の推移

目は，疾患管理の理解度とその管理状況，社会参加度，生活の質（quality of life; QOL）および再発の有無などがあげられる．

図5, 6で取り上げた心疾患を例にとると，対象者は図5, 6で示した医療者側が実施したモニタリング項目について，対象者自らが継続してモニタリングしなければならない．さらに，服薬管理，食事管理，運動の習慣化といった生活習慣全体を是正し，これらの管理が継続される必要がある．ただし，このように維持期における理学療法士の役割は明確にもかかわらず，疾患管理や再発予防という観点から介入が行われ，その効果を検討した報告はいまだ少ない．

5 慢性期の理学療法

維持期と慢性期を明確に区分する定義はないが，治療が完全に終了し，その後も回復の一途をたどる疾患と，前述したCKDのように一時的に症状が安定しても徐々に臓器の障害が進行していく疾患や，なんらかの原因で容易に増悪を繰り返す疾患とは区別が必要である．図2の概念図に慢性期を組み込むことはできないが，回復期に移行しても図7のように症状の増悪を繰り返すなかで臓器・器官の機能は次第に低下し，改善に転じることはない病態をもつ疾患がある．この場合，維持期とは異なり，医療施設との密接な関係を保ちながら

進める必要がある．つまり，症状の変化によっては再度集中して治療（サポート）を実施し，機能障害の低下の程度をできるだけ小さく保つ必要がある．

また，理学療法士もADLの低下をできるだけ小さくするために，病態の進行や症状の変化に加えて，運動機能を客観的に評価する必要がある．また，モニタリング指標は維持期の項目と変わらないが，モニタリングするタイミングは異なる．さらに，疾患管理や教育・指導についても他の職種とのチームワークが必須であり，対象者以外の家族や介護者の協力も大きな鍵を握っている．

C 予防

病態および治療を視点としたいずれの病期においても，予防を目的とした治療介入は行われる．一般に医療者側が主体となって実施されるものに，疾患に罹患したことによって生じる**二次的合併症の予防**，さらには**図1**に示すような治療（手術）後におこりうる合併症の予防がある．また前述のように，回復期および維持期では再発の予防は並行して，しかも継続して実施される（**二次予防，再発予防**）．一方，不慮の事故などを除き，疾患に罹患すること自体を予防すること（**一次予防**）が最重要課題である．

なお，同じ疾患であっても，一次予防と二次予防では治療（介入）やモニタリング項目が異なることはいうまでもない．さらに，病態の進行を予防する場合であっても，進行の度合いによって治療内容が変更されると同時に，モニタリング項目の判断基準が異なることも認識しておかなければならない．

このように，一口に予防といっても，各病期で目的，治療内容，モニタリング項目およびその判断基準が異なる．また，医師や看護師側では疾患の再発そのものの予防を課題にしていても，理学療法士側では病態の変化にかかわらずADLの低下に注意を払うなど，医療チーム内で目標が異なる．さらに，予防の目的で理学療法がかかわるとしても，薬物療法などの他の治療との併用で効果を期待することが多い．そして，予防効果を期待するには長期間の介入や対象者側の治療に対する参加度（アドヒアランス）が成功の鍵となるため，運動の習慣化をはかるなどの教育的な働きかけが必要であり，その具体的な方法論は今後の大きな課題となっている．

●引用文献

1) 松永篤彦：病期からみた理学療法の展開．PTジャーナル，44:181-188, 2010.
2) 高倉保幸：悪性新生物による障害と理学療法．居村茂幸（編）：内部障害系理学療法学，pp.133-140, 医歯薬出版, 2006.
3) 社団法人日本腎臓学会（編）：エビデンスに基づくCKD診療ガイドライン2013. 東京医学社, 2013.
4) 神谷健太郎, 松永篤彦：慢性心不全．増田卓, 松永篤彦（編）：循環器理学療法の理論と技術，pp.291-309, メジカルビュー社, 2009.

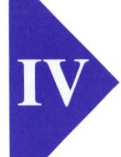

IV 理学療法の臨床（4）——ライフステージ別

■学習目標
- 乳児（新生児を含む）における理学療法について学ぶ．
- 学童期における理学療法について学ぶ．
- 青年期における理学療法について学ぶ．
- 成人期における理学療法について学ぶ．
- 高齢期における理学療法について学ぶ．

A ライフステージと理学療法

　人は，胎児期から新生児期，乳幼児期，児童期，青年期，成人期，老年期の発達段階（ライフステージ）を経て生涯を終える．その過程では生理的，身体的，認知的，心理的，社会的な発達変化が生じ，それぞれのライフステージには特有の発達特徴と発達課題がある．そして，人はその課題を解決していくことで豊かな人生を創造していく．理学療法士は，横断的または縦断的に対象者のライフステージにかかわり，1人ひとりの対象者の各ライフステージに応じたアプローチを提供しなければならない．

　したがって理学療法士は，それぞれの対象者が今どのようなライフステージにあるのか，そのステージにおける課題は何か，そしてこれからどのような発達過程をたどるのか，その時々の課題をどのように乗り越え解決していくのか，さらに理学療法の観点から必要な治療や支援は何か，を考えなければならない．そのことによって，対象者のニーズや課題に適した理学療法が実施できる．

1 発達段階（ライフステージ）の分類

　エリクソン（Erikson）は，心理社会的発達の観点から8段階のライフステージを示している（表1）．このエリクソンの心理社会的発達論は，人と社会との関係を重視し，人が社会とのつながりのなかでどのように心理社会的な発達を獲得していくかを表している．この理論の特徴は"漸成原理"といわれ，人は出生してから社会的な存在になるまで，順序的な発達段階に沿って成長していくとされている．そして，各段階には固有の発達課題である"心理・社会的危機（crisis；クライシス）"があるとし，発達課題の達成によって次の段階の発達が漸成的に進むが，これらの発達課題が自覚されなかったり解決に失敗したりすると，発達が遅滞して人格形成の危機に陥るとする．理学療法は，これらの発達課題を考慮し，対象者がその課題をうまく乗り越えることができるよう援助することが必要となる．

B 各ライフステージにおける理学療法

　各ライフステージには，理学療法士がかかわることの多い疾患があり，その疾患に伴う障害の改善と，1人ひとりの対象者の各ライフステージの発達課題を考慮した理学療法の実施が必要である（表2）．

表1 エリクソンの発達段階

	大まかな年齢	
乳児期 (基本的信頼–基本的不信)	0～2	子どもが母親との一体感・相互信頼を体験する時期で，他者への安心感と自分自身に対する信頼感を獲得する．それが得られないと他人や自分を信用できなくなり，基本的不信に陥る
幼児期前期 (自律性–恥と疑惑)	2～4	子どもの自立が始まる時期で，自律性を獲得する．しかし，それに失敗したり，他者により過剰にコントロールされたりすると，恥の意識が生じる
幼児期後期（遊戯期） (自発性–罪悪感)	5～7	自発的な行動と，親や仲間に合わせるような自制心が発達してくる時期であるが，高じると自分の自発行動に対する罪悪感が生じる
学童期 (勤勉性–劣等感)	8～12	勤勉性と好奇心を発達させる時期で，周囲から認めてもらえなかったりすると，自分は何をやっても駄目だという劣等感に陥る
思春期・青年期 (同一性–同一性拡散)	13～22	自分は自分であるという確固たる自信をもつ同一性の時期であるが，困難な状況が生じると自分で自分がわからなくなる混乱した同一性拡散が生じる
成人前期 (親密性–孤立)	23～34	他者とのかかわりに親密さを感じる親密性によって就職・恋愛・結婚し，人生が充実した時期である．人間関係に親密さを築けないと孤立する
成人期 (世代性–停滞)	35～60	子どもを生み育てること，後輩の教育，仕事や文化の継承などに意欲を示す．しかし，失敗すると歪んだ親密さや対人関係における退行現象となって，停滞が生じる
老年期 (統合性–絶望)	61～	自分自身の生涯を振り返り，死を受け入れる準備をする時期で，自分なりにその価値を見出し，承認する．そうでなければ，自己の人生を悔いて絶望に陥る

表2 ライフステージと理学療法の対象疾患，留意点

ライフステージ	対象疾患	ライフステージからみた理学療法の留意点
新生児期	早産，成熟仮死，染色体異常など	発達ケア，親子の愛着形成
乳児期	脳性麻痺，精神運動発達遅滞など	育児支援，遊びによる感覚運動
幼児期		自我の芽生え，身辺処理活動，コミュニケーション，集団生活
学童期		就学・学校生活，友達関係，学習支援
青年期	スポーツ外傷・障害，脊髄損傷など	アイデンティティの(再)獲得，性への関心，職業選択
成人期	生活習慣病，脳血管障害，頭部外傷など	就労・結婚・子育て，社会的役割，生活習慣病の予防，うつ病，自殺
老年期	変形性関節症，骨粗鬆症，骨折，廃用症候群，認知症など	身体機能・認知機能の維持，新しい役割の獲得，転倒・疾病の予防，死の肯定的な受容

1 新生児期

a. 新生児期の特徴

　新生児期は生後1か月である．新生児は，胎児期を通して子宮内で神経系や臓器などの諸器官の成熟と発達を得て，妊娠40週前後で出生する．子宮内から子宮外への移行は呼吸・循環動態の変化を伴い，生後1～2週間は生理的に胎外生活に適応する時期である．新生児の行動を観察すると，知覚認知機能（嗅覚，味覚，触覚，視聴覚など），運動機能（自発運動や姿勢調整，原始反射など），社会的能力（相互作用や情動反応など）をもった個性的な"社会的存在"であることがわかる．

　新生児の神経行動発達は，自律神経系，運動系，意識の状態系（ステート），注意・相互作用系の4つの行動系で階層的に構築され，これらを基盤として発達する．自律神経系は呼吸・循環器系や消

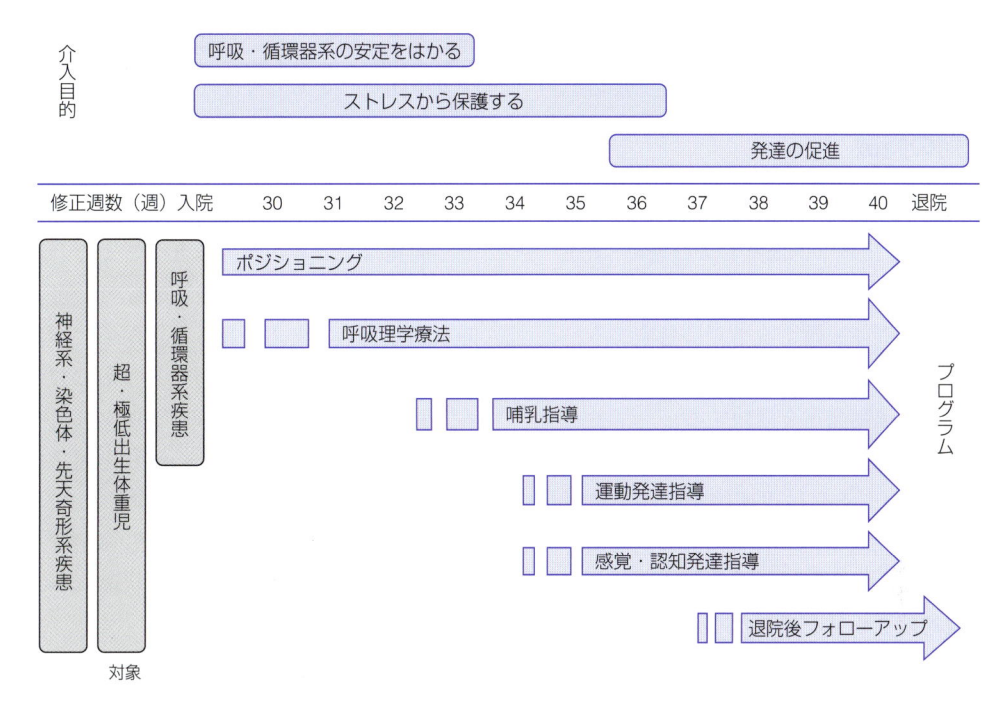

図1 新生児期の理学療法の流れ

化器系などの生理機能の恒常性を，運動系は姿勢や自発運動，原始反射の活動性などの運動の調整能力を，状態系は睡眠-覚醒リズムの調整能力を，注意・相互作用系は視聴覚刺激に対する反応や外界（他者）とかかわる能力を示す．

b. 新生児期の理学療法

新生児期の理学療法は，早期産児や仮死，脳出血，呼吸障害，染色体異常などにより発達の障害や遅滞のリスクをもつ新生児が対象となる．理学療法は出生後の医学的管理やケアの時期から開始し，発達ケア（developmental care）を通して子どもの成長と発達を援助したり，親子の関係性に目を向けた育児支援を行う（図1）．

1）発達ケア（developmental care）

発達ケアは**新生児集中治療室**（neonatal intensive care unit; **NICU**）の環境やケアの方法を調整し，児の成熟と発達を促すケア方法である．

2）呼吸理学療法

新生児・早期産児では，解剖学的特徴や病態の特徴などから分泌物が増加し，無気肺が生じやすい．そのため，スクイージングなどの呼吸介助手技による呼吸理学療法を用いて換気能を改善し，無気肺を予防する．

3）ハンドリング（取り扱い）

ハンドリングの基本は minimal handling が原則で，児の自律神経反応（呼吸，心拍，皮膚色など），運動反応（筋緊張や姿勢など），意識状態の調整（啼泣，過敏性など）を把握して，それらのストレスが生じないように刺激の量や質，与え方などを個別的に考慮する．

4）両親への育児指導

出生早期からタッチケア，カンガルーケア，直接授乳などを通じて親子の絆を培う．退院が近づくに従い，児の行動特徴や発達状況に応じた育児の方法（家庭環境，衛生，授乳，泣きの対応，生活リズムなど），ハンドリング方法（抱っこや寝かせ方，遊び，運動など）を指導する．

2 乳児期

a. 乳児期の特徴

　乳児期は生後1年までの期間を指す．この時期は，身体的成長，生理学的成熟および運動・認知・情緒・社会性の発達が生涯で最も著しく，人としての基本的構造と機能を備えるまでに発達する．とりわけ，身体的成長および運動機能面において著しい．乳児期の運動発達を概観する．

1）**生後1〜4か月**

　生後1〜2か月ころには生理的な屈曲姿勢が弱まり，3か月ころから頭部・体幹の立ち直り反応が発達し，背臥位，腹臥位での抗重力的活動が始まる．手指機能は2か月を過ぎたころから「指しゃぶり」や「手への注視行動」が盛んとなり，3か月以降から両手への注視行動や指をからめての遊び，随意的なリーチが可能となる．

2）**生後5〜8か月**

　空間での立ち直り反応，ランドー（Landau）反応，背臥位，腹臥位での平衡反応，座位での上肢の前方そして側方への保護伸展反応が出現し，各姿勢反応が急速に発達する．手指機能は5か月ころには対称的な手掌握りが可能となり，左右の物の持ち替えや，握った物を口に入れたり舐めたりして，口を周囲の物の探索に利用し始める．

3）**生後9〜12か月**

　座位，四つ這いで平衡反応がさらに発達し，膝立ちや立位での姿勢反応が発達する．そして，立位での手の支えが次第に必要でなくなり，1人立ちを始め，椅子を押したりして歩くようになり，独歩を始める．上手に歩くようになるのは生後15か月くらいである．手指機能は巧緻性がかなり進み，3指握り，つまみが可能となる．

b. 乳児期の理学療法

　脳性麻痺などの発達障害をもつ子どもの場合は，乳児期は家庭育児を確立するとともに，易感染性への対応，感覚運動や情緒の発達を促すことが必要となる．両親（特に母親）は家庭生活や育児に不安や困難感をもちやすく，育児指導を中心とした支援を行う．特に乳児期初期には，子どもと両親，家族の関係性に焦点を当て，親子の愛着形成と心理的な立ち直りを手助けすることが必要となる．両親は子どもが障害をもつことで，大きな精神的ショックと"喪失体験"をもつ．両親の精神的な立ち直りの支えとなることが子どもの成長発達を促し，また虐待を予防するうえでも重要となる．脳性麻痺をもつ子どものライフステージを想定したリハビリテーションの流れを図2に示す．

1）**育児支援**

　育児支援では，家庭環境，睡眠-覚醒リズム，授乳，おむつ替え，入浴，泣きの状況，ハンドリングなどについて指導する．

2）**遊びを中心とした感覚運動の発達指導**

　乳幼児の感覚運動や認知発達は，母子関係を基盤とした豊かな遊びを介して培われる．子どもの遊びを豊かにすることが，あらゆる領域の発達を促すことにつながる．

3 幼児期

a. 幼児期の特徴

　幼年期はおおむね1〜6歳（就学前）の時期で，身体能力，認知・心理などの知的能力，社会的行動などが著しく発達する．幼児期前期には歩行や応用歩行，手指の巧緻性が発達し，言語を獲得する．後期には次第に親から離れて，自立性と集団での生活（他者の心の理解，ルール，役割）を学び，社会性を身につけていく．幼児期には，運動機能（特に歩行などの移動動作の獲得），基本的な身辺処理活動（生活リズム，食事，洗面，排泄，更衣），言葉の獲得を目指し，また社会化のための就園などにも留意することが必要となる．子どもが発達問題をもつ場合には，両親の不安やストレスが大きくなるため，虐待，育児放棄にも注意が必要となる．

時期	新生児・乳児期	幼児期	学齢期	青年期〜
リハビリテーション分野	医学的リハビリテーション		社会的・教育的リハビリテーション	
リハビリテーション内容	全身管理 疾病管理 発達ケア 早期発見・治療 生活指導（育児支援） 哺乳指導 カウンセリング	理学・作業・言語療法 ギプス・装具療法 姿勢保持具	手術療法 スポーツ療法 生活指導（ADL自立へ） コミュニケーションエイド パソコン	健康維持 機能・体力維持 生活習慣病予防
	両親への介入 育児支援 訪問看護	発達療育センターなど 親の会 デイサービス 保育園や幼稚園との連携	就学指導 生活指導	進学 就職 職業訓練 授産施設など

図2 脳性麻痺をもつ子どものライフサイクルからみたリハビリテーションの流れ

b. 幼児期の理学療法

幼児期は，新生児期・乳児期に発達障害や遅滞のリスクをもった子どもの多くで障害や遅滞が顕著となる時期であり，総合的な**療育**（治療と教育）が本格的に開始される．しかし，子どもの発達基盤は親子の暖かな情緒的交流と育児であり，リハビリテーションや理学療法に依存的になりすぎないように注意しなければならない．子どものよい能力を正しく把握し，それを伸ばしていくことが大切である．

1) 脳性麻痺をもつ子どもの理学療法
●運動発達指導

脳性麻痺など脳障害をもつ子どもの場合では，器質的な障害に伴う随意運動の制限や**異常筋緊張**（過筋緊張や低筋緊張），正常姿勢反応（立ち直り反応や平衡反応など）の欠如，さらにこれらのことから正常な感覚運動発達の経験が阻害（障害）され，加えて異常な感覚運動パターンの反復，身体の成長などによって二次性の変形や拘縮などの骨関節障害が生じる経過をたどりやすい．

●日常生活の指導

遊びや身辺動作の自立，就学に向けての学習基礎能力，コミュニケーション能力の向上を目標とした援助を行う．作業療法士と協力して，生活年齢に見合った身辺処理活動の指導，環境調整，介助方法などを子どもと母親に指導し，日常生活活動（activities of daily living; ADL）の自立を支援する．姿勢の安定を得やすく，知覚や手指操作ができやすいように**姿勢保持装置**（クッションチェアや座位保持椅子など）を用いたり，遊具や玩具，日常生活に用いる道具の改良や作製，処方を行う．

●その他

幼児期は通園施設やデイサービス，地域の幼稚園や保育園に就園する時期でもあるため，子どもの通う保育園や幼稚園などの教育機関，療育機関などとの連携が必要となる．

2) その他，精神・運動発達遅滞などの理学療法

歩行の遅れなどの運動発達遅滞や，言葉の遅れによって診断に至るものには，**知的障害，広汎性発達障害**（自閉症，アスペルガー障害を含む），**学習障害，注意欠陥/多動性障害**をもつ場合がある．それぞれの発達問題に対して，運動機能や認知機能の促進，コミュニケーション，学習の支援と指導が必要となる．

4 学童期

a. 学童期の特徴

　学校教育法では，義務教育に適する満6～15歳までの年齢の子どもを「学齢児童・学齢生徒」と指定しており，学童期はおおむね小学生の時期である．この時期は第二次性徴を迎え，男女の身体生理的特性が顕著になる．また，勤勉や道徳心（共感，罪悪感，羞恥心など），社会的規律を身につける．人間関係でも，家族を中心としたものから仲間や友人へと変化し，思いやりや信頼関係などの心理社会面が発達する．同時に自己意識とともに他者と自分を比較し，劣等感ももちやすい．

　学童期は，学校生活に適応し，社会適応能力を高めることが目標となり，日常生活や学校生活の充実，運動機能と知的能力の実用的な活用が重視される．学校でのいじめや不登校も学童期の問題となる．

b. 学童期の理学療法

　学童期における理学療法では，脳性麻痺やダウン症などの発達障害や遅滞をもつ子どもが対象となる．就学とともに，療育形態が療育センターなどでのセンター中心から一般病院や養護学校などに移行する．そのため，地域での理学療法の継続や養護学校などでの支援が必要となる．

1) 運動療法

　脳性麻痺などをもつ子どもでは，身体成長の著しい幼児期後半から学童期にかけて，筋骨格系の問題（**亜脱臼や脱臼，拘縮，変形，尖足**など）が顕著になり，運動障害のレベルや発達に応じた，運動機能の向上，関節拘縮や変形の予防が重要となる．場合によっては観血的療法の適応も検討される．

2) 日常生活指導など

　学童期は学校生活の適応と学習支援が必要となる．学校適応に向けて学校および教師と連携し，教材や環境設定（机や椅子の工夫など），運動支援の方法などについて助言・指導を行う．

5 青年期

a. 青年期の特徴

　青年期はおおむね12～22歳までで，生物的・社会文化的・心理学的なさまざまな課題を有する時期である．身体的成長が急速な時期で，生物学的にも"第二次性徴"として性ホルモンの変化が著しく，性的成熟が始まり，性の目覚めと戸惑いを感じる時期である．心理社会的には自己実現と家族や仲間集団，社会の基準や期待との葛藤を通して，**自我同一性**（アイデンティティ；自分自身の生き方や価値観）や**性的同一性**（性別や性的役割の認識）を獲得し，**社会的自立**と役割の確立に向かう時期でもある．

　このように，青年期は心理社会的に大きく揺らぐため，さまざまな心身の不調や社会適応の問題を呈することも多い．心身の不調和としては**統合失調症，摂食障害，感情障害**などの精神疾患が，また社会適応の問題には反社会的行動や社会的引きこもりがみられ，心理的危機が高まれば自殺に向かうこともある．

　青年期は，自分とは何かについて模索する心理的葛藤の時期であり，その不安定さをかかえたうえに障害を負うことになる．受傷前の自分とハンディをかかえた自分とを比較し，新たなアイデンティティの見直しと模索に迫られる．また青年期の障害は，将来の就学・卒業，就職，恋愛，結婚などのライフサイクルイベントにも大きな困難が生じることになる．ハンディをかかえた自己のアイデンティティの（再）獲得と将来への希望を支えることが必要である．さらに，男性脊髄損傷者の**勃起不全**（あるいは勃起障害）や**射精障害**，女性脊髄損傷者の妊娠・出産の問題にも留意することが必要である．

b. 青年期の理学療法

　青年期の理学療法の対象となる疾患・障害には，スポーツ障害や不慮の事故による脊髄損傷などが

ある．機能回復や日常生活，社会生活（スポーツ復帰）に向けた理学療法に加えて，障害が残存する場合には学校や家庭などの環境調整，社会資源（障害年金など）の活用，生活の基盤（家庭や施設など）の安定，就労指導，介護者の問題などにも目を向けた社会的な取り組みが必要となる．

1) スポーツ外傷・障害

青年期は，心身の鍛練，規律共同の精神の喚起，精神的健康の維持・改善，社会的基盤を身につけるため，部活動やスポーツクラブの活動に熱中する時期でもある．そのため，靱帯損傷や骨折などのスポーツ外傷・障害を受傷することも多い．

2) 脊髄損傷

脊髄損傷は，交通事故やスポーツ外傷，転倒などにより青年期と中高年者に多い．脊髄損傷のリハビリテーションでは，通常の機能回復や日常生活指導などに加えて，青年期特有の生理・心理社会的な課題を考慮する必要がある．

6 成人期

a. 成人期の特徴

成人期は，青年期が終わる20歳過ぎから老年期が始まる60歳代くらいまでである．前半20年は身体機能や認知機能が安定し，心理社会的には就労し，家庭を築き，子を生み育てるなど，社会的役割を果たす充実した時期である．一方，40歳前後（中年期）から体力や運動機能，ホルモン分泌の低下，記憶や認知機能の低下を自覚し始め，**生活習慣病**などの症状がみられるようになり，健康上の不安を感じ始める．体力の年齢変化（**図3**）は40歳以降から始まり，特に平衡機能や筋力・持久力，柔軟性は40歳以降で20歳の50％の値となる．また，心理社会的にも自身の能力や仕事上での限界など自己の有限性を感じ，リストラや定年退職によるアイデンティティ喪失の危機でもある．また女性では，子どもが巣立ち，母親の役割がなくなって"空の巣体験"を味わいやすい．このような状況は"中年期の危機"と呼ばれ，空虚感，無気力，抑うつ，アルコールへの逃避などがみられ，危機が深まると自殺へと向かうことも多い．

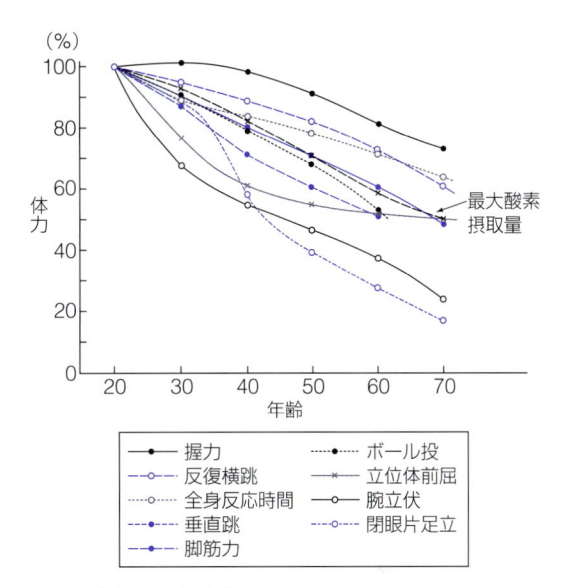

図3 体力の年齢変化
20歳の体力を100としてそれぞれの年齢の体力を相対値で示した．

b. 成人期の理学療法

成人期の理学療法の対象となる疾患は，遺伝的要因やライフスタイルによる不適切な食生活，運動不足，過剰なストレス，喫煙，飲酒などと関連した生活習慣病や，それに起因する脳血管障害，循環器障害，代謝障害，癌などである．成人期における疾病や事故によって障害を負うことは，それまでの心理・社会生活が大きく揺るがされ，生活やアイデンティティを転換しなければならない．その過程では，その障害をどのように受容するかが新たな人生を切り開くうえで大きな課題となる．フィンク（Fink）は，受容過程を衝撃，防衛的退行，承認，適応の4段階で表している（**表3**）．このような心理過程を考慮して，対象者への治療介入を行うことが必要である．

1) 生活習慣病の予防

高血圧や肥満などの動脈硬化危険因子を是正す

表3 フィンクの危機モデルと介入

危機のプロセス	特徴	働きかけ
衝撃の段階	心理的ショックの時期．パニック，無力状態，強い不安感，思考の混乱を示す．また，息苦しさや頭痛などの身体症状を表す	安全に対するあらゆる手段を講じる．混乱状態であること，身体症状を表すことに留意しておく．患者の状態を理解し，温かく誠実な態度で見守る姿勢が大切．鎮静薬や精神安定薬の使用による鎮静・安静をはかる
防衛的退行の段階	自分を守ろうとする時期．無関心や多幸症の症状を示す．現実逃避や否認，抑圧などの防衛機制を用いて自己の存在を維持しようとする．不安は軽減し，急性身体症状も改善する	患者の防衛的退行を受け入れ，支持し，安全を保障する．それにより情緒的エネルギーを蓄えることができ，次の段階へ進むことができる．患者の防衛的退行が病的に使用されている場合もあり，スタッフとの連携が重要となる
承認の段階	危機の現実に直面する時期．現実を悟っていく．無感動や怒りを伴った抑うつ，苦しみ，悲しみ，不安を示し，再度混乱を体験する．次第に現実を受け入れ，自己を再調整していく．状況が圧倒的すぎると自殺を企てる	患者との信頼関係を構築し，患者が自分の行動や不安の背後にある真の原因に自ら気づき，対処できるように援助する
適応の段階	建設的な方法で積極的に状況に対処する時期．新しい自己の価値観を築いていく過程．新しい満足感を得て，不安や抑うつは軽減していく	患者に現実的な自己評価を行ってもらい，現在の能力や資源を活用し，成長に向けての動機づけを行う

るための患者教育（栄養，休養，運動，生活習慣など）を行う．低〜中等度運動強度の有酸素運動は，身体運動機能指標である最大酸素摂取量を増大させ，心肺系機能および末梢循環や骨格筋の適応などを含めた総合的な身体運動能力の向上をはかることが期待できる．

2）頭部外傷

頭部外傷は交通事故や労働災害，転落の受傷機転によるもので，青年期から成人期にかけて多い．**局在性脳損傷**では，損傷部位の脳機能に関係した脳機能障害が現れ，**びまん性軸索損傷**では神経線維の断裂によって複数の脳機能障害が生じる．意識障害や運動障害が改善した例でも記憶障害，注意障害，遂行機能障害などの**高次脳機能障害**をもち，日常生活や社会生活に支障をきたす例が少なくない．

3）精神疾患

理学療法を行ううえで精神疾患も認識しておく必要がある．成人期の各種疾患には，気分障害であるうつ病がみられることが多い．うつ病は出現頻度の高い疾患（有病率は約2％）で，自殺死亡者の1/3がうつ病であるといわれている．女性では，ほてりやのぼせ，四肢の冷感，めまい，頭痛，倦怠感，腰痛，肩こりなど，また自律神経失調症状を中心とした不定愁訴を主訴とする**更年期障害**がみられやすい．

7 高齢期

a. 高齢期の特徴

高齢期はおおむね65歳以上をいい，65〜74歳までを**前期高齢者**，75歳以上を**後期高齢者**とする（90歳以上は特に**超高齢者**）．高齢期は，加齢によって身体生理機能や認知機能が低下する（老化）時期である．しかし，これまで高齢者は機能が退行し，虚弱で依存的な存在として位置づけられてきたが，生涯発達（人は生涯を通じて発達し続ける存在である）の観点から，高齢者であっても健康で自立した生活を送り，生産的に社会に貢献できるという考え方が定着してきた．一般知能は，"**流動性知能**"（新たな事柄を学習する能力）と"**結晶性知**

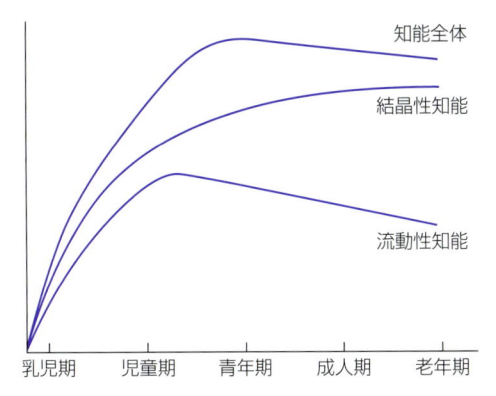

図4 流動性知能と結晶性知能の年齢変化

能"(過去の経験や学習をもとにして新しい問題に柔軟に対応し,解決をはかる能力)の2つからなる(図4).加齢によっても結晶性知能は維持(低下が少ない)され,高齢期でもこの能力を利用して学習や適応,創造的活動が可能である.高齢者の可能性や主体性を尊重して,能動的で自律的な生活が選択でき,自分のこれまでの人生に意義や価値を見出し,死に対して落ち着いて対処しようとする態度を支援しなければならない.

b. 高齢期の理学療法

高齢期にはさまざまな疾病を発症しやすい.要介護の原因は脳血管疾患(25.7%)が最も多く,次いで認知症(14.0%),衰弱(13.6%),骨折・転倒(9.3%)である.ここでは,寝たきりや要介護の原因となりやすい骨折,脳血管障害および廃用症候群,認知症を取り上げる.

1) 転倒の予防

転倒・骨折によって寝たきり高齢者や要介護高齢者が増加し,深刻な社会問題となっている.したがって,高齢者を対象とした転倒のリスク評価と予防対策を講じることが重要な課題である.高齢者の転倒リスクは多要因であり,転倒予防には下肢筋力の強化,バランス練習,歩行練習などにより身体機能の向上をはかり,注意・認知機能練習,環境調整なども含めた多面的な転倒予防教育が必要となる.

2) 骨折

高齢期の骨折で多いのは,大腿骨頸部骨折,脊椎椎体圧迫骨折,橈骨遠位端骨折,上腕骨近位端骨折である.そのうち寝たきりの原因となりやすいのが**大腿骨頸部骨折**である.大腿骨頸部骨折術後の標準的理学療法は,術後翌日から座位,早期起立・歩行を目指し,下肢筋力強化練習,関節可動域運動(ストレッチングなども含め),心肺機能向上を目指した持久力向上練習,歩行練習,バランス練習などを行う.高齢者では,短期的な安静臥床でも容易に生理機能や身体・精神機能が低下し,**廃用症候群**をおこしやすい.可及的早期にリハビリテーションを開始し,早期の機能回復と廃用症候群を予防することが重要となる.

3) 脳血管障害

脳血管障害のリハビリテーションの目標は,ADLの獲得と職業生活への復帰が目標となる.急性期では臥床による廃用症候群の防止,早期離床,ベッド上動作の獲得,ADL能力の向上を目指し,回復期には最大の機能回復,歩行などの移動手段の獲得,ADL自立を高め,社会復帰の準備を行う.維持期では獲得した機能を維持するように,訪問や外来,通所施設でのリハビリテーションを継続する.家庭や職場での役割を担うなど,QOLの維持・向上をはかる.

4) 認知症

認知症高齢者は2006年の時点で200万人を超え,今後さらに増加すると推計される.認知症は,**脳血管性認知症**と**アルツハイマー型認知症**が全体の約9割を占める.短期記憶や注意力,記銘力の低下から症状が出現しやすく,認知症のリハビリテーションでは早期発見と進行予防が重要である.精神認知機能を賦活させるための作業療法,回想法,音楽療法,園芸療法などが行われる.有酸素運動による運動療法も身体機能を向上させ,脳機能を高める.

●参考文献

1) 大城昌平（編著）：リハビリテーションのための人間発達学. メディカルプレス, 2010.
2) エリクソン, E.H.（著）, 小此木啓吾（訳）：自我同一性―アイデンティティとライフ・サイクル. 誠信書房, 1973.
3) 大城昌平, 木原秀樹（編著）：新生児理学療法. メディカルプレス, 2007.
4) 大城昌平：リハビリテーション. 大関武彦, 近藤直実（総編集）：小児科学, 第3版, pp.167–171, 医学書院, 2008.
5) 池上晴夫：運動処方の実際―適正運動量はこうして決める. 大修館書店, 1987.
6) Horn, J.L.: Organization of data on life-span development of human abilities. In Goulet, L.G., Baltes, P.B. (eds): Life-span Developmental Psychology: Research and Theory, pp.424–467, Academic Press, 1970.
7) 小島操子：看護における危機理論・危機介入―フィンク/コーン/アグィレラ/ムース/家族の危機モデルから学ぶ. 第2版, 金芳堂, 2008.

第14章
実践演習

I 実践演習課題
——小児に関するもの

■学習目標
- 最適な理学療法アプローチを展開するために，対象者の心身機能，社会的能力，生活環境などを総合的にとらえるICFの視点の重要性を学ぶ．
- グループ演習を通じて対象者をとりまく多様な現象や課題についてディスカッションし，ICFの実際を学ぶ．

理学療法士がかかわる子どもの疾病や障害は幅広く，胎児期，周産期から出生後に起因するものに大きく分けられる．疾患としては，脳性麻痺などの脳原性の疾患，先天性股関節脱臼やペルテス（Perthes）病などの骨関節疾患，筋ジストロフィーなどの神経筋疾患などがあり，その病状は基本動作に関連する運動機能，呼吸・循環機能，知的機能などに多彩な症状を有している．

子どもの理学療法は，低出生体重児やハイリスク児を治療管理する新生児集中治療室（neonatal intensive care unit; NICU）から始まり，その後，運動療法室での理学療法に移り，順次，外来通院での母子指導になる．この母子指導では，子どもの成長とともに心身面から社会生活面へと理学療法のかかわりが拡大する．すなわち，子どもの多様な課題について国際生活機能分類（International Classification of Functioning, Disability and Health; ICF）の「心身機能・身体構造」，「活動」，「参加」の相互関係を視野に入れた分析を行い，さらに地域の社会資源や子どもの生活環境までを考慮した検討が必要である．

A 就学相談を受けた事例

1 事例検討のねらい

地元小学校に就学を希望する脳性麻痺児への支援を中心に，就学の課題や母子指導のあり方を各グループで演習的に検討する．

2 事例の概要

保育園の年長クラスに在籍し，翌春，小学校入学となる女児．年齢5歳．

●診断名
　脳性麻痺〔痙直型両麻痺（spastic diplegia）〕．
●身体機能
　軽度の構音障害を有しているが，言語的コミュニケーション能力は可能で，知的能力には問題がない．身長102 cm，体重12.5 kg．
●移動能力
　両ロフストランド（Lofstrand）杖歩行は，両側プラスチック短下肢装具（ankle foot orthosis; AFO）を装着して連続歩行が10 m可能で，歩容は典型的な痙性歩行（spastic gait）である．
●日常生活活動（ADL）
　食事動作はやや時間がかかるものの，スプーンと箸を使い自立しており，スカートやズボンの着

脱は長座位にて可能．上着やシャツの更衣動作は座位にて自立し，排泄動作は洋式トイレにて自立している．

● 生育経歴

在胎31週にて出生．体重1,332gの極低出生体重児でNICUに7週間入院となり，退院後は外来の発達クリニックにて授乳指導やポジショニングを中心にしながら週1回の頻度で母子指導を行った．運動発達の理学療法では，痙縮抑制をはかりながら随意性のある運動誘発を繰り返し，基本動作の獲得を目指した．運動発達の獲得月齢は，寝返り，長座位保持は生後35週，つかまり立ちは生後1年3か月，つたい歩きは生後1年6か月であった．

● 保育経歴

3歳になる時点で保育園への入園について母親と話し合いをもち，保育活動での集団生活の意義，就学前教育のメリットなどについて説明し，入園をすすめた．一方，担当理学療法士は母親とともに保育園を所轄する市役所保健福祉部との話し合いをもった．市役所側には3年間にわたる本児の発達クリニックの経過を説明し，保育活動に十分耐えられる身体機能であること，短距離ながらもロフストランド杖歩行が可能であることなどを説明し，理解を求めた．その結果，3年保育が認められ，その間の発達クリニックは月1回の頻度で身体機能と生活行動のチェックを中心に行った．

● 家族構成

父，母，姉（小学2年生）で2階建ての持ち家．

● 相談経過

翌春の小学校入学を控えた8月，母親から相談があった．その内容は，地元の小学校入学を希望し，市の教育委員会に事前相談に行ったところ，担当者から「養護学校のほうが教師の指導が行き届き，子どもさんのためになるのでは？　いろいろな選択肢がありますよ」と言われて困惑していた．相談内容は「地元の小学校にスムーズに入学できないのでしょうか．よい方法はないのでしょうか」であった．

3 実践演習の課題

a. グループ討議

事例の相談内容を中心にグループ討議を行う．
① なぜ普通小学校就学が困難と考えたり，特別支援学校をすすめたりするのかをICFの視点で検討してみよう．
② 子どもの理学療法と就学との関連性を考えてみよう．
③ 養護学校（特別支援学校）の変遷，就学システム，支援方法を考えてみよう．
④ 就学支援を法的，制度的な視点で考えてみよう．
⑤ 就学は，子どもの活動や生活環境，参加活動にどのような影響を与えるかを考えてみよう．
⑥ 諸外国の障害児教育はどのようになっているかを考えてみよう．

b. 演習のための参考情報

● 子どもの理学療法と就学との関連性を考えてみよう

子どもは成長するものである．新生児期から幼児期までの理学療法は，中枢神経系の障害に起因する筋緊張亢進，異常な姿勢反応などの"心身機能・身体構造"に焦点を当て実施される．この時期の理学療法は外来指導となるが，1日の大半を過ごす家庭でのホームプログラムや生活指導は重要となるため，母親を中心とした家族指導がポイントになる．

子どもの成長に伴い，就学前教育の保育・幼稚園への入園支援が必要になる．就学前教育は，多くの健常な子どもたちと触れ合い，集団生活と規則正しい生活リズムを体験できるため意義がある．同時に，統合保育は健常な子どもにとっても有意義な体験となり，幼児期から自然とノーマライゼーションを身につけることになる．したがって，医療中心から就学前教育を含む就学支援へと転換し，生活活動，社会参加へと各ライフステージの節目に合致した理学療法アプローチが求められている[1]（図1）．

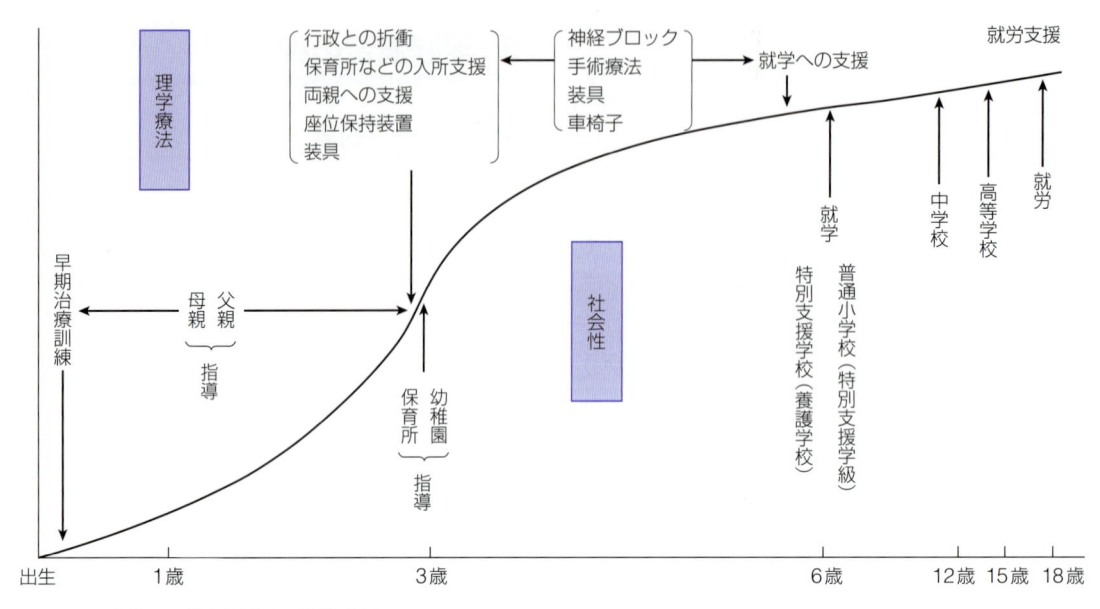

図1 子どもの生活支援と理学療法
〔鶴見隆正：理学療法．陣内一保ほか（監）：こどものリハビリテーション医学，第2版，pp.89-97，医学書院，2008より改変〕

● **特別支援教育への変遷やシステムはどのようになっているのか**

　障害児教育は，学校教育法（1947年制定）のなかで特殊教育と位置づけられ，盲・聾・養護学校や特殊学級として行われ始めたが，重度な障害をもつ子どもには就学免除や就学猶予の措置が認められていた．しかし，1979年に養護学校の義務化が実施され，原則すべての子どもが学籍を得る体制が整い，それに伴い障害児教育を専門とする教員養成課程が大学の教育学部に設置されてきた．

　近年，子どもの障害児教育は，これまでの脳性麻痺などの肢体不自由児を中心としたものから学習障害（learning disability；**LD**），注意欠陥/多動性障害（attention-deficit/hyperactivity disorder；**ADHD**），高機能自閉症（アスペルガー症候群を含む）などの発達障害児を含めた教育システムに変化し，2007年には「**特別支援教育**」が学校教育法に位置づけられた[2]．

　特別支援教育とは，「障害のある幼児児童生徒の自立や社会参加に向けた主体的な取組を支援するという視点に立ち，幼児児童生徒の一人一人の教育的ニーズを把握し，その持てる力を高め，生活や学習上の困難を改善又は克服するため，適切な指導及び必要な支援を行うもの」と定義されている[3,4]．すなわち，従前のように「障害が重いから養護学校」，「障害が軽いから特殊学級」，「さらに障害が軽ければ通学学級（通級）」といった障害の軽重や属性で対応するのではなく，個別性と継続性を重視したのが特別支援教育であり，図2に示すように養護学校は**特別支援学校**に，特殊学級は**特別支援学級**に変わり，通常の学級までを包括したものになった．

● **就学システムはどのようになっているのか**

　小・中学校の就学手続きは少なくとも6か月前に始まり，教育委員会は就学予定者の学齢簿作成に着手する（図3）．障害のある子どもは心身機能についての医学的診断や諸検査を受け，保護者の就学希望などを確認し，各専門家からなる就学指導委員会にはかり，就学先が決定される．なお，特別支援学校の就学が適当と考えられる場合には，市町村の教育委員会から県の教育委員会にはかられ，都道府県の就学指導委員会で再度検討がなさ

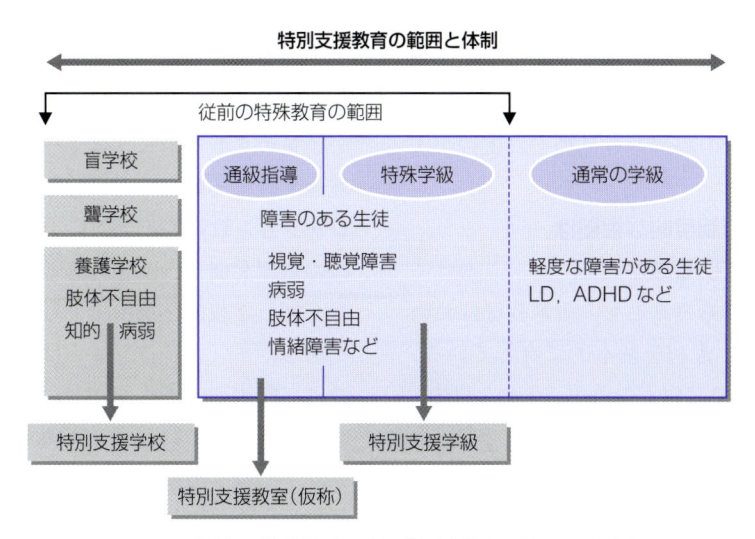

図2 従前の特殊教育と特別支援教育の範囲と体制

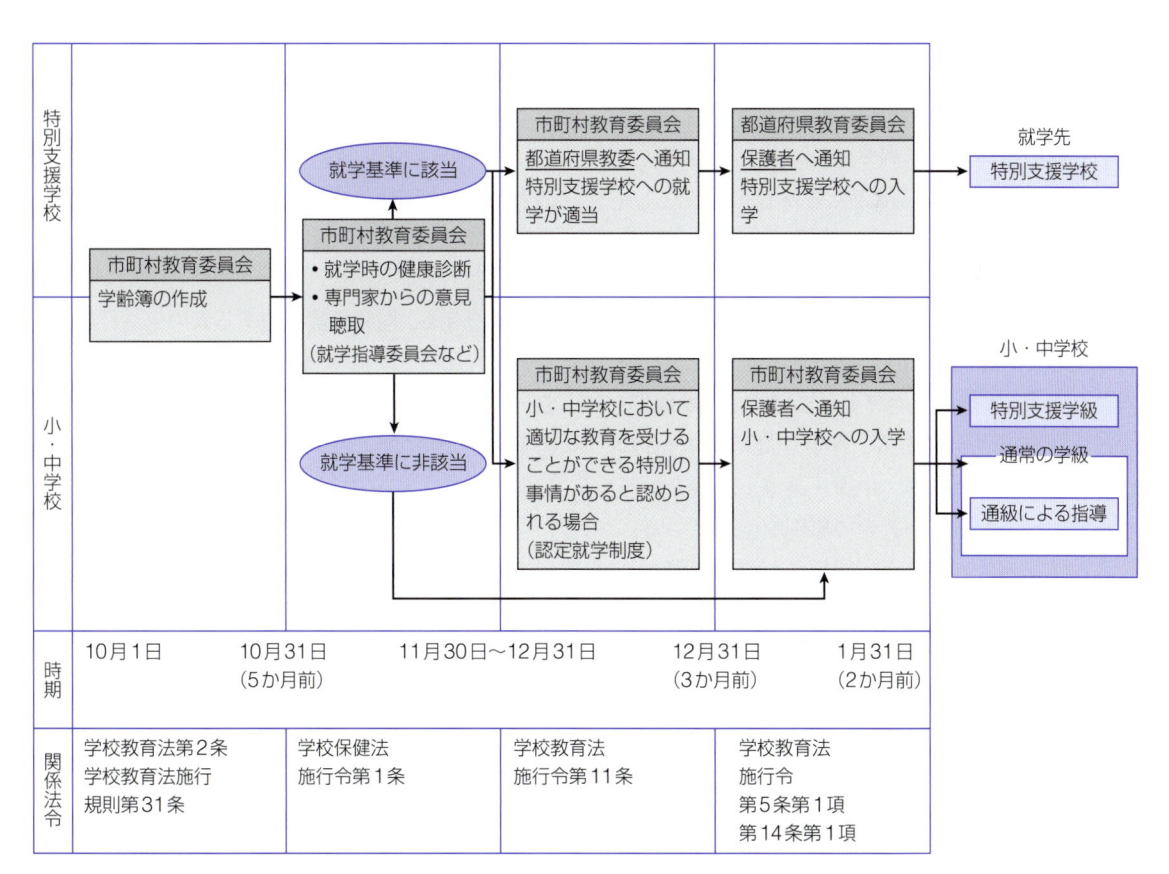

図3 就学手続きの流れ
〔鶴見隆正ほか：障害児の就学支援活動と理学療法．井上 保ほか（編）：理学療法MOOK 15 子どもの理学療法, pp.237-247, 三輪書店, 2008より〕

れ，決定される[3]．したがって，就学に対する理学療法士のかかわりは，入学1年前から母子の就学希望を確認し，地域の特別支援教育の実態を把握したうえで，子どもの将来をも見据えた支援が求められる．

● 就学の法的および制度的な根拠は
　どのようになっているのか

　どのような障害であろうとも，義務教育においては就学する義務と権利を基本的に有している．日本国憲法第13条では個人の尊重，生命・自由・幸福追求の権利の尊重を謳い，そのなかでも「幸福追求に対する国民の権利については，(中略)最大の尊重を必要とする」としており，第26条では「すべての国民は，法律の定めるところにより，その能力に応じて，ひとしく教育を受ける権利を有する」と定めている．したがって，「最大の尊重」と「その能力に応じ」を母子と教育サイドがどのように考えるかである．

　一方，世界的な動向からみれば，1989年に第44回国連総会において採択された「子どもの権利条約」では，第23条で「障害児の権利」を定め，障害児の尊厳を確保し，自立を促進して社会参加を容易にするなど，障害児が価値ある生活を享受する権利を謳っており，わが国はこの条約を1994年に批准している[3]．また，1993年に国連総会で採択された「障害者機会均等実現に関する基準原則」では，「障害をもつ子ども，青年，成人の統合された環境での教育（初等・中等・高等）の機会均等を保障すべき」と統合教育の原則を謳っている．

　スペインのサラマンカで開催された「特別ニーズ教育に関する世界大会」において採択されたサラマンカ声明は，「特別なニーズをもつ子どもは，普通学級であれ特殊学級であれ，普通校で提供されるべき」としており，インクルージョン（inclusion；包括的な統合）の概念が拡大する契機となった[4,5]．

● インテグレーション（integration；統合）と
　インクルージョン（inclusion；包括的な統合）
　とはどのようなものか

　インテグレーションはノーマライゼーションの理念を教育的観点で具現化したもので，インテグレーション教育（統合教育）は英国やスウェーデンにおいて発展し，障害のある子どもと健常な子どもが同じ学校内・場所でともに教育を受けることである．インクルージョンは，サラマンカ声明を受けて障害の有無にかかわらず1人ひとりの教育的ニーズに応じた教育を実施することであり，インクルーシブ教育（inclusive education；包括教育）とも呼ばれている[4,5]．しかし，わが国の特別支援教育の基本方針には，幼児児童生徒の1人ひとりの教育的ニーズを把握した教育を掲げているが，まだ完全なインクルーシブ教育には至っていない．

● 特別支援教育の理念的な背景は
　どのようなものがあるのか

　1950年代のデンマークにて，「知的障害者の生活を可能なかぎり通常の生活を」という想いから提唱されたノーマライゼーションの理念は，世界的な福祉行政，リハビリテーション医学にも大きな影響を与え，同時に障害のある人の生活行動，教育のあり方などが転換する契機となった．国連において"完全参加と平等"をテーマにした国際障害者年が1981年に制定され，わが国の社会政策，労働行政などにその理念は反映されてきた．その1つとして1993年に「障害者基本法」が制定され，個人の尊厳が重んじられ，その尊厳にふさわしい処遇を保障される権利を規定するなど，"完全参加と平等"の理念が基盤となっている[3,4]．

● 世界の障害児の教育はどのようになっているのか

　ドイツでは最近，インクルーシブ教育が一部で試行され始めているが，まだ分離教育が主体であり，イタリアやノルウェーはインクルーシブ教育が主流である．米国は州単位では若干異なっているが，インクルーシブ教育を目指し，多くの個別プログラムを作成し，子どもの主体的なニーズに

対応する体制が整っている．英国は，ドイツとイタリア，米国などとの中間的な教育体制である[6]．

● **普通学校への就学は子どもの生活行動，生活環境，社会参加にどのような影響があるのか**

普通小学校への就学は，就学前の統合保育の体験が生かされ，しかも就学年齢まで育った地元の学校に入学することは自然な流れである．また，保育園の園友との人間関係が維持・継続できる点からも，生活環境の基盤が確保できる．

子どもは，学校生活や学びでのなかでの意思決定，対処能力，対人スキルである共感性やストレス対応などの**ライフスキル**（life skill）を身につけることができる．また，学校生活で培われる**ソーシャルスキル**（social skill）は，将来の社会人としての社会性を身につけることになる．授業や学校行事への参加などを通して自分の感情や考えを表現したり，集団生活のなかで協調性やコミュニケーション能力を育み，自分の言動が他者にどのような影響を及ぼすかなどを理解し，生きる力を体得することになる．このことが高等教育や就労にもつながってくると考える．一方，学友らは障害のある本児の学校生活から多くのことを学び，理解し合い，将来の社会を担う人としてともに成長することになると考える．

B 就学にかかわる訴訟事例から学ぶ

障害のある子どもの就学にかかわる訴訟が21世紀になっても多く存在する．その訴訟事例を各種情報ツールで検索し，なぜ訴訟まで至ったのか，どのような対応が適切なのか，について学ぶことは意義がある．以下の訴訟事例を参考にグループ討議をしてみよう．

1）訴訟事例1

「友達と一緒に勉強したい」と北海道内のA中学校に入学する際に普通学級での勉学を希望していたのに，特殊学級に編入されたことに対してAさんが訴えた特殊学級編入訴訟の控訴審判決では，学級選択権については「学校長の責任で決定すべきもので，本人や両親に選択権があるとはいえない」として控訴が棄却された．

本事例から，肢体不自由という障害があればなぜ希望する学校に入学できないのか，入学決定権はどこにあるのか，分離教育のメリット，デメリットには何があるのか，法的根拠はどこにあるのか，この判決の意味するものは何があるのか，理想とする教育システムをどのように考えるか，などをグループ討議してみよう．

2）訴訟事例2

バリアフリー設備が整っていないことを理由に奈良県内の町立中学校への入学を認めなかったのは不当として，車椅子生活をするBさんとその両親が，同中学校への入学許可を求めた訴訟では，「改善の余地を検討することなく入学不許可を決めたことは，裁量権を逸脱した違法な判断だ」として，申し立てを認める判決が出された．しかしながら町側はこの決定を不服として即時抗告したとの報道があった．

本事例から，なぜ町側は判決不服として抗告したのだろうか，校舎などの改築の経費はどこが負担するのか，入学許可されたあとの本人の学習支援にはどのようなものがあるのか，などをグループ討議してみよう．

3）訴訟事例3

気管切開しているため定期的な痰の吸引処置が必要であることを理由に，保育園入園を拒否された東京都C市のCちゃんとその両親が，入園の許可を市に求めた訴訟の判決では，「呼吸以外の障害はなく，入園を承諾しないことは裁量権の乱用で，違法」とされた．

本事例から，障害のある子どもの入園にあたっては，就学前教育の場であっても調整が必要なことがわかる．なぜ保育園側は入園を拒否したのか，保育園が安心して受け入れられるようにするにはどのような支援が必要なのか，理学療法士として本児を担当していればどのような支援をすべきなのか，小学校入学に向けての支援は何をすべきな

のか，などをグループ討議してみよう．

●引用文献
1) 鶴見隆正：理学療法. 陣内一保ほか（監）：こどものリハビリテーション医学，第2版, pp.89-97, 医学書院, 2008.
2) 湯浅恭正：特殊教育から特別支援教育. 湯浅恭正（編）：よくわかる特別支援教育, pp.2-3, ミネルヴァ書房, 2008.
3) 鶴見隆正ほか：障害児の就学支援活動と理学療法. 井上 保ほか（編）：理学療法MOOK 15 子どもの理学療法, pp.237-247, 三輪書店, 2008.
4) 山口洋史：これからの障害児教育. pp.223-231, ミネルヴァ書房, 2008.
5) 小方朋子：サラマンカ声明とインクルージョン. 湯浅恭正（編）：よくわかる特別支援教育, pp.6-7, ミネルヴァ書房, 2008.
6) 鈴木陽子：第3部 事例研究—国別に. 鈴木陽子（監）：教育のバリアフリー, pp.55-331, 八千代出版, 2001.

II コミュニケーションに関するもの

■学習目標
- コミュニケーションの本質を学ぶ．
- 対象者への共感的態度の表出方法を学ぶ．
- ニーズの共有化と口頭説明の展開を学ぶ．

A 課題と学習の進め方

1 課題

> あなたは，阪田恵太さんの理学療法を担当しています．阪田さんは，日ごろは車いすで移動しています．ある朝，阪田さんは，あなたに「私は歩けるようになりますか」と話しかけてきました．
> あなたは，どのように応えますか．

2 学習の進め方

この演習は，5〜8人程度のグループ学習を想定していますが，個人の学習にも十分に利用できます．まず，この課題を進めるにあたって，次のI〜IVを選んでください．

> I．冒頭に記載された内容で，そのまま学習を進める．
> II．冒頭に記載された内容で，具体的な質問に答える形で学習を進める．
> III．冒頭に記載された内容で，追加の情報を見て学習を進める．
> IV．冒頭に記載された内容で，追加の情報を見て，具体的な質問に答える形で学習を進める．

なお，追加の情報には医学的な専門用語が含まれています．

- I を選んだ人：このまま学習を進めてください．
- II を選んだ人：310ページ（B．具体的な質問）を見て，質問に答える形で学習を進めてください．
- III を選んだ人：311ページ（C．追加の情報）を見て，対象者の状態を確認したうえで学習を進めてください．
- IV を選んだ人：311ページ（C．追加の情報）を見て，その後，310ページ（B．具体的な質問）を見て学習を進めてください．

B 具体的な質問

> 1. 対象者は，どうしてこのようなことを聞いてきたのでしょうか．
> 2. 「歩ける」とは，どのようなことを意味するのでしょうか．
> 3. この対象者が歩けるか否かに関連する要因は何ですか．
> 4. 対象者は，なぜ，あなたに尋ねてきたのでしょうか．
> 5. どのように応えることが対象者に有益でしょうか．

それぞれの質問を考えることで，阪田さんにどのように応えるかを考えてみましょう．

さらに，考えるヒントがほしい場合には，次の学習のヒントを読んでから考えてください．

なお，学習IIを選んでこの質問を読み，やはり追加の情報が必要だと感じた場合には，次のページを見てから考えてもかまいません．

● 学習のヒント

1 について
- 対象者がこのような質問をする場合の心理的背景として，どのようなことが考えられますか．
- 対象者の質問の意図を正確に理解するためには，どのようにしたらよいでしょうか．

2 について
- 歩けるとは，どの程度のことを指しているのでしょうか．
- 歩くこと自体が関心や目標なのでしょうか．
- 対象者は，歩くことで何をしたいのでしょうか．

3 について
- 歩くためにはどのような機能が必要ですか．
- 歩けるためには，対象者の能力以外にどのようなことが関係しますか．
- 将来の回復や実行の可能性を予測するために必要な情報は何ですか．

4 について
- 他の医療職と比べた場合の理学療法士の専門性は何ですか．
- 対象者はあなたにどのような期待をもって質問しているのでしょうか．

5 について
- 3には依存しない1，2，4への基本的な対応はどのようにすればよいでしょうか．
- 3によって変わりうる内容はどのタイミングでどのように伝えればよいでしょうか．
- どのように話せば，対象者はあなたの回答に満足するでしょうか．

C 追加の情報

以下に，4枚の情報シートがあります．必要なシートを選んで，課題を進めてください．

- シート1：基本情報
- シート2：医学的情報
- シート3：社会的情報
- シート4：理学療法の情報

シート1
基本情報

- 氏名　　　阪田 恵太 様
- 性別　　　男
- 年齢　　　64歳
- 家族構成　妻，子2人
- 職業　　　会社員
- 現病歴　　3か月前に脳梗塞を発症
　　　　　　緊急入院となり，全身状態が落ち着いた14日後に現在の回復期リハビリテーション病棟に転院
- 既往歴　　健康診断で高血圧と糖尿病の疑いを指摘

シート2
医学的情報

- 診断名　　脳梗塞（血栓性機序によるアテローム血栓性脳梗塞）
- 主症状　　左片麻痺，左半側無視
- 脳画像

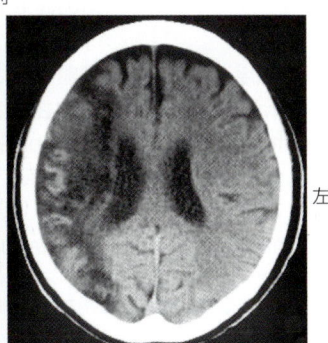

- 意識　　　Japan Coma Scale I-0
- 血圧　　　150/95 不整脈なし
- 血液データ　TP 6.3 g/dL，Albmin 3.6 g/dL，AST 18 IU，ALT 26 IU，BUN 12 mg/dL，HbA1c 6.2%，CRP 0.15 mg/dL
- 投薬　　　アムロジピンベシル酸塩（アムロジピン錠® 5 mg），アスピリン（バイアスピリン錠® 100 mg），ネキシウム（ネキシウムカプセル® 5 mg）

シート3
社会的情報

- 職業　　　従業員500人規模の製造業で経理の事務職
　　　　　　60歳で定年となったが引き続き嘱託職員として勤務
- 教育歴　　大学院修了
- 家族　　　妻59歳 銀行の役員，長女23歳 大学院生，長男17歳 高校生
　　　　　　妻・子ともに健康状態は良好
- 住環境　　賃貸マンション3階 4LDK
- 趣味　　　ゴルフ，旅行，囲碁
- 性格　　　生真面目，社交的
- 嗜好品　　煙草，酒
- 経済状況　一定額の預金あり，ローン返済中の所有物なし

シート4
理学療法の情報

検査結果

- 関節可動域　左：股関節内旋20度，伸展5度，膝屈曲110度，足関節背屈10度，
　　　　　　　　その他は参考可動域
　　　　　　右：特記事項なし
- 筋力・麻痺　左：Brunnstrom Recovery Stage　上肢Ⅱ，手指Ⅱ，下肢Ⅲ
　　　　　　右：MMTで段階4
- 筋トーヌス　Modified Ashworth Scale　左：1+，右：0
- 深部腱反射　左：上下肢ともに顕著に亢進（下腿三頭筋のクローヌスあり）
　　　　　　右：基準範囲
- 病的反射　左：陽性
　　　　　　右：陰性
- 感覚　　　左：表在・深部ともに中等度の低下
　　　　　　右：基準範囲
- 高次脳機能　MMSE 26点，線分二等分課題　右に30 mm偏位，
　　　　　　　Behavioral Inattention Test 125点
- 評価指標　Stroke Impairment Assessment Sets 31点，Trunk Control Test 36点，
　　　　　　Functional Balance Scale 19点，Timed Up and Go Test 測定不能

調査結果

- ADL　　　Functional Independence Measure 77点（ただし，能力としてのFIM 92点）

D 学習の視点

1 医療におけるコミュニケーションの基本姿勢

すべてのコミュニケーションに重要なことは，まず，対象者の質問の意図を正確に理解することにある．この場合，「歩ける」「ようになる」ことが，どのような意味であるのかを正確に知り，共通認識のもとで会話を進めることが基本となる．

だからといって，対象者に直接「歩けるとはどのような意味ですか」，「いつの時点での状態を聞かれているのですか」など，即座に返し質問のよ

うなことをしてはいけない．まずは対象者に共感的態度を示し，質問の意味を類推・確認しながら会話を進めていくことが大切となる．その意味では，「歩けるかどうかは，阪田さんにとって大切で気になることですよね」，「阪田さんは，歩けるようになったら，どのようなことをなさりたいですか」などの言葉をかけることが考えられる．

質問の意味を理解するということは，質問をした対象者の心理的背景を理解することと置き換えるとわかりやすいかもしれない．そして，質問自体に答えることを通して，対象者の不安や希望に応えることが，医療におけるコミュニケーションにとって重要なことである．

医療におけるコミュニケーションは，一言一言が治療的な支援や指導であり，同時に対象者の状態を知るための観察や評価の材料ともなる．

2　対象者の心理的背景を知る

なぜ，このような質問をしてきたのかを考える場合には，対象者の知的・認知機能，疾病や病態に対する理解，心理的状態を考慮する．

まず，質問の内容である「歩けるようになる」ことについて，これまで誰がどのような説明をしてきたのかを整理する．仮に一度も説明を受けていなければ，系統的な説明が必要になるのは当然であろう．他方，たびたび同じことを説明しているのであれば，別の要因が考えられる．説明自体が難しくて理解していない，言葉としては理解したが納得できていない，ある程度納得したが具体的な行動が整理されていない，不安が大きい，焦りがある，別に聞きたいことがある，などの多くの状況が想像される．これらの意図を適切にとらえて，対応することが重要になる．

脳卒中では抑うつを呈することが多い．また，病態を過小にとらえる病態失認（agnosia）を合併している場合もある．これらは知的機能とは別の概念であり，理解を促す説明や説得のみならず，情動に働きかける接近が大切になる．

同時になぜあなたにこの質問をしたのかを考える必要がある．これについては改めて6で説明する（☞ 315 ページ）．

3　「歩ける」という意味の理解

a.　歩けるという範囲

「歩ける」という範囲は実に広い．

対象者の「歩ける」という表現には，自身の能力として，杖や装具を使わないで歩くことが可能であるか，何かを使ってでも1人で歩くことができるか，介助を含めて歩くことができるか，歩容（歩く姿勢や姿，対称性など）がこれまでと同じようであるか，段差や不整地などを含めた歩行が可能であるか，転ぶ危険がなく安全に歩けるか，一定以上のスピードで歩けるか，長い距離を歩けるか，などが混在している．場合によっては，立位保持や1歩踏み出せることを歩けると表現する対象者や家族もいる．

医療者は杖をついて10 m くらいは歩けるつもりで話しても，対象者は屋外での独歩が可能になると受け止めている場合も決して少なくない．

b.　歩く目的

トイレに1人で行くことを希望している場合，更衣や排泄動作が自立していれば，歩けることがトイレへ行けることと同じ意味になる．この場合の歩けることは，尿意を感じてから自制内に便器まで移動できる必要がある．したがって，「短距離をある程度の時間内で安全に移動することができる」ことを意味する．

ガーデニングが趣味でその水やりができるかという場合には，「水入れを持って不整地や段差を移動し，立位や中腰で手を使ったときにもバランスが維持できる」ことが歩けることに含まれているかもしれない．また，実際の生活のなかで近くの商店に買い物に行けるようになる，友人と温泉旅行に行けること，を意味している代替表現の場合

もある．

孫と散歩をすることを「歩ける」と表現される対象者も少なくない．これをGentileの姿勢調節の課題としてとらえると，自身が移動しながら外部操作（孫の手を引く）の必要があり，動的空間のなかで急に外力が加わる（専門用語で試行間変動があると表現する）状態に分類される．これは16ある分類のなかで最も難度の高い課題に位置づけられる．

c. 歩くことの目的と手段としての歩けること

aで整理したように，「歩ける」という範囲には，形態，安全性，速度，距離などの要素が含まれている．これを明らかにすることは大切であるが，実際の対象者では，歩けるようになってやりたいこと（すなわち，歩くことの目的）が先にあり，それを実現するためにはどのくらい歩ける必要があるのか（すなわち，手段としての歩けること）を考えたうえで質問していることが多い．この場合には，範囲を確認するよりも目的を共有することが大切となる．

他方で，歩くことを疾病や機能回復の指標としてとらえている対象者も少なくない．この場合には，歩けるようになって何かを行うというよりも，歩けること自体の能力の水準が目標となりやすい．ともすると，理学療法の目標が歩行の獲得に置き換わり，状況によっては，歩くこと以外の練習には消極的になったり，歩けないことで過度の心理的負担につながる場合もある．わが国では，欧米と比較して，文化的・環境的な点から歩くことへの希望と価値観が高いことも理解しておく必要がある．

4 歩くために必要な機能

a. 動作としての歩行

歩くためには，一定以上の関節可動域，筋力，感覚，協調性などの機能が必要である．また，歩行は随意的な運動であるが，人類の進化の過程で高度に獲得された反射機構に裏打ちされた自動的な要素が含まれる．歩行誘発野と呼ばれる脳幹の機能や脊髄の中枢パターン発生器（central pattern generator）などが歩行のパターンやリズムに関係している．そのため，運動麻痺や感覚低下により，四肢の随意運動が損なわれている場合でも，動作としての歩行は可能なことがある．逆に，歩行失行，大脳基底核の機能低下，ボディイメージの障害があると，それぞれの筋力や協調性が保たれていても歩行が困難になることもある．

b. 能力と実行状況

動作としての歩行が"能力（capacity）"を指すのに対し，実際の日常生活で活動として実行しているかは"実行状況（performance）"として区分される〔詳細は『国際生活機能分類』の説明（☞18ページ）を参照〕．実行状況としての歩行が成立するためには，能力の獲得に加えて，歩く目的，対象者の意欲・自己管理とともに，環境因子が重要となる．低下した機能を補うために，杖などの歩行補助具や下肢の装具を利用すれば歩行が可能になる脳卒中者は多い．

5 変化に関連する因子

2つ目の「ようになる」は，現在はできていないことが将来できるようになるのかという変化と可能性を尋ねられている．専門的には，機能の予後（prognosis）を推測することを意味する．

専門職をその他の人と比べた場合に，知識や技術に秀でるのみならず，現状から将来の状態を的確に推測し，その過程に生じうる事柄を想定した問題解決をはかる一連の能力が求められる．精度の高い方法で予後を推測して適切な働きかけを行うことは，対象者との強い信頼関係と安心感の基盤ともなる．

a. 経過

専門職は予言者ではないので，限られた情報やある瞬間の出来事から将来の状態を確実に推測することはできないし，すべきでない．

予後を推測するには，時間経過に沿った多くの状態をつなぎ合わせることで，点から線を描いてその先の状態を勘案する．重要な定点としては，病前の状態，最も重度な状態，回復の傾き（治療期間に対する機能の変化）を知ることである．

対象者が成人の場合には，最も重度な状態を始点として回復の傾きを書き込み，病前の状態を上限とした範囲で予測を立てることが一般的である．小児の場合には発達を，高齢者では生理的退行を加味する必要がある．また，病期によって回復の傾きは変化するので，補正が必要になる．

脳梗塞では，発症からの時期によって回復の機構と程度は異なる．発症直後は，脳浮腫による半陰影（penumbra）の影響を含めた脳の可逆性が関与し，回復期には脳の可塑性による機構回復が期待できる．また，運動による脳の再構築と動作練習による代償能力の獲得や開発がおこりうる．なお，運動麻痺自体の回復は発症後数か月で緩徐となることが多いが，高次脳機能障害を伴う例では発症後半年以降でも認知機能の回復や動作能力の改善がみられる可能性がある．

b. 臨床疫学

現在，医療においては大規模な過去のデータが集積され，また，治療方法を統計学的に比較した臨床疫学に基づくエビデンスの重要性が指摘されている．

脳卒中の経過については，病型，入院時の重症度，年齢ごとの経過を大まかな日常生活活動（activities of daily living; ADL）(modified Rankin scale）で示したデータベースが存在する．また，入院時のADLから退院時（または数か月後）のADLを予測する研究結果も報告されている．

c. 運動学習・適応の能力

理学療法では，繰り返しの練習を通したスキルの獲得や，行動の変容や維持をはかる取り組みを行う．このため，対象者の運動学習や環境への適応の能力を指標に加えた予後の推測が不可欠となる．これまでの運動学習理論は，健常の認知・運動機能を有する対象者への課題難度やフィードバック・教示の方法を整理しているため，脳病変による学習能力自体の低下や変容の評価法，効果的な運動療法の選択は今後の課題である．

d. 目標の設定

理学療法では，対象者の評価を行い，適切な目標を設定して，それを達成するために必要な治療介入を行う．目標は，疾患（この場合は脳梗塞）の病態と重症度に加えて，変化の可能性を予測し，あわせて病前の活動状態や今後の生活環境を加味して対象者のニーズに見合う水準を設定する．

なお，対象者の心理的背景を明らかにしない段階で，設定した目標をもとに，どうしたら歩けるようになるのか，または，なぜ歩けないかをたとえ合理的に説明したとしても，それは必ずしも適切な対応ではないことを理解していただきたい．

6 "あなた"の立場

ここでは，「なぜ，あなたにこの質問をしたのか」について，職種の専門性と社会的役割の2つの視点から検証を進める．

a. 職種の専門性

対象者が，「歩けるようになるか」をあなたに尋ねてきたことを重く受け止める必要がある．対象者に重度な知的・認知機能の低下がある場合を除けば，通常は最も適切な答えが期待できる人に尋ねるであろう．

多くの対象者に，歩行の評価や運動・練習を実施しているのは理学療法士であろうし，それに対す

る専門的な知識をもっていると対象者が感じるのも理学療法士であろう．理学療法の専門性は，「理学療法士及び作業療法士法」の第二条にも，身体に障害のある者に対して，主として基本的動作能力の回復をはかると明記されている．このような期待に応えることはきわめて重要である．

なお，対象者は不安や不信から，別の専門職にも同じ質問をしていることも少なくないので，関係者による意思統一と役割分担が重要であることはいうまでもない．

b. 社会的役割

あなたが理学療法を担当している場合であっても，学生，新入職員，当該分野の専門性の高い理学療法士，部門の責任者，非常勤の指導者などによって，社会的な役割は大きく異なる．

学生であれば，どんなに自信がもてる内容であっても，臨床実習指導者に確認することなく答えることは厳に慎まなければならない．仮に学生の立場でこのような質問を受けたとすれば，「私は学生ですので，阪田さんの質問に答える能力と立場にありません」と回答することになるであろう．ただし，状況に応じて「このことを理学療法士（臨床実習指導者）に伝えて，答えていただくようにしましょうか」と続けることで，対象者とのコミュニケーションが広がる場合もある．

新人や若手の理学療法士であれば，専門性の高い理学療法士の意見を求めて慎重に回答する必要があるかもしれない．

他方，専門性の高い理学療法士が，「予後に関することはすべて医師に尋ねてください」と答えたとしたら，対象者は失望するかもしれない．「あなたは，毎日，私に歩く練習をし，その都度，不足していることや目標を話していたではないですか」，「そんなことも答えられずに，私の治療を担当してきたのですか」と思われたら，明日からの理学療法はうまく進まないであろう．

なお，このあたりの実践的な役割分担は，それぞれの病院や施設において主治医との関係を含めたチーム医療と連携のなかで，固有の役割が成立するものである．

7 コミュニケーションの進め方

a. 基本的な原則

会話の展開と理学療法士のリーズニングを**表1**に示した．

この内容から，理学療法士が進めるコミュニケーションの基本的な原則は，疾病の性質や詳細な状況に依存せず，共通した内容であることが理解できよう．すなわち，課題についてⅠ～Ⅳのいずれで進めたとしても，会話の展開①から③は同じ回答に行きつくことになる．

対象者から質問をされた場合には，まず，共感的・傾聴的な態度を示し，対象者が話しやすい雰囲気をつくることが大切である（表①）．

次に，質問の意味を正確に理解するための質問を投げかける（表②）．この確認的な質問に対する対象者の回答で，心理的背景を含めた質問の真意を共有することができる．あわせて，質問に対してどのように回答していくかをすばやく判断する．

個別の説明や質問に入る前に，対象者への肯定的・共感的態度を表出する（表③）．

b. 具体的な展開

表④以降の具体的な展開については，②の質問に対象者がどのように回答したかによって大きく変わりうる．また，追加の情報を得て学習を進めたⅢ・Ⅳでは，④以降の展開は対象者の病態や経過を判断する必要がある．なお，同時に，誰が，いつ，どのような形で応えることが適切であるかを見極める必要もある．

活動・参加の目標（期待）である場合には，それを実現しうる移動方法について提案し，歩行が手段であることを確認しながらその可能性を説明していく．ここでは，安全性や安楽性を含めた実用性にもふれる必要がある．動作能力の水準の場

表1　会話の展開と理学療法士のリーズニング

会話の展開	対応のポイントと理学療法士のリーズニング
対象者　「私は歩けるようになりますか」	
理学療法士「阪田さんにとって，歩けるかどうかはとても重要で気になることですよね」①	● まず，このような質問が対象者にとって大切なことであるという共感的態度を表出する．同時に，理学療法士がこの話を真摯に受け止めるという傾聴的態度を表出する
対象者　「はい…」	● 対象者の回答を待つ．その際，対象者の表情や仕草から質問をした心理的背景を少しでも理解する ● ここで不安や希望を話される場合もある
理学療法士「阪田さんは，歩けるようになったらどのようなことをなさりたいですか」②	● 次に，「歩けるようになる」ことの意味を正確に理解するために，対象者の希望や期待を尋ねるように投げかける ● 特に，歩けるという範囲，歩く目的について，具体的な思いを共有できるようにする
対象者　「私は，……したいです」	● 回答の内容が，対象者にとって活動・参加の目標（期待）であるか，動作能力の水準であるか，機能回復の代替指標であるか，時期についての見通しであるか，などを整理する ● ここでの内容は，④以降で具体的に展開していく
理学療法士「阪田さんのお気持ちはよくわかりました」③ 理学療法士「それについては，……」④	● 個別の説明や確認に入る前に，対象者の尋ねた内容の真意ならびに心情的な側面を共有できたという，肯定的態度，共感的態度を表出する ● 回答の内容，質問された状況等を勘案し，いつ，誰が，どのように応えるのが適切であるかを判断したうえで，具体的な説明や確認を進めていく

合には，歩行形態を中心に速度や持久性などの可能性にふれる．

機能回復の代替指標としてとらえていることが明らかである場合には，段階的に病態の認識や行動変容を促していく必要もある．ただし，病態の理解に関連する高次脳機能や性格などを考慮し，慎重に進めていく．

c. 適切でない対応

適切でない代表的な対応として，3つの例をあげる．

1つ目には，質問の意味を理解しない段階で病態と予後を一方的に説明してしまう場合である．表①から③の会話をスキップし，麻痺と半側無視の症状などから，独歩は難しい，補装具があれば屋内は歩ける可能性があるなどと回答することである．内容が否定的・肯定的のいずれであっても，対象者の真意を理解しない説明はコミュニケーションとして適切でない．

2つ目には，「あなたの頑張り次第です」に類する表現が含まれている内容である．理学療法の効果は対象者の意欲や取り組み方に影響することは事実であるが，対象者の心理的負担の点から適切な表現ではない．対象者の頑張り次第で歩けるようになるということは，歩けない場合には対象者の努力や頑張りが足りなかったということになる．脳梗塞を有する対象者では，病態の理解の不足や抑うつを含めた理学療法の支援が不可欠である．

3つ目には，結論を先送りして話題をすり替えるものである．「もう少し様子をみましょう」，「先のことはやってみないとわかりません」，「以前と比べれば少しずつよくなっていますよ」などが該当する．これらはすべてが適切でないとは言い切れないが，対象者の思いを正面からきちんと受け止める態度が基本的には大切である．

E 学習の進め方の比較

この課題の学習を進めるにあたり，4つの方法を提示した．

Ⅰは細かな条件は設定されておらず，誰にでも答えやすい半面で，個別に詳細な回答を考えるには

不向きな点がある．これは，設問から何が問題であるかを考える点に力点がおかれ，問題を発見して解決していく問題基盤型学習（problem based learning; PBL）の原型である．医学的知識の少ない1年生の臨床推論（clinical reasoning）の導入や，臨床経験が豊富な理学療法士の演繹的な整理に適している．

IIは，具体的な質問に答える形で思考を展開していく質問基盤型学習（inquired based learning; IBL）である．質問は主な思考過程を示しており，課題を解く過程が具体化されている．特にヒントまで読むことで，ほぼどのように考えればよいかの枠組みが示されている．この課題は，問題を発見する過程がないため論理的な思考過程を生成するのに劣る一方で，思考が停滞したり，それによって学習の意欲が中断してしまう危険が少ない．その意味では，考えることに慣れていない学生が継続的に学習するのに適している．

IIIは一般的なPBLの形をとっている．実際には，情報シートを出すタイミングや順序をチューターが配慮することで学習効果が向上する．情報シートの内容によってそこから何を読み解くかが変わるので，各学年でアレンジしやすい．1年生の段階で専門用語を羅列したシートが多いと単なる調べものに時間が割かれ，学習への負担感とともに骨格となるコミュニケーションの理解が散漫となる危険がある．一方で，2，3年生には具体的な情報があることで，対象者の相対的な位置づけや歩行の可能性が具体的になるために，現実的な課題として取り組みやすくなる．ただし，思考を進めるうえで情報シートに記載されている項目自体は問題解決のヒントになっている．そのため，学生はクイズを解くような思考に陥ることがあるので注意する．実際の臨床では，問題を解決するために必要な情報を選択して収集することこそが重要な能力である．

IVはIIとIIIを含んだ課題である．個々の情報をふまえた思考過程を具体化するのに優れている．病態の理解，検査・測定項目の選択など，全般的な知識の確認と思考過程の整理にも活用できるが，IIで示したような短所がある．

IからIVは，いずれもD.7.a項（☞316ページ）で示したようにコミュニケーションの展開としては基本的に同じ回答が得られる．詳細な情報（課題III）を得ることで，むしろ適切でない対応（D.7.c項）が増加することがある．特に，1年生よりも3，4年生でその傾向が高いことは，学習の過程で対象者よりも局所の病態に関心が高まりやすい特性と関係している．あえて歩くことが難しそうな条件を提示（教育学的にはred herringと呼ばれる）されても，コミュニケーションの本質から逸脱しないことを学習する必要がある．もちろん，後半においては，歩くことの範囲，安全性，自己管理能力，生活環境などを整理すれば，その可能性はどちらともいえる実例に基づいた課題である．

F コミュニケーションとは──対象者への共感と支援

「私は歩けるようになりますか」

わずか3秒程度の質問であるが，これに適切に応えるためには，実に多くの要因を周到かつ瞬時に判断する高い臨床能力が要求される．臨床場面では，実際よく尋ねられる質問である．対象者の質問に答えることは，専門職が一方的に説明する場合よりも信頼関係をいっそう深めることにつながる一方で，1つ間違えればこれまでの関係を損なう危険を含んでいる．

コミュニケーションの基本は，相手の聞きたいことを心情的かつ的確に意味を理解したうえで，共感的な態度に基づき，相手の期待や希望をふまえて適切な展開を通した支援的な内容にある．対象者から選ばれた立場であなたが回答する意味を考え，対象者の不安を軽減するような応え方をすることが大切である．臨床では，一般論ではなく，固有の間柄的信頼関係に基づく共感と支援が根底にあることを忘れてはならない．

付録1 診療・介護報酬関係資料
――最近の保険点数の抜粋含む

■ 医療保険・診療報酬資料（2014年度4月改定）

資料1　理学療法に関する主な診療報酬の変遷（抜粋）

改定年月日	施設基準	診療報酬名目	点数
1965年 1月 1日算定	整形外科機能訓練（理学療法の部） （処置料の部）	甲 乙	6点 9.1点
1967年 12月	整形外科機能訓練（1日につき） 1. 器械器具を用いた機能訓練 2. 水中機能訓練 3. 温熱療法	甲 乙 甲 乙 甲 乙	6点 9.1点 6点 9.1点 6点 9.1点
1974年 2月	整形外科機能訓練 施設基準承認施設（1日につき） 施設基準非承認施設 1. 器械器具を用いた機能訓練 2. 水中機能訓練 3. 温熱療法	簡単なもの 複雑なもの	40点 80点 20点 30点 15点
1976年 4月 1日15人 算定 運動療法へ	身体障害運動療法 施設基準承認施設（1日につき） 施設基準非承認施設 1. 器械器具を用いた機能訓練 2. 水中機能訓練 3. 温熱療法	簡単なもの 複雑なもの	60点 120点 40点 50点 25点
1988年 4月	運動療法 施設基準承認施設 施設基準非承認施設 心疾患理学療法料	簡単なもの 複雑なもの 早期運動療法加算発生1月以内 複雑かつ長時間を要する運動療法 その他の簡単な運動療法	135点 335点 60点 100点 65点 335点

（つづく）

資料1　理学療法に関する主な診療報酬の変遷（抜粋）(つづき)

改定年月日	施設基準	診療報酬名目	点数
1988年4月（つづき）	老人運動療法	簡単なもの（I）	150点
		複雑なもの（I）	380点
		簡単なもの（II）	90点
		複雑なもの（II）	170点
		簡単なもの（III）	65点
		複雑なもの（III）	100点
	老人早期運動療法料	入院から30日以内	400点
		30日を超え60日以内	250点
		老人理学療法計画評価料	100点
		退院患者理学療法指導料	200点
		寝たきり老人訪問理学療法指導料	250点
1992年4月 理学療法士1人当たり1日の取扱い患者数：簡単なもの；36名以下 複雑なもの；12名以下	理学療法（I）（リハビリテーション総合承認施設）	簡単なもの（6ヶ月以内）	170点
		（6ヶ月以上）	160点
		複雑なもの（6ヶ月以内）	580点
		（6ヶ月以上）	550点
	理学療法（II）	簡単なもの（6ヶ月以内）	155点
		（6ヶ月以上）	145点
		複雑なもの（6ヶ月以内）	480点
		（6ヶ月以上）	450点
		急性発症脳血管障害等加算	60点
	理学療法（III）	簡単なもの	70点
		複雑なもの	220点
	理学療法（IV）	簡単なもの	65点
		複雑なもの	110点
		退院前訪問指導料	280点
		在宅訪問リハビリテーション指導管理料	450点
		甲乙表 消炎・鎮痛処置（単独）	35点
		（併用）	40点
		心疾患リハビリテーション料	480点
	老人早期理学療法料 超早期加算	発症から30日以内	580点
		発症から7日以内	100点
	老人理学療法料	簡単なもの（6ヶ月以内）	170点
		（6ヶ月以上）	150点
	理学療法料（I）	複雑なもの（6ヶ月以内）	500点
		（6ヶ月以上）	460点
	運動療法料（II）	簡単なもの	95点
		複雑なもの	230点
	運動療法料（III）	簡単なもの	65点
		複雑なもの	110点
		老人リハビリテーション計画評価科	100点
		老人退院時リハビリテーション指導料	220点
		老人退院前訪問指導料	360点
		寝たきり老人訪問リハビリテーション指導管理料	470点
		老人デイ・ケア料（I）	460点
		（II）	660点
		老人保健施設 入所者基本施設療養費	252,240円

(つづく)

資料1　理学療法に関する主な診療報酬の変遷（抜粋）（つづき）

改定年月日	施設基準	診療報酬名目	点数
1994年4月	理学療法（I） （リハビリテーション総合承認施設）	簡単なもの（6ヶ月以内）	170点
		（6ヶ月以上）	160点
		複雑なもの（6ヶ月以内）	580点
		（6ヶ月以上）	550点
	理学療法（II）	簡単なもの（6ヶ月以内）	155点
		（6ヶ月以上）	145点
		複雑なもの（6ヶ月以内）	480点
		（6ヶ月以上）	450点
		急性発症脳血管障害等加算	60点
	理学療法（III）	簡単なもの	70点
		複雑なもの	220点
	理学療法（IV）	簡単なもの	65点
		複雑なもの	110点
		退院前訪問指導料	300点
		在宅訪問リハビリテーション指導管理料	480点
		消炎・鎮痛処置（単独）	35点
		（併用）	40点
		心疾患リハビリテーション料	490点
	老人早期理学療法料	発症から30日以内	610点
	超早期加算	発症から7日以内	200点
	老人理学療法料 理学療法料（I）	簡単なもの（6ヶ月以内）	170点
		（6ヶ月以上）	150点
		複雑なもの（6ヶ月以内）	530点
		（6ヶ月以上）	480点
	理学療法料（II）	簡単なもの	95点
		複雑なもの	240点
	理学療法料（III）	簡単なもの	65点
		複雑なもの	110点
		老人リハビリテーション計画評価科	110点
		入院生活リハビリテーション料	60点
		摂食機能療法	180点
		老人退院時リハビリテーション指導料	240点
		老人退院前訪問指導料	400点
		寝たきり老人訪問リハビリテーション指導管理料	500点
		老人デイ・ケア料（I）	510点
		（II）	710点
		老人保健施設 入所者基本施設療養費	264,800円
1994年10月		退院時リハビリテーション指導管理料	240点
		在宅訪問リハビリテーション指導管理料	500点

（つづく）

資料1 理学療法に関する主な診療報酬の変遷（抜粋）(つづき)

改定年月日	施設基準	診療報酬名目	点数
2000年 回復期リハ 病棟導入	理学療法（I） （リハビリテーション総合承認施設）	簡単なもの（6ヶ月以内）	185点
		（6ヶ月以上）	170点
		複雑なもの（6ヶ月以内）	660点
		（6ヶ月以上）	570点
	理学療法（II）	簡単なもの（6ヶ月以内）	170点
		（6ヶ月以上）	155点
		複雑なもの（6ヶ月以内）	530点
		（6ヶ月以上）	480点
		急性発症脳血管障害等加算	60点
	理学療法（III）	簡単なもの	75点
		複雑なもの	240点
	理学療法（IV）	簡単なもの	65点
		複雑なもの	115点
	早期理学療法（新設）	早期理学療法（I）	710点
		早期理学療法（II）	590点
		退院時リハビリテーション指導管理料	300点
		退院前訪問指導料	360点
		在宅訪問リハビリテーション指導料	530点
		難病患者リハビリテーション料	600点
		心疾患リハビリテーション料	550点
	老人理学療法料（I）	簡単なもの（6ヶ月以内）	200点
		（6ヶ月以上）	175点
		複雑なもの（6ヶ月以内）	710点
		（6ヶ月以上）	600点
	老人理学療法料（II）名称変更	簡単なもの（6ヶ月以内）	185点
		（6ヶ月以上）	160点
		複雑なもの（6ヶ月以内）	580点
		（6ヶ月以上）	510点
	退院後加算	簡単なもの	30点
		複雑なもの	50点
	老人理学療法料（III）名称変更	簡単なもの	100点
		複雑なもの	260点
	老人理学療法料（IV）名称変更	簡単なもの	65点
		複雑なもの	115点
		老人早期理学療法料（I）	760点
		老人早期理学療法料（II）	640点
		早期加算（発症から7日以内）	200点
		老人リハビリテーション総合評価料	480点
		老人リハビリテーション評価料	150点
		老人退院時リハビリテーション指導料	300点
		老人リハビリテーション計画評価料（初2．3．6月）	150点
		老人退院前訪問指導料	460点
		入院生活リハビリテーション料	170点
		摂食機能療法	185点
		老人理学療法加算（簡単2ヶ月以内）	30点
		老人理学療法加算（複雑2ヶ月以内）	50点

(つづく)

資料1　理学療法に関する主な診療報酬の変遷（抜粋）（つづき）

改定年月日	施設基準	診療報酬名目	点数
2006年4月 患者一人につき 上限単位数 ：6単位/日 厚労大臣が定める患者 ：9単位/日	心大血管疾患リハビリテーション料（I）	発症後120日以内 発症後121日以上150日以内	250点 210点
	心大血管疾患リハビリテーション料（II）	発症後120日以内 発症後121日以上150日以内	100点 85点
	脳血管疾患等リハビリテーション料（I）	発症後120日以内 発症後121日以上150日以内	250点 210点
	脳血管疾患等リハビリテーション料（II）	発症後120日以内 発症後121日以上150日以内	100点 85点
	運動器リハビリテーション料（I）	発症後120日以内 発症後121日以上150日以内	180点 150点
	運動器リハビリテーション料（II）	発症後120日以内 発症後121日以上150日以内	80点 65点
	呼吸器疾患リハビリテーション料（I）	発症後120日以内 発症後121日以上150日以内	180点 150点
	呼吸器疾患リハビリテーション料（II）	発症後120日以内 発症後121日以上150日以内	80点 65点

資料2 疾患別リハビリテーション料の基本情報（2014年度）

種別	基準	通則 点数	通則 上限単位数	早期リハビリテーション加算 起算日	早期リハビリテーション加算 日数	早期リハビリテーション加算 加算	総合計画評価料 頻度と点数	期間 起算日	期間 標準日数
心大血管	I	205 点	6 単位/日	治療開始日	14 日以内（リハ科勤務医がいる場合） 30 日	75 点 30 点	300 点 1 回/月	治療開始日	150 日
	II	105 点					基準II 算定不可		
		回復期リハ入院料を算定する患者は 9 単位/日							
脳血管	I	245（180）点	6 単位/日	発症，手術または急性増悪			300 点 1 回/月	発症，手術または急性増悪	180 日
	II	200（146）点							
	III	100（77）点					基準III 算定不可		
		発症後 60 日以内のもの 回復期リハ入院料を算定する患者は 9 単位/日 ※( )内は廃用症候群の場合							
運動器	I	180 点	6 単位/日	発症，手術または急性増悪			300 点 1 回/月	発症，手術または急性増悪	150 日
	II	170 点							
	III	85 点					基準II 算定不可		
		回復期リハ入院料を算定する患者は 9 単位/日							
呼吸器	I	175 点	6 単位/日	治療開始日			300 点 1 回/月	治療開始日	90 日
	II	85 点					基準II 算定不可		
		回復期リハ入院料を算定する患者は 9 単位/日							

資料3 医療・介護保険施設

施設名	機能	対象者	費用	1 人あたりの面積
特別養護老人ホーム	介護	常時介護が必要で在宅生活が困難な寝たきり高齢者など	介護保険	10.65 m²
老人保健施設	家庭復帰・療養	病状安定期で，入院治療の必要はないがリハビリテーション，看護・介護を必要とする寝たきり高齢者など	介護保険	8 m²
療養型病床群 介護保険適用	療養の必要な治療	要介護認定を受けた長期療養患者	介護保険	6.4 m²
療養型病床群 医療保険適用		長期療養患者のうち密度の高い医学的管理	医療保険	
一般病院	治療	入院治療を必要とする患者	医療保険	4.3 m²

資料 4　回復期リハビリテーション病棟入院料および施設基準（2014 年度）

回復期リハビリテーション病棟入院料	施設基準	入院料（1 日につき）
1	(1) 専任の医師 1 名以上，専従の理学療法士 3 名以上，作業療法士 2 名以上，言語聴覚士 1 名以上および在宅復帰支援を担当する専任の社会福祉士等 1 名以上の常勤配置を行うこと (2) 重症の患者（別に定める日常生活機能評価で 10 点以上の患者）が新規入院患者のうち 3 割以上であること (3) 退院患者のうち他の医療機関へ転院した者などを除く者の割合が 7 割以上であること (4) 新規入院患者のうち看護必要度評価票 A 項目の得点が 1 点以上の患者の割合が 1 割以上であること (5) 重症患者のうち 3 割以上の患者が退院時に日常生活機能評価で 4 点以上改善していること (6) 休日を含め週 7 日リハビリテーションの提供体制を備えていること 体制強化加算 200 点（1 日につき）： 　専従の常勤医師 1 名以上および専従の常勤社会福祉士 1 名以上を配置	2,015 点
2	(1) 専任の医師 1 名以上，専従の理学療法士 2 名以上および作業療法士 1 名以上の常勤配置を行うこと (2) 重症の患者が新規入院患者のうち 2 割以上であること (3) 退院患者のうち他の医療機関へ転院した者などを除く者の割合が 6 割以上であること (4) 重症患者のうち，3 割以上の患者が入院時と比べ退院時に日常生活機能評価で 3 点以上改善していること	1,811 点
3	(1) 専任の医師 1 名以上，専従の理学療法士 2 名以上および作業療法士 1 名以上の常勤配置を行うこと	1,657 点

入院料 1～3 共通事項：
(1) 心大血管疾患リハビリテーション料（I），脳血管疾患等リハビリテーション料（I）（II）（III），運動器リハビリテーション料（I）（II），呼吸器リハビリテーション料（I）の届出を行っていること
(2) 病室の床面積は，内法による測定で，患者 1 人につき，6.4 平方メートル以上
(3) 廊下の幅は，病室に隣接する場合，1.8 メートル以上，両側に居室がある場合，2.7 メートル以上
(4) 患者の利用に適した浴室および便所が設けられていること
(5) リハビリテーションの実施計画の作成の体制および適切な当該リハビリテーションの効果，実施方法等を定期的に評価する体制がとられていること
(6) 入院時等に測定する日常生活機能評価および継続的な医学的処置の必要性は，一般病棟用の重症度，医療・看護必要度に係る評価票におけるモニタリングおよび処置等の項目（A 項目）を用いて測定
(7) 回復期リハビリテーションを要する状態の患者に対する 1 日あたりリハビリテーション提供単位数は平均 2 単位以上であること
加算報酬：
リハビリテーション充実加算（患者 1 人につき 40 点/日）：
　患者に対する 1 日あたりのリハビリテーション提供単位数は平均 6 単位以上であること
休日リハビリテーション提供体制加算（患者 1 人につき 60 点/日）：
　休日を含めすべての日において，リハビリテーションを提供できる体制を備えていること

資料5　疾患別リハビリテーションの施設基準

	脳血管疾患等の リハビリテーション	運動器リハビリテーション	呼吸器リハビリテーション	心大血管リハビリテーション
施設面積	I 160m² 以上（言語聴覚士は個別療法室 8m² 以上） ＊言語療法のみを行う場合専用個別療法室 8m² 以上	I 病院 100m² 以上 診療所 45m² 以上	I 病院 100m² 以上 診療所 45m² 以上	I 病院 30m² 以上 診療所 20m² 以上 （訓練室は当該療法を実施する時間帯は兼用不可）
	II・III 病院 100m² 以上 診療所 45m² 以上	II 病院 45m² 以上 診療所 45m² 以上	II 病院 45m² 以上 診療所 45m² 以上	II 病院 30m² 以上 診療所 20m² 以上（同上）
人員基準	I 専任の常勤医師が 2 名以上 ただしそのうち 1 名は脳血管疾患等のリハビリテーション医療に関する 3 年以上の臨床経験または脳血管疾患等のリハビリテーション医療に関する研修会，講習会の受講歴（または講師歴）を有すること ①専従の常勤理学療法士が 5 名以上 ②専従の常勤作業療法士が 3 名以上 ③言語聴覚療法を行う場合，専従の言語聴覚士が 1 名以上 ①〜③までの従事者が合わせて 10 名以上	I 運動器リハビリテーションの経験を有する専任の常勤医師が 1 名以上 経験を有する医師とは運動器リハビリテーション医療に関する 3 年以上の臨床経験または運動器リハビリテーション医療に関する研修を修了した医師であることが望ましい 専従の常勤理学療法士・作業療法士合わせて 4 名以上	I 呼吸器リハビリテーションの経験を有する専任の常勤医師が 1 名以上勤務していること 呼吸器リハビリテーションの経験を有する専従の常勤理学療法士 1 名を含む，常勤の理学療法士または作業療法士が合わせて 2 名以上勤務していること	I 循環器科または心臓血管外科の医師が心大血管疾患リハビリテーションを実施している時間帯において常時勤務しており，心大血管リハビリテーションの経験を有する専任の常勤医師が 1 名以上勤務していること 心大血管リハビリテーションの経験を有する専従の常勤理学療法士および専従の常勤看護師が合わせて 2 名以上勤務していること．ただし，いずれか一方は専任の従事者でも差し支えないこと
	II 専任の常勤医師が 1 名以上 ①専従の常勤理学療法士が 1 名以上 ②専従の常勤作業療法士が 1 名以上 ③言語聴覚療法を行う場合，専従の言語聴覚士が 1 名以上 ①〜③までの従事者が合わせて 4 名以上	II 運動器リハビリテーションの経験を有する専任の常勤医師が 1 名以上 ①専従の常勤理学療法士が 2 名以上 ②専従の常勤作業療法士が 2 名以上 ①〜②までの従事者が合わせて 2 名以上 以上のいずれかを満たすこと	II 専任の常勤医師が 1 名以上 専従の常勤理学療法士または作業療法士が 1 名以上勤務していること	II 心大血管リハビリテーションの経験を有する専任の医師が 1 名以上勤務していること 心大血管リハビリテーションの経験を有する専従の常勤理学療法士および専従の常勤看護師が合わせて 1 名以上勤務していること．ただし，いずれか一方は専任の従事者でも差し支えないこと
	III 専任の常勤医師が 1 名以上 ①専従の常勤理学療法士が 1 名以上 ②専従の常勤作業療法士が 1 名以上 ③言語聴覚療法を行う場合，専従の言語聴覚士が 1 名以上 ①〜③までの従事者が合わせて 1 名以上	III 専任の常勤医師が 1 名以上 ①専従の常勤理学療法士が 1 名以上 ②専従の常勤作業療法士が 1 名以上 ①〜②までの従事者が合わせて 1 名以上		

疾患別リハビリテーションの施設基準における専用の機能訓練室は，同じ時間帯でも兼用できる．ただし，心大血管リハビリテーションの実施時間帯は兼用できない

■介護保険・介護報酬資料（2012年4月改定）

資料6　介護保険と医療保険の比較

	介護保険	医療保険
保険者	市区町村	保険の種類により異なる
被保険者	国民全員ではなく，限定される ● 第1号被保険者：65歳以上 ● 第2号被保険者：40〜64歳の医療保険加入者	原則的に国民全員
保険料	市町村によって異なる	国民健康保険市区町村により異なる 被用者保険は，給与に比例する
サービスを受ける手続き	被保険者が市区町村に申請 代行申請も可能	保険医療機関への受診
サービスを受ける権利	要介護認定を受け，市区町村が認定した者	被保険者・被扶養者すべて
給与内容	居宅介護サービス 施設介護サービス	医療サービス 　在宅＋外来＋入院など
給付方法	現物給付と償還払い	原則として現物給付
サービス費用の額	介護報酬により算定	診療報酬により算定
給付額	要介護度ごとに給付額を認定	出来高払い
保険料の徴収	第1号被保険者は年金から天引き 第2号被保険者は医療保険料として徴収	被用者保険は給与より天引き 国民健康保険は個別徴収
自己負担	原則として給付対象費用の1割負担	国民健康保険：3割 被用者保険：本人2割 　家族は入院2割，外来3割
高額自己負担の場合の制度	高額介護サービス費 高額住宅支援サービス費	高額療養費制度
保険外サービスの利用	保険給付サービス上限額を超えた部分を全額自己負担により利用可能	保険診療と保険外診療を混合してサービスを受けることはできない

資料7 被保険者の対象と保険料

	対象	保険料
第1号被保険者	市町村の区域内に住所のある65歳以上の人．原因を問わず要介護状態・要支援状態のときにサービスを受けることができる	65歳以上の人の保険料の料率は政令で定める基準に基づき，所得段階別の定額保険料として，3年ごとに各市町村の条例で設定される
第2号被保険者[*1]	市町村の区域内に住所のある40歳以上65歳未満の人で，医療保険に加入している人．介護保険で定める[*1]特定疾患により要介護状態・要支援状態となった場合のみサービスを受けることができる	40歳から65歳未満までの人の介護保険料は，公的医療保険（健康保険・国民健康保険・共済組合など）の保険料と一緒に，一括して徴収される．そのため，保険料の計算のしかたや額は，加入している医療保険によって異なる

[*1] 第2号被保険者の特定疾患
- 筋萎縮性側索硬化症
- 後縦靱帯骨化症
- 骨折を伴う骨粗鬆症
- 脳血管疾患
- 多系統萎縮症
- 脊髄小脳変性症
- 脊柱管狭窄症
- 早老症
- 閉塞性動脈硬化症
- 関節症リウマチ
- 慢性閉塞性肺疾患
- 末期癌
- 初老期における認知症（アルツハイマー病，脳血管性認知症など）
- 糖尿病神経障害，糖尿病性腎症および糖尿病性網膜症
- 進行性核上性麻痺，大脳皮質基底核変性症およびパーキンソン病
- 両側の膝関節または股関節に著しい変形を伴う変形性関節症

資料8 要介護度分類と利用できるサービス・月利用限度額——居宅サービスの場合

要介護度	認定目安	利用できるサービス		月利用限度額（居宅サービス）
要支援1	生活機能の一部に若干の低下が認められ，介護予防サービスを提供すれば改善が見込まれる	・介護予防サービス ・地域密着型介護予防サービス	週2回の通所リハビリテーションや訪問介護	49,700円
要支援2	生活機能の一部に低下が認められ，介護予防サービスを提供すれば改善が見込まれる			104,000円
要介護1	身のまわりの世話に見守りや手助けが必要．立ち上がり・歩行などで支えが必要	・居宅サービス ・地域密着型サービス ・施設サービス	週1, 2回の通所リハビリテーションまたは通所介護を含め，ほぼ毎日なんらかのサービスを利用	165,800円
要介護2	身のまわりの世話全般に見守りや手助けが必要．立ち上がり・歩行などで支えが必要．排泄や食事で見守りや手助けが必要		週3回の通所リハビリテーションまたは通所介護を含め，毎日なんらかのサービスを利用	194,800円
要介護3	身のまわりの世話や立ち上がりが1人では行えない．排泄などで全般的な介助が必要		夜間（または早朝）の訪問介護を含め，1日2回のサービスを利用．医療の必要度が高い場合，週3回の訪問看護を利用．認知症の場合，週4回の通所リハビリテーションまたは通所介護を含め，毎日サービスを利用	267,500円
要介護4	日常生活を営む機能がかなり低下しており，全面的な介助が必要な場合が多い．問題行動や理解低下もあり，立ち上がりや歩行などがほとんど行えない		夜間（または早朝）の訪問介護を含め，1日2〜3回のサービスを利用．医療の必要度が高い場合，週3回の訪問看護を利用．認知症の場合，週5回の通所リハビリテーションまたは通所介護を含め，毎日サービスを利用	306,000円
要介護5	日常生活を営む機能が著しく低下しており，全面的な介助が必要．多くの問題行動や全般的な理解低下もあり，意思の疎通が困難		早朝，夜間の訪問介護を含め，1日3〜4回のサービスを利用．医療の必要度が高い場合，週3回の訪問看護を利用	358,300円

資料9　居宅サービスの種類と内容（13種類）

種類	サービス内容
短期入所生活介護（ショートステイ）	短期入所施設などに短期入所させ、当該施設において入浴、排泄、食事などの介護その他の日常生活上の世話、機能訓練を行うサービス
短期入所療養介護（医療型ショートステイ）	介護老人保健施設、療養型病床群などに短期間入所させ、当該施設において、集中的に看護、医学的管理下における介護、機能訓練その他必要な医療および日常生活上の生活を行うサービス
通所リハビリテーション（デイケア）	介護老人保健施設、病院などに通わせ、当該施設において、理学療法、作業療法その他必要なリハビリテーションや看護・介護・食事・入浴などのサービスを受け、必要に応じて送迎サービスを受けることができる
通所介護（デイサービス）	通所介護施設（デイサービスセンター）などに通わせ、当該施設において、入浴、食事の提供などの日常生活上の世話、機能訓練を行うサービス
訪問リハビリテーション	病院・診療所または介護老人保健施設の理学療法士・作業療法士・言語聴覚士が、計画的な医学的管理を行っている医師の指示に基づき、利用者の自宅を訪問して、心身の機能の維持回復をはかり日常生活の自立を助けるために、理学療法・作業療法などの必要なリハビリテーションを行うサービス
訪問介護（ホームヘルプサービス）	訪問介護員（ホームヘルパー）が居宅を訪問して、入浴介助、食事の世話、衣服の洗濯、住宅の掃除、日常生活上の世話などを行うサービス
訪問入浴介護	居宅を訪問し、浴槽を提供して入浴の介護を行うサービス
訪問看護	居宅で看護師などから受ける療養上の世話と診療補助（病状観察、清拭、洗髪、褥瘡の予防や処置、ターミナルケア・リハビリテーション、医療器具装着者の指導と管理、家族介護指導など）
居宅療養管理指導	医師、薬剤師などが居宅を訪問し、療養上の管理や指導を行うサービス
特定施設入所者生活介護	有料老人ホーム、介護利用型軽費老人ホーム（ケアハウス）に入所している要介護者などについて、介護サービス計画に基づき、入浴、排泄、食事などの介護その他の日常生活上の世話、機能訓練および療養上の世話を行うサービス
福祉用具貸与	車いすや特殊ベッドなど厚生労働大臣が定める福祉用具の貸与を行うサービス。具体的には車いす、車いす付属品、特殊寝台、特殊寝台付属品、褥瘡予防用具、体位変換器、手すり、スロープ、歩行器、歩行補助杖、認知症高齢者徘徊感知機器、移動用リフト
特定福祉用具購入費の支給	貸与に含まれない5種類の福祉用具の購入費を支給するサービス。具体的には腰掛便座、特殊尿器、入浴補助用具、簡易浴槽、移動用リフトのつり具の部分
住宅改修費の支給	自宅改修費用を支給するサービス

資料10　通所サービスの比較

通所リハビリテーション（デイケア）	通所介護（デイサービス）
目的： 個人個人の通所リハビリ計画に従って理学療法や作業療法などのリハビリテーションを受け，身体機能の維持や向上を目指す介護サービス 配置職員： 理学療法士，作業療法士もしくは言語聴覚士または看護師，准看護師もしくは看護職員を配置していること ●理学療法士等体制強化加算　30単位/日 算定要件：常勤かつ専従の理学療法士などを2名以上配置していること 〈所要時間1時間以上2時間未満〉 〈所要時間3時間以上4時間未満〉 〈所要時間4時間以上6時間未満〉 〈所要時間6時間以上8時間未満〉	目的： 可能なかぎりその居宅において，自立した日常生活を営むことができるよう，必要な日常生活上の世話および機能訓練を行うことにより，利用者の社会的孤立感の解消および精神的負担の軽減をはかる 配置職員：機能訓練指導員1名以上 ＊機能訓練指導員は日常生活を営むのに必要な機能の減退を防止するための機能訓練を行う能力を有する者で，理学療法士，作業療法士，言語聴覚士，看護職員，柔道整復師またはあん摩マッサージ指圧師の資格を有するものとする 〈所要時間3時間以上4時間未満〉 〈所要時間4時間以上6時間未満〉 〈所要時間6時間以上8時間未満〉

資料11　訪問リハビリテーションサービスの分類

	訪問看護		訪問リハビリテーション
	訪問看護1〜6	訪問看護7	
設置主体	都道府県知事の指定を受けた，国・都道府県・市町村・医療法人・社会福祉法人・その他厚生労働大臣が認めるもの（看護協会，医師会，日赤など）		病院・診療所または介護老人保健施設
設置基準	保健師・看護師・准看護師を常勤換算で25人以上．理学・作業療法士は適当数おくことができる．管理者（適切な訪問看護が提供できる保健師・看護師）は設置義務があり，ステーションの運営とサービスを行う		病院・診療所または介護老人保健施設に属している理学療法士，作業療法士，言語聴覚士
提供者	看護師など	理学療法士，作業療法士，言語聴覚士	理学療法士，作業療法士，言語聴覚士
サービス内容	療養サービス	療養サービスを中心としたリハビリテーション	リハビリテーション
対象者	病気やけがなどによる寝たきりに準ずる高齢者，認知高齢者，疾病・負傷などによる継続療養者（難病・重度障害，末期癌，精神障害者など）で医師の要指示者		病状が安定期にあり，診療に基づき実施される計画的な医学的管理のもと，自宅でのリハビリテーションが必要であると主治医が認めた要介護者・要支援者
報酬	所要時間が30分未満の場合：254単位 所要時間が30分以上1時間未満の場合：402単位 所要時間1時間以上の場合は584単位に所要時間から計算して，所要時間が30分増すごとに83単位を加算した単位数		305単位/回 20分間リハビリテーションを行った場合に1回として算定 週6回を限度とする ※短期集中リハビリテーション 退院・退所または要介護認定を受けた日から1か月以内に行われた場合：340単位 退院・退所または要介護認定を受けた日から1か月を超え3か月以内に行われた場合：200単位

資料12　地域密着型サービスの種類と内容

種類	サービス内容
地域密着型特定施設入居者生活介護	小規模な有料老人ホーム（定員29人以下）などに入居している要介護者が生活機能を向上させるための目標が達成できるように，入浴・排泄・食事などの介護や機能訓練，療養上の世話を行う
地域密着型介護老人福祉施設入所者生活介護	常に介護が必要で，自宅での介護が難しい要介護者が，小規模特別養護老人ホーム（定員29人以下）に入所して日常生活の介助などを提供する
認知症対応型通所介護	認知症により日常生活に支障が生じている要支援者・要介護者に対して，デイサービスセンターなどで入浴・排泄・食事などの介護や機能訓練を提供する
夜間対応型訪問介護	要介護者に対して，夜間（午後10時〜午前7時）に定期的または利用者の求めに応じてホームヘルパーが自宅を訪問し，入浴・排泄・食事などの介護や日常生活の世話を行う。 ※自宅に専用のケアコール端末を設置し，ケアコールを押すだけでオペレーションセンターの看護師が対応する。介護サービスが必要なときにはヘルパーが自宅に駆け付け，介護サービスを提供する
小規模多機能型居宅介護	要支援者・要介護者に対して，「デイサービスなどの通所サービス」を中心に，必要なときには「ホームヘルパーサービスなどの訪問サービス」や「ショートステイなどの泊まりのサービス」を組み合わせ，本人の心身の状況や希望に応じ，入浴・排泄・食事などの介護や機能訓練などを行う
認知症対応型共同生活介護	要介護者であって認知症の状態にある者（当該認知症に伴って著しい精神症状を呈する者および当該認知症に伴って著しい行動異常がある者ならびにその者の認知症の原因となる疾患が急性の状態にある者を除く）について，その共同生活を営むべき住居において，入浴，排泄，食事などの介護や，その他の日常生活上の世話および機能訓練を行う

資料13　通所リハビリテーション

●通所リハビリテーション費
通常規模型リハビリテーション費〈前年度の月平均延べ利用人員数が750人以下〉

	1時間以上2時間未満	3時間以上4時間未満	4時間以上6時間未満	6時間以上8時間未満
要介護1	270単位（新設）	386単位	515単位	688単位
要介護2	300単位（新設）	463単位	625単位	842単位
要介護3	330単位（新設）	540単位	735単位	995単位
要介護4	360単位（新設）	617単位	845単位	1,149単位
要介護5	390単位（新設）	694単位	955単位	1,303単位

◎リハビリテーションマネジメント加算　　　　　　＋230単位/月
　※月8回以上通所リハビリを行っている場合に算定
◎短期集中リハビリテーション実施加算
　退所・退院または要介護認定を受けた日から1か月以内　＋280単位/日
　1か月超3か月以内　　　　　　　　　　　　　　　　＋140単位/日
　※研修を終了した看護師，准看護師などによるサービス提供（×50/100）を算定している場合，およびリハビリテーションマネジメント加算を算定していない場合は，算定不可
◎個別リハビリテーション実施加算　　　　　　　　＋80単位/日（新設）
　※退所，退院または要介護認定を受けた日から3か月超に個別リハビリを行った場合に，月13回を限度に算定

資料14　介護老人保健施設

●介護保険施設サービス費

	介護保険施設サービス費（1日）		ユニット型介護保険施設サービス費（1日）	
	〈従来型個室〉	〈多床室〉	〈ユニット型個室〉	〈ユニット型準個室〉
要介護1	734 単位	813 単位	816 単位（784 単位）	816 単位（784 単位）
要介護2	783 単位	862 単位	865 単位（833 単位）	865 単位（833 単位）
要介護3	836 単位	915 単位	918 単位（886 単位）	918 単位（886 単位）
要介護4	890 単位	969 単位	972 単位（940 単位）	972 単位（940 単位）
要介護5	943 単位	1,022 単位	1,025 単位（993 単位）	1,025 単位（993 単位）

◎短期集中リハビリテーション実施加算　　　　　　　＋240 単位/日（＋60 単位/日）
◎（リハビリテーションマネジメント加算［＋60 単位/日］は，基本報酬に包括化）
◎認知症短期集中リハビリテーション実施加算　　　　＋240 単位/日（＋60 単位/回）
　※入所から3か月以内に限り，週3日を限度に算定
◎認知症ケア加算（介護保険施設サービス費の場合）　＋76 単位/日（同）

資料15　介護予防通所介護，介護予防通所リハビリテーション

◎若年性認知症利用者受入加算　　　　　　　　　　　＋240 単位/月（新設）
◎アクティビティ実施加算（介護予防通所介護のみ）　＋53 単位/月（＋81 単位/月）
　※同月中に運動器機能向上加算，栄養改善加算または口腔機能向上加算のいずれかを算定している場合には算定しない
◎栄養改善加算　　　　　　　　　　　　　　　　　　＋150 単位/月
◎口腔機能向上加算　　　　　　　　　　　　　　　　＋150 単位/月
◎事業所評価加算　　　　　　　　　　　　　　　　　＋100 単位/月
◎サービス提供体制強化加算
　（1）サービス提供体制強化加算（I）
　　　　　要支援1　48 単位/月（新設）
　　　　　要支援2　96 単位/月（新設）
　（2）サービス提供体制強化加算（II）
　　　　　要支援1　24 単位/月（新設）
　　　　　要支援2　48 単位/月（新設）
　※（I）の算定要件：介護職員のうち介護福祉士が 40％以上
　※（II）の算定要件：利用者にサービスを直接提供する職員のうち，勤続年数3年以上の職員が 30％以上

付録2 関連法規

■理学療法士及び作業療法士法
（昭和四十年六月二十九日法律第百三十七号）

第一章　総則

（この法律の目的）

第一条　この法律は，理学療法士及び作業療法士の資格を定めるとともに，その業務が，適正に運用されるように規律し，もつて医療の普及及び向上に寄与することを目的とする．

（定義）

第二条　この法律で「理学療法」とは，身体に障害のある者に対し，主としてその基本的動作能力の回復を図るため，治療体操その他の運動を行なわせ，及び電気刺激，マツサージ，温熱その他の物理的手段を加えることをいう．

2　この法律で「作業療法」とは，身体又は精神に障害のある者に対し，主としてその応用的動作能力又は社会的適応能力の回復を図るため，手芸，工作その他の作業を行なわせることをいう．

3　この法律で「理学療法士」とは，厚生労働大臣の免許を受けて，理学療法士の名称を用いて，医師の指示の下に，理学療法を行なうことを業とする者をいう．

4　この法律で「作業療法士」とは，厚生労働大臣の免許を受けて，作業療法士の名称を用いて，医師の指示の下に，作業療法を行なうことを業とする者をいう．

第二章　免許

（免許）

第三条　理学療法士又は作業療法士になろうとする者は，理学療法士国家試験又は作業療法士国家試験に合格し，厚生労働大臣の免許（以下「免許」という．）を受けなければならない．

（欠格事由）

第四条　次の各号のいずれかに該当する者には，免許を与えないことがある．

一　罰金以上の刑に処せられた者

二　前号に該当する者を除くほか，理学療法士又は作業療法士の業務に関し犯罪又は不正の行為があつた者

三　心身の障害により理学療法士又は作業療法士の業務を適正に行うことができない者として厚生労働省令で定めるもの

四　麻薬，大麻又はあへんの中毒者

（理学療法士名簿及び作業療法士名簿）

第五条　厚生労働省に理学療法士名簿及び作業療法士名簿を備え，免許に関する事項を登録する．

（登録及び免許証の交付）

第六条　免許は，理学療法士国家試験又は作業療法士国家試験に合格した者の申請により，理学療法士名簿又は作業療法士名簿に登録することによつて行う．

2　厚生労働大臣は，免許を与えたときは，理学療法士免許証又は作業療法士免許証を交付する．

（意見の聴取）

第六条の二　厚生労働大臣は，免許を申請した者について，第四条第三号に掲げる者に該当すると認め，同条の規定により免許を与えないこととするときは，あらかじめ，当該申請者にその旨を通知し，その求めがあつたときは，厚生労働大臣の指定する職員にその意見を聴取させなければならない．

（免許の取消し等）

第七条　理学療法士又は作業療法士が，第四条各号のいずれかに該当するに至つたときは，厚生労働大臣は，その免許を取り消し，又は期間を定めて理学療法士又は作業療法士の名称の使用の停止を命ずることができる．

2　都道府県知事は，理学療法士又は作業療法士について前項の処分が行なわれる必要があると認めるときは，その旨を厚生労働大臣に具申しなければならない．

3　第一項の規定により免許を取り消された者であつても，その者がその取消しの理由となつた事項に該当しなくなつたとき，その他その後の事情により再び免許を与えるのが適当であると認められるに至つたときは，再免許を与えることができる．この場合においては，第六条の規定を準用する．

4　厚生労働大臣は，第一項又は前項に規定する処分をしようとするときは，あらかじめ，医道審議会の意見を聴かなければならない．

（政令への委任）

第八条　この章に規定するもののほか，免許の申請，理学療法士名簿及び作業療法士名簿の登録，訂正及び消除並びに免許証の交付，書換え交付，再交付，返納及び提出に関し必要な事項は，政令で定める．

第三章　試験

(試験の目的)
第九条　理学療法士国家試験又は作業療法士国家試験は，理学療法士又は作業療法士として必要な知識及び技能について行なう．
(試験の実施)
第十条　理学療法士国家試験及び作業療法士国家試験は，毎年少なくとも一回，厚生労働大臣が行なう．
(理学療法士国家試験の受験資格)
第十一条　理学療法士国家試験は，次の各号のいずれかに該当する者でなければ，受けることができない．
一　学校教育法（昭和二十二年法律第二十六号）第九十条第一項の規定により大学に入学することができる者（この号の規定により文部科学大臣の指定した学校が大学である場合において，当該大学が同条第二項の規定により当該大学に入学させた者を含む．）で，文部科学省令・厚生労働省令で定める基準に適合するものとして，文部科学大臣が指定した学校又は厚生労働大臣が指定した理学療法士養成施設において，三年以上理学療法士として必要な知識及び技能を修得したもの
二　作業療法士その他政令で定める者で，文部科学省令・厚生労働省令で定める基準に適合するものとして，文部科学大臣が指定した学校又は厚生労働大臣が指定した理学療法士養成施設において，二年以上理学療法に関する知識及び技能を修得したもの
三　外国の理学療法に関する学校若しくは養成施設を卒業し，又は外国で理学療法士の免許に相当する免許を受けた者で，厚生労働大臣が前二号に掲げる者と同等以上の知識及び技能を有すると認定したもの
(作業療法士国家試験の受験資格)
第十二条　作業療法士国家試験は，次の各号のいずれかに該当する者でなければ，受けることができない．
一　学校教育法第九十条第一項の規定により大学に入学することができる者（この号の規定により文部科学大臣の指定した学校が大学である場合において，当該大学が同条第二項の規定により当該大学に入学させた者を含む．）で，文部科学省令・厚生労働省令で定める基準に適合するものとして，文部科学大臣が指定した学校又は厚生労働大臣が指定した作業療法士養成施設において，三年以上作業療法士として必要な知識及び技能を修得したもの
二　理学療法士その他政令で定める者で，文部科学省令・厚生労働省令で定める基準に適合するものとして，文部科学大臣が指定した学校又は厚生労働大臣が指定した作業療法士養成施設において，二年以上作業療法に関する知識及び技能を修得したもの
三　外国の作業療法に関する学校若しくは養成施設を卒業し，又は外国で作業療法士の免許に相当する免許を受けた者で，厚生労働大臣が前二号に掲げる者と同等以上の知識及び技能を有すると認定したもの
(医道審議会への諮問)
第十二条の二　厚生労働大臣は，理学療法士国家試験又は作業療法士国家試験の科目又は実施若しくは合格者の決定の方法を定めようとするときは，あらかじめ，医道審議会の意見を聴かなければならない．
2　文部科学大臣又は厚生労働大臣は，第十一条第一号若しくは第二号又は前条第一号若しくは第二号に規定する基準を定めようとするときは，あらかじめ，医道審議会の意見を聴かなければならない．
(不正行為の禁止)
第十三条　理学療法士国家試験又は作業療法士国家試験に関して不正の行為があつた場合には，その不正行為に関係のある者について，その受験を停止させ，又はその試験を無効とすることができる．この場合においては，なお，その者について，期間を定めて理学療法士国家試験又は作業療法士国家試験を受けることを許さないことができる．
(政令及び厚生労働省令への委任)
第十四条　この章に規定するもののほか，第十一条第一号及び第二号の学校又は理学療法士養成施設の指定並びに第十二条第一号及び第二号の学校又は作業療法士養成施設の指定に関し必要な事項は政令で，理学療法士国家試験又は作業療法士国家試験の科目，受験手続，受験手数料その他試験に関し必要な事項は厚生労働省令で定める．

第四章　業務等

(業務)
第十五条　理学療法士又は作業療法士は，保健師助産師看護師法（昭和二十三年法律第二百三号）第三十一条第一項及び第三十二条の規定にかかわらず，診療の補助として理学療法又は作業療法を行なうことを業とすることができる．
2　理学療法士が，病院若しくは診療所において，又は医師の具体的な指示を受けて，理学療法として行なうマッサージについては，あん摩マツサージ指圧師，はり師，きゆう師等に関する法律（昭和二十二年法律第二百十七号）第一条の規定は，適用しない．
3　前二項の規定は，第七条第一項の規定により理学療法士又は作業療法士の名称の使用の停止を命ぜられている者については，適用しない．

（秘密を守る義務）
第十六条　理学療法士又は作業療法士は，正当な理由がある場合を除き，その業務上知り得た人の秘密を他に漏らしてはならない．理学療法士又は作業療法士でなくなつた後においても，同様とする．
（名称の使用制限）
第十七条　理学療法士でない者は，理学療法士という名称又は機能療法士その他理学療法士にまぎらわしい名称を使用してはならない．
2　作業療法士でない者は，作業療法士という名称又は職能療法士その他作業療法士にまぎらわしい名称を使用してはならない．
（権限の委任）
第十七条の二　この法律に規定する厚生労働大臣の権限は，厚生労働省令で定めるところにより，地方厚生局長に委任することができる．
2　前項の規定により地方厚生局長に委任された権限は，厚生労働省令で定めるところにより，地方厚生支局長に委任することができる．

第五章　理学療法士作業療法士試験委員

（理学療法士作業療法士試験委員）
第十八条　理学療法士国家試験及び作業療法士国家試験に関する事務をつかさどらせるため，厚生労働省に理学療法士作業療法士試験委員を置く．
2　理学療法士作業療法士試験委員に関し必要な事項は，政令で定める．
（試験事務担当者の不正行為の禁止）
第十九条　理学療法士作業療法士試験委員その他理学療法士国家試験又は作業療法士国家試験に関する事務をつかさどる者は，その事務の施行に当たつて厳正を保持し，不正の行為がないようにしなければならない．

第六章　罰則

第二十条　前条の規定に違反して，故意若しくは重大な過失により事前に試験問題を漏らし，又は故意に不正の採点をした者は，一年以下の懲役又は五十万円以下の罰金に処する．
第二十一条　第十六条の規定に違反した者は，五十万円以下の罰金に処する．
2　前項の罪は，告訴がなければ公訴を提起することができない．
第二十二条　次の各号のいずれかに該当する者は，三十万円以下の罰金に処する．
一　第七条第一項の規定により理学療法士又は作業療法士の名称の使用の停止を命ぜられた者で，当該停止を命ぜられた期間中に，理学療法士又は作業療法士の名称を使用したもの
二　第十七条の規定に違反した者

附　則　抄

（施行期日）
1　この法律は，公布の日から起算して六十日を経過した日から施行する．ただし，第五章の規定は公布の日から，第十条の規定は昭和四十一年一月一日から施行する．

附　則（平成一九年六月二七日法律第九六号）抄

（施行期日）
第一条　この法律は，公布の日から起算して六月を超えない範囲内において政令で定める日から施行する．

■理学療法士及び作業療法士法施行令
（昭和四十年十月一日政令第三百二十七号）
　内閣は，理学療法士及び作業療法士法（昭和四十年法律第百三十七号）第八条及び附則第四項第一号の規定に基づき，この政令を制定する．
（免許の申請）
第一条　理学療法士又は作業療法士の免許を受けようとする者は，申請書に厚生労働省令で定める書類を添え，住所地の都道府県知事を経由して，これを厚生労働大臣に提出しなければならない．
（名簿の登録事項）
第二条　理学療法士名簿又は作業療法士名簿には，次に掲げる事項を登録する．
一　登録番号及び登録年月日
二　本籍地都道府県名（日本の国籍を有しない者については，その国籍），氏名，生年月日及び性別
三　理学療法士国家試験又は作業療法士国家試験合格の年月（理学療法士及び作業療法士法（以下「法」という．）附則第二項の規定により理学療法士又は作業療法士の免許を受けた者については，外国で理学療法士の免許に相当する免許又は作業療法士の免許に相当する免許を受けた年月）
四　免許の取消し又は名称の使用の停止の処分に関する事項
五　前各号に掲げるもののほか，厚生労働大臣の定める事項
（名簿の訂正）
第三条　理学療法士又は作業療法士は，前条第二号の登録事項に変更を生じたときは，三十日以内に，理学療法士名簿又は作業療法士名簿の訂正を申請しなければならない．
2　前項の申請をするには，申請書に申請の原因たる事実を証する書類を添え，住所地の都道府県知事を経由

して，これを厚生労働大臣に提出しなければならない．
(登録の消除)
第四条　理学療法士名簿又は作業療法士名簿の登録の消除を申請するには，住所地の都道府県知事を経由して，申請書を厚生労働大臣に提出しなければならない．
2　理学療法士又は作業療法士が死亡し，又は失踪の宣告を受けたときは，戸籍法（昭和二十二年法律第二百二十四号）による死亡又は失踪の届出義務者は，三十日以内に，理学療法士名簿又は作業療法士名簿の登録の消除を申請しなければならない．
(免許証の書換え交付)
第五条　理学療法士又は作業療法士は，理学療法士免許証又は作業療法士免許証（以下「免許証」という．）の記載事項に変更を生じたときは，免許証の書換え交付を申請することができる．
2　前項の申請をするには，申請書に免許証を添え，住所地の都道府県知事を経由して，これを厚生労働大臣に提出しなければならない．
(免許証の再交付)
第六条　理学療法士又は作業療法士は，免許証を破り，よごし，又は失つたときは，免許証の再交付を申請することができる．
2　前項の申請をするには，住所地の都道府県知事を経由して，申請書を厚生労働大臣に提出しなければならない．
3　第一項の申請をする場合には，厚生労働大臣の定める額の手数料を納めなければならない．
4　免許証を破り，又はよごした理学療法士又は作業療法士が第一項の申請をする場合には，申請書にその免許証を添えなければならない．
5　理学療法士又は作業療法士は，免許証の再交付を受けた後，失つた免許証を発見したときは，五日以内に，住所地の都道府県知事を経由して，これを厚生労働大臣に返納しなければならない．
(免許証の返納)
第七条　理学療法士又は作業療法士は，理学療法士名簿又は作業療法士名簿の登録の消除を申請するときは，住所地の都道府県知事を経由して，免許証を厚生労働大臣に返納しなければならない．第四条第二項の規定により理学療法士名簿又は作業療法士名簿の登録の消除を申請する者についても，同様とする．
2　理学療法士又は作業療法士は，免許を取り消されたときは，五日以内に，住所地の都道府県知事を経由して，免許証を厚生労働大臣に返納しなければならない．
(省令への委任)
第八条　前各条に定めるもののほか，申請書及び免許証の様式その他理学療法士又は作業療法士の免許に関して必要な事項は，厚生労働省令で定める．

(学校又は養成施設の指定)
第九条　主務大臣は，法第十一条第一号若しくは第二号若しくは第十二条第一号若しくは第二号に規定する学校又は法第十一条第一号若しくは第二号に規定する理学療法士養成施設若しくは法第十二条第一号若しくは第二号に規定する作業療法士養成施設（以下「学校養成施設」という．）の指定を行う場合には，入学又は入所の資格，修業年限，教育の内容その他の事項に関し主務省令で定める基準に従い，行うものとする．
(指定の申請)
第十条　前条の学校養成施設の指定を受けようとするときは，その設置者は，申請書を，その所在地の都道府県知事（大学以外の公立の学校にあつては，その所在地の都道府県教育委員会．以下同じ．）を経由して，主務大臣に提出しなければならない．
(変更の承認又は届出)
第十一条　第九条の指定を受けた学校養成施設（以下「指定学校養成施設」という．）の設置者は，主務省令で定める事項を変更しようとするときは，その所在地の都道府県知事を経由して主務大臣に申請し，その承認を受けなければならない．
2　指定学校養成施設の設置者は，主務省令で定める事項に変更があつたときは，その日から一月以内に，その所在地の都道府県知事を経由して，主務大臣に届け出なければならない．
(報告)
第十二条　指定学校養成施設の設置者は，毎学年度開始後二月以内に，主務省令で定める事項を，その所在地の都道府県知事を経由して，主務大臣に報告しなければならない．
(報告の徴収及び指示)
第十三条　主務大臣は，指定学校養成施設につき必要があると認めるときは，その設置者又は長に対して報告を求めることができる．
2　主務大臣は，第九条に規定する主務省令で定める基準に照らして，指定学校養成施設の教育の内容，教育の方法，施設，設備その他の内容が適当でないと認めるときは，その設置者又は長に対して必要な指示をすることができる．
(指定の取消し)
第十四条　主務大臣は，指定学校養成施設が第九条に規定する主務省令で定める基準に適合しなくなつたと認めるとき，若しくはその設置者若しくは長が前条第二項の規定による指示に従わないとき，又は次条の規定による申請があつたときは，その指定を取り消すことができる．
(指定取消しの申請)
第十五条　指定学校養成施設について，主務大臣の指

定の取消しを受けようとするときは，その設置者は，申請書を，その所在地の都道府県知事を経由して，主務大臣に提出しなければならない．
(国の設置する学校養成施設の特例)
第十六条 国の設置する学校養成施設に係る第十条から前条までの規定の適用については，次の表の上欄に掲げる規定中同表の中欄に掲げる字句は，それぞれ同表の下欄に掲げる字句と読み替えるものとする．

第十条	設置者	所管大臣
	申請書を，その所在地の都道府県知事（大学以外の公立の学校にあつては，その所在地の都道府県教育委員会．以下同じ．)を経由して，主務大臣に提出しなければならない	書面により，主務大臣に申し出るものとする
第十一条第一項	設置者	所管大臣
	その所在地の都道府県知事を経由して主務大臣に申請し，その承認を受けなければならない	主務大臣に協議し，その承認を受けるものとする
第十一条第二項	設置者	所管大臣
	その所在地の都道府県知事を経由して，主務大臣に届け出なければならない	主務大臣に通知するものとする
第十二条	設置者	所管大臣
	その所在地の都道府県知事を経由して，主務大臣に報告しなければならない	主務大臣に通知するものとする
第十三条第一項	設置者又は長	所管大臣
第十三条第二項	設置者又は長	所管大臣
	指示	勧告
第十四条	第九条に規定する主務省令で定める基準に適合しなくなつたと認めるとき，若しくはその設置者若しくは長が前条第二項の規定による指示に従わないとき	第九条に規定する主務省令で定める基準に適合しなくなつたと認めるとき
	申請	申出
第十五条	設置者	所管大臣
	申請書を，その所在地の都道府県知事を経由して，主務大臣に提出しなければならない	書面により，主務大臣に申し出るものとする

(主務省令への委任)
第十七条 第九条から前条までに定めるもののほか，申請書の記載事項その他学校養成施設の指定に関して必要な事項は，主務省令で定める．
(主務大臣等)
第十八条 この政令における主務大臣は，法第十一条第一号若しくは第二号又は第十二条第一号若しくは第二号の規定による学校の指定に関する事項については文部科学大臣とし，法第十一条第一号若しくは第二号の規定による理学療法士養成施設又は法第十二条第一号若しくは第二号の規定による作業療法士養成施設の指定に関する事項については厚生労働大臣とする．
2 この政令における主務省令は，文部科学省令・厚生労働省令とする．
(理学療法士作業療法士試験委員)
第十九条 理学療法士作業療法士試験委員（以下「委員」という．）は，理学療法士国家試験又は作業療法士国家試験を行なうについて必要な学識経験のある者のうちから，厚生労働大臣が任命する．
2 委員の数は，三十七人以内とする．
3 委員の任期は，二年とする．ただし，補欠の委員の任期は，前任者の残任期間とする．
4 委員は，非常勤とする．
(事務の区分)
第二十条 第一条，第三条第二項，第四条第一項，第五条第二項，第六条第二項及び第五項，第七条，第十条から第十二条まで並びに第十五条の規定により都道府県が処理することとされている事務は，地方自治法（昭和二十二年法律第六十七号）第二条第九項第一号に規定する第一号法定受託事務とする．
(権限の委任)
第二十一条 この政令に規定する厚生労働大臣の権限は，厚生労働省令で定めるところにより，地方厚生局長に委任することができる．
2 前項の規定により地方厚生局長に委任された権限は，厚生労働省令で定めるところにより，地方厚生支局長に委任することができる．

附 則 抄
(施行期日)
1 この政令は，公布の日から施行する．

附 則（平成一二年六月七日政令第三〇九号）抄
(施行期日)
1 この政令は，内閣法の一部を改正する法律（平成十一年法律第八十八号）の施行の日（平成十三年一月六日）から施行する．

■理学療法士及び作業療法士法施行規則
　（昭和四十年十月二十日厚生省令第四十七号）
　理学療法士及び作業療法士法（昭和四十年法律第百三十七号）第十四条及び附則第四項から第六項まで並びに理学療法士及び作業療法士法施行令（昭和四十年政令第三百二十七号）第一条，第二条第五号，第六条第三項及び第八条の規定に基づき，理学療法士及び作

業療法士法施行規則を次のように定める.

第一章　免許

(法第四条第三号の厚生労働省令で定める者)
第一条　理学療法士及び作業療法士法(昭和四十年法律第百三十七号.以下「法」という.)第四条第三号の厚生労働省令で定める者は,精神の機能の障害により理学療法士及び作業療法士の業務を適正に行うに当たって必要な認知,判断及び意思疎通を適切に行うことができない者とする.
(治療等の考慮)
第一条の二　厚生労働大臣は,理学療法士又は作業療法士の免許の申請を行った者が前条に規定する者に該当すると認める場合において,当該者に免許を与えるかどうかを決定するときは,当該者が現に受けている治療等により障害の程度が軽減している状況を考慮しなければならない.
(免許の申請手続)
第一条の三　理学療法士及び作業療法士法施行令(昭和四十年政令第三百二十七号.以下「令」という.)第一条の理学療法士又は作業療法士の免許の申請書は,様式第一号によるものとする.
2　令第一条の規定により,前項の申請書に添えなければならない書類は,次のとおりとする.
一　戸籍の謄本又は抄本
二　精神の機能の障害又は麻薬,大麻若しくはあへんの中毒者であるかないかに関する医師の診断書
三　法附則第二項の規定により理学療法士又は作業療法士の免許を受けようとする者であるときは,外国で理学療法士の免許に相当する免許又は作業療法士の免許に相当する免許を受けた者であることを証する書類
(名簿の登録事項)
第二条　令第二条第五号の規定により,同条第一号から第四号までに掲げる事項以外で理学療法士名簿又は作業療法士名簿に登録する事項は,次のとおりとする.
一　再免許の場合には,その旨
二　免許証を書換え交付し又は再交付した場合には,その旨並びにその理由及び年月日
三　登録の消除をした場合には,その旨並びにその理由及び年月日
(名簿の訂正の申請手続)
第三条　令第三条第一項の理学療法士名簿又は作業療法士名簿の訂正の申請書は,様式第二号によるものとする.
2　前項の申請書には,戸籍の謄本又は抄本を添えなければならない.
(免許証の様式)
第四条　法第六条第二項の理学療法士免許証又は作業療法士免許証は,様式第三号によるものとする.
(免許証の書換え交付申請)
第五条　令第五条第二項の免許証の書換え交付の申請書は,様式第二号によるものとする.
(免許証の再交付申請)
第六条　令第六条第二項の免許証の再交付の申請書は,様式第四号によるものとする.
2　令第六条第三項の手数料の額は,三千百円とする.
(登録免許税及び手数料の納付)
第七条　第一条の三第一項又は第三条第一項の申請書には,登録免許税の領収証書又は登録免許税の額に相当する収入印紙をはらなければならない.
2　前条第一項の申請書には,手数料の額に相当する収入印紙をはらなければならない.

第二章　試験

(試験科目)
第八条　理学療法士国家試験の科目は,次のとおりとする.
一　解剖学
二　生理学
三　運動学
四　病理学概論
五　臨床心理学
六　リハビリテーション医学(リハビリテーション概論を含む.)
七　臨床医学大要(人間発達学を含む.)
八　理学療法
2　作業療法士国家試験の科目は,次のとおりとする.
一　解剖学
二　生理学
三　運動学
四　病理学概論
五　臨床心理学
六　リハビリテーション医学(リハビリテーション概論を含む.)
七　臨床医学大要(人間発達学を含む.)
八　作業療法
(試験施行期日等の公告)
第九条　理学療法士国家試験又は作業療法士国家試験(以下「試験」という.)を施行する期日及び場合並びに受験願書の提出期限は,あらかじめ,官報で公告する.
(受験の申請)
第十条　試験を受けようとする者は,様式第五号による受験願書を厚生労働大臣に提出しなければならない.
2　前項の受験願書には,次に掲げる書類を添えなければならない.
一　法第十一条第一号若しくは第二号又は法第十二条

第一号若しくは第二号に該当する者であるときは，修業証明書又は卒業証明書
二　法第十一条第三号又は法第十二条第三号に該当する者であるときは，外国の理学療法若しくは作業療法に関する学校若しくは養成施設を卒業し，又は外国で理学療法士の免許に相当する免許若しくは作業療法士の免許に相当する免許を受けた者であることを証する書面
三　写真（出願前六箇月以内に脱帽して正面から撮影した縦六センチメートル横四センチメートルのもので，その裏面には撮影年月日及び氏名を記載すること.）
3　受験を出願する者は，手数料として一万百円を納めなければならない.
（合格証書の交付）
第十一条　試験に合格した者には，合格証書を交付する.
（合格証明書の交付及び手数料）
第十二条　試験に合格した者は，合格証明書の交付を申請することができる.
2　前項の規定によって試験の合格証明書の交付を申請する者は，手数料として二千九百五十円を納めなければならない.
（手数料の納入方法）
第十三条　第十条第一項又は前条第一項の規定による出願又は申請をする者は，手数料の額に相当する収入印紙を受験願書又は申請書にはらなければならない.

　　　　　　　　附　　則
（施行期日）
1　この省令は，公布の日から施行する.

附　則（平成一六年三月二六日厚生労働省令第四七号）
この省令は，平成十六年三月二十九日から施行する.

■理学療法士作業療法士学校養成施設指定規則
（昭和四十一年三月三十日文部省・厚生省令第三号）
　理学療法士及び作業療法士法（昭和四十年法律第百三十七号）第十四条及び附則第六項の規定に基づき，理学療法士作業療法士学校養成施設指定規則を次のように定める.
（この省令の趣旨）
第一条　理学療法士及び作業療法士法（昭和四十年法律第百三十七号. 以下「法」という.）第十一条第一号若しくは第二号若しくは法第十二条第一号若しくは第二号の規定に基づく学校又は理学療法士養成施設若しくは作業療法士養成施設（以下「養成施設」という.）の指定に関しては，理学療法士及び作業療法士法施行令（昭和四十年政令第三百二十七号. 以下「令」という.）に定めるもののほか，この省令の定めるところによる.

2　前項の学校とは，学校教育法（昭和二十二年法律第二十六号）第一条に規定する学校及びこれに附設される同法第百二十四条に規定する専修学校又は同法第百三十四条第一項に規定する各種学校をいう.
（法第十一条第一号の学校又は養成施設の指定基準）
第二条　法第十一条第一号の学校又は養成施設に係る令第九条の主務省令で定める基準は，次のとおりとする.
一　学校教育法第九十条第一項に規定する者（法第十一条第一号に規定する文部科学大臣の指定を受けようとする学校が大学である場合において，当該大学が学校教育法第九十条第二項の規定により当該大学に入学させた者を含む.），旧中等学校令（昭和十八年勅令第三十六号）による中等学校を卒業した者又は附則第三項各号のいずれかに該当する者であることを入学又は入所の資格とするものであること.
二　修業年限は，三年以上であること.
三　教育の内容は，別表第一に定めるもの以上であること.
四　別表第一に掲げる教育内容を教授するのに適当な数の教員を有し，かつ，そのうち六人（一学年に二学級以上を有する学校又は養成施設にあつては，一学級増すごとに三を加えた数）以上は理学療法士である専任教員であること. ただし，理学療法士である専任教員の数は，当該学校又は養成施設が設置された年度にあつては四人（一学年に二学級以上を有する学校又は養成施設にあつては，一学級増すごとに一を加えた数），その翌年度にあつては五人（一学年に二学級以上を有する学校又は養成施設にあつては，一学級増すごとに二を加えた数）とすることができる.
五　理学療法士である専任教員は，免許を受けた後五年以上理学療法に関する業務に従事した者であること.
六　一学級の定員は，四十人以下であること.
七　同時に授業を行う学級の数を下らない数の普通教室を有すること.
八　適当な広さの実習室を有すること.
九　教育上必要な機械器具，標本，模型，図書及びその他の設備を有すること.
十　臨床実習を行うのに適当な病院，診療所その他の施設を実習施設として利用し得ること.
十一　実習施設における臨床実習について適当な実習指導者の指導が行われること.
十二　管理及び維持経営の方法が確実であること.
2　法第十一条第二号の学校又は養成施設に係る令第九条の主務省令で定める基準は，次のとおりとする.
一　作業療法士その他法第十一条第二号の政令で定める者であることを入学又は入所の資格とするものであること.

二　修業年限は，二年以上であること．
三　教育の内容は，別表第一の二に定めるもの以上であること．
四　別表第一の二に掲げる教育内容を教授するのに適当な数の教員を有し，かつ，そのうち五人（一学年に二学級以上を有する学校又は養成施設にあつては，一学級増すごとに二を加えた数）以上は理学療法士である専任教員であること．ただし，理学療法士である専任教員の数は，当該学校又は養成施設が設置された年度にあつては四人（一学年に二学級以上を有する学校又は養成施設にあつては，一学級増すごとに一を加えた数）とすることができる．
五　前項第五号から第十二号までに該当するものであること．
（作業療法に係る学校又は養成施設の指定基準）
第三条　法第十二条第一号の学校又は養成施設に係る令第九条の主務省令で定める基準は，次のとおりとする．
一　前条第一項第一号，第二号及び第六号から第十二号までに該当するものであること．
二　教育の内容は，別表第二に定めるもの以上であること．
三　別表第二に掲げる教育内容を教授するのに適当な数の教員を有し，かつ，そのうち六人（一学年に二学級以上を有する学校又は養成施設にあつては，一学級増すごとに三を加えた数）以上は作業療法士である専任教員であること．ただし，作業療法士である専任教員の数は，当該学校又は養成施設が設置された年度にあつては四人（一学年に二学級以上を有する学校又は養成施設にあつては，一学級増すごとに一を加えた数），その翌年度にあつては五人（一学年に二学級以上を有する学校又は養成施設にあつては，一学級増すごとに二を加えた数）とすることができる．
四　作業療法士である専任教員は，免許を受けた後五年以上作業療法に関する業務に従事した者であること．
2　法第十二条第二号の学校又は養成施設に係る令第九条の主務省令で定める基準は，次のとおりとする．
一　理学療法士その他法第十二条第二号の政令で定める者であることを入学又は入所の資格とするものであること．
二　教育の内容は，別表第二の二に定めるもの以上であること．
三　別表第二の二に掲げる教育内容を教授するのに適当な数の教員を有し，かつ，そのうち五人（一学年に二学級以上を有する学校又は養成施設にあつては，一学級増すごとに二を加えた数）以上は作業療法士である専任教員であること．ただし，作業療法士である専任教員の数は，当該学校又は養成施設が設置された年度にあつては四人（一学年に二学級以上を有する学校又は養成施設にあつては，一学級増すごとに一を加えた数）とすることができる．
四　前条第一項第六号から第十二号まで及び第二項第二号並びに前項第四号に該当するものであること．
（指定の申請書の記載事項等）
第四条　令第十条の申請書には，次に掲げる事項（地方公共団体（地方独立行政法人法（平成十五年法律第百十八号）第六十八条第一項に規定する公立大学法人を含む．）の設置する学校又は養成施設にあつては，第十二号に掲げる事項を除く．）を記載しなければならない．
一　設置者の住所及び氏名（法人にあつては，主たる事務所の所在地及び名称）
二　名称
三　位置
四　設置年月日
五　学則
六　長の氏名及び履歴
七　教員の氏名，履歴及び担当科目並びに専任又は兼任の別
八　校舎の各室の用途及び面積並びに建物の配置図及び平面図
九　教授用及び実習用の機械器具，標本，模型及び図書の目録
十　実習施設の名称，位置及び開設者の氏名（法人にあつては，名称）並びに当該施設における実習用設備の概要
十一　実習施設における最近一年間の理学療法又は作業療法を受けた患者延数（施設別に記載すること．）
十二　収支予算及び向こう二年間の財政計画
2　令第十六条の規定により読み替えて適用する令第十条の書面には，前項第二号から第十一号までに掲げる事項を記載しなければならない．
3　第一項の申請書又は前項の書面には，実習施設における実習を承諾する旨の当該施設の開設者の承諾書を添えなければならない．
（変更の承認又は届出を要する事項）
第五条　令第十一条第一項（令第十六条の規定により読み替えて適用する場合を含む．）の主務省令で定める事項は，前条第一項第五号に掲げる事項（修業年限，教育課程及び入学定員又は入所定員に関する事項に限る．）若しくは同項第八号に掲げる事項又は実習施設とする．
2　令第十一条第二項の主務省令で定める事項は，前条第一項第一号から第三号までに掲げる事項又は同項第五号に掲げる事項（修業年限，教育課程及び入学定員又は入所定員に関する事項を除く．次項において同

じ.）とする.
3 令第十六条の規定により読み替えて適用する令第十一条第二項の主務省令で定める事項は，前条第一項第二号若しくは第三号に掲げる事項又は同項第五号に掲げる事項とする.
（報告を要する事項）
第六条 令第十二条（令第十六条の規定により読み替えて適用する場合を含む.）の主務省令で定める事項は，次のとおりとする.
一 当該学年度の学年別学生数
二 前学年度における教育実施状況の概要
三 前学年度の卒業者数
（指定取消しの申請書等の記載事項）
第七条 令第十五条の申請書又は令第十六条の規定により読み替えて適用する令第十五条の書面には，次に掲げる事項を記載しなければならない.
一 指定の取消しを受けようとする理由
二 指定の取消しを受けようとする予定期日
三 在学中の学生があるときは，その措置

　　　　附　則
（施行期日）
1 この省令は，公布の日から施行する.

別表第一（第二条関係）

教育内容		単位数	備考
基礎分野	科学的思考の基盤 人間と生活	十四	
専門基礎分野	人体の構造と機能及び心身の発達	十二	
	疾病と障害の成り立ち及び回復過程の促進	十二	
	保健医療福祉とリハビリテーションの理念	二	
専門分野	基礎理学療法学 理学療法評価学 理学療法治療学 地域理学療法学 臨床実習	六 五 二十 四 十八	実習時間の三分の二以上は病院又は診療所において行うこと.
合計		九十三	

備考
一 単位の計算方法は，大学設置基準（昭和三十一年文部省令第二十八号）第二十一条第二項の規定の例による.
三 複数の教育内容を併せて教授することが教育上適切と認められる場合において，臨床実習十八単位以上及び臨床実習以外の教育内容七十五単位以上（うち基礎分野十四単位以上，専門基礎分野二十六単位以上及び専門分野三十五単位以上）であるときは，この表の教育内容ごとの単位数によらないことができる.

別表第一の二（第二条関係）

教育内容		単位数	備考
専門分野	基礎理学療法学	六	
	理学療法評価学	五	
	理学療法治療学	二十	
	地域理学療法学	四	
	臨床実習	十八	実習時間の三分の二以上は病院又は診療所において行うこと.
選択必修分野		九	専門分野を中心として講義又は実習を行うこと.
合計		六十二	

備考
一 単位の計算方法は，大学設置基準第二十一条第二項の規定の例による.
二 学校教育法に基づく大学若しくは高等専門学校，旧大学令に基づく大学又は法第十二条第一号若しくは第二号の規定により指定されている学校若しくは作業療法士養成施設若しくは看護師等の養成施設において既に履修した科目については，免除することができる.
三 複数の教育内容を併せて教授することが教育上適切と認められる場合において，臨床実習十八単位以上及び臨床実習以外の教育内容四十四単位以上（うち専門分野三十五単位以上及び選択必修分野九単位以上）であるときは，この表の教育内容ごとの単位数によらないことができる.

索引

＊用語は，片仮名，平仮名，漢字（第1文字目の読み）の順の電話帳方式で配列した．
＊数字で始まる用語は「数字・欧文索引」に掲載した．
＊太字は主要説明箇所を示す．

和文

あ

アイスマッサージ　169
アウグスティヌス　218
アジア理学療法学会　133
アジア理学療法連盟（ACPT）　156
アミロイド関節症　273
アライメント，義肢の　179
アルツハイマー型認知症　299
安全管理　95

い

インフォームドコンセント　10
医学史　34
医学的リハビリテーション　5
医業　50
医行為　50
　──の法的位置づけ　60
医師　96
医師法　53
医療
　──の不確実性　11
　──の質　14
医療安全　95
医療・介護保険施設　324
医療過誤　60
医療過誤訴訟　61
医療監視　53
医療計画　53
医療広告ガイドライン　142
医療事故　60
医療制度改革　67
医療制度の変遷　38
医療専門職　7
医療提供施設　52

医療費適正化基本方針　55
医療法　52
医療保険施設基準　73
医療保険制度　69
　──，オーストラリアの　149
　──，カナダの　148
　──，米国の　146
医療モデル　194
医療倫理　10
易疲労性　269
遺骨　221
維持期　283
　──の理学療法　289
一定練習　235
一般運動プログラム（GMP）　233
一般病床　53，83
一般目標（GIO）　108

う

ウィリアムズ体操　39
運動スキル　8
運動学　225
運動学習理論　231
運動器疾患の理学療法　273
運動器リハビリテーション　326
運動失調　270
運動生理学　229
運動単位　264
運動の種類　162
運動病理学モデル　22
運動負荷試験　270
運動療法　162
　──のABC分析　205
　──の種類　163
　──の対象疾患　165
　──の歴史　38

え

エビデンスレベル　27
エリクソンの発達段階　292
エンゲル　9
エンゼルプラン　215
遠心性収縮　162，**226**，265

お

オタワ憲章　9
オペラント行動　203
緒方洪庵　36
応召義務，医師の　53
応用行動分析学　202
温熱療法　168
　──の歴史　41

か

カテゴリー尺度　124
カリキュラム　104
カリスマ的リーダーシップ理論　91
ガレン　34
がんの告知　222
下肢切断者のリハビリテーション　180
下肢装具　183
仮説の生成と棄却，CRにおける　24
過程スキル　8
過用性筋力低下　266
過流浴　170
課題志向型トレーニング　21
介護　211
介護給付　77
介護支援専門員　60
介護福祉士　96
介護報酬　74
介護報酬改定の変遷　78
介護保険　67，**74**，195，216

343

介護保険法　59
介護予防　196
介護予防通所介護　332
介護予防通所リハビリテーション　332
介護老人保健施設　53, 332
回復期　283
　──の理学療法　288
回復期リハビリテーション病棟
　　　　　　　　70, **73**, 325
回復期リハビリテーション病棟入院料
　　　　　　　　　　　　　73
開業　146
開放性運動連鎖（OKC）　266
解体新書　36
外在フィードバック　235
外傷　273
外旋　226
外転　226
角度計　263
拡大 ADL（EADL）　187
学術研究団体　133
学童期の理学療法　296
肩関節　226
滑膜関節の種類　263
官僚制体系，組織構造の　82
看護師　54, 96
寒冷療法　169
間隔・比率尺度　124
感染症病床　53
漢方　34
管理　85
　──の階層　85
管理栄養士　96
管理階層区分　86
管理機能　85
関節
　──の構成要素　263
　──の構造と機能　225
関節運動学　225
関節液　225
関節可動域（ROM）　262
関節可動域運動　163
関節可動域制限　262
関節可動域表示ならびに測定法　263
関節強直　262
関節軟骨　226
関節包　225
関節モビライゼーション　264
関節リウマチ　274
環境因子　26

観察的研究　118

き

キリスト教　221
記憶痕跡　233
記述的疫学研究　118
記述的研究　118
起業，理学療法士の　244
基礎研究　118
基本的 ADL（BADL）　186
基本的臨床技能　112
基本統計量　124
機能回復・能力改善　16
機能障害　21
機能的自立度評価法（FIM）　189
機能的制限　21
機能的電気刺激（FES）　171
機能別組織　88
義肢　179
義肢・装具　176
義肢装具士　96
義肢装具士法　54
義足歩行　179
義足歩行練習　181
求心性収縮　162, **226**, 265
急性期　283
　──の理学療法　286
居宅サービスの種類　329
居宅療養管理指導　329
虚血性心疾患　279
共助　15
協調性運動　164
教育課程，各国の　150
教育目標　107
教示　235
強化刺激　203
行政責任，医療過誤の　61
業務上過失致死罪　61
業務独占　51, 140
筋原線維　226
筋再教育　20
筋持久性　268
筋線維　226
筋束　226
筋張力　264
筋の構造と機能　226
筋膜リリース　172
筋力維持・増強運動　164
筋力低下　264
　──に対する評価　266

く

クオリティアシュアランス　95
クラスターランダム試験　119
クリッカー　169
クリティカルパス　283
クリニカルリーズニング　23
組み込み基準，研究対象の　121
屈曲　226
靴型装具　183

け

ケースコントロール研究　119
ケアプラン（介護サービス計画）　196
ケアマネジメント　59, 196
ケアマネジャー　96, 196
ゲートコントロール理論　40
刑事責任，医療過誤の　61
経営と管理　83
経皮的電気神経刺激（TENS）　171
軽度認知障害　16
傾斜計　263
痙縮　174
頸椎牽引　42, 173
欠格事由　49
結核病床　53
結果の知識（KR）　233
研究課題の設定　119
研究計画書　121
研究計画の立案　125
研究資源の確保　121
研究助成制度，日本理学療法士協会の
　　　　　　　　　　　140
研究倫理　14
牽引療法　173
　──の歴史　42
健康観（HRQOL）　5
健康増進　15
健康増進法　56
健康日本 21　56, 239
健康フロンティア戦略　238
検定方法の選択　124
嫌悪刺激　203
権限委譲の原則　90
憲法　48
言語聴覚士　96
言語聴覚士法　54
現金給付　67
現物給付　67, 69

こ

コアセット，ICF の　20
コドマン体操　39
コホート研究　119
コミュニケーションスキル　87
コミュニケーションの基本姿勢　312
コミュニティケア　215
コルモゴロフ・スミルノフ検定　124
コンセプチュアルスキル　86
コンピテンス　7
こころのバリアフリー宣言　254
股関節　227
呼吸　229
呼吸器リハビリテーション　326
呼吸循環持久性　268
呼吸・循環・代謝疾患の理学療法
　　　　　　　　　　　　　278
個人因子　25
個人情報の保護　11
互助　15
公益社団法人　132
公益法人　144
公助　15
公的医療保険　69
光線療法　171
　──の歴史　41
行動科学　202
行動主義　231
行動随伴性　203
行動の学習　207
行動目標（SBO）　108
更生用装具　183
拘縮　262
後期高齢者　298
後期高齢者医療　55
後期高齢者医療広域連合　55
後続刺激　203
高額療養費制度　69
高齢化社会　209
高齢期の理学療法　299
高齢社会　210
高齢者の医療の確保に関する法律　55
高齢者保健福祉推進十か年戦略（ゴールドプラン）　59, 215
国際疾病分類（ICD）　17
国際障害者年　194
国際障害分類（ICIDH）　17, 194
国際生活機能分類（ICF）　18, 194
国民皆年金　68

国民皆保険　68
国民健康保険　66
国民負担率，社会保障の　68
国家資格としての理学療法士　140
極超短波療法　40
心のバリアフリー　219
骨折　273
　──，高齢者の　299
　──の運動療法　165
骨髄　225
骨代謝　225
骨盤牽引　173
根拠に基づく医療（EBM）　26
根拠に基づく理学療法（EBPT）
　　　　　　　　　　26, 148

さ

サイエンスとアート　11
作業療法士　96
佐々木隆興　38
再生スキーマ　233
再認スキーマ　233
再発予防　16
再評価・最終評価　114
最終域感　263
参加　16
酸素運搬系　269

し

シーボルト　36
シャピロ・ウィルク　124
シャピロ・フランシア検定　124
ジアテルミー療法　40
ジュネーブ宣言　9
している ADL　192
四肢切断　274
市町村特別給付　77
市町村保健センター　55
死生観・学　217
死に関する日本文化の型　219
姿勢　228
姿勢保持装置　295
指示・命令系統一元化の原則　89
指定規則　103
視能訓練士法　54
自覚的運動強度（RPE）　269
自己記録　206
自己内在的強化刺激　206
自己評価　206
自殺企図　259

自助　15
自動運動　162
自動介助運動　162, 264
自動的関節可動域　263
児童福祉法　57, 213
事業部制組織　88
持久性低下　268
　──に対する評価　269
持久力増強運動　164
持続的他動運動（CPM）　165
失調症　164
疾患　25
疾患別理学療法　272
疾患別リハビリテーション　326
疾患別リハビリテーション料
　　　　　　　　　73, 324
疾病予防　16
膝関節　227
実験医学序説　9
実験的研究　118
実証研究　118
社会学　209
社会人基礎力　112
社会的制約　21
社会福祉学　213
社会福祉士　96
社会福祉事業法　214
社会保険　66, 67
　──の財源　68
　──の種類　67
　──の歴史　66
社団法人　132
遮蔽化　125
尺度　124
手関節　227
手術療法　273
手段的 ADL（IADL）　186
守秘義務　51
儒教　220
宗教　220
住宅改修　198
住宅改修費の支給　329
循環　229
順序尺度　124
除外基準，研究対象の　121
小規模多機能型居宅介護　331
生涯学習システム　139, 140
　──，日本理学療法士協会の　133
省令・府令・規則　48
症候障害学　21

症例研究　118
症例数，研究に必要な　126
傷害・障害予防　16
障害　13, 21
障害者　13
　──に関する世界行動計画　194
　──の権利　194
　──の権利宣言　194
障害者基本計画　215
障害者総合支援法　57, 176, 215
障害者プラン　197, 215
障害老人の日常生活自立度（寝たきり度）　191
上肢装具　183
情意領域，教育の　107
情報科学　232
職能制組織　88
職務三面等価の原則　90
職務割り当て（分担）の原則　89
心因性疼痛　267
心大血管リハビリテーション　326
心不全　279
伸張運動　264
伸展　226
身体障害者　57
身体障害者障害程度等級表　57
身体障害者福祉法　57, 213
侵害受容性疼痛　267
神経因性疼痛　267
神経筋促通手技　20
神経疾患の理学療法　274
神経病性関節症　273
信頼と安心　11
診断群分類（DPC）　70
診療ガイドライン　27
診療記録　61
診療所　53, 83
診療情報管理士　96
診療放射線技師　96
診療報酬　70
診療報酬改定　72
診療報酬請求書（レセプト）　70
診療報酬請求に関する記録　62
新健康フロンティア戦略　238
新人教育プログラム　142
新生児期の理学療法　293
審査支払機関　71
鍼灸治療，理学療法士による　149
人材の活用　88
腎機能障害　279

靱帯損傷　273

す

スキーマ理論　233
スタッフ部門　82
スニップ（SNP）　26
スポーツ外傷の予防　248
スポーツ基本法　247
スポーツマッサージ　172
スポーツ理学療法　247
水治療法　169
　──の歴史　41
推奨グレード，診療ガイドラインの　27
砂原茂一　118

せ

セルフケア　185
世界の保健制度　146
世界保健機関国際分類ファミリー　19
世界理学療法学会　133
世界理学療法の日　155
世界理学療法連盟（WCPT）　4, 133, **146**, 154
生活環境の整備　198
生活習慣病　239
　──の予防　297
生活保護法　213
生活モデル　194
生に関する日本文化の型　218
生物医学モデル　9
生物心理社会モデル　9
生命倫理　10
生理的老化　280
成人期の理学療法　297
青年期の理学療法　296
政令　48
精神運動領域，教育の　108
精神科領域における理学療法　253
精神疾患と精神症状との関係　258
精神持久性　268
精神障害者　253
精神病床　53
精神保健及び精神障害者福祉に関する法律　57
精神保健福祉士　96
静的収縮　265
脊髄損傷　276
　──の運動療法　166
赤筋　226

接触性スキル　8
説明と同意　10
先行刺激　204
専門職　6
専門分野と認定領域　143
専門理学療法士　142
専門理学療法士制度　139
全国学術研修大会　135
全人間的復権　223
前期高齢者　298
漸増抵抗運動　39

そ

組織　82
　──と個人　90
　──の管理・運営　87
　──の構築　88
組織形態　88
措置制度　67
早期リハビリテーション加算　73
装具　183
装具学　183
総合リハ施設基準　70
臓器移植　222
足関節　227
足底挿板　251

た

ターヘル・アナトミア　36
ダイレクトアクセス　146
他動運動　162
他動的関節可動域　263
多職種協働　94
多職種連携　92
多発外傷　273
多様練習　235
代謝　229
体幹装具　183
対象者
　──の個別性　25
　──の心理的背景　313
脱臼　273
単位制　104
短期入所生活介護（ショートステイ）　329
短期入所療養介護（医療型ショートステイ）　329
断端　179

ち

チーム　91
チームアプローチ　95, 180
チーム医療　54, 83, **91**, 92
　——の形態　93
チーム医療推進協議会　92
地域医療支援病院　53
地域に根ざしたリハビリテーション（CBR）　151
地域包括ケアシステム　15
地域保健法　54
地域密着型介護老人福祉施設入所者生活介護　331
地域密着型特定施設入居者生活介護　331
地域理学療法　193
地方社会保険事務局　71
知覚痕跡　233
知的障害者福祉法　57, 214
治療意図に基づく解析（ITT 解析）　126
治療的電気刺激（TES）　171
治療用装具　183
肘関節　227
注意による行動修正　207
超音波療法　40, 168
超高齢者　298
超高齢社会　210
調査項目の選択　123
直観的思考，CR における　25

つ

通所サービス　242
通所リハビリテーション（デイケア）　329〜331
通所介護（デイサービス）　329, 330
通仙散　36
痛風　273
継手　179

て

テーピング　251
テーラーメイドの理学療法　26
テクニカルスキル　86
デイケア（通所リハビリテーション）　242
デイサービス（通所介護）　242
デカルト　218
できる ADL　192

手がかり刺激　207
出来高払型　148
出来高払い制度　69
定額払い方式（DRG）　70
抵抗運動　162
転倒の予防　299
電気刺激療法　170
電気療法の歴史　39

と

トップマネジメント　85
徒手筋力検査（MMT）　266
徒手療法の歴史　42
閉じこもり症候群　213
都道府県理学療法士会　134
疼痛　267
　——に対する評価　267
疼痛緩和　173
統計解析　124
統合と解釈　114
統制範囲の原則　89
等尺性収縮　162, **226**, 265
等張性収縮　162
頭部外傷　298
糖尿病　279
動的臨床推論　23
特定健康診査　239
特定健康診査等実施計画　55
特定施設入所者生活介護　329
特定福祉用具購入費の支給　329
特定保健指導　240, 241
特別支援学級　304
特別支援学校　304
特別支援教育　304
特別養護老人ホーム　242

な

内旋　226
内転　226
軟部組織モビライゼーション　172

に

ニュルンベルグ要項　13
ニューロリハビリテーション　164
日本理学療法学術大会　134
日本理学療法士協会　132
日常生活活動（ADL）　5, 185
日常生活関連動作（APDL）　185, 186
日常生活用具　176
乳児期の理学療法　294

尿失禁プログラム　149
認知過程の障害に対する運動療法　164
認知症　299
認知症対応型共同生活介護　331
認知症対応型通所介護　331
認知心理学　232
認知領域，教育の　107
認定理学療法士　142

ね

寝たきり　213

の

ノーマライゼーション　194, 215
ノンパラメトリック検定　124
能力と実行状況　314
能力低下　21
脳血管疾患等のリハビリテーション　326
脳血管障害の運動療法　165
脳血管性認知症　299
脳性麻痺　295
　——の運動療法　166
脳卒中　275
脳の可塑性　164

は

ハバードタンク　42, 170
パーキンソン病　276
パーソナリティスキル　87
パラメトリック検定　124
バルセロナ宣言　9
廃用症候群　165, 212, **280**
白筋　226
発達ケア　293
華岡青洲　36

ひ

ヒストグラム　124
ヒポクラテスの誓い　9, 34
ヒューマンサービス組織　83
ヒューマンスキル　86
批判的吟味　120
非接触性スキル　8
疲労　268
病院　53, 83
病院組織　83
病期　25, 282
病期別の理学療法　282

病床　83
　──の種別　53
病態　25
病理運動学モデル　22

ふ

フィードバック機構　232
フィンクの危機モデル　298
フェイススケール　268
フェイディング　207
フラット化組織　90
フリーアクセス　69
フレンケル体操　39, 164
ブロック学会　137
福祉関連機器　178
福祉用具　176, 198
福祉用具貸与　329
福祉六法　56
藤浪鑑　37
仏教　220
物理療法　168
　──の対象　174
　──の対象疾患　173
　──の歴史　39
文化　218
分科学会・部門　137
分析的研究　118
分析的思考，CR における　25
分布　124

へ

ヘルシンキ宣言　13, 121
平均寿命の推移　210
閉回路理論　233
閉鎖性運動連鎖（CKC）　267
片麻痺　275
変形　263
変形性関節症　273

ほ

ホットパック　168
ホフマン　37
ポピュレーションアプローチ　17
ポンペ　37
ボエティウス　218
歩行　228
歩行率　228
保険医療機関　71
保険制度と理学療法の関係　79
保健師　54, 96

保健師助産師看護師法　54
保健指導プログラム　241
保健所　55
保健専門職　7
保存療法　273
補助行為　50
補装具　176
母子及び寡婦福祉法　214
包括的リハビリテーション　93
包括払い制度　69
法律　48
訪問介護（ホームヘルプサービス）　329
訪問看護　329, 330
訪問入浴介護　329
訪問による理学療法　243
訪問リハビリテーション　243, 329, 330
訪問リハビリテーションサービス　330
報告書，論文の作成　124
骨の構造と機能　225

ま

マーケティング　87
マーケティングミックス　88
マッサージに関する解釈　50
マッサージ療法　172
マトリクス組織　88
マドリード宣言　9
マネージドケア　148
マネジメントサイクル　85
マネジメントスキル　87
マネジャーシップ　91
慢性期　283
慢性閉塞性肺疾患（COPD）　279

み

ミドルマネジメント　85
ミュラー　37
民法責任，医療過誤の　61

む

無誤学習による動作練習　208

め

メタボリックシンドローム　239
メディケア　147
メディケイド　148
名称独占　**51**, 100, 140

も

モデル提示　235
モニタリング　286

や

夜間対応型訪問介護　331
薬剤師　96
山脇東洋　36

よ

予防　15, 290
予防給付　77
幼児期の理学療法　295
要因分析研究　118
要介護状態　60
要介護度分類　76, 328
要介護認定　196
要介護認定申請　76
要支援状態　60
吉田富三　38

ら

ライフステージ　25, 291
ライフステージ別の理学療法　291
ライン・アンド・スタッフ組織　82
ライン部門　82
ランダム化比較試験（RCT）　119
蘭学事始　36

り

リーダーシップ　91
リスク管理　244
　──，運動療法における　167
　──，精神科領域における　259
　──，地域理学療法における　198
　──，物理療法における　174
リスクの層別化　285
リスクマネジメント　61, 95
リスボン宣言　9
リハビリテーション
　──とは　4
　──のニーズ　5
リハビリテーション医学　5
リハビリテーション関連施設基準　73
リハビリテーション実施計画　62
リハビリテーション総合計画評価料　73
利益相反（COI）　14

索引

理学療法
　――, アジア地域の　155
　――, 維持期の　289
　――, インドネシアの　158
　――, 運動器疾患の　273
　――, オーストラリアの　149
　――, 回復期の　288
　――, 学童期の　296
　――, カナダの　149
　――, 韓国の　157
　――, 急性期の　286
　――, 高齢期の　299
　――, 呼吸・循環・代謝疾患の　278
　――, 疾患別の　272
　――, 神経疾患の　274
　――, 新生児期の　293
　――, 成人期の　297
　――, 青年期の　296
　――, タイの　158
　――, 台湾の　157
　――, 乳児期の　294
　――, 病期別の　282
　――, フィリピンの　158
　――, 米国の　148
　――, マレーシアの　158
　――, 幼児期の　295
　――, ライフステージ別の　291
　――と診療科との関係　28
　――とは　3
　――と保険制度　66
　――に関連する法規　48
　――の学際性　29
　――の基本モデル　17
　――の思考過程　21
　――の専門分化　28
　――の対象と範囲　28
　――の定義　4, 49
　――の役割　14
　――の歴史　38
　――を学ぶ目的　2
理学療法学　138
理学療法教育ガイドライン第1版　7
理学療法教育施設評価　144
理学療法教育の変遷　100
理学療法研究　118
理学療法士
　――との関係職種一覧　96
　――に求められる能力　6
　――の起業　244
　――の基礎的技能　114
　――の業務　29
　――の定義　49
　――の臨床推論の流れ　24
理学療法士及び作業療法士法
　　　　4, 44, **48**, 100, 333
理学療法士及び作業療法士法施行令
　　　　335
理学療法士及び作業療法士法施行規則
　　　　50, 337
理学療法士講習会　139
理学療法士国家試験　50
理学療法士作業療法士学校養成施設指定規則　104, 339
理学療法（士）の歴史
　――, 英国における　42
　――, 米国における　43
理学療法士養成過程　100
理学療法診療記録　61
理学療法部門の管理・運営　85
理学療法料　70
療育　197
療養病床　53, 83
倫理　9
倫理学　9
倫理教育　14
倫理的ジレンマ　10
倫理的問題の審査, 研究の　121
臨床疫学　315

臨床研究　118
　――に関する倫理指針　14
臨床検査技師　96
臨床工学技士　96
臨床工学技士法　54
臨床思考　111
臨床思考過程　114
臨床実習教育　107
　――の教育目標　108
臨床心理士　96
臨床能力　112
臨床の知　11
臨床倫理　10

る
ルース・カップリングのモデル　84

れ
レーザー療法　171
レスポンデント行動　204
レスポンデント条件づけ　204
レビュー　119
練習
　――の組み方　235
　――の多様性仮説　233

ろ
ロワーマネジメント　85
老研式活動能力指標　190
老人医療費無料制度　66
老人居宅生活支援事業　59
老人福祉施設　59
老人福祉法　57, 214
老人保健施設　242
労働保険　67

わ
割り付け方法　125

欧文

A

ABC分析　204
active ROM　263
activities of daily living（ADL）　5, 185
activities parallel to daily living（APDL）　185
ADL（activities of daily living ; 日常生活活動）　5, 185
ADL指導　192

ADL評価　188
ankylosis　262
antecedent stimulus　203
APDL（activities parallel to daily living ; 日常生活関連動作）　185
Asian Confederation for Physical Therapy（ACPT）　156

B

BADL（basic ADL；基本的 ADL） 186
Barthel Index（BI） 188
basic ADL（BADL） 186
bio-ethics 10
biomedical model 9
biopsychosocial model 9

C

CiNii 119
CKC（closed kinetic chain；閉鎖性運動連鎖） 267
clinical ethics 10
clinical reasoning（CR） 23
closed kinetic chain（CKC） 267
closed-loop theory 233
Community Based Rehabilitation（CBR） 151
competence 7
concentric contraction 265
conflict of interest（COI） 14
consequent stimulus 203
CONSORT 声明 121, 122
continuous passive motion（CPM） 165
contracture 262
CPM（continuous passive motion；持続的他動運動） 165
cryotherapy 169

D

deformity 263
developmental care 293
diagnosis procedure combination（DPC） 70
diagnosis related group（DRG） 70
disability 21
DPC（diagnosis procedure combination；診断群分類） 70
DRG（diagnosis related group；定額払い方式） 70
DSM-5 257
dynamic CR 23

E

EADL（extended ADL；拡大 ADL） 187
eccentric contraction 265

electrical stimulation 170
end feel 263
Engel 9
evidence-based medicine（EBM） 26
evidence-based physical therapy（EBPT） 26, 148
extended ADL（EADL） 187

F

face scale 268
functional electrical stimulation（FES） 171
functional independence measure（FIM） 189
functional limitation 21

G

Galen 34
generalized motor program（GMP） 233
Google Scholar 119

H

Health Maintenance Organization（HMO） 148
health related quality of life（HRQOL；健康観） 5
Hippocrates 34
Hoffmann 37
hot pack 168
Hubbard tank 170
hydrotherapy 169

I

IADL（instrumental ADL；手段的 ADL） 186
ICD 257
ICF の評価点 19
impairment 21
informed consent 10
instrumental ADL（IADL） 186
intention to treat analysis（ITT 解析） 126
International Classification of Diseases（ICD） 17
International Classification of Functioning, Disability and Health（ICF） 18, 194

International Classification of Impairments, Disabilities and Handicaps（ICIDH） 17, 194
isometric contraction 265

J

JJPTA 138
J-STAGE 119

K

Katz の自立指標 190
Kenny Self-Care Evaluation 190
knowledge of results（KR） 233

L

LASER 171

M

manual muscle testing（MMT） 266
massage 172
medical ethics 10
memory trace 233
mild cognitive impairment（MCI） 16
MMT（manual muscle testing；徒手筋力検査） 266
Müller 37
muscle weakness 264

N

Nagi モデル 21
NRS（numeric rating scale） 268

O

OKC（open kinetic chain；開放性運動連鎖） 266
on the job training（OJT） 112
open kinetic chain（OKC） 266

P

passive ROM 263
PDCA サイクル 85
PEDro 119
perceptual trace 233
person with disabilities（PWDs） 13
phototherapy 171
physical medicine and rehabilitation（PM & R） 5
physical therapy 3
physiotherapy 3

Policy statement, WCP の 150
Pompe 37
profession 6
PubMed 120
PULSES Profile 190

Q

QOD 217
QOL（quality of life） 185, 217

R

range of motion（ROM） 262
ratings of perceived exertion
　（RPE；自覚的運動強度） 269
registered physical therapist 49
rehabilitation 4
RICE 268
ROM（range of motion；関節可動
　域） 262

RPT（registered physical
　therapist） 49

S

schema theory 233
self care 185
Siebold 36
Single Nucleotide Polymorphism
　（SNP） 26
societal limitation 21
static contraction 265
stretching exercise 264

T

therapeutic electrical stimulation
　（TES） 171
thermal agents 168
TNM 分類 283
traction therapy 173

transcutaneous electrical nerve
　stimulation（TENS） 171

U

ultrasound therapy 168

V

VAS（visual analogue scale） 268

W

WCPT 学会・総会 154
whirlpool bath 170
WHO-Family of International
　Classification 19
World Confederation for Physical
　Therapy（WCPT） 4, 133, **146**
World Physical Therapy Day 155